C. Lehnert-Schroth, P. Auner-Gröbl

Dreidimensionale Skoliosebehandlung

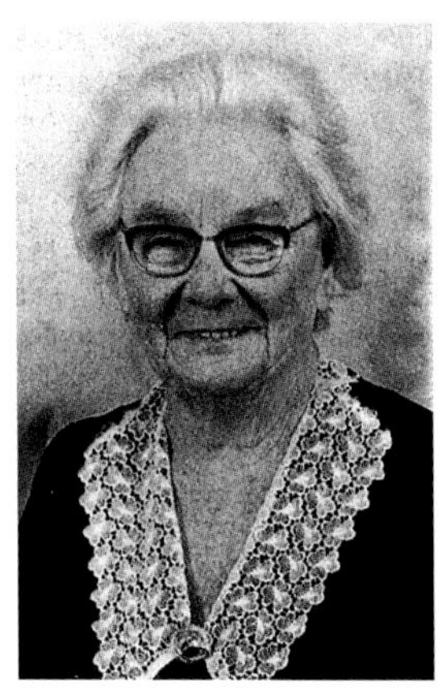

Katharina Schroth
geb. 22.2.1894
gest. 19.2.1985
Trägerin des Bundesverdienstkreuzes am Bande der Bundesrepublik Deutschland für die Entwicklung und Umsetzung des Systems Schroth

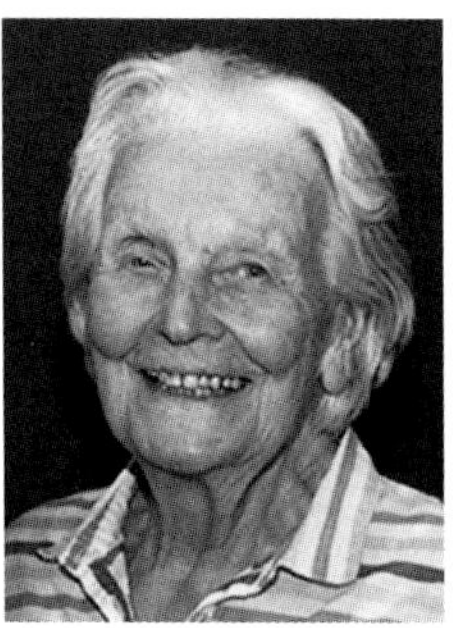

Christa Lehnert-Schroth
geb. 8.12.1924
gest. 22.3.2015

Christa Lehnert-Schroth behandelte ihre Patientinnen und Patienten aus innerster Überzeugung, mit hoher Kompetenz und aus einem tiefen Verständnis für deren Bedürfnisse nach dem Konzept, das sie von ihrer Mutter übernommen und im Laufe der Zeit weiterentwickelt hatte. Das vorliegende Buch verdanken wir ihrer Liebe zu dieser Arbeit. Ohne zu übertreiben lässt sich festhalten, dass sie ihr Leben dem Konzept der dreidimensionalen Atmungsorthopädie höchst erfolgreich gewidmet hat.

Dr. Petra Auner-Gröbl

Christa Lehnert-Schroth, Petra Auner-Gröbl

Dreidimensionale Skoliosebehandlung

Atmungs-Orthopädie System Schroth

Ein physiotherapeutisches Konzept zur Verbesserung von Wirbelsäulenverkrümmungen

9. Auflage

Unter Mitarbeit von: Sandra Käfer, Rohrbach am Kulm, Österreich
Mit einem Geleitwort von:
Dr. med. K. F. Schlegel, Professor und Direktor der Orthopädischen Universitätsklinik (GHS) Essen
San.-Rat Dr med. Otto Hundt, Facharzt für Chirurgie und Dr. med. Karl Groß, Facharzt für Orthopädie, Bad Sobernheim

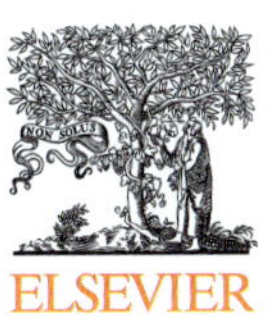

Elsevier GmbH, Hackerbrücke 6, 80335 München, Deutschland
Wir freuen uns über Ihr Feedback und Ihre Anregungen an kundendienst@elsevier.com

ISBN 978-3-437-46462-1
eISBN 978-3-437-06042-7

9. Auflage 2021

Wichtiger Hinweis für den Benutzer
Die medizinischen Wissenschaften unterliegen einem sehr schnellen Wissenszuwachs. Der stetige Wandel von Methoden, Wirkstoffen und Erkenntnissen ist allen an diesem Werk Beteiligten bewusst. Sowohl der Verlag als auch die Autorinnen und alle, die an der Entstehung dieses Werkes beteiligt waren, haben große Sorgfalt darauf verwandt, dass die Angaben zu Methoden, Anweisungen, Produkten, Anwendungen oder Konzepten dem aktuellen Wissenstand zum Zeitpunkt der Fertigstellung des Werkes entsprechen.
Der Verlag kann jedoch keine Gewähr für Angaben zu Applikationsformen und Dosierung übernehmen. Es sollte stets eine unabhängige und sorgfältige Überprüfung von Diagnosen und Arzneimitteldosierungen sowie möglicher Kontraindikationen erfolgen. Jede Applikation oder Dosierung liegt in der Verantwortung der Anwenderin oder des Anwenders. Die Elsevier GmbH, die Autorinnen und alle, die an der Entstehung des Werkes mitgewirkt haben, können keinerlei Haftung in Bezug auf jegliche Verletzung und/oder Schäden an Personen oder Eigentum, im Rahmen von Produkthaftung, Fahrlässigkeit oder anderweitig übernehmen.

Für die Vollständigkeit und Auswahl der aufgeführten Medikamente übernimmt der Verlag keine Gewähr.
Geschützte Warennamen (Warenzeichen) werden in der Regel besonders kenntlich gemacht (®). Aus dem Fehlen eines solchen Hinweises kann jedoch nicht automatisch geschlossen werden, dass es sich um einen freien Warennamen handelt.

Bibliografische Information der Deutschen Nationalbibliothek
Die Deutsche Nationalbibliothek verzeichnet diese Publikation in der Deutschen Nationalbibliografie; detaillierte bibliografische Daten sind im Internet über https://www.dnb.de abrufbar.

21 22 23 24 25 5 4 3 2 1

In ihren Veröffentlichungen verfolgt die Elsevier GmbH das Ziel, genderneutrale Formulierungen für Personengruppen zu verwenden. Um jedoch den Textfluss nicht zu stören sowie die gestalterische Freiheit nicht einzuschränken, wurden bisweilen Kompromisse eingegangen. Selbstverständlich sind **immer alle Geschlechter** gemeint.

Planung: Elisa Imbery, München
Projektmanagement und Herstellung: Ines Mergenhagen, München
Redaktion: Karin Beifuss, Ohmden
Satz: abavo GmbH, Buchloe/Deutschland; TnQ, Chennai/Indien
Druck und Bindung: Printer Trento S.r.l, Trento/Italien
Umschlaggestaltung: SpieszDesign, Neu-Ulm
Titelfotografien: FH Joanneum Gesellschaft mbH, Graz, Österreich

Aktuelle Informationen finden Sie im Internet unter www.elsevier.de

Geleitwort zur 2. Auflage

Das Problem der Behandlung der Skoliose ist weder auf dem konservativen noch auf dem operativen Sektor gelöst. Daran ändern auch jahrzehntelange Forschungen und die Ausarbeitung immer komplizierterer Verfahren nichts. Obenan steht noch immer die Forderung, die Deformität zu korrigieren und das Korrekturergebnis zu halten. Mit einem unerhörten Aufwand an präoperativen, operativen und postoperativen Maßnahmen ist dies sicher möglich. Ist jedoch die Versteifung eines größten Teiles der Wirbelsäule nach Korrektur ideal? Wissen wir bereits, ob über den teuer erkauften, u. a. kosmetisch wirkenden Korrekturerfolg hinaus die Lebenserwartung des operativ behandelten Skoliosepatienten mit nunmehr geringerer Skoliose, aber steiferer Wirbelsäule größer ist, als wenn er nicht operiert worden wäre? Von den Äußerungen der Lebensfreude her nach gelungener operativer Behandlung wissen wir dies. Ob auch im Hinblick auf die arbeitsmäßige Belastung und Belastbarkeit dies zutrifft, ist infolge fehlender, breit angelegter Längsschnittuntersuchungen noch lange nicht erwiesen. Letztlich entscheidet darüber nicht nur der objektivierbare physische Zustand, sondern in erster Linie auch die Motivation. An dieser Motivation muss jedoch manchmal gezweifelt werden, wenn jemand nach operativer Behandlung wieder in seine reguläre Umwelt zurückgekehrt ist. Alle Behandlungsvorschläge sind daher zu begrüßen, die nicht nur physisch, sondern auch psychisch eine positive Einwirkung auf den Skoliosepatienten ausüben.

Frau Katharina Schroth, die selbst an einer Rückgratverkrümmung leidet, hat vor nunmehr genau sechzig Jahren ihre spezielle Behandlungsmethode der Skoliose entwickelt und ein wirklich bewundernswertes System aufgebaut, das auf dem Kontinent in dieser Art, in dieser Intensität und mit diesen Erfolgen nirgends praktiziert wird. Sie hat eine sinnreiche Übungsfolge ausgearbeitet, die sich darauf gründet, das Becken als Fundament der Skoliose in aktiv korrigierter Endstellung zu fixieren und von hier aus aufrichtende Übungen durchzuführen. Dass dabei natürlich auch die Verdrehung der Rippen und die Buckelbildung angegangen werden, führt sekundär zur wesentlichen Verbesserung der Atmung; primär handelt es sich jedoch um eine funktionelle Behandlungsmethode, die dem Skoliosepatienten hilft, sich selbst weitgehend zu halten.

Das Erbe ihrer Mutter führt Frau Christa Lehnert-Schroth weiter, die das Spezialsanatorium zur Intensivbehandlung von Skoliosen in Sobernheim seit zwanzig Jahren leitet und zu einem auch international anerkannten Institut für konservative Skoliosebehandlung ausgebaut hat. Die erste Auflage ihrer Monographie über die dreidimensionale Skoliosebehandlung erschien 1973. In der Zwischenzeit wurde dieses Behandlungssystem weiter verfeinert. Primär durch die Etikettierung „Atmungs-Orthopädie" in den paramedizinischen Bereich abgedrängt, hat dieses Prinzip sich heute längst die Anerkennung und die fördernde Kritik auch der Kenner und Könner der Skoliosetherapie erworben.

Die Formel „dreidimensionale Behandlung" traf den medikomechanischen Teil der Schrothschen Übungstherapie, die ähnlich später in der Behandlung Cotrels nach dem Prinzip der EDF (Extension-Derotation-Flexion) einen von Anfang an von der Schulmedizin anerkannten Inaugurator gefunden hat.

Was Frau Schroth bereits seit Beginn in ihrer Skoliosetherapie mit aktiven Maßnahmen und Korrekturen unter Zuhilfenahme einfacher Hilfsmittel zur individualisierenden Übungsfolge ausgebaut hatte, machte später auch Cotrel mit Hilfe seiner Zügel passiv am Extensionstisch. Anschließend fixierte er im Gipsverband, wobei er auch hier durch das gefensterte Gipskorsett die Atmung zur Beseitigung der Thoraxdeformität unterstützend heranzog.

Seit Beginn bis jetzt wurde die Arbeit von Frau Schroth ständig ärztlich flankierend assistiert, zur Zeit von Sanitätsrat Dr. med. O. Hundt und Dr. med. K. Groß. In seinem Vorwort zur ersten Auflage wünschte Dr. Hundt, dass „dieses Buch seinen Zweck erfüllt, den Patienten Übungs- und Lebenshilfe gibt und Fachkreisen kritische Einsicht in ein bewährtes System ermöglicht". Die Neuauflage wurde von der Autorin etwas umgestaltet und in Wort und Bild erweitert. Manche Behandlungsergebnisse werden nicht nur fotografisch, sondern auch radiologisch belegt.

Natürlich ist auch mit dem System Schroth der Stein der Weisen bei der Skoliosetherapie nicht gefunden. Es ist jedoch immer wieder zu erkennen, dass ein großer Teil der Korrektur in einer Verbesserung des Haltungsgefühls besteht und dann die sekundären Faktoren, die optisch eine Skoliose stärker erscheinen lassen, teilweise aktiv ausgleichbar sind. Selbstverständlich hat die Methode ihre Grenzen. Sie liegen mit Sicherheit am wachsenden Skelett bei Skoliosen bis 50 Grad. Jedoch auch schwere Skoliosen Älterer reagieren auf dieses intensive Training positiv, vor allem jedoch aufgrund der Intensität der stationären Behandlung in dem Schrothschen Institut. Das Gruppenerlebnis in diesem Haus, in Verbindung mit dem Vertrautwerden mit dem Erscheinungsbild der eigenen Skoliose, das ja primär kein Krankheitsgefühl verursacht, schafft im Wirbelsäulenverkrümmten den kooperativen Partner, der für jede weitere ärztliche konservative, gymnastische, gymnastisch-apparative, aber auch operative Behandlung dringend erforderlich ist.

In diesem Sinne wünschen wir der genialen Konzeption von Frau Katharina Schroth und der intensiven Weiterentwicklung dieser Methode durch Mutter und Tochter und damit dieser Monographie die notwendige weitere Verbreitung des Prinzips der funktionellen dreidimensionalen Skoliosebehandlung.

Essen, März 1981

Dr. med. K. F. Schlegel

o. Professor und Direktor der Orthopädischen Universitätsklinik (GHS) Essen

Geleitwort zur 2. Auflage

Wie die Neuauflage zeigt, hat die Darstellung der dreidimensionalen krankengymnastischen Behandlung von Haltungsschäden der Wirbelsäule nach dem Schrothschen System eine Verbreitung erfahren, die als erstaunlich bezeichnet werden muss, da die Methode selbst noch nicht an unseren Krankengymnastikschulen gelehrt wird. Dessen ungeachtet haben – so wie wir – schon viele Ärzte und besonders Orthopäden die oft erstaunliche Wirkung der Behandlungsmethode an ihrem Patientengut erfahren.

Es war für uns, die wir seit Jahren am Schrothschen Sanatorium mitarbeiten, ein oft ergreifendes Erlebnis, zu sehen, wie junge Menschen, infolge ihrer Fehlhaltung gehemmt und deprimiert, nach einigen Wochen selbstbewusst und strahlend, mit verändertem Gesichtsausdruck erneut zur Untersuchung kamen. Das Gefühl und das Wissen, die fehlerhafte Entwicklung mit eigener Kraft und eigener Anstrengung beeinflussen zu können, gab ihnen die Hoffnung, die oft den ganzen Menschen in seiner Einstellung zu sich selbst und zu seiner Umwelt positivierte.

Es ist eine Behandlungsmethode, die empirisch entwickelt und erklärt wurde. Sicher ist auch heute einiges wissenschaftlich noch nicht bewiesen. Eine Dokumentation des Erfolges im Röntgenbild ist für uns sehr schwer, da uns selten Röntgenbilder vor und nach der Behandlung zur Verfügung stehen.

Der Erfolg dieser konservativen krankengymnastischen Maßnahme hängt von der Dauer und Intensität der täglichen häuslichen Anwendung ab; ein nicht zu kontrollierendes Risiko, das leicht der Methode zur Last gelegt wird.

Wir sind uns bewusst, dass wissenschaftliche Fakten noch fehlen, die die Empirie untermauern müssten. Für Hilfen und Hinweise sind wir dankbar, besonders jedoch für verwertbare und vergleichbare Röntgenkontrollen.

Das System Schroth wird seinen Weg machen. Die Notwendigkeit der Neuauflage, die besonders durch die Übungen mit dem Gummiband und solche für den lumbosakralen Wirbelsäulenbogen erweitert wurde, ist der beste Beweis.

Das Buch soll Ratgeber und Helfer sein für Arzt und vor allem Krankengymnasten und Patienten. Deshalb wurde die Grundkonzeption belassen.

Unter gemeinsamer ärztlicher Leitung werden wir weiterhin für die Methode Schroth tätig bleiben.

Bad Sobernheim, im Frühjahr 1981
San.-Rat Dr. med. Otto Hundt, Facharzt für Chirurgie
Dr. med. Karl Groß, Facharzt für Orthopädie

Vorwort

Sehr geehrte Leserin, sehr geehrter Leser!

Je länger ich mich als aktive Physiotherapeutin und Lehrende mit Skoliose beschäftige, umso differenzierter betrachte ich dieses Krankheitsbild, und umso mehr bestätigt sich meine Begeisterung für das Schroth-Konzept. Schroth ist mittlerweile eine Behandlungsmethode, die wohl bald ihren 100. Geburtstag feiert und dabei stets höchst aktuell bleibt!

Aus gegebenem Anlass habe ich mir erlaubt, Kapitel 3 um die aktuelle Schroth-Nomenklatur zu ergänzen und den Versuch einer Gegenüberstellung derselben mit den Benennungen anderer Konzepte zu wagen. Sehr oft habe ich dabei an Frau Lehnert-Schroth gedacht, die mir dieses Mal leider bei der Überarbeitung nicht mehr mit ihrem immensen Wissen zur Seite stehen konnte … ganz sicher ist es in ihrem Sinne, wenn wir ihre Gedanken und Erklärungen der dreidimensionalen Skoliosebehandlung zu einem großen Teil ungekürzt und in den Originalformulierungen auch in der 9. Auflage weiterhin zugänglich machen.

Ich bin der Überzeugung, dass die Adhärenz der Patientinnen und Patienten der Schlüssel zu einem zufriedenstellenden Behandlungsergebnis ist. Möge dieses Buch allen Interessierten eine Hilfe sein, skoliosefördernde Verhaltensmuster aufzuzeigen, effiziente therapeutische Übungen zu verstehen und praktikable Vorschläge für den Alltag auch langfristig wirkungsvoll in die Tat umzusetzen.

Graz, im November 2020
Dr. Petra Auner-Gröbl

Vorwort zur 8. Auflage

Das vorliegende Buch befasst sich mit der funktionellen Behandlungsmethode der Skoliose, die von meiner Mutter, Katharina Schroth, Ende der 1910er-Jahre entwickelt wurde. Diese Methode unterschied sich von den bisherigen physiotherapeutischen Behandlungen ganz entscheidend durch einen völlig neuen Korrekturaufbau der Wirbelsäulenfehlhaltung. Dabei kennzeichnen zwei grundlegende Vorstellungen bis heute das Prinzip:

- Erstens wird die Korrektur der Wirbelsäulenverbiegung und -torsion bei den Übungen mit einer speziellen *Atemtechnik* verbunden, wobei die Rippen als Hebelarme dienen.
- Zweitens erfolgt eine Aktivierung der in der Konkavität untätigen Muskulatur.

Im Jahr 2011 hat die Methode Schroth ihr 90-jähriges Bestehen gefeiert und ist eine ausgesprochen gut durchdachte und exakt fundierte Methode, die das erfolgreiche Original in der konservativen Skoliose-Therapie darstellt. Das Besondere am Schroth-Konzept ist, dass es über all die Jahrzehnte nichts an seiner Tiefgründigkeit verloren hat und in seiner Urform topaktuell ist. Es hat Jahrzehnte gedauert, bis die sogenannten Schwedischen Umkrümmungsübungen verschwanden. Auch das Klapp'sche Kriechverfahren gibt es inzwischen nicht mehr.

In den über 90 Jahren, in denen die Methode Schroth nunmehr angewandt wird, konnten viele tausend zufriedene Patienten aus dem In- und Ausland durch unsere Hände gehen – bis 1955 in Meißen (Mitteldeutschland) und später in Westdeutschland. Ab 1961 habe ich zusammen mit meiner Mutter Katharina Schroth ein Kurheim in Sobernheim aufgebaut, das bald zur Katharina-Schroth-Klinik wurde. 1995 ist unsere Klinik an die Asklepios-Kette übergeben worden, die eine wunderbare neue Asklepios Katharina-Schroth-Klinik im Nachtigallental von Bad Sobernheim errichtet hat. Dort wird die Methode Schroth im altbewährten Sinne weitergeführt.

In dieser langen Zeit wurde auch eine Vielzahl von Therapeuten aus aller Welt in der Methode Schroth geschult, sodass wir in der Lage sind, fast allen hilfsbedürftigen Patienten einen Therapeuten in seiner Nähe zu empfehlen.

1972 erschien die erste Auflage dieses Buchs, das seitdem als Grundlagenwerk der Methode Schroth dient. Wie die Therapie über die Jahrzehnte hinweg gewisse Erweiterungen erfahren hat, wurde auch jede neue Buchauflage entsprechend erweitert und aktualisiert.

So kamen in den 1970er-Jahren vereinzelt Patienten, die „anders aussahen als früher“: Bislang zeigten die Patienten nahezu immer die gleiche Form, aufgrund der zu dieser Zeit üblichen Gymnastik mit den Schwedischen Umkrümmungsübungen – die Hüfte der Konkavseite war nach außen geschoben. Nun stand jedoch plötzlich die andere Hüfte nach außen, sodass die bislang durchgeführten Übungen nicht mehr sinnvoll schienen. Da ich dies leider nicht mehr mit meiner Mutter besprechen konnte, war die einzige Lösung, dem Prinzip Schroth zu folgen und die Skoliose von unten her nach oben hin zu behandeln – mit dem Ziel, das Gegenbild des Zustands zu schaffen, den man augenblicklich vorfindet. So habe ich die nach außen stehende Hüfte nach innen „gerafft“ und den meist vorhandenen Lendenwulst auf der Gegenseite mithilfe der Atmung nach vorn oben innen gedreht. Das klappte und wir haben es auch während des Gehens vor dem Spiegel geübt.

Als ein Arzt mit seiner Patientin kam, eine Wirbelsäulen-Ganzaufnahme mitbrachte und mir zeigte, wie man sie nach Cobb ausmisst, wurde mir auf einmal klar, dass die herausstehende Hüfte auch den unteren Wirbelsäulenabschnitt mit zur Seite zieht und es dadurch zu einem zusätzlichen lumbosakralen Wirbelsäulenbogen kommt. Anlässlich eines Besuchs von Herrn Prof. Schlegel zeigte ich ihm, wie wir das zu korrigieren versuchen. Er war sehr angetan und schlug vor, dies auf dem Ärzte-Kongress 1981 in Villach vorzustellen, was ich auch tat. Weiterhin habe ich die Thematik in der „Zeitschrift für Allgemeinmedizin“ unter „Die vierbogige Skoliose“ beschrieben und entsprechend in meine 2. Buchauflage übernommen.

Zudem fragte ich die Therapeuten in unserer Klinik, ob sie vielleicht noch weitere Ideen zum lumbosakralen Bogen bzw. zur vierbogigen Skoliose hätten. Herr Joachim Karch meldete sich damals und sagte, er wolle sich gern darum kümmern. Fortan studierte er Anatomie- oder Physiologiebücher aus unserer Bibliothek und hat an einer Vielzahl unserer Patienten ausprobiert, gemessen, fotografiert, um herauszufinden, auf welche Weise die Beckenverschiebung und -verdrehung zu erkennen ist und wie sie wieder rückgängig gemacht werden könnte. Auch fand er bestimmte Symptome an Füßen und Beinen. Das alles hat er beschrieben und mir freudestrahlend überreicht. Ich war glücklich, seine erarbeiteten Erklärungen nun auch in meine 4. Auflage integrieren zu können.

International zugänglich wurde das Buch dann mit der 7. Auflage, die bereits in zahlreiche Sprachen übersetzt worden ist.

Auf Wunsch des Verlags sollte die 8. Auflage meines Buchs wesentlich umstrukturiert und auch mit moderneren, farbigen Bildern versehen werden. Durch Zufall lernte ich in dieser Zeit meine Kollegin Petra Gröbl aus Graz kennen. Sie hatte vorher einen Therapeutenlehrgang in der Asklepios Katharina-Schroth-Klinik absolviert und sich sehr eingehend mit meinem Buch befasst, sodass sie bereits Behandlungserfolge präsentieren konnte. Außerdem war sie so fasziniert von der Schroth-Methode, dass sie sogar ihre Doktorarbeit über Skoliose verfasste. So ergab es sich, dass Frau Gröbl sich bereit erklärte, die Umgestaltung meines Buchs zu übernehmen. In einem langen Prozess gemeinsamen Arbeitens und in ständigem Mail-Kontakt entwarfen und verwarfen wir Altes wie Neues, bis es endlich so weit war, dass wir das fertige Manuskript dem Verlag übergeben konnten.

Für die nun vorliegende, vollständig überarbeitete 8. Auflage wurde also das ursprüngliche Buch grundlegend umgestellt: Die alten Texte sind wesentlich überarbeitet, es entstanden neue, aktuelle und evidenzbasierte Kapitel vor allem zu den Themen Ätiologie, Klassifikationen sowie zur Integration der korrigierten Haltung in den Alltag. Außerdem wurden die unterschiedlichen Beschreibungen wie auch die Nomenklatur vereinheitlicht und Inhalte aus dem Kurs-Skript der Asklepios-Klinik integriert – ebenso wie ein Hinweis auf die Fortbildungsmöglichkeiten in Bad Sobernheim (➤ Kap. 12). Damit sollte es gelungen sein, eine einheitliche, standardisierte Struktur zu schaffen, die dem Leser das Verständnis erleichtert.

Von den ursprünglich über 650 Abbildungen der Vorauflage wurden die wesentlichsten und unserer Meinung nach unentbehrlichsten 160 belassen. Diese „alten Fotos“ zeigen u. a. Behandlungsverläufe von schweren und schwersten Skoliosen, die in dieser Form heute glücklicherweise kaum mehr zu sehen sind. Der therapeutische Erfolg ist damit aber sehr eindrucksvoll darzustellen. Ein großer Teil der alten Abbildungen wurde durch neue Fotos ersetzt, die den Sehgewohnheiten der heutigen Leser eher entsprechen und diese Auflage ansprechender und auch moderner machen.

Die neuen Bilder entstanden in einem aufwendigen Verfahren in den Räumlichkeiten der FH Joanneum in Graz. Die Bewegungs- und Behandlungssequenzen wurden zunächst gefilmt, um anschließend die aussagekräftigsten Standbilder zu extrahieren und sie für das Buch zu bearbeiten. Die Filmarbeiten entstanden in enger und vertrauensvoller Zusammenarbeit eines engagierten Teams – angefangen von den Patienten/Fotomodellen über die Kameramänner und -frauen bis hin zu den Therapeutinnen – und war geprägt von äußerster Konzentration und effektivem Arbeiten, aber auch von Humor und viel Spaß an der Sache.

Da jede Skoliose anders beschaffen ist, werden in diesem Buch verschiedenste Skolioseformen beschrieben, sodass jeder Therapeut auf die für seinen speziellen Patienten passenden Übungen zurückgreifen kann. Natürlich birgt die schriftliche Darstellung Schwierigkeiten, da vieles kompliziert zu Papier gebracht werden muss, was während der Behandlung jedoch zusammengefasst und vereinfacht wird.

Ziel dieses Buchs ist es, Geschichte und Aktualität, Prinzipien und aktuelle Standards zu verbinden und die Methode Schroth grundlegend zu beschreiben. Somit bietet es Fachwissen wie Orientierungshilfe für Therapeuten und macht die Methode Schroth weltweit als zurzeit beste konservative Skoliosetherapie kenntlich.

Ich wünsche diesem Buch weiterhin eine weltweite Verbreitung – zum Wohle aller Patienten, die eine optimale konservative Behandlung suchen.

Bad Sobernheim, im Herbst 2013
Christa Lehnert-Schroth
Physiotherapeutin

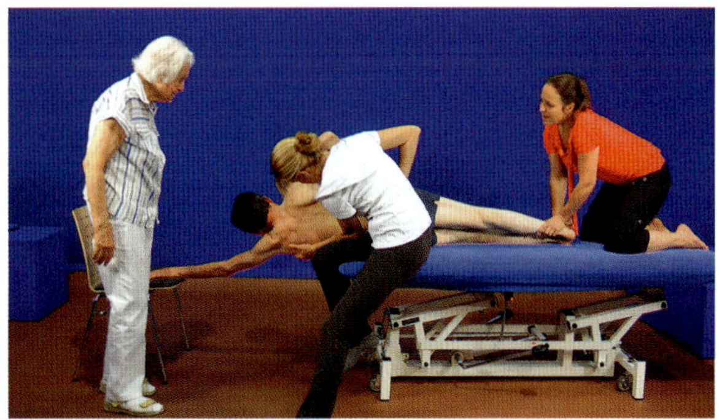

Das „Making-of“ der Fotos: Intensive Zusammenarbeit führt zu aussagekräftigen Bildern.

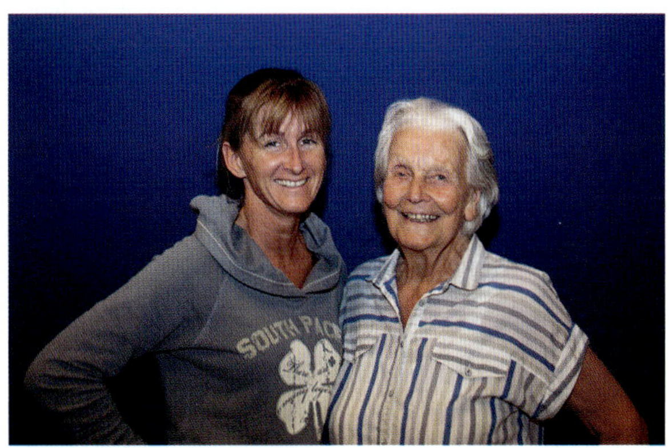

Die Autorinnen, gut gelaunt in einer Arbeitspause

Die wichtigsten Informationen für eine reibungslose Ausbildungsanmeldung:

Klinik-Adresse:
Asklepios Katharina-Schroth-Klinik
Korczakstr. 2
D-55566 Bad Sobernheim
Deutschland
www.skoliose.com

Anmeldung zu Fortbildungskursen:
e.mahler@asklepios.com

Danksagung zur 8. Auflage

Ich bin so froh und dankbar, dass ich Frau Dr. Petra Gröbl gefunden habe und sie sich bereit erklärt hat, die große Aufgabe der Umgestaltung meines Buchs zu übernehmen. Neben der mit vielen Absprachen verbundenen Umstrukturierung und Bearbeitung der Texte hat Frau Dr. Gröbl u. a. den wissenschaftlichen Teil über die Skoliose mit eingebracht, die Fotomodelle, Kameraleute und den Drehort organisiert und in vielfältiger Weise das Buch erneut vollkommener und für die heutige Leserschaft ansprechender gemacht. Dies alles war mit einem enormem Zeitaufwand und vielem „Durchdenken" verbunden und dafür möchte ich ihr hier meinen ganz besonderen Dank aussprechen.

Dass sich mein Sohn, der Orthopäde Dr. H-R. Weiß, um eine effiziente Behandlung der noch nicht in der Pubertät befindlichen Skoliosepatienten kümmert, ist für mich einfach wunderbar. Indem er eine an der Schroth-Methode ausgerichtete Korsett-Therapie entwickelt hat und immer weiter verfeinert, lebt die Methode Schroth auch in der dritten Generation weiter. Einige seiner diesbezüglichen Fotos wie auch seine orthopädischen Leitlinien konnte ich in dieses Buch übernehmen, wofür ich ihm besonders danken möchte.

Insbesondere sei hier nochmals Herr Joachim Karch erwähnt, der sich intensiv um die Erklärungen zum lumbosakralen WS-Bogen gekümmert hat. Dass ich seine weiterführenden Erkenntnisse zur Behandlung dieses Phänomens in dieses Buch integrieren durfte, dafür gebührt ihm mein ganz spezieller Dank.

Selbstverständlich möchte ich auch den Fotomodellen herzlich dafür danken, dass sie sich für die Fotoaufnahmen zur Verfügung gestellt haben, sowie dem gesamten Kamerateam für die hervorragende Arbeit. Zu meiner Freude durften wir in den Räumen der FH Joanneum in Graz filmen und ich war überrascht, dass die Räume bereits verhängt und ausstaffiert waren. Auch den Helfern für diese Vorbereitungsarbeiten danke ich sehr.

Unbedingt erwähnt werden muss die Arbeit der vielen Bearbeiter und Redakteure unserer Texte. Hier danke ich zunächst Frau Sandra Käfer für die erste Bearbeitung und kritische Durchsicht. Besonders möchte ich mich bei den Verlagsmitarbeitern Herrn Rainer Simader und ausdrücklich bei Frau Ines Mergenhagen bedanken, die ich immer wieder mit neuen Wünsche genervt habe und die geduldig und kenntnisreich Änderungen am Manuskript wie auch den Entstehungsprozess dieser Auflage begleitet haben. Der Redakteurin Frau Karin Beifuss danke ich für den „letzten Schliff", der in unserem Fall durchaus arbeitsintensiv war.

Alle erwähnten Personen sind an der Entstehung dieses Buchs maßgeblich beteiligt und ich bin sicher, dass auch diese Auflage wieder ein voller Erfolg wird.

Bad Sobernheim, im Herbst 2013
Christa Lehnert-Schroth
Physiotherapeutin

Benutzerhinweise

Zur Veranschaulichung der Texte, Übungsfolgen und auch Übungsergebnisse enthält dieses Buch eine große Zahl von Abbildungen.

In einige Abbildungen wurden farbige grafische Pfeile eingesetzt, um einzelne Übungskomponenten noch deutlicher hervorzuheben. Im Folgenden die Erklärung der Pfeile anhand eines Beispielbilds:

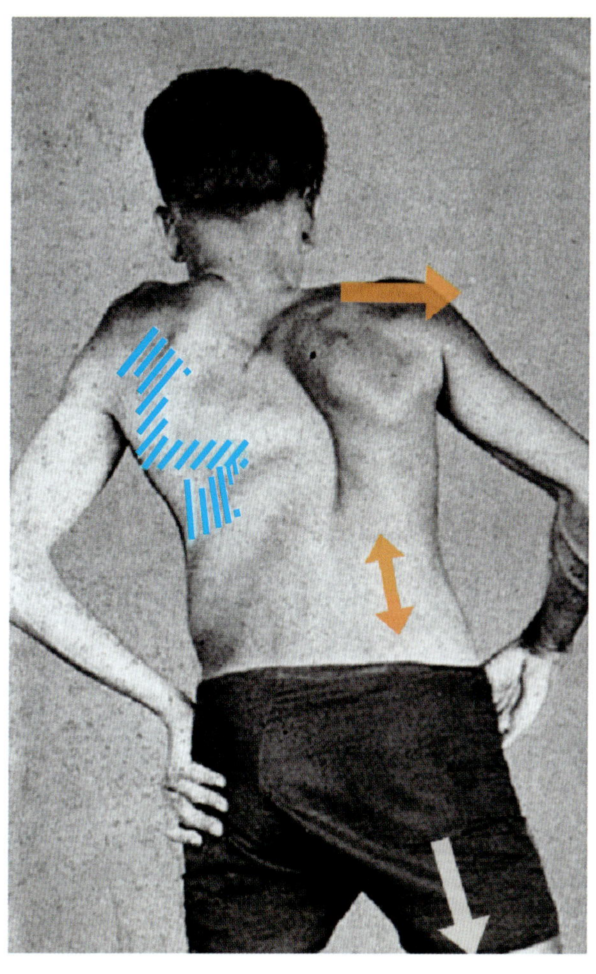

Blau-türkiser schraffierter Pfeil	Dreh-Winkel-Atmung
Oranger einseitiger Pfeil	Muskelkontraktion, Raffen der Muskulatur im Sinne einer isometrischen Anspannung
Oranger beidseitiger Pfeil	Muskelanspannung im Sinne einer Stabilisation in korrigierter verlängerter Ausgangsstellung
Weißer Pfeil	Richtungspfeil mit korrigierender Bewegung oder Schub in die Korrektur

Die Autorinnen

Christa Lehnert-Schroth
* 1924 in Meißen
† 22.3.2015
Arbeitete als Physiotherapeutin ca. 50 Jahre lang mit Skoliosepatienten und wandte dabei das von ihrer Mutter entwickelte Atmungsorthopädie-System mit großem Erfolg an. Von 1961 bis 1995 leitete Christa Lehnert-Schroth – immer von Ärzten flankiert – die private Katharina-Schroth-Klinik in Bad Sobernheim.

In zahlreichen Vorträgen, Artikeln, Kursen und Filmen für Physiotherapeuten und Ärzte sowie auf Übungsschallplatten für das Patiententraining zu Hause demonstrierte sie die dreidimensionale Skoliosetherapie nach Schroth, zum Wohle vieler dankbarer Patienten und in Würdigung des Vermächtnisses ihrer Mutter.

Mag. Dr. Petra Auner-Gröbl
* 1968 in Graz
Studierte von 1986 bis 1991 Sportwissenschaften an der Karl-Franzens-Universität in Graz und absolvierte danach die Ausbildung zur Physiotherapeutin.

Seit 2002 beschäftigt sie sich intensiv mit der Biomechanik der Wirbelsäule und den funktionellen Hintergründen der Skoliose.

Das Konzept Schroth betrachtet sie als Basis physiotherapeutischen Handelns bei skoliotischen Patienten und Patientinnen jeden Alters und unterrichtet dieses Konzept, kombiniert mit evidenzbasiertem Hintergrundwissen, an der Fachhochschule JOANNEUM in Graz, Österreich. Selbstverständlich behandelt sie auch ihre zahlreichen Skoliosepatienten nach diesem Konzept.

Die Entwicklung von Körperverständnis und -bewusstsein bei Jugendlichen sieht sie als besondere Herausforderung, woraus ihre Dissertation mit dem Titel „Computerspiel-unterstützter Therapieansatz zur sportwissenschaftlichen und physiotherapeutischen Skoliosebehandlung" entstand. 2012 wurde sie zur Doktorin der Naturwissenschaften promoviert.

Als essenziell zur erfolgreichen Behandlung einer Skoliose betrachtet Frau Dr. Gröbl ein fundiertes biomechanisches Verständnis und einen Pool an exakten Übungen sowie pädagogische Fähigkeiten zur Wahrung der Compliance der Patienten. Dieses Verständnis weiterzugeben ist ihr wichtig.

Abkürzungen

3B(H)	dreibogige Skoliose (mit Hüftprominenz)
4B(H)	vierbogige Skoliose (mit Hüftprominenz)
a. p.	anterior-posterior
ASTE	Ausgangsstellung
BWS	Brustwirbelsäule
CT	Computertomografie
EMG	Elektromyografie
ESTE	Endstellung
EVS	enge Vorderseite
evtl.	eventuell
FBA	Finger-Boden-Abstand
GBL	geordnete Bauchlage
GRL	geordnete Rückenlage
GSL	geordnete Seitenlage
HWK	Halswirbelkörper
i. Allg.	im Allgemeinen
i. d. R.	in der Regel
i. S.	im Sinne
ISIS	Integrated Shape Imaging System
Lig(g).	Ligamentum, -a
LL	laterale Listhesis
LWK	Lendenwirbelkörper
LWS	Lendenwirbelsäule
M(m).	Musculus, -i
Min.	Minute
MVC	Maximum Voluntary Contraction
o. g.	oben genannt(e)
OP	Operation
p. a.	posterior-anterior
Proc.	Processus
PS	Paketseite
PWC	Physical Working Capacity
RMS	Root Mean Square
Rö	Röntgen
ROF	Range of Flexion
SchwS	schwache Seite
SchwSt	schwache Stelle
SIAS	Spina iliaca anterior superior
SIPS	Spina iliaca posterior superior
SL	Seitenlage
SOSORT	Society of Scoliosis Orthopaedic Rehabilitative Treatment
SpL	Spondylolisthesis
TP	Transitional Point
u. a.	unter anderem
u. U.	unter Umständen
Üb.	Übungen
VA	Verkürzungsausgleich
WS	Wirbelsäule
z. B.	zum Beispiel
z. T.	zum Teil
ZNS	zentrales Nervensystem

Abbildungsnachweis

Der Verweis auf die jeweilige Abbildungsquelle befindet sich bei allen Abbildungen im Werk am Ende des Legendentextes in eckigen Klammern.

A400–190	G. Raichle, Ulm in Verbindung mit der Reihe Pflege konkret, Elsevier GmbH, Urban & Fischer Verlag, München
L143	Heike Hübner, Berlin, nach M616
L157	Susanne Adler, Lübeck, nach M616
G049	HR Weiß. Befundgerechte Physiotherapie bei Skoliose. 2. Aufl. München: Pflaum Verlag; 2006.
M616	Christa Lehnert-Schroth, Bad Sobernheim
W858	FH Joanneum Gesellschaft mbH, Graz, Österreich

Inhaltsverzeichnis

A Rückblick

KAPITEL

1 Werdegang der Atmungsorthopädie System Schroth

Frau Katharina Schroth, die am 22. Februar 1894 in Dresden geboren wurde, hatte in ihrer Jugend selbst eine Skoliose. Wie viele Skoliosepatienten litt sie auch psychisch unter der Verunstaltung ihres Körpers, zumal sie ein Korsett tragen musste. Dieser orthopädische Stützapparat konnte aber auch nicht den gewünschten Erfolg bringen, denn er hemmte ihre körperliche Aktivität.

Damals gab es für dieses Leiden noch keine entsprechende aktive Behandlungsmöglichkeit. Katharina Schroth aber verspürte nichts als die Sehnsucht, gerade zu werden und ohne Korsett zu leben. Ein Gummiball mit einer Delle, die durch Luft herausgedrückt werden konnte, gab ihr die Idee ein und festigte den Entschluss, ihren Körper nach diesem Prinzip zu verändern.

Bei der Skoliose entspricht diese Delle im Gummiball der konkaven Seite. Diese Erkenntnis brachte sie dazu, ihre konkave Körperseite ebenfalls mit Luft zu füllen, indem sie in sie hineinatmete. Schöpferische Fantasie, methodisches Denken und beharrliches Arbeiten brachten bald die ersten Erfolge.

Durch Anbringen von Spiegeln, zwischen denen sie übte, konnte sie dieses Ereignis an ihrem Körper optisch verfolgen: Rechts in der Mitte befand sich bei ihr der Hauptrippenbuckel. Er flachte sich bei dieser gezielten Atmung in die linke Seite gleichzeitig mit ab. Sie erkannte: **Es gibt also gar keinen Buckel, es gibt nur verdrehte Rippen.** Diese verdrehten Rippen konnten wieder in eine normale Stellung gedreht werden. Die Skoliose verlor das Schicksalhafte und wurde nun zu einer Krankheit, die mit geeigneten Mitteln bekämpft, wenn nicht gar geheilt werden konnte.

Eine Erkenntnis kam zur anderen. So befand sich z. B. an der Vorderseite des Rippenkorbs, dem hinteren Rippenbuckel genau gegenüber, eine Abflachung. Es gelang ihr, diese flache Brustseite ebenfalls durch Atmung herauszuholen. Gleichzeitig fühlte sie dabei, wie sich der Rippenbuckel rechts hinten von selbst abflachte. Wenn also die Vorderseite „geordnet“ wurde, „ordnete“ sich gleichzeitig der Rücken. Die Vorderseite zeigte bei ihr links noch einen Rippenbuckel. Einfach hineindrücken konnte sie ihn nicht. Aber er senkte und flachte sich ab, wenn der Atem die Einbuchtung der linken Rückenseite gefüllt hatte. **So wurde der Dreh-Atem gefunden!** Wo also Richtiges geschah, gingen zwangsläufig auch an anderen Körperstellen Korrekturen vor sich.

Dann erkannte sie, dass der Rumpf aus drei übereinanderstehenden Teilen zusammengesetzt ist, nämlich dem Beckengürtel, dem Rippenkorb und dem Schultergürtel, und dass diese drei Abschnitte bei ihrem eigenen Körper gegeneinander verdreht waren. (Später sah sie das Gleiche auch bei ihren Patienten.) Nun galt es, diese **dreifache Rumpfverdrehung** wieder rückgängig zu machen und den Rippenhebel, mit dessen Hilfe die verdrehte Wirbelsäule wieder zurückzudrehen wäre, richtig anzusetzen. Es erfolgte ein Abbau und ein Einebnen der drei Überhöhungen des Rückens und das Herausholen der Konkavitäten aus der Tiefe.

In dieser Zeit war sie bereits Lehrerin an Rackows Handels- und Sprachschule in Dresden. Ihren Lehrerkollegen fiel bald ihre günstige körperliche Veränderung auf. Sie musste hierüber Vorträge halten, worauf sie sich durch gründliches Anatomiestudium vorbereitete und ärztlich (Dr. Sentkowsky, Dresden) prüfen ließ. Den Vorträgen folgten Kurse an den verschiedensten Orten in Deutschland. Nach ihrer Heirat 1921 ließ sich Katharina Schroth in Meißen an der Elbe nieder (➤ Abb. 1.1). Es dauerte nicht lange, da behandelte sie Skoliosepatienten aus dem In- und Ausland. Sie arbeitete hart und mit unermüdlichem Idealismus an ihren Patienten.

Von Jahr zu Jahr ergaben sich neue Erkenntnisse, fügten sich die Steinchen zu einem Mosaik. So baute sich die „Atmungsorthopädie“ immer weiter aus. An jedem besonderen Fall vervollkommnete sie ihr Wissen (➤ Abb. 1.2). Bald wurde Katharina Schroth von einem Kongress zum anderen gerufen. Bereits 1925 rezensierte die „Medizinalpolitische

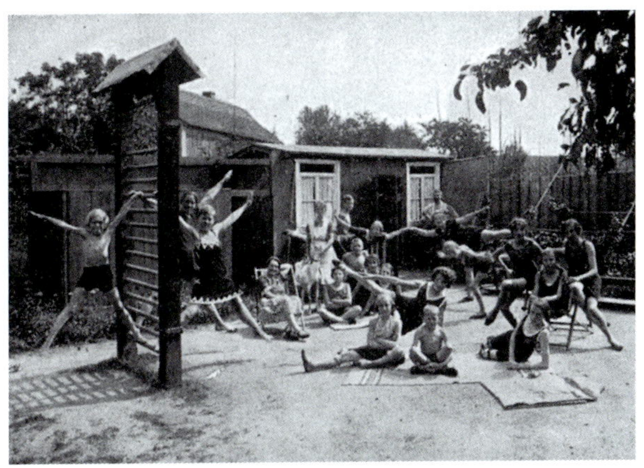

Abb. 1.1 Freiluftübungsplatz in Meißen 1924: Katharina Schroth, 30-jährig, inmitten ihrer Patienten [M616]

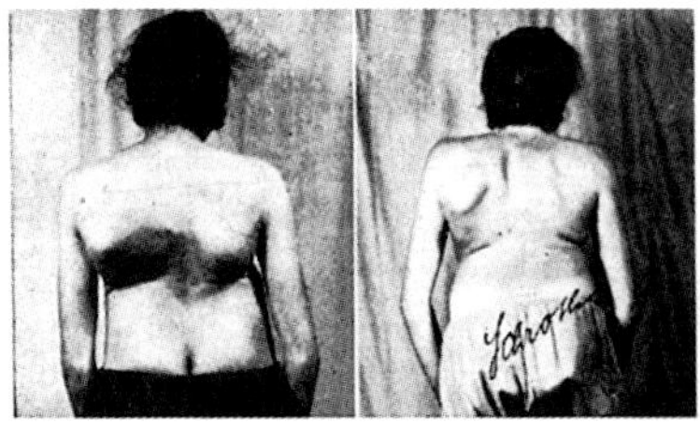
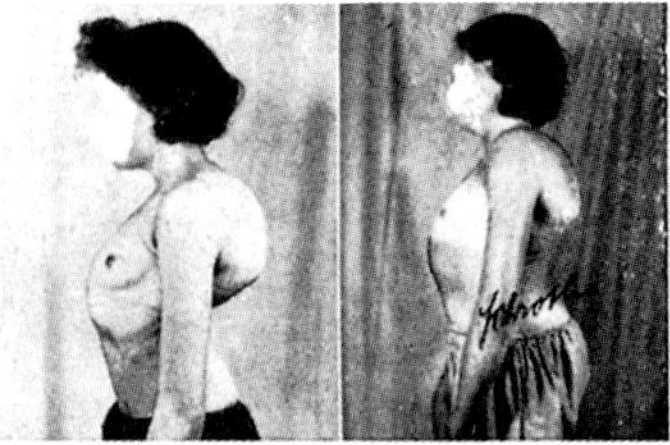

Rippenbuckel in 3 Monaten kleingeatmet, 19 Jahre alt. Vorher ca. 10 Jahre lang Behandlung mit f a c h orthopädischen Mitteln. **(Durchweg Original-Photos)**

Freiluftarbeit. Sonne an die kranken Knochen!

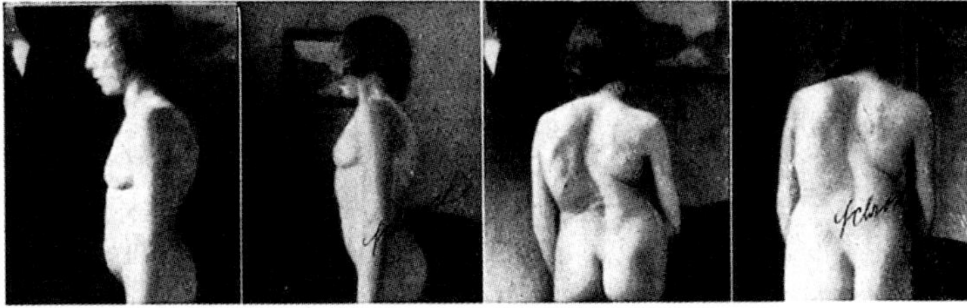

6 Wochen Atmungsorthopädie Original Schroth, Meißen, 16 Jahre alt.

Individuelle Skelett-Erziehung!

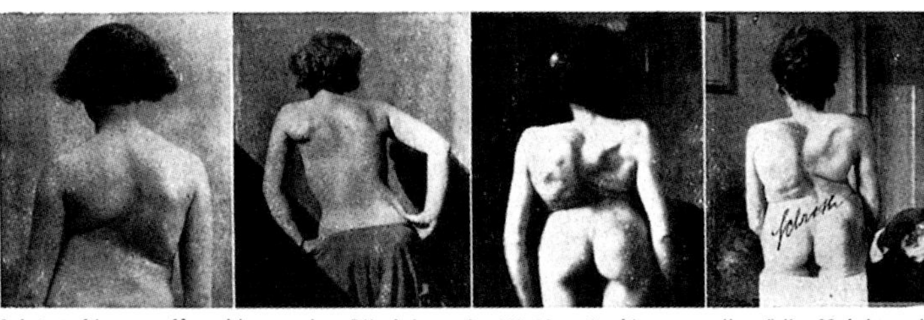

3 Jahre Atmungs-Korrektur, vorher $5^1/_2$ Jahre von 4 Kapazitäten behandelt, vom 1. Grade aus sich verschlimmernd.

$2^1/_2$ Monate Atmungsorthopädie, 33 Jahre alt, seit dem 1. Lebensjahre f a c h orthopädische Behandlung. Wurde Korsett los und wieder arbeitsfähig durch Wegfall großer Schmerzen.

1 Monat Kur 100 Mk.
1 Woche Kur 35 Mk.

Pension monatlich ab 90 Mk.

Die neue
Atmungs-Orthopädie Original Schroth
Meißen, Boselweg 52

Abb. 1.2 Prospekt aus dem Jahr 1925 [M616]

Rundschau", dass die Methode Schroth epochemachend in der Skoliosebehandlung sei.

Es folgte eine dreijährige Ausbildung im Seminar für funktionelle Gymnastik und Bewegung Erna Graf-Klotz in Dresden, die Katharina Schroth 1927 mit einem mit der Note 1 (sehr gut) bewerteten Diplom abschloss. Im Rahmen ihrer Fortbildung lernte sie alle Gymnastiksysteme kennen: Laban, Klapp, Medau, Hellerau-Lachsenburg, Surén, Gindler und Kallmeyer, Dr. Klatt, Leo Kofler; zudem nahm sie bei Mary Wigman und ein Jahr lang bei Palucca Tanzunterricht. Sie erlernte auch die schwedische Gymnastik am Königlichen Palais in Dresden.

Bei all diesen Fortbildungskursen kam sie zu der Überzeugung, dass die Konzepte zwar eine Grundlage bildeten, angewandt auf die Skoliose jedoch nicht den gewünschten Erfolg bringen konnten. Denn bei all den Kursen, die es damals gab, gab es nichts für die „verkrümmten Wirbelsäulen". Diese Umstände zwangen Katharina Schroth dazu, durch intensive Beobachtungen am eigenen Körper und dem ihrer Patienten Gesetzmäßigkeiten der Übungseinwirkungen zu finden – Gesetzmäßigkeiten, nach denen sich eine haltungsbedingte Skoliose entwickelt – und in der Umkehrung durch zweckmäßige Übungen Bedingungen zu schaffen, welche die Bildung der Skoliose auf dem Weg, auf dem sie entstand, rückläufig zu beeinflussen imstande sind.

Das Verfahren hatte sich schon vor dem Zweiten Weltkrieg in Oberschlesien durchgesetzt, als nach einer groß angelegten experimentellen Vergleichsuntersuchung der verschiedenen Methoden das System Schroth bei einer Kontrolluntersuchung in Hindenburg durch eine Fachärztekommission signifikant die besten Ergebnisse zeigte: Zwischen den Ergebnissen der Schroth-Behandlung und denen der anderen Systeme klaffte ein so großer Unterschied, dass man die Lehrkräfte der Vergleichskurse nach Schroth umschulte. Professor Wilhelm (Freiburg/Breisgau) und Professor Gebhardt (Hohenlychen) bestätigten 1934 den Erfolg der Methode.

Im Auftrag des DDR-Innenministeriums erfolgte die dreijährige Prüfung der Methode durch das Gesundheitsministerium und die Sozialversicherungsanstalt Sachsen. Daraufhin wurde das noch private Haus mit der Begründung verstaatlicht, dass *„die Methode einem größeren Kreis von Kranken zur Verfügung stehen müsse"*.

1955 erfolgte die Übersiedelung nach Westdeutschland. 1961 gelang es, im Felke-Bad Sobernheim ein modernes Sanatorium zu errichten, in dem seit dieser Zeit die Behandlung zahlreicher Patienten aus dem In- und Ausland nach der Methode Schroth möglich ist.

Als Zeichen der Anerkennung erhielt Katharina Schroth 1969 das Bundesverdienstkreuz am Bande des Verdienstordens der Bundesrepublik Deutschland überreicht, da das System auf dem Kontinent in dieser Art und in dieser Intensität, aber auch mit diesen Erfolgen nirgendwo anders praktiziert wird.

Mit der Ärzteschaft, insbesondere den orthopädischen Kliniken sowie den Sozialversicherungsträgern, entwickelte sich eine gute Zusammenarbeit, die für die Arbeit am Patienten und die Weiterentwicklung des Sanatoriums fruchtbar war und ist, wofür die Autorin an dieser Stelle ihren Dank aussprechen möchte.

Johannes Heitland und Erhard Schulte verfassten 1976 an der Westfälischen Wilhelms-Universität Münster ihre Diplomarbeit zum Thema: *Sozialpsychologische Beobachtungen an jugendlichen Skoliosepatienten aus der Sicht des Sozialpädagogen.* Beide Herren befragten dazu Patienten der Katharina-Schroth-Klinik in Sobernheim während einer Behandlungszeit von vier Wochen in Gruppen- und Einzelgesprächen und legten diese Gespräche ausführlich dar.

1979 legte Andreas Prager seine Inauguraldissertation zur Erlangung der Doktorwürde im Fach Zahnmedizin an der Johannes-Gutenberg-Universität zu Mainz vor. Sie trug den Titel: *Untersuchungen über die Zusammenhänge zwischen Deformitäten der Wirbelsäule und Kieferanomalien.* Diese Untersuchungen fanden zum größten Teil an den Patienten der Katharina-Schroth-Klinik in Sobernheim statt. Dabei ergab sich, dass fast kein Gebiss ohne Befund war. Es wurden folgende Deformitäten beobachtet: tiefer Biss, Kreuzbiss, Unterkiefer-Engstand, Frontzahn-Engstand, Seitenzahn-Engstand, Spitzkiefer, Schmalkiefer, frontoffener Biss, seitoffener Biss, Zwangsbiss, verschobene Mittellinie, Prognathie, Progenie, Diasthema, Zähne entfernt, Lispeln. Es wurde ein Kausalzusammenhang angenommen. Die Vermutung lautete: Wirbelsäulenschäden prädisponieren für Gebissanomalien. Wir stellten fest, dass Kinder mit Schmal- oder Spitzkiefer und besonders mit vorstehendem Oberkiefer Mundatmer sind.

An der Universität Brüssel verfasste 1983 Angela Blume ihre Diplomarbeit mit dem Titel: *De Schroth-Methode. Experimenteel onderzoeg naar de lengteverandering van de afstand tussen de zevende cervicale en de vierde lumbale werwel bij skoliosepatienten in enkele welgekozen oefeningen volgens Schroth.* Vorher hatte sie über einen Zeitraum von vier Monaten Messungen an Patienten der Katharina-Schroth-Klinik in Sobernheim vorgenommen, welche die Korrektur der Wirbelsäule während der Schroth-Übungen belegen.

Mit einem Festakt wurde in Sobernheim am 17. Mai 1981 das **60-jährige Berufsjubiläum von Katharina Schroth** begangen. In seiner Festrede beschrieb der Klinikarzt, Herr Dr. med. Groß, Orthopäde, die vielen Versuche der Skoliosebehandlung mit den verschiedensten Apparaten ab dem 16. Jahrhundert. Zu Beginn des 19. Jahrhunderts waren zahlreiche Übungsgeräte entwickelt worden. Auch gab es bereits orthopädische Gymnastik. Nach heutigem Wissen wurden jedoch die ätiopathologischen Vorgänge der Wirbelsäulenverbiegung durch die damals propagierten Methoden nicht ausreichend beachtet: *„Der Erfolg der Skoliosebehandlung blieb trotz aller Anstrengungen und der gepriesenen Vervollkommnung gleich null. Hier setzte nun Frau Schroth mit sicherer Intuition an, indem sie die Verdrehung der Wirbelsäule, die ja als Folge der Seitbiegung immer gegeben ist, in ihre therapeutischen krankengymnastischen Bemühungen einbezog."*

Professor Brussatis, damals designierter Präsident der Deutschen Gesellschaft für Orthopädie und Traumatologie sowie Mitglied der Forschungsgesellschaft der *Scoliosis Research Society* (amerikanische Orthopädengesellschaft), äußerte:

„Allein die Tatsache, dass eine solche Gesellschaft besteht, mag Sie darauf hinweisen, welch außerordentlich große und teilweise ungelöste Probleme bei der Erkennung der Ursache der Skoliose heute (noch) bestehen …
Gerade aber nach einem derartigen Brach- und Darniederliegen, nach so vielen Enttäuschungen und Versuchen über Jahrhunderte, ist es eine ganz außerordentlich wichtige Aufgabe und ein Markstein gewesen, die dreidimensionale Erkenntnis des Bewegungsablaufes und der Deformation der Wirbelsäule erfasst zu haben und vor allen Dingen maximal auch in der Therapie einzusetzen …
Ich glaube, das Wichtigste, was man bei Ihrer Behandlungsmethode hervorheben muss, ist die Tatsache, dass Sie ausgehen von einer für uns gegebenen Situation, die wir von der Fehlform als solcher ja gar nicht mehr viel ändern können.
Wir aber können ausgehen ***in*** *eine Situation, worin Sie alles einsetzen, was funktionell für eine bessere Konditionierung des Körpers zur Verfügung steht, insbesondere die Atemfunktion, um hier dem Patienten weiterzuhelfen und ihn vor allen Dingen in einer teilweise außerordentlich starken Behinderung zu motivieren, auch was die psychische Ausgangsposition anbelangt.*
Wenn wir eine derartige Kombination der Gedankengänge anhand Ihres Lebenswerkes nochmals vor uns ablaufen sehen, dann wissen wir, was wir Ihnen zu danken haben, und dann wissen wir aber auch sehr genau, wohin uns der Weg in die Zukunft führt, eben nur in die dreidimensionale Behandlung …"

Damit wurde ganz klar ausgesprochen, dass die Schulmedizin die Schroth-Methode nun als richtungweisend für die konservative Skoliosebehandlung der Zukunft anerkennt.

Im Februar 1983 wurde das Sanatorium zu Ehren der Begründerin der Methode in **Katharina-Schroth-Klinik** umbenannt. Frau Katharina Schroth verstarb am 19. Februar 1985.

B Die Skoliose

KAPITEL

2 Basiswissen Skoliose

2.1 Definition

MERKE

„Unter Skoliose versteht man eine seitliche Verbiegung der Wirbelsäule mit Verdrehung von Wirbelsäule und Brustkorb sowie mit einer Störung des Sagittalprofils" (Weiß, Rigo und Rovenich 2006: 48).

Das Wort Skoliose leitet sich danach aus dem Altgriechischen (σκολιὸς, *skolios* „krumm") ab. Es handelt sich dabei in der Sagittalebene um eine Entkyphosierung der Brustwirbelsäule (BWS) und eine Entlordosierung der Lendenwirbelsäule (LWS), des Weiteren in der Frontalebene um eine Seitverbiegung der Wirbelsäule (WS) bei gleichzeitiger Rotation der Wirbel. Die WS bildet in der Regel mehrere, einander gegenläufige Bögen, die sich kompensieren, um das Körpergleichgewicht aufrechtzuerhalten (> Abb. 2.1a, b).

2.2 Ursachen einer Skoliose

In einem Großteil der Fälle ist die Ursache für die Ausbildung einer Skoliose unbekannt. Man spricht von „**idiopathischer Skoliose**". Skoliotische Wirbelsäulen zeigen in der Adoleszenz (entspricht im Mittel der Gruppe der Elf- bis Zwölfjährigen) eine signifikante Progredienz. Die Häufigkeitsrate für Skoliosen liegt in diesem Alter bei 2,22 % für Mädchen (Wong et al. 2005), die geschlechtsspezifisch etwa viermal häufiger betroffen sind als Jungen. Die verbleibenden Ursachen sind Wirbelfehlbildungen als Folge einer bekannten (z. B. neurogenen) Erkrankung.

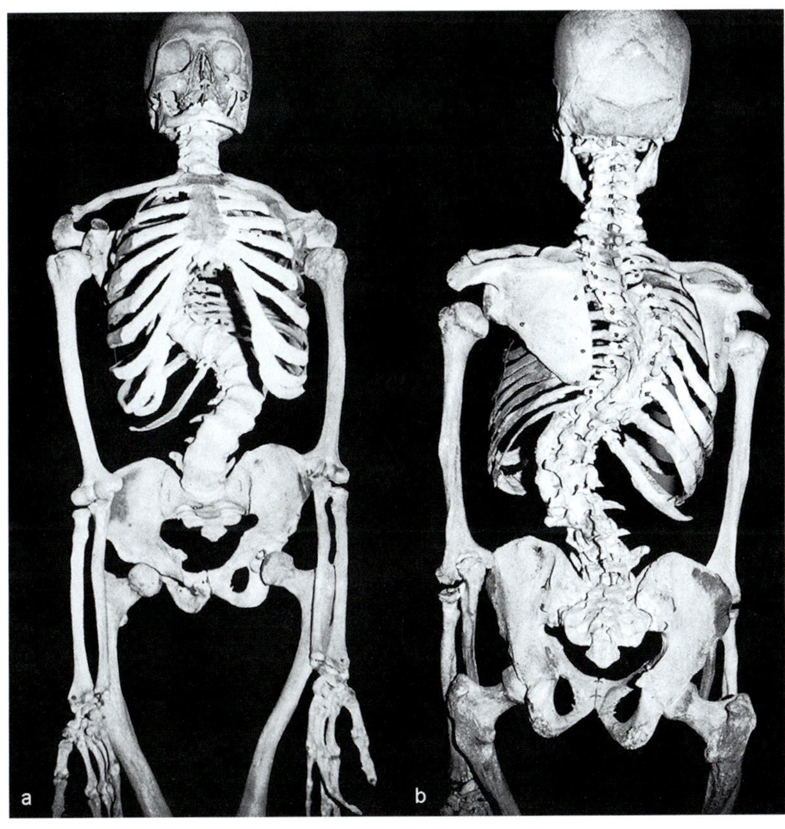

Abb. 2.1 Skoliotisches Skelett [M616]
a. Ansicht von ventral
b. Ansicht von dorsal

2.2.1 Gründe für Abweichungen der Wirbelsäule von der Norm

Die Ursachen für die Entstehung der Skoliose sind vielfältig (Porter 2001). Die Diskussionen reichen von **genetischer Disposition** über **Wachstumsverzögerungen** des neurospinalen Systems mit Scherkräften durch ein entkoppeltes Wachstum der WS und des Rückenmarks bis hin zu **Veränderungen im zentralen Nervensystem** (ZNS). Dahingehende Überlegungen sind oft plausibel, können aber bislang die Ursache nicht ausreichend erklären (Porter 2001).

Verschiedene Autoren diskutieren zudem die Entstehung durch **Inhomogenitäten der Wirbelkörper** selbst, bei denen die Wirbelkörper im Verhältnis zu den Wirbelbögen ein beschleunigtes Wachstum aufweisen. Dabei handele es sich nach Guo et al. (2003) um eine primäre Wachstumsstörung. Dies würde bedeuten, dass der anteriore Wirbelkörper höher ist als der posteriore Teil. Dadurch entsteht ein verändertes sagittales Profil der Wirbelsäule i. S. einer Entkyphosierung.

Als Folge beschreibt Porter (2000) die Entwicklung einer **Seitverbiegung der Wirbelsäule** bei gleichzeitiger **Rotation der Wirbel**. Die WS bildet in der Regel mehrere einander gegenläufige Bögen, die sich kompensieren, um die Statik aufrechtzuerhalten. Dabei beschreibt der Wirbelkanal immer den kürzestmöglichen Weg. Damit ist das Rückenmark im Verhältnis zur Länge der gesamten Wirbelkörper kürzer als bei Gesunden (Porter 2000).

Porter (2001) beschreibt dieses Phänomen anhand eines biomechanischen Modells. Zur Veranschaulichung verwendete er einen Schlauch, der die Wirbelkörper darstellen sollte, und ein Kabel, das für die Dornfortsätze und deren Bänderhaft stand. Bei Verkürzung des Kabels entwickelte der Schlauch eine Seitwärtsverbiegung und Rotation in der charakteristischen S-förmigen Stellung, die sich auch bei Skoliosen ausbildet.

Ein anderer Denkansatz favorisiert die Ansicht, dass Asymmetrien ihren Ausgangspunkt in einer außergewöhnlichen Kopfstellung haben. Von Piekartz (2005) liefert folgende Theorie: Bei Bestehen einer **Asymmetrie der Kopfgelenke bzw. der HWS** im Säuglingsalter kann sich in der Folge eine Asymmetrie der gesamten Wirbelsäule herausbilden. Bleibt diese bestehen, wird nicht nur die motorische Entwicklung beeinflusst, sondern auch die Funktion der angrenzenden Gelenke (Becken, Hüfte). Zusätzlich entsteht eine **abnormale posturale Kontrolle.** Mirtz et al. (2005) sehen in ihrer Forschungsarbeit in diesen Punkten grundlegende Theorien für die Entstehung der idiopathischen Skoliose. Da am Beginn der skoliotischen Veränderung der Wirbelsäule eine **Abflachung des sagittalen Profils** zu stehen scheint, wird der Wiederherstellung einer Kyphosierung der BWS und Lordosierung der LWS große Bedeutung beigemessen. Die Übungen nach Weiß und Rigo (2006) zielen daher darauf ab, die Lendenlordose der Skoliosepatienten zu verstärken und in der Folge eine Rekyphosierung der unteren BWS zu erzielen.

Kouwenhoven et al. (2007) beschreiben die Rotation der Wirbelkörper um die Transversalachse im Zusammenhang mit **Rotationsinstabilität.** Zu bedenken geben sie hierbei, dass sich durch permanente Scherkräfte die Wirbelkörper deformieren, was zu einer weiteren Erhöhung der Translationskräfte entlang der Wirbeldeckplatten führt (➤ Abb. 2.2; ➤ Abb. 2.3).

Eine weitere Betrachtung verdient der **Zusammenhang zwischen dem Wachstum der Wirbelkörper und dem des Rückenmarks.** Kommt es zu einem disproportionalen Längenwachstum, gehen Chu et al. (2008) und Porter (2000) davon aus, dass sich daraus eine idiopathische Skoliose entwickeln kann. Chu et al. (2008) sprechen dabei von einer subklinischen Spannung der Neuraxis. Damit könnten Neuromobilisationen eine adäquate Ergänzung physiotherapeutischer Skoliosebehandlung sein.

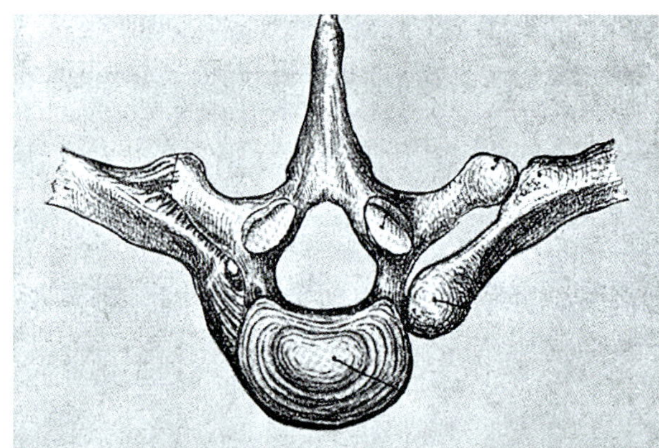

Abb. 2.2 Ansatz der Rippen an einem Brustwirbel von unten gesehen: links mit Bändern, rechts ohne Bänder

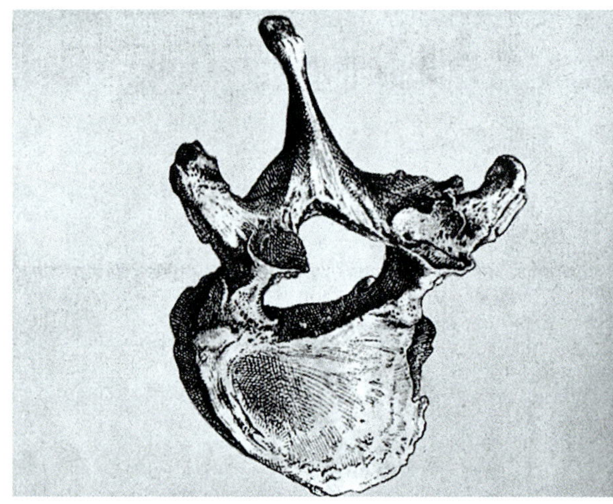

Abb. 2.3 Endergebnis infolge veränderter Druck- und Zugwirkungen bei zu weichem Knochenmaterial einer schweren Kyphoskoliose

Die Rolle von **Veränderungen im ZNS** bei der Entwicklung idiopathischer Skoliosen wird kontrovers diskutiert (Guo et al. 2003; Kouwenhofen und Castelein 2008; Lowe et al. 2000). Liegen solche Veränderungen vor, ist eine Schulung von Gleichgewicht und Körperwahrnehmung sinnvoll, um einer subklinischen motosensorischen Dysfunktion, wie in Liu et al. (2008) beschrieben, entgegenzuwirken. Allerdings entwickeln sich Skoliosen auch bei Sportarten mit hoher Körperbeherrschung (bezogen auf Koordination und Gleichgewicht), wie es Lowe et al. (2000) bei Tänzern beschreiben.

MERKE

Nichtsdestotrotz sollten nach der vorliegenden Literatur die motosensorischen Funktionen von Skoliosepatienten optimiert werden.

2.2.2 Rolle der Faszien

Das myofasziale System ist ein Netzwerk aus Faszien, Muskeln, aber auch Nerven und Gefäßen, das den Körper formt und letztendlich die Bewegungen in ihrer Gesamtheit möglich macht. Faszien finden sich im gesamten Körper zwischen und um Muskeln, als Septen, als Endomysium der Muskelfasern, als Perimysium der Muskelfaserbündel, in den Meningen, als Endo-, Meso-, Epineurium der peripheren Nerven sowie als Kapselgeflechte.

Greenman (2005) unterscheidet grundsätzlich **drei Schichten:** eine oberflächliche, eine tiefe und eine subseröse Faszie. Die tiefere Schicht umhüllt und trennt Muskeln sowie Eingeweide und leistet einen großen Beitrag zu deren Formgebung und Funktion. Dölken (2002) beschreibt Faszien und Kapseln als aus straffem ungeformtem Bindegewebe bestehend, das bei Immobilisation zu Bewegungseinschränkungen führen kann. Erst Dehnreize bringen einen ordnenden Reiz auf die Strukturen. Bei der Dehnung werden die Paccini-Rezeptoren aktiviert, die dem Körper als Propriozeptoren zur Bewegungssteuerung dienen (Schleip et al. 2005). Über gewebeverlängernde Bewegungen kann dem Gewebswiderstand entgegengewirkt werden. Damit werden alte Kollagenfasern ab- und neue aufgebaut (Dölken 2002). Das Fasziensystem bildet nach Paoletti (2001) eine Gewebseinheit, die sich ohne Unterbrechungen von Kopf bis Fuß über sämtliche Schichten (Muskeln, Gefäße, Nerven, Organe) erstreckt. Ansätze an knöchernen Strukturen werden nicht als Unterbrechung der Kontinuität gesehen, sondern sind Relais oder Übergangszonen, welche die Faszien in ihrer Rolle unterstützen. Die Faszien umschließen danach nicht nur die Strukturen, sondern dringen auch in das Innere stützend ein.

In der osteopathischen Betrachtung der skoliotischen Jugendlichen erhält das Fasziensystem neue Bedeutung. In den Körperfaszien konnten nach Schleip et al. (2005) **kontraktile Elemente** nachgewiesen werden. So wurden u. a. immunhistologisch im Bereich der lumbalen Faszie an menschlichen Präparaten gehäuft Myofibroblasten nachgewiesen. Geht man daher von einer vergleichbaren Kontraktilität in vivo aus, kann über diese Kontraktionskräfte die muskuloskelettale Mechanik beeinflusst werden. Die Konzentration der Zellen beschreibt Schleip als stark personenabhängig. Zudem scheint die Kontraktionsfähigkeit der Faszien über verstärkte motorische Aktivität förderbar zu sein. Diese Muskelanspannung kann über Stunden aufrechterhalten werden, womit den Faszien eine **stabilisierende Rolle** der WS zugeschrieben werden kann (Schleip et al. 2005).

Simmonds et al. (2012) beschreiben eine Aktivierung der Mechanorezeptoren auf höherer Ebene über Stimulationen wie Bewegung, aber auch tiefe Behandlungstechniken. Dadurch kommt es zu einer verstärkten afferenten Stimulation des ZNS.

Stecco et al. (2008) konnten in ihren anatomischen Studien nachweisen, dass die äußere Schicht der tiefen Extremitätenfaszie stark mit Nerven und Blutgefäßen versorgt ist. Manipulationen in dieser Tiefe an der oberen BWS ergaben bei Untersuchungen nach Budgell und Polus (2006) eine Auswirkung auf das vegetative Nervensystem. Bei ihren Untersuchungen erreichten sie in unmittelbarem Zusammenhang mit Manipulationen in der Versuchsgruppe eine Herzfrequenzvariabilität (i. S. einer sympathikotonen Verschiebung). Viskoelastisches Gewebe kann Energie speichern, um nach der Belastung wieder die ursprüngliche Form anzunehmen (**viskoelastische Verformung**). Wird das Gewebe konstant gedehnt, spricht man von einer Deformierung, und es sinkt nach einer gewissen Zeit die Spannung (**Spannungsrelaxation**) (Alter 2004; Diemer und Sutor 2007).

Nach Alter (2004) kann Bindegewebe wie Sehnen, Faszien, Bänder und Kapseln die Beweglichkeit einschränken. Diese Fähigkeit des Bindegewebes lässt biomechanische Rückschlüsse zu: Asymmetrien in der Elastizität des Bindegewebes, die eine bevorzugte Translation auf eine Seite in der Frontalebene begünstigen, bewirken naturgemäß Rotationskräfte. Damit entsteht die Tendenz zu strukturellen (morphologischen) Änderungen.

In diesem Zusammenhang stellt sich die Frage nach dem Grund für das **gehäufte Auftreten rechtskonvexer thorakaler Skoliosen.** Auch bei Personen mit normalen, nichtskoliotischen WS wurde eine Tendenz der oberen BWS von Th2–4 i. S. einer 1°-Linksrotation und eine Tendenz zur Rechtsrotation mit einem Maximum von 2° auf Höhe von T6–8 nachgewiesen (Kouwenhoven et al. 2006). Aufgrund der topografischen Lage sind bei einem asymmetrischen Spannungsverhalten der Faszien und der Diaphragmen **statische Normabweichungen des Bewegungsapparats** naheliegend. Als mögliche Erklärung sah R. A. Dickson bereits 1984 einen Zusammenhang zwischen der Lage und Pulsation der Aorta descendens auf Höhe Th5–8 und einer Rotationsneigung der WS nach rechts. Kouwenhoven et al. (2007) testeten in einer MRT-Querschnittsstudie 37 nichtskoliotische Patienten mit Situs inversus. Dabei handelt es sich um eine Heterotaxie, eine seltene, aber an sich nicht krankhafte Besonderheit der Anatomie, bei der sich Organe spiegelverkehrt auf der anderen Seite des Körpers befinden. Dabei konnte eine im Vergleich zu nichtskoliotischen Probanden mit normaler Organlage gegenläufige Rotationstendenz der WS nachgewiesen werden.

Nach Paoletti (2001) bestehen peritoneale Ligamente aus zwei Blättern, die teilweise stabilisierende oder fixierende Funktionen haben. Da sich Faszienzüge innerhalb der inneren Organe über den gesamten Rumpf erstrecken, kann sich jede pathologische Spannung über dieses Fasziensystem ausbreiten (Barral 2002). Danach kann z. B. eine **pathologische Spannung der Leber** eine Auswirkung auf die Stellung von HWS, BWS und Rippen haben. Dies erklären Barral und Mercier (2002) über einen Motilitätsverlust des Organs an sich. Darunter verstehen sie eine Störung der organtypischen Bewegung mit Ursprung im Organ selbst. Diese ist von der **Mobilität** zu unterscheiden, die Preuße und Giebel (2009) als eine Bewegung in der frontalen, sagittalen sowie in der horizontalen Ebene beschreiben, die dem Organ durch die Atemexkursion des Zwerchfells (Diaphragma thoracis) aufgezwungen wird.

Die Leber ist mit dem **Zwerchfell** über die Area nuda, das Ligamentum (Lig.) falciforme, die Ligg. triangularia und das Lig. coronarium verwachsen (Helsmoortel et al. 2002). Das Lig. falciforme hat eine Bänderverbindung, die sich weiter über den Bauchnabel bis zur Harnblase zieht und diese damit faszial mit dem Zwerchfell verbindet (Bills und Moore 2009; Liem et al. 2005). Bei Ruheatmung komprimiert das Zwerchfell die peritonealen Organe, was eine entstauende Wirkung auf diese hat. Hat nun ein Organ aufgrund eines Spannungsverlusts die Tendenz abzusinken, wirkt dies auf das Zwerchfell mechanisch stimulierend, und es folgt dem Organ nach. Damit kommt es zu einer **Asymmetrie der Zwerchfellkuppel** (Helsmoortel et al. 2006).

Einen direkten Einfluss auf die Haltung und Bewegung hat das Zwerchfell nach Hodges et al. (1997) über seine Verbindung zur LWS, da die Pars lumbalis mit den Crura diaphragmatica an ihr ansetzt. Sie schreiben dem Zwerchfell damit eine stabilisierende Funktion des Rumpfs zu und konnten nachweisen, dass es bei Flexionsbewegung der Schulter unabhängig vom Atemrhythmus zu einer Tonuserhöhung des kostalen Anteils des Zwerchfells kommt, von dem in der Testung eine elektromyografische (EMG) Ableitung erstellt wurde. Diese Erhöhung erfolgte nahezu gleichzeitig mit der Vorspannung des Musculus (M.) transversus abdominis. Hodges et al. (1997) ziehen den Schluss daraus, dass diese Antizipierungsfähigkeit des Zwerchfells über eine Vorprogrammierung im ZNS erfolgt. Je schneller und größer die Probanden die Armbewegung ausführten, desto mehr spannte sich das Zwerchfell an, selbst wenn die Luft angehalten, die Arme aber weiterbewegt wurden.

MERKE

Verliert ein Organ an Elastizität, Mobilität und Motilität, bringt es damit das gesamte Fasziensystem in ein Ungleichgewicht, das sich in einem weit entfernten Symptom manifestieren kann (Barral 2002).

Die Leber ist mit den Thorakalwirbeln Th8–10 verbunden (van den Berg 2005). So beschreibt Barral (2002) z. B. Patienten mit einer Restriktion der Leber i. S. einer skoliotischen Fehlhaltung als nach leicht vorn und rechts gebeugt, um die Spannung der Leberkapsel zu verringern. Er beschreibt außerdem charakteristische kostovertebrale Mobilitätseinschränkungen und Druckempfindlichkeit im Bereich der 7. bis 10. Rippe.

Wo liegen die **Ursachen für asymmetrische Faszienzüge** (vorerst fernab vom Gedanken an pathologische Vorgänge)?

Fossum (2003) beschreibt die Spezialaufgaben einiger Faszien in ihrer Haltungsfunktion. Damit zeigen diese Änderungen, wenn Haltungsschäden vorliegen. Betroffen sind davon u. a. die plantare Faszie, die lumbodorsale Faszie, die Fascia glutealis und die Fascia cervicalis. Laut Fossum entwickeln die Faszien als Reaktion auf diese Spannungskräfte und mechanische Anforderungen entsprechende Verdickungen und beeinflussen damit die Funktion und Struktur der muskulären und gelenkigen Strukturen. Er beschreibt zudem als **Auslöser für abnormale Spannungen:** fehlerhafte Muskelaktivität, Haltungsänderungen, die das Verhältnis der Knochen zueinander verändern, Änderungen der viszeralen Mobilität und/oder Position, plötzliche oder graduell veränderte vertebrale Mechanismen (somatische Dysfunktionen), haltungsbedingte und muskuloskelettale Stressmuster, emotionale Sorgen, Narben und Verklebungen (nach OPs, Infektionen etc.).

MERKE

Erster Schritt im therapeutischen Befund ist die Anamnese. Achsenabweichungen aufgrund einseitiger Tätigkeiten oder Ruhepositionen in Kombination mit Bewegungsarmut liegen im Kinderalltag leider oft vor. Damit taucht man in eine Kinderwelt ein, die von Asymmetrien beherrscht ist. Es gibt eine Lieblingsseite beim Schlafen, und das Kuscheltier hat Vorrang vor jeder physiologischen Lagerung. Die Sitzhaltung beim Frühstück, in der Schule, vor dem PC oder Fernseher lässt bereits darauf schließen, dass eine Translation durch eingeübte Muster „herbeigesessen" wird.

Nicht alle menschlichen Fasziensysteme sind gleich beeinflussbar, aber viele junge Körper reagieren unmittelbar auf solche Präferenzen. Wird z. B. beim Sitzen permanent ein Bein angewinkelt oder darauf gesessen, so wird dieses Sitzmuster im ZNS als allgemein gültig gespeichert, womit der Grundstein für eine Asymmetrie gelegt ist. Bleiben diese Muster bestehen, startet ein Circulus vitiosus aus asymmetrischen Belastungen, gefolgt von strukturellen Umbauprozessen.

TIPP

Mit dem Abfragen von „Lieblingshaltungen" ist der erste Schritt zur Erkennung der auslösenden Mechanismen meist schon vollzogen. Die Korrektur ist denkbar einfach und ohne große Unbequemlichkeit für die kleinen Patienten, aber höchst wirkungsvoll.

2.3 Orthopädische Klassifikationen

2.3.1 Herkömmliche Messverfahren

Eine der noch immer gängigsten Untersuchungsmethoden in der Früherkennung der Skoliose ist das Auge des geschulten Untersuchers, das den Funktionsverlust und die daraus resultierenden Pathomechanismen im Zusammenhang mit einer Sagittalabweichung der WS erkennt. Beim **Vorneigetest** beugt sich der Patient langsam nach vorn, wobei die Arme herabhängen. Dabei wird das Rückenprofil betrachtet. Der Test ist positiv, wenn sich Asymmetrien zeigen. Diese klinische Grunduntersuchungsmethode ist einfach durchzuführen:

Rinsky und Gamble (1988) behaupteten, Rotationsasymmetrien seien mittels Vorbeugetest im Rahmen einer Schularztuntersuchung gut zu erkennen. In Studien zum Skoliose-Schulscreening fanden Karachalios et al. (1999) aber falsch positive wie auch falsch negative Resultate für dieses Testverfahren. Die Autoren sehen in den falsch negativen Resultaten nicht akzeptable Fehler des Screening-Tools.

Côté et al. (1998) konnten mit ihren Ergebnissen zeigen, dass sich der Vorneigetest besser eignet, um thorakale Krümmungen (Sensitivität 92 %, Spezifität 60 %) zu erkennen als lumbale (Sensitivität 73 %, Spezifität 68 %). Am Interrater-Rehabilitätskoeffizienten ($k = 0{,}61$ für die BWS, $k = 0{,}29$ für die LWS) zeigt sich, wie schwierig es ist, beim Vorneigetest vom Untersucher unabhängige Ergebnisse zu erhalten.

Um die Rotation der WS zu messen, wird zudem das **Skoliometer** eingesetzt, das mit einem durchschnittlichen Messfehler von mindestens 4,9° leider hohe Fehlerquoten aufweist (Côté et al. 1998). Weiß und Rigo (2006) beurteilen diese Messmethode in der Hand des Erfahrenen dennoch als probates Mittel zur Verlaufskontrolle, wohingegen Börke (2008) die Genauigkeit und Bedeutung des Skoliometers kritisch beurteilt. Das Erkennen eines ersten Funktionsverlusts der WS kann durch statische Aufnahmen nicht evaluiert werden. Die instrumentelle Dokumentation der Wirbelsäulenabweichungen setzt erst dort ein, wo die geübten Untersucher schon eine Auffälligkeit erkannt haben.

In der Physiotherapie ist die **Dokumentation erster skoliotischer Veränderungen** zur funktionellen Verlaufskontrolle unerlässlich. Eine probate Möglichkeit zur Bestimmung der Beweglichkeit der WS in der Sagittalebene ist das Fotografieren der Kinder von der Seite in maximaler Extension, Mittelstellung und Flexion. Dabei ist das **Ott-Zeichen** ein Maß für die Entfaltbarkeit der BWS: Es wird am stehenden Patienten beim Dornfortsatz C7 und bei einem Punkt 30 cm kaudal markiert. Beim Vorneigen sollte sich der Abstand von 2–4 cm und bei maximaler Rückneigung von 1–2 cm verändern. Das **Schober-Zeichen** ist ein Maß für die Entfaltbarkeit der LWS: Markiert wird vom Dornfortsatz 1–10 cm weiter kranial, beim Vorneigen sollte sich die Distanz um 5 cm vergrößern und bei maximaler Rückneigung um 8–9 cm verkleinern. Das **Schober-Ott-Zeichen** ist eine Kombination aus beiden Tests. Dabei werden die nach Buckup (2000) beschriebenen Testungen mit maximaler Flexion der gesamten WS (Finger-Boden-Abstand-Test), nach aufrechter Haltung und bei maximaler Rückneigung gemessen. Folgende Probleme treten bei der üblichen Messung nach Schober-Ott im Stand auf:

- Sehr viele Kinder zeigen bei der Untersuchung im Stand Abweichungen.
- Die Messungen ergeben gehäuft unterschiedliche Werte.
- Es ist weder Inter- noch Intrarater-Reliabilität gegeben.

Nach Dvorak et al. (1997) ist die segmentale Beweglichkeit der unteren BWS größer als die der mittleren und oberen BWS. Die Werte beurteilen das Bewegungsausmaß zwischen maximaler Flexion und Extension: BWK 11/12 1,28 cm, BWK 10/11 0,98 cm, BWK 6/7 0,58 cm, BWK 3/4 0,48 cm.

Nun liegt die Hauptkrümmung der Skoliosen meist bei BWK 9 und BWK 10. Der Übergang zum unteren BWS-Abschnitt spielt also eine wichtige Rolle in der Pathogenese der idiopathischen Skoliose (Schmitz et al. 2000). Diese zeichnet sich nach Weiß (2004) durch eine Reduktion des sagittalen Profils insgesamt aus, die unbedingt Beachtung verdient. Der fehlenden Beweglichkeit und Entkyphosierung der unteren BWS folgt eine Entlordosierung bis zur Kyphosierung in der LWS. Daher sollte dieser Abweichung in der Früherkennung gebührende Aufmerksamkeit geschenkt werden. Bleibt sie unbeachtet, müssen Bemühungen, die Skoliose in frontaler und horizontaler Ebene zu korrigieren, zwangsläufig unvorhersehbar und funktionell relativ ineffektiv bleiben (Weiß 2004).

Zumeist (wie auch im Fall des vorliegenden Studienprofils) wird auf die altbewährte Messung des **Winkels nach Cobb** zurückgegriffen, welche die am weitesten verbreitete und anerkannteste Methode darstellt. Die Torsionsabweichung (Rotation) der Skoliose wird über die einfache Methode nach Clyde Lester Nash und John H. Moe oder die genauere Methode nach Anthony John Raimondi bestimmt. Beide Erhebungsmethoden können dasselbe Röntgen als Grundlage nutzen, sodass es zu keiner zusätzlichen Strahlenbelastung kommt.

Bei der ursprünglichen Methode nach Cobb wird der Dornfortsatz auf dem Röntgenbild bestimmt, die Abweichung von der Mittellinie des Wirbelkörpers gemessen und daraus der Grad der Rotation, je nach Ausrichtung des Processus (Proc.) spinosus ermittelt. Diese Methode wird von Lam et al. (2008) kritisch betrachtet, da der Proc. spinosus verkrümmt oder in seiner Form verändert sein kann.

Der Orientierungspunkt nach der **Methode von Nash und Moe** sind die Pedikel. Damit liegt die Orientierung näher am Wirbelkörper und damit auch näher am Drehpunkt. Das Ausmaß der Verformung der Pedikel ist wesentlich geringer als die Veränderungen, welche die Messungen an den Dornfortsätzen beeinflussen (Nash und Moe 1969). Lam et al.

(2008) geben bei dieser Methode zu bedenken, dass die konvexen Pedikel bei Rotationen über 30° schlecht sichtbar sind und die Bestimmung damit schwierig wird. Sie beschreiben tendenziell falsch hohe Werte. Für die Rotationsmessung wurde die von Weiß (1995) bevorzugte **Raimondi-Schablone** entwickelt, die er als einfach handhabbar bei dennoch hoher Messgenauigkeit beschreibt. Die Messschablone wird auf die Breite des Wirbelkörpers eingestellt und oberhalb dieses Körpers der Abstand der konvexseitigen Wirbelkörperbegrenzung gesucht. Daraus ist die Rotation ablesbar, für die sich nach Weiß bis zu einer Rotationsmessung von 30° Reliabilität ergab. Die Winkelermittlungen beschreiben Shea et al. (1998) als wesentlich signifikanter, wenn die Messung computerunterstützt durchgeführt wird. Diese war der manuellen Messung, die ebenso sehr exakt ausgeführt wurde, mit einer Intrarater-Variabilität von 2,6° statistisch signifikant überlegen. Einen weiteren Vorteil für digitalisierte Röntgenbilder sehen die Autoren darin, dass diese sehr einfach und ohne großen Aufwand übertragen und auch mit früheren bzw. späteren Aufnahmen verglichen werden können.

2.3.2 Moderne Messverfahren

Die Rotation der Wirbel mittels **Computertomografie** (CT) beschreiben Krismer et al. (1998) mit der Methode nach Aaro und Dahlborn. Dabei werden der Mittelpunkt des posterioren Anteils des Foramen vertebrae und die Mitte des Wirbelkörpers verbunden. Durch den Winkel zwischen dieser Geraden und der Sagittalebene ergibt sich die Rotation des Wirbels. Diese Aufnahme bietet sehr gute Auswertungsmöglichkeiten, wenn die Wirbel exakt in der sagittalen und frontalen Ebene stehen (Krismer et al. 1998). Kawchuk und McArthur (1997) sowie Lam et al. (2008) sehen einige Nachteile in dieser Methode, da die CT sehr zeitintensiv ist, hohe Kosten verursacht, für die Patienten mit einer erheblich höheren Strahlenbelastung verbunden ist als das konventionelle Röntgen und die Messergebnisse schlecht mit anderen Methoden vergleichbar sind, da die Aufnahmen im Liegen gemacht werden müssen und sich die Messergebnisse dadurch von den Ergebnissen im Stand unterscheiden.

Bei guter Aufnahmetechnik und entsprechend großen Zeitintervallen kann die Strahlenbelastung allerdings vergleichsweise niedrig gehalten werden. Dies ist deshalb besonders wichtig, da das Gewebe der sich häufig in der Pubertät befindlichen Patienten durch ionisierende Strahlung gefährdet ist (Côté et al. 1998; Doody et al. 2000). In ihrer Studie über die Strahlenbelastung verglichen Doody et al. (2000) mehr als 5.000 Skoliosepatientinnen mit der Normalbevölkerung. Bei ihren Untersuchungen zum Zusammenhang zwischen der Anzahl der Röntgenaufnahmen und einem erhöhten Brustkrebsrisiko fanden sie eine 1,7-fach erhöhte Rate. Die meisten Aufnahmen in dieser Studie stammen allerdings aus den Jahren vor 1976; glücklicherweise konnte die benötigte Strahlendosis in den letzten Jahren stark reduziert werden. Dennoch besteht trotz verbesserter Röntgentechnik ein erhöhtes Krebsrisiko, was auch die Ergebnisse von Hoffman et al. (1989, zitiert nach Weiß und Rigo 2006) bestätigen, die beschreiben, dass bei Patientinnen mit Skoliose eine doppelt so hohe Brustkrebsinzidenz besteht.

Werden die Röntgenaufnahmen von posterior-anterior (p.a.) anstelle von anterior-posterior (a.p.) erstellt, verringert sich die Strahlendosis im Brustbereich um das 20-Fache (Doody et al. 2000). Zur Einsparung der Strahlendosis kann eine „Low-Dose"-Aufnahme durchgeführt werden, bei der die Belichtungszeit verkürzt ist. Deshalb eignet sich diese Methode aber nur zum Ausmessen des Krümmungswinkels. Aufgrund der Strahlenbelastung können Röntgenuntersuchungen der WS daher nicht unbegrenzt häufig stattfinden.

Messungen mittels **Magnetresonanz** werden in Verbindung mit Skoliosen hauptsächlich in der Forschung eingesetzt (Kawchuk und McArthur 1997). Sie sind mit einem immensen Zeit- und Kostenmehraufwand verbunden, und der Fokus liegt eher auf Weichteilstrukturen als auf Knochen.

Eine weitere strahlenfreie Untersuchungsmethode ist die Bestimmung der Wirbellagen mittels **Echtzeitultraschall.** Kirby et al. (1999) verglichen in ihrer Studie diese Methode mit a.p.-Röntgen. Da die Messposition unterschiedlich war, zeigten die in der Bauchlage mittels Ultraschallaufnahmen gemessenen Wirbel generell eine geringere Rotation. Kirby et al. fanden aber eine signifikante Korrelation zwischen den Ergebnissen der Wirbelkörper Th7–L4. Den Vorteil ihrer Methode sehen Suzuki et al. (1989) in der einfachen und strahlenfreien Anwendung der Ultraschallmessung, sind sich aber bewusst, dass auch eine ausgeprägte Lordose oder Kyphose Artefakte hervorrufen kann.

Alternativ zur Längenmessung nach Schober-Ott existiert die Messung mit einem nicht strahlenbelastenden Oberflächenmessverfahren wie der **Medimouse®**. Bezüglich der Haltungsmessung in aufrechter Position ergibt sich in der Literatur eine Korrelation zwischen diesem und dem radiologischen Messverfahren von 0,93. Bei den Bewegungsmessungen zeigt sich ein günstigerer Zusammenhang mit einer Korrelation von 0,96 (Bistritschan et al. 2003). Bei diesem Verfahren ist eine exakte Messung des Range of Flexion (ROF) jedes einzelnen Segments der Wirbelsäulenabschnitte Th1–L5 bestätigt (Mannion et al. 2004). Damit ist eine valide, beliebig oft wiederholbare Messung für Abweichungen in der Sagittalebene in Ergänzung zur Röntgenaufnahme möglich. Diese Screeningmethode liefert für nichtskoliotische WS durchaus gute Messergebnisse. Die valide Erhebung von Rotationsgraden an skoliotischen WS ist damit allerdings nicht nachweisbar. Die zusätzliche Bestimmung der Wirbelsäulenrotationen mittels Skoliometer erscheint unbedingt sinnvoll.

Verfahren, die den Kindern unnötige Strahlenbelastung ersparen und dennoch neben der Rekonstruktion der Rückenoberfläche auch klinisch nutzbare Informationen wie Messwerte für die Oberflächenrotation oder die Seitabweichung liefern, sind das **Integrated Shape Imaging System** (ISIS), das **Quantec Imaging System** und die **Videorasterstereografie** (Börke 2008). Mittels Messung des Anteflexionsverhaltens der WS lassen sich bei Schulkindern Auffälligkeiten mit einer geringeren Anteflexionsfähigkeit erkennen. Da in der Pathogenese der Skoliose eine auftretende Anteflexionseinschränkung diskutiert wird, erscheint eine Verlaufsbeobachtung dieser Kinder sinnvoll zu sein (Schmitz et al. 2000). Die Fehlhaltung äußert sich nach Weiß und Rigo (2006) dabei zu allererst in einer Entkyphosierung der BWS und einer Entlordosierung der LWS, die für den Laien nur sehr schwer zu erkennen ist. **Früherkennung** sollte daher genau an diesem Punkt ansetzen, um relevante konservative therapeutische Behandlungserfolge zu ermöglichen. Hierbei muss es bei den Kindern noch zu keiner Lateralflexion oder Rotation, Beckenkippung oder anderen Ausweichmechanismen kommen.

Unter **Rasterstereografie** versteht man die dreidimensionale lichtoptische Vermessung des Rückenprofils. Mithilfe eines Diaprojektors wird ein Raster aus horizontalen Linien im Abstand von 10 mm auf den Rücken des Patienten geworfen. *„Die horizontalen, parallelen Lichtstrahlen werden von einer weiter oben, an einem definierten Punkt angebrachten Videokamera aufgenommen … und geben so einen lichtoptischen ‚Abdruck' der Rückenoberfläche wieder"* (Börke 2008: 13). Damit können klinisch nutzbare Messwerte wie Oberflächenrotation oder Seitabweichung eruiert werden. Als erstes funktionsfähiges System sei hier das aus England stammende **Integrated Shape Imaging System (ISIS)** zu erwähnen (Wild und Krauspe 2004; Börke 2008). Die Rasterstereografie wurde von Börke (2008) mit Röntgenaufnahmen verglichen und unter den nichtstrahlenbelasteten Methoden favorisiert. Anwendung findet dieses System in den bekannten Skolioseeinrichtungen wie der Asklepios Katharina-Schroth-Klinik in Bad Sobernheim (Weiß und Rigo 2006) sowie der Klinik für allgemeine Orthopädie der Universität Münster (Börke 2008).

Um die Rotation der Wirbel zu berechnen und die Seitabweichung zu ermitteln, wird laut Drerup et al. (2001) die Symmetrie berechnet, die der Dornfortsatzlinie gleichgesetzt wird. Aus der Orientierung der Rückenoberfläche an der Symmetrielinie wird auf die Orientierung der Wirbelkörper geschlossen. Die senkrechte Oberfläche weist auf die Richtung der Wirbelkörpermitte hin. Dabei wird auf anatomische Normwerte zurückgegriffen und unter Einbeziehung der Rumpflänge des Patienten ein Wirbelsäulenmodell konstruiert (Drerup et al. 2001). Hackenberg (2003) gibt dabei zu bedenken: *„Die Rotation der Wirbel wird der Rotation der Rückenoberfläche über dem Dornfortsatz, also auf der Symmetrielinie gleichgesetzt. Die Richtigkeit der Messung der Wirbelrotation hängt also davon ab, ob die Symmetrielinie korrekt berechnet wurde."*

Aufgrund der geringen Kosten-, Zeit- und Strahlenbelastung ist eine beliebige Wiederholbarkeit der Messung möglich. Die so ermittelten Messergebnisse wurden von Drerup et al. (2001) interpoliert und damit die Messfehler von 3° auf 1° gesenkt. Da der Cobb-Winkel der zurzeit wichtigste Parameter der Skoliose-Quantifizierung ist, entwickelte Hackenberg (2003) ein Verfahren, um aus den rasterstereografischen Messungen auf den Cobb-Winkel schließen zu können. Aufgrund der Grundsteuerung von 5° erschien das Ergebnis unbefriedigend. Trotzdem fand Börke (2008) eine hohe Korrelation zwischen den beiden doch unterschiedlichen Messungen. Deshalb sah er die Ergebnisse als durchaus relevant für die Verlaufskontrolle von Skoliosen an. Theologis et al. (1997) konnten in ihrer Rückenformanalyse mithilfe des ISIS-Scanners eine Progression der Skoliose bei einem Teil der untersuchten Patienten früher feststellen als mittels Röntgen. Auch sie sehen den Vorteil in der beliebigen Wiederholbarkeit der Messungen und damit der optimalen Verlaufskontrolle in Ergänzung zum Röntgen.

Die Bestimmung des **Krümmungswinkels** an den Röntgenaufnahmen folgt dem Schema des amerikanischen Orthopäden John Robert Cobb. *„Der Cobb-Winkel ist der international wichtigste Parameter zur Beurteilung einer Skoliose und ist Basis für therapeutische Entscheidungen"* (Börke 2008: 5). Grundlage ist ein im Stand aufgenommenes p.a. WS-Röntgen. Die beiden Wirbel, die am meisten zur Konkavität geneigt, dabei aber nicht rotiert sind, werden als **Neutralwirbel** bezeichnet. Zur Ermittlung des Cobb-Winkels dienen die Deckplatte des oberen und die Grundplatte des unteren Neutralwirbels. Entweder wird jeweils auf die Tangente der Geraden eine Senkrechte gelegt, wobei die Schnittpunkte den Winkel ergeben, oder es werden die Tangenten selbst gemessen. Daran kann das Ausmaß der Deformität in der frontalen Ebene abgelesen werden (Côté et al. 1998). Für Inter- und Intrarater-Reliabilität wurde bei dieser Messmethode nach Carman et al. (1990) für ein und denselben Untersucher bei unterschiedlichen Messungen eine durchschnittliche Abweichung von 3,8° gefunden. Bei Messungen durch verschiedene Personen am selben Röntgen ergaben sich ähnliche Messunterschiede. Bei einer Studie zur Messung des Cobb-Winkels, bei der die Neutralwinkel vorgegeben waren und alle Tester denselben Winkelmesser benutzten, konnten Morrissy et al. (1990) eine niedrigere Inter- und Intrarater-Reliabilität feststellen.

Bei der Röntgenaufnahme von der Seite (sagittal) lässt sich nach Weiß und Rigo (2006) zudem erkennen, ob in dieser Ebene Wirbelfehlbildungen vorliegen bzw. ob in diesem Bereich der BWS eine sagittale Abweichung i. S. einer Entkyphosierung der BWS oder eine Entlordosierung der LWS vorliegt.

Eine weitere Klassifikation ist anhand der stärksten Krümmungslage möglich. Dabei wird als erster Hinweis auf die Pathologie zwischen thorakal dominanten (Thorakalskoliosen), lumbal betonten (Lumbalskoliosen), Thorakolumbalskoliosen und Doppel-S-Krümmungen (engl. Double Major) unterschieden.

2.4 Klassifizierung des skoliotisch veränderten Bewegungsapparats

2.4.1 Nach Ausprägung

Die nähere Klassifizierung der idiopathischen Skoliose korreliert unmittelbar mit den entsprechenden Behandlungsvorschlägen, daher sei an dieser Stelle auf die Übersetzung von Teilen des ISICO-Konsensuspapiers 2011 verwiesen:

- Bis 15° Cobb ohne Rotation wird im deutschsprachigen Raum i.Allg. Bewegungstherapie nach Lehnert-Schroth und/oder Vojta verordnet.
- Ab 15° bis 20° Cobb mit Rotation wird die Bewegungstherapie nach Katharina Schroth und/oder Vojta oftmals um ein zumindest nachts getragenes Korsett ergänzt. Patienten in der Vorpubertät sollten ab 20° Cobb-Winkel ein CADCAM Gensingen-Brace bekommen, welches das Skoliosewachstum in Verbindung mit wichtigen Schroth-Übungen umlenkt (➢ Abb. 2.4). Damit ist es möglich, dass die betroffenen Kinder in kürzester Zeit auf schonende Weise den größtmöglichen Erfolg haben und ihr weiteres Leben behandlungsfrei genießen können.
- Progrediente Skoliosen von 20°–25° bis zu einem Cobb-Winkel von 40° erhalten eine derotierende Rumpforthese (Chêneau-Korsett) mit einer Mindesttragezeit von täglich 16 Stunden. Zweite Säule der Behandlung ist eine intensive Bewegungstherapie nach Katharina Schroth und/oder Vojta, um eine drohende OP abzuwenden. Je nach Entscheidung des betreuenden Arztes wird das Korsett im Schulbetrieb abgelegt oder aber muss ständig getragen werden und darf nur zur Körperpflege und zum Turnen abgenommen werden.
- Wenn alle konservativen Behandlungsmöglichkeiten ausgeschöpft sind, wird ab 40° Cobb im Allgemeinen eine OP empfohlen. Diese Aussage wird in der Literatur allerdings kontrovers diskutiert (www.scoliosisjournal.com/content/1/1/5; www.oapublishinglondon.com/article/347). Die Stärke der Krümmung ist direkt proportional zur Verschlechterungstendenz der Skoliose und damit zum Risiko körperlicher Beeinträchtigungen durch eine Verkleinerung des Brustraums. Die Folge sind Funktionseinschränkungen kranial gelegener innerer Organe (Lungenfunktion, Herztätigkeit).

2.4.2 Nach Alter

Eine weitere Möglichkeit der Einteilung von idiopathischen Skoliosen ist der Zeitpunkt ihres Auftretens. Danach unterscheidet man in der Literatur:

- Infantile idiopathische Skoliose: Auftreten zwischen dem 1. und dem 2. Lebensjahr
- Juvenile idiopathische Skoliose: Auftreten zwischen dem 4. und 6. Lebensjahr
- Adoleszente idiopathische Skoliose: Auftreten zwischen dem 10. und 14. Lebensjahr

2.5 Wahl der Therapiemittel

MERKE

Unter **Compliance** versteht man die **Therapietreue.** Mit ihr steht und fällt der Erfolg der konservativen Versorgung junger Patienten. Um diese zu messen, wurden in einer Studie von Helfenstein (2006) Wärmesensoren an den Korsetts der Testpersonen angebracht und damit die exakte Tragedauer erhoben. Die durchschnittliche Tragedauer betrug anstelle der empfohlenen 23 Stunden im Mittel nur 15,4 Stunden. Seifert et al. (2008) zählen zu den die Compliance beeinflussenden Faktoren u. a. den sozioökonomischen Status, den Schweregrad der Erkrankung, Schmerzen, die Heilungschancen, den Grad der Einstellung zur Krankheit und die Lebensqualität.

2.5.1 Korsett

Um Jugendliche in ihrer körperlichen, aber auch geistigen Entwicklung optimal durch diese in vieler Hinsicht sensible Lebensphase zu begleiten, ist eine gute Beziehung zum Therapeuten einerseits und die adäquate Wahl der altersentsprechenden Therapiemittel unerlässlich.

Eine Korsettversorgung ist oftmals sehr früh erforderlich, wünschenswert wäre eine Versorgung bereits in der Frühpubertät, um das Wachstum frühzeitig umzulenken. Ohne Korrektur durch ein hochkorrigierendes Korsett verschlimmert sich die Skoliose oft, und später kann das Korsett meist weniger helfen. Mit frühzeitiger Korsettversorgung lässt sich die Progredienz der Skoliose jedoch gut aufhalten und mit dem heute verfügbaren Standard vielfach sogar deutlich korrigieren. Dabei kommt es darauf an, das Korsett i. S. von Schroth zu gestalten (➢ Abb. 2.4) und selbstverständlich weiterhin nach Schroth zu üben.

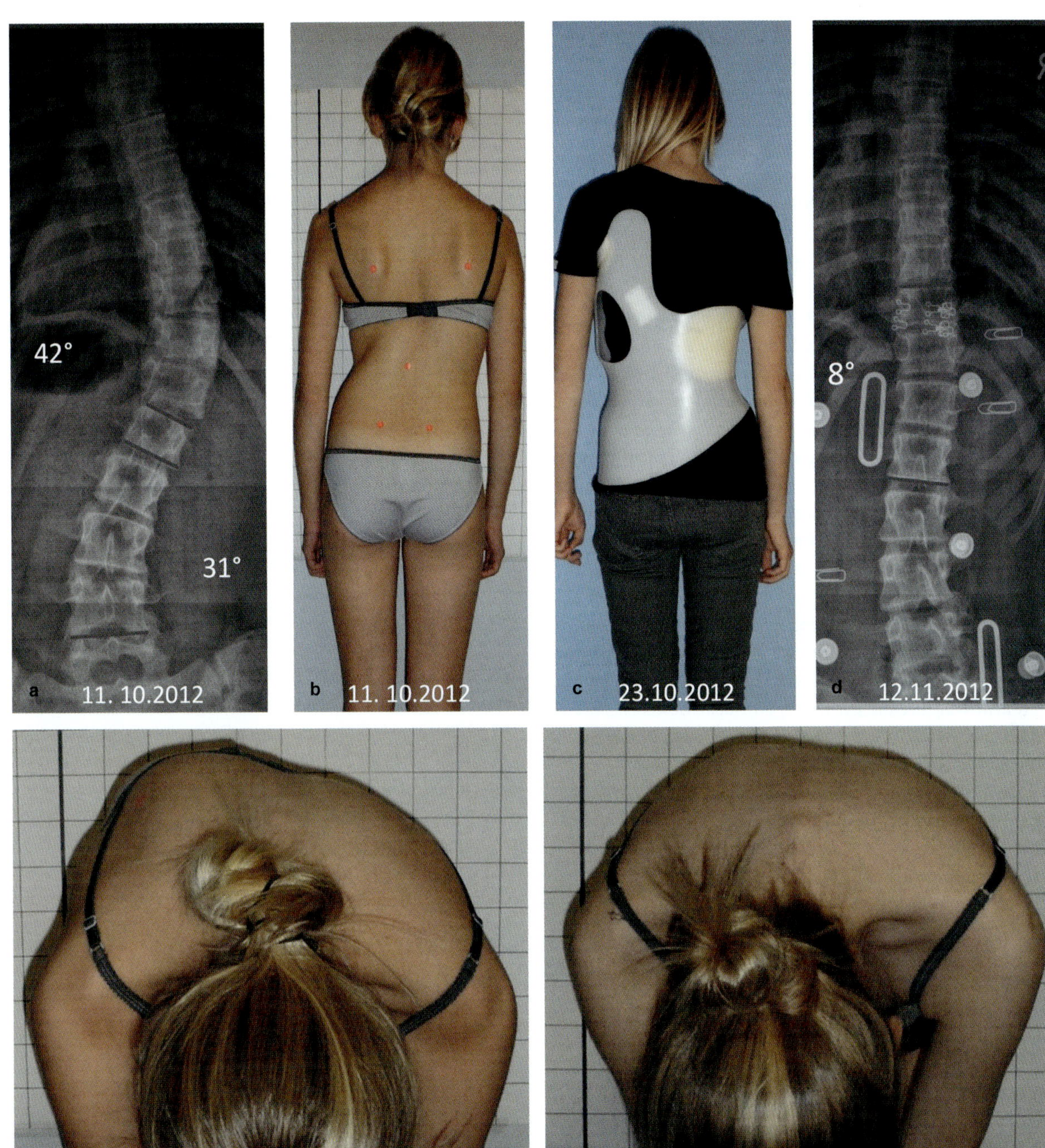

Abb. 2.4 13-jährige Patientin mit dreibogiger Skoliose **[G049]**
a. Röntgenbild vor der Korsettversorgung
b. Ansicht von dorsal mit aufgezeichneten Hilfsmarkern für die Messung
c. Patientin in einem aktuellen CAD/CAM-Chêneau-Korsett (Gensingen-Brace)
d. Röntgenbild mit eingezeichnetem Korrektureffekt, ca. 3 Wochen nach Korsettversorgung
e. Rippenbuckel der Patientin vor Korsettversorgung
f. Rippenbuckel nach 6 Monaten Behandlung im Gensingen-Brace

Skoliose-Korsett-Schreib-Dings

„Ich habe ein Korsett. Die meisten wissen nicht, was das ist. So oft habe ich es schon erklären müssen, so oft haben die Leute mich mehr oder weniger bemitleidet. Aber ich kann damit leben. Und zwar gut.

Die Schroth-Therapie gehört für mich schon lange zum Leben, schon seit der vierten Klasse Volksschule. Immer wieder turnen, üben, ein Gefühl für meinen Körper bekommen. Natürlich waren die Übungen für mich nicht immer erfreulich – und einmal haben dann meine Eltern vorgeschlagen, das Üben zu belohnen: Jeden Samstag muss ich im Haus Arbeiten erledigen, und das übernimmt meine Mama, wenn ich oft genug geübt habe. Ich glaube, seitdem wir das eingeführt haben, mache ich öfter meine Übungen als davor.

Irgendwann hat das Turnen nicht mehr gereicht. Wir waren wieder im LKH zur Kontrolle und der Arzt hat mir mitgeteilt, dass ich wohl ein Korsett benötigte. Seltsamerweise fand ich das gar nicht so schlimm. Ich war einfach nur aufgeregt, weil ich nicht wusste, was mich erwartete. Meine Therapeutin und meine Eltern hatten mir mehr oder weniger eingeredet, dass das Korsett eine Erlösung sei. Und das ist es auch, soweit ich das heute beurteilen kann. Wenn ich es trage, weiß ich, dass ich nicht in die Skoliose verfalle – wenn ich es nicht trage, renne ich immer mit dem Gewissen herum, dass meine Wirbelsäule verdreht ist und ich das im Moment nur durch Übungen wieder richten kann.

Auch hatte mir meine Therapeutin gesagt, ich sei etwas ganz Besonderes, weil ich nicht so wie die meisten eine Fragezeichen-Skoliose, sondern eine S-Skoliose habe.

Es war eigentlich ziemlich interessant, wie so ein Korsett gemacht wird – später kann man dann erzählen, wie es ist, am ganzen Oberkörper eingegipst zu sein. Die Woche, die ich im Krankenhaus verbringen musste, um mich an das Korsett zu gewöhnen, war schwierig. Es hat wehgetan, und ich habe mich sicher mehr als einmal gefragt, warum gerade ich ein Korsett bekommen musste. Meine Familie besuchte mich jeden Tag und half mir, mit der Situation klarzukommen.

Als ich endlich aus dem Krankenhaus entlassen wurde, war das Korsett immer noch wie ein Fremdkörper. Etwas Hartes aus Plastik, dass mir etwas von meiner Bewegungsfreiheit nahm. Doch irgendwann hatte ich mich so dran gewöhnt, dass es zum alltäglichen Leben gehörte.

Ich bin ein Mensch, der versucht, den Erwartungen anderer gerecht zu werden und das Beste zu tun, um sie zufrieden zu stellen. So hab ich dann mein Korsett brav den ganzen Tag getragen – und umso mehr hat es mich dann gefreut, Fortschritte zu erkennen. Aber es gab nicht nur Höhen – das Gefühl, zu wenig für seinen eigenen Körper getan zu haben, ist nicht wirklich erfreulich. So musste ich mir auch einmal anhören, dass die Skoliose wieder etwas schlechter geworden sei.

Am schwierigsten ist es fast mit dem Gewand. Einkaufen gehört absolut nicht zu meinen Lieblingsbeschäftigungen, und dann auch noch stundenlang durch Geschäfte zu ziehen und nichts zu finden ist nicht sehr aufbauend. Gerade das Hosen-Anprobieren ist ungeheuer unangenehm – man muss sich im Korsett immer bücken, und meist passen die Hosen dann nicht.

Aber auch bei den T-Shirts hatte ich so meine Probleme. Nirgends T-Shirts zu finden, die nicht zu eng, zu hell oder zu kurz waren. Immer noch habe ich nur sehr wenige T-Shirts, die ich wirklich fast problemlos über meinem Korsett anziehen kann.

In der Schule war das Korsett anfangs ziemlich nervig – ein Großteil der Klasse hatte nicht mal mitbekommen, dass ich ein Korsett tragen musste. Ich wollte, dass sie es wussten – nicht so, wie wahrscheinlich viele andere, die versuchen, es zu verstecken. So etwas kann man nämlich nicht die ganze Zeit verstecken. Und so hab ich es ziemlich blöd gefunden, dass sie nichts vom Korsett wussten und dann immer ganz erstaunt waren, wenn ich etwas „eckig" war. Ich kann mich noch an ein Zitat eines meiner Mitschüler erinnern – wir waren bei einem Vortrag, und ich saß vor ihm. Ich hatte das Korsett und drüber ein etwas zu enges T-Shirt an, und er fragte: „Ist es normal, dass Menschen solche Kanten haben?"

Oft haben sie es auch einfach wieder vergessen, dass ich ein Korsett habe. Dafür waren sie umso verwirrter, wenn ich mir auf meinen „Waschbrettbauch" klopfte. Naja, manchmal ist ein Korsett schon ganz praktisch – wenn Tanten einen kitzeln wollen oder man einen Ball in den Bauch kriegt.

Nach ca. eineinhalb Jahren war das Korsett dann zu klein für mich, und ich brauchte ein neues. Es war natürlich lange nicht so schwierig, sich an das neue Korsett zu gewöhnen wie an das erste, aber sehr angenehm war es trotzdem nicht.

Aber es gibt sogar öfters Momente, wo ich das Korsett vermisse – z. B. wenn ich mit der Blasmusik ausrücke. Dann ist das Gewicht der Trompete, des Marschbuchs und der dicken Jacke so schwer an meinen Armen, dass mir die Schultern wehtun. Wenn ich dann wieder daheim bin, freue ich mich schon, wenn ich das Korsett wieder anziehen kann.

Inzwischen darf ich es in der Schulzeit untenlassen – das ist eine riesige Erlösung für mich. Endlich kann ich wieder „normale" Sachen anziehen, mich runterbücken und muss nicht so viel schwitzen – im Sommer ist es besonders arg. Mit Korsett in der Schule waren die heißen Tage oft wirklich schwer erträglich.

Wenn mich jemand fragt, ob ich das Korsett nicht mehr tragen muss, und ich ihm dann wie schon so oft alles erzähle, wundern sich die meisten, dass ich es in der Nacht auch umgeschnallt habe. Sie können sich das überhaupt nicht vorstellen – sie denken zu Recht, dass es hart und ungemüt-

lich sein muss, was es aber nicht unbedingt ist. Mein Korsett war für mich besonders in der Nacht eine Erlösung – davor musste ich nämlich immer auf Reiskissen schlafen. Seit ich das Korsett habe, kann ich mich herumdrehen, wie ich will.

Manchmal glaube ich, dass meine Eltern zu wenig streng mit mir sind. Denn fast immer, wenn ich frage, ob ich wegen eines besonderen Anlasses das Korsett untenlassen darf, stimmen sie zu. Aber dadurch denke ich selbst mehr darüber nach, was gut für mich ist. Ich bin mir nicht sicher, ob ich streng mit mir bin, aber ich nehme es auf jeden Fall ernst. Ich weiß, dass es gut für mich und meine Zukunft ist, und versuche, das Beste draus zu machen.

Ansporn war bestimmt auch meine Familie, die immer hinter mir gestanden ist – und all die Leute, die ich nicht enttäuschen will, indem ich auf meine Wirbelsäule achte.

Mein Korsett ist Teil meines Lebens – ob mein Leben wohl ganz anders verlaufen wäre ohne es? Ich weiß es nicht.

Aber eins weiß ich – ich bin eigentlich ein Mädchen wie jedes andere. Nur ein Mädchen mit Korsett."

(Mit herzlichem Dank an unser 15-jähriges Modell Karin P. mit linkskonvexer Skoliose)

2

2.5.2 In der Physiotherapie zu beachtende Faktoren

Selbstverständlich geht die Schroth-Therapie neben dem Korsett daheim weiter, damit die Muskulatur gefestigt wird und erhalten bleibt, um ohne Korsett die Haltearbeit übernehmen zu können. Optimale physiotherapeutische Betreuung ist gefordert:

- Soll ausschließlich eine Skoliosetherapie durchgeführt werden?
- Wie reagiert ein asymmetrisches, rumpfstabilisierendes System auf Trainingsreize, die sich nicht speziell an isolierte Muskelgruppen zum Skolioseausgleich richten?
- Besteht ein Zusammenhang zwischen einer minimierten Tiefensensibilität und einer verzögerten Reaktionsfähigkeit der tiefen Stabilisatoren mit der Ausprägung von skoliotischen Fehlhaltungen und Verformungen der Wirbelsäule? Wenn ja, welcher?

Vom sensomotorischen System, das durch eine kreisförmige Verbindung von Sensoren afferenten Bahnen, spinalen und supraspinalen neuronalen Netzwerken, Muskeln und Rezeptoren gebildet wird, sind sämtliche Bewegungsleistungen abhängig (Bertram und Laube 2008).

Propriozeptorische Informationen werden von Rückenmark, Hirnstamm und Hirnrinde in die motorischen Areale von Kleinhirn und Basalganglien übertragen, dort decodiert und verarbeitet. Der somatosensorische Kortex wandelt diese propriozeptiven Informationen in bewusste Wahrnehmung der Gelenkpositionen und -bewegungen um. Die **neuromuskuläre Kontrolle** – sowohl durch Informationen der Propriozeptoren als auch der vestibulären und visuellen Zentren gestützt – unterteilt man in einen **Feedback-** und einen **Feedforward-Mechanismus** (Diemer und Sutor 2007; Lephart 2000). Dabei werden Bewegungsplan und Bewegungsoutput permanent miteinander verglichen und abgeglichen. Das Feedforward-System („Open Loop") macht sich früher bekannte Positionen zunutze, indem es über eine Voraktivierung der Muskulatur zu erwartende Belastungen antizipiert.

Ohne koordinative Fähigkeiten wäre also ein adäquates Bewegungshandeln in unterschiedlichen Umgebungssituationen nicht möglich. Bewegungen können nur dann ökonomisch und optimal ablaufen, wenn sämtliche Komponenten des sensomotorischen Systems zusammenspielen. Dies unterstreicht die Bedeutung des **Koordinationstrainings** (Diemer und Sutor 2007).

Nach Bertram und Laube (2008) stellt die **Gleichgewichtsfähigkeit** die Grundlage der Stützsensomotorik als Basisfunktion für alle aktiven statischen und/oder dynamischen Sicherungs-, Stabilisierungs-und Kompensationsreaktionen dar.

Die Frage stellt sich, ob die Biomechanik der pathologischen WS ein symmetrisches **Muskeltraining** überhaupt zulässt. Frost (1994) beschreibt als Ziel der Physiotherapie, auf die Wirbelkörper wieder gleichmäßigere Druckverhältnisse zu bringen, da sie sonst in ihrer Verformung weiter fortschreiten. Da die Knochen ihre Form nur sehr langsam verändern, sei eine hohe Therapiedichte nötig.

Hüter-Becker und Dölken (2005) unterscheiden zwischen dem Spannungsverhältnis der oberflächlichen und dem Spannungsverhältnis der tiefen Rückenmuskulatur. Sie beschreiben die oberflächlichen Rückenextensoren an der Konkavseite als hypoton und an der Konvexseite als hyperton. Im Gegensatz dazu sind die tieferliegenden Muskeln an der konkaven Seite hyperton und der konvexen Seite hypoton. Außerdem beschreiben sie Tonusunterschiede an der ischiokruralen Muskulatur, den Glutäen, dem M. latissimus dorsi, aber auch der Bauchmuskulatur.

Lehnert-Schroth (2000) beschreibt, dass vor allem der M. iliocostalis bei einseitiger Beanspruchung lateral flektiert. Damit ergibt sich bei einem Ungleichgewicht zwischen linker und rechter Seite eine laterale Abweichung i. S. einer Translation des Oberkörpers. Lehnert-Schroth bezieht sich auf eine Arbeit von Zuk, der bereits 1962 mittels EMG Aktionspotenziale der paraspinalen und der abdominalen Muskulatur durchführte.

Physiologische Muskelfunktion funktioniert über elektrische Nervenimpulse, die an der motorischen Endplatte auf die jeweilige Muskelfaser überspringen. Infolge dieser elektrischen Übertragung depolarisiert die Muskelzelle. Das dadurch entstandene Aktionspotenzial führt zur Kontraktion (Hick und Hick 2009). Mit der **Elektromyografie (EMG)** kann die elektrische Ladung bzw. die Ladungsänderung der Muskelzellen gemessen werden. Aus dieser Aktivität kann auf den **Aktivitätszustand der Muskelzelle** geschlossen werden. Demoulin et al. (2007) beschreiben ebenso wie schon Soderberg und Cook (1984) Parameter, welche die Messergebnisse beeinflussen, und zwar: Größe, Ausrichtung und Distanz der Elektroden, aber auch die Temperatur von Muskel und Haut, die Muskelfaserzusammensetzung und die Kraft, die bei der Kontraktion entsteht. Die Elektrodenanlage beeinflusst unmittelbar die gemessenen Werte. Soderberg und Cook (1984) beschreiben Signalabschwächungen durch Inhomogenitäten in der Masse des Gewebes zwischen Elektrode und Muskel. Subkutanes Fettgewebe kann bei Oberflächenelektroden daher einen stark limitierenden Faktor für den Einsatz von EMG-Messungen darstellen. Um diesen Einfluss so gering wie möglich zu halten, benutzen Larivière et al. (2002, 2003) Hautfaltenmessungen zur Bestimmung der Dicke des Unterhautgewebes. Um eine **EMG-Kurve** interpretieren zu können, gehen Gaudreault et al. (2005) nach dem Konzept der neuromuskulären Effizienz vor. Nach diesem Konzept müssen schwächere Muskelgruppen eine größere Menge motorischer Einheiten aktivieren, damit sie eine bestimmte absolute Kraft entwickeln können, als es bei stärkeren Muskeln der Fall ist. Wie viele motorische Einheiten aktiv waren, kann man am Effektivwert (engl. *root mean square,* RMS) des EMG erkennen, der Ausdruck der Kurvenamplitude ist.

Um die muskuläre Effizienz zu bestimmen, wird die Kraft, die der Muskel aufwenden musste, zum RMS ins Verhältnis gesetzt. Diese Kraft wird meist als **maximal mögliche Kraft** (engl. *maximum voluntary contraction,* MVC) gemessen. Daher ergibt sich eine ansteigende Gerade aus dem Verhältnis von MVC und RMS (Gaudreault et al. 2005; Larivière et al. 2002, 2003).

Aus seinen Ergebnissen schloss Lehnert-Schroth bereits 2000, dass es in Zuk (1962) zu einer myoelektrischen Aktivität der konvexseitigen Muskulatur kam, da diese den sich nach kranial anschließenden Körperteil tragen muss. Daher ist diese Muskulatur hypertroph. Durch die starke Vordehnung ist der Muskel insuffizient und kann keine Kraft entwickeln. Untersuchungen der Ermüdbarkeit mittels EMG beruhen auf folgenden Grundgedanken:

Wird eine submaximale Kontraktion über längere Zeit gehalten, so müssen mehr motorische Einheiten aktiv werden, und es kommt damit zu einem Anstieg der EMG-Amplitude und des RMS (Gaudreault et al. 2005; Joseph und Richardson 1996; Lariviére et al. 2003; Mannion et al. 1997). Cheung et al. (2005) und auch schon Zetterberg et al. (1984) fanden bei EMG-Messungen an skoliotischen WS eine im Vergleich mit der Konkavseite im selben Wirbelsäulenabschnitt erhöhte Aktivität der konvexseitigen paraspinalen Muskulatur. Cheung et al. (2004, 2005) diskutieren, ob es sich dabei um den primären Faktor handelt oder um ein Phänomen der Deformität oder einer Kombination aus beiden. Werden bei gleicher Kraftentwicklung vergleichbare Muskelgruppen gemessen, dann ist jene Muskelgruppe schwächer, die eine höhere EMG-Tätigkeit (i. S. einer geringeren neuromuskulären Effizienz) aufweist. In vergleichenden EMG-Messungen mit skoliotischen Patienten und gesunden Probanden finden sich in der Literatur sehr kontroverse Aussagen. Zetterberg et al. (1984) fanden im Vergleich mit Gesunden die EMG-Aktivität der konkaven Seite vermindert, während der Gaudreault et al. (2005) keine signifikanten Unterschiede beobachteten: weder im Vergleich zwischen linker und rechter Wirbelsäulenseite noch zwischen den beiden Versuchsgruppen. Es ist durchaus möglich, mittels EMG-Messungen grobe Aussagen über Muskelaktivitäten an der WS zu treffen. Aufgrund der schwierigen Vergleichbarkeit bei unterschiedlicher EMG-Anlage der verschiedenen Studien lässt sich hinsichtlich der Meinung der Autoren aber keine einheitliche Richtung ausmachen.

Die **Kontraktionskraft** eines Muskels hängt von der Sarkomerlänge und damit vom Dehnungszustand ab. Optimale Kraftentwicklung kann nur bei optimaler Übereinstimmung der Muskellänge gegeben sein. Wie Hick und Hick (2009) betonen, sind trotz langanhaltender Dehnung keine Risse in den Sarkomeren der Muskeln zu finden. Damit ist auch keine vollkommene Trennung von Aktin- und Myosinfilamenten gegeben, und es wäre denkbar, dass der Muskeleigenreflex dies verhindert.

2.5.3 Therapieintensität

➤ Tab. 2.1 und ➤ Tab. 2.2 geben einen Überblick über die Empfehlungen der *Society of Scoliosis Orthopaedic Rehabilitative Treatment* (SOSORT), die sich in ihrem Konsensuspapier 2011 am Ausprägungsgrad der Skoliose orientieren. Damit kann man sich sehr rasch einen evidenzbasierten Überblick über die therapeutischen Mindest-, aber auch die Höchstanforderungen für den jeweiligen Patienten verschaffen.

2.5.4 Mobilisationen und Manipulationen an der Wirbelsäule

Bezüglich der Wahl von Mobilisierungen der skoliotischen WS betont SOSORT, dass das Ziel der Übungen nicht die Erhöhung der Mobilität der WS ist (außer in der Vorbereitungsphase auf die Behandlung mittels Korsett). Die Durchführung spezieller Übungen zur Mobilisierung der WS wird empfohlen, um auf das Korsett vorzubereiten. Manualtherapie (sanfte, kurzfristige Mobilisation, lösende Weichteiltech-

Tab. 2.1 Behandlungsintensität (SOSORT Consensus 2011)*

	Modifikatoren	Indikationsbereich	Cobb-Winkel 0–10	11–15	16–20	21–25	26–30	31–35	36–40	41–45	46–50	> 50
Infantile		Min.	Obs6	Obs6	Obs3	SB	SB	SB	SB	SB	SB	FTRB
		Max.	Obs3	Obs3	PTRB	FTRB	FTRB	FTRB	FTRB	FTRB	Su	Su
Juvenile		Min.	Obs3	Obs6	Obs3	SB	SB	SB	SB	SB	SB	FTRB
		Max.	Ex	Ex	PTRB	FTRB	FTRB	FTRB	FTRB	FTRB	Su	Su
Adoleszente	Risser 0	Min.	Obs6	Obs6	Obs3	Ex	Ex	SB	SB	SB	SB	FTRB
		Max.	Obs3	Ex	PTRB	FTRB	FTRB	FTRB	FTRB	FTRB	Su	Su
	Risser 1	Min.	Obs6	Obs6	Obs3	Ex	Ex	SB	SB	SB	SB	FTRB
		Max.	Obs3	Ex	PTRB	FTRB	FTRB	FTRB	FTRB	FTRB	Su	Su
	Risser 2	Min.	Obs8	Obs6	Obs3	Ex	Ex	SB	SB	SB	SB	FTRB
		Max.	Obs6	Ex	PTRB	FTRB	FTRB	FTRB	FTRB	FTRB	Su	Su
	Risser 3	Min.	Obs12	Obs6	Obs3	Obs6	Ex	SB	SB	SB	SB	FTRB
		Max.	Obs6	Ex	PTRB	FTRB	FTRB	FTRB	FTRB	FTRB	Su	Su
	Risser 4	Min.	No	Obs6	Obs6	Obs6	Obs6	Obs6	Obs6	Obs6	SB	FTRB
		Max.	Obs12	Ex	PTRB	FTRB	FTRB	FTRB	FTRB	FTRB	Su	Su
	Risser 4–5	Min.	No	Obs6	Obs6	Obs6	Obs6	Obs6	Obs6	Obs6	SB	FTRB
		Max.	Obs12	Ex	PTRB	FTRB	FTRB	FTRB	FTRB	FTRB	Su	Su
Erwachsene	Keine Schmerzen	Min.	No	No	No	Obs6	No	No	No	No	Obs12	Obs12
		Max.	Obs12	Ex	Obs12	Obs36	Obs6	Obs36	Obs12	Obs12	Obs6	Obs6
	Chron. Schmerzen	Min.	No	Ex	Ex	Ex	Ex	Ex	Ex	Ex	Ex	Ex
		Max.	PTRB	SB	PTRB	PTRB	PTRB	Su	Su	Su	Su	Su
Ältere	Keine Schmerzen	Min.	No	No	No	No	No	No	No	No	Obs12	Obs12
		Max.	Obs12	Obs12	Ex	Obs12	Obs12	Obs12	Obs12	Obs12	Obs6	Obs6
	Chron. Schmerzen	Min.	No	Ex	Ex	Ex	Ex	Ex	Ex	Ex	Ex	Ex
		Max.	PTRB	SB	PTRB	PTRB	PTRB	PTRB	PTRB	PTRB	Su	Su
	Dekompensation	Min.	No	No	Ex	Ex	Ex	Ex	Ex	Ex	Ex	Ex
		Max.	PTRB	PTRB	PTRB	PTRB	PTRB	PTRB	Su	PTRB	Su	Su

Modifikatoren (Risikofaktoren) können zu einer Verschiebung von Min. zu Max. führen, aber auch eine Verschiebung um bis zu 2 Spalten nach rechts bewirken

Familiäre Belastung	Nachweisliche Progression	Dekompensation	Kurzer Bogen	Schmerzen
Scoliscore	Flachrücken	Ästhetische Auswirkungen		

* Abkürzungen ➤ Tab. 2.2

Tab. 2.2 Erläuterungen zu den SOSORT-Empfehlungen zum Grad der Behandlung

Minimum	Engl. Abkürzung	Anmerkungen
Keine Kontrolle	No	„Minimum" ist definiert als *definitiv und ohne jeden Zweifel* **nicht zutreffend,** weil es sich um eine **nicht ausreichende Behandlung** handelt (z. B. eine für dieses spezifische Krankheitsbild zu geringe Behandlungsintensität)
Kontrolle alle 36 Monate	Obs36	• Kontrolle bedeutet klinische Untersuchung und nicht immer Röntgenaufnahme • Röntgenaufnahmen werden üblicherweise bei jeder zweiten klinischen Untersuchung durchgeführt
Kontrolle alle 12 Monate	Obs12	
Kontrolle alle 8 Monate	Obs8	
Kontrolle alle 6 Monate	Obs6	
Kontrolle alle 3 Monate	Obs3	
Spezielle physiotherapeutische Übungen	Ex	
Nachgiebiges Korsett	SB	
Teilzeit-Korsett (12–20 Stunden)	PTRB	Die Verwendung eines festen Korsetts impliziert immer die Kombination mit speziellen physiotherapeutischen Übungen
Vollzeit-Korsett (20–24 Stunden) oder Gipsverband	FTRB	
Operation	Su	
Maximum		„Maximum" ist definiert als *definitiv und ohne jeden Zweifel* **nicht zutreffend,** weil es sich um eine **zu starke Behandlung** handelt (z. B. eine für dieses spezifische Krankheitsbild zu hohe Behandlungsintensität)

niken) sollte nur in Verbindung mit speziellen Stabilisationsübungen geplant werden.

Des Weiteren wird die Durchführung spezieller Stabilisierungsübungen zur Selbstkorrektur während der Korsett-Entwöhnungsphase angeraten.

ACHTUNG

Nachstehende Methoden sind **nicht** zur Korrektur einer Deformität der Wirbelsäule geeignet:
- Schuheinlagen
- Konventionelle und homöopathische Medizin
- Spezielle Ernährungspläne

2.6 Schmerzen

Da Rückenschmerzen auch in der normalen Population häufig vorkommen, ist es schwierig, eine generelle Aussage über die Schmerzauslösung aufgrund einer Skoliose zu treffen (Janicki und Alman 2007). Ein Zusammenhang zwischen der Größe des Krümmungswinkels und der Schmerzintensität konnte laut Janicki und Alman nicht gefunden werden; ebenso korrelieren Schmerzhäufigkeit und Schmerzintensität auch nur mit dem Lebensalter. Diese Aussage wird in der Literatur sehr kontrovers diskutiert. Die Ergebnisse von Collis und Ponseti (1969), denen zufolge Patienten mit idiopathischer Skoliose nicht häufiger an Schmerzen leiden als Gesunde, stehen im Widerspruch zu Diakow (1984), der bei Skoliosepatienten eine erhöhte Schmerzproblematik beschreibt, sowie Mayo et al. (1994), die in einer großen Studie in der Patientengruppe stärkere Schmerzen fanden als in der Kontrollgruppe. Danach hat ein Viertel aller Skoliosepatienten Rückenschmerzen. Weiß und Rigo (2006) beschreiben, dass die Wahrscheinlichkeit für stärkere und/oder häufigere Schmerzen bei Skoliosepatienten ausschließlich mit zunehmendem **Alter** steigt. Asher und Burton (2006) stellen eine Verbindung her zwischen Schmerzen und translatorischen Gleitbewegungen im thorakolumbalen Übergang der WS. Weiß und Rigo (2006) wollen den Schmerz als eigenständiges Symptom verstanden wissen. Die Patienten geben gehäuft den Scheitelwirbel der Krümmung als Ausgangspunkt des Schmerzes an, damit ergeben sich für Patienten mit vierbogiger Skoliose vorrangig Schmerzen im lumbosakralen Übergangsbereich sowie im Bereich der Iliosakralgelenke. Schmerzen auf Thoraxhöhe und im Schulterbereich finden sich bei Patienten mit dreibogiger Skoliose.

Des Weiteren sind die Schmerzen vom **Ausprägungsgrad der Skoliose** bestimmt, da Kinder mit stark ausgeprägten Skoliosen nach Tatekawa et al. (2007) durch den extrinsischen Druck von Sternum und WS Schmerzen im Halsbereich und Schluckstörungen entwickeln. Zusätzlich kann es zu einem gastroösophagealen Reflux kommen (Tatekawa et al. 2006). Butterman und Mullin (2008) weisen auf muskuläre Schmerzen aufgrund exzentrischer Belastung im Bereich des Scheitelpunkts der Krümmungen hin. Zudem beschreiben sie nach langen asymmetrischen Belastungen Facettengelenksymptomatiken und diskogene Schmerzen bis hin zu Übertragungsschmerz in die Beine. Ähnliche Symptome fanden auch Collis und Ponseti (1969) in ihrer Langzeitstudie. Als meistbeschriebene Schmerzen, die sich während des gesamten Zeitraums der Studie kaum veränderten, gaben die Skoliosepatienten dumpfe Rückenschmerzen **nach unüblichen Bewegungen** an. In einem Studienzeitraum von 16 Jahren hatten von der Schmerzintensität her 15 % täglich Rückenschmerzen, 16 % einige Tage im Monat, 31 % ein- bis zweimal jährlich für einige Tage und 16 % ein- bis fünfmal. 22 % hatten niemals Schmerzen.

Schmerz wird nicht nur vom Ausmaß einer Gewebsschädigung beeinflusst, sondern kann nach Butler und Moseley (2005) auch mit **psychologischen Faktoren** im Zusammenhang stehen. Diese und psychosoziale Faktoren sind vor allem bei Kindern mit Korsettversorgung nicht zu vernachlässigen.

2.7 Rehabilitationskonzept Wirbelsäulendeformitäten

Die folgenden Ausführungen beziehen sich auf strukturelle Veränderungen der Skoliose, der postoperativen Skoliose und Kyphose aus den Leitlinien Orthopädische Rehabilitation. Spezielles Rehabilitationskonzept Wirbelsäulendeformitäten (Sektion Rehabilitation und Physikalische Medizin der DGOOC von Orthopäden für Orthopäden; aktueller Stand 03.2012; www.awmf.org/leitlinien/detail/II/033-045.html):

- Die **Rehabilitation von Kindern und Jugendlichen** muss sich in erster Linie auf die Förderung einer angemessenen Krankheitsbewältigung sowie die Prävention von möglichen Entwicklungsrisiken und sekundären Krankheitsrisiken konzentrieren.
  Die Mehrzahl der idiopathischen Adoleszentenskoliosen führt nicht zu Einschränkungen, die ausschließlich operativ behandelt werden können. Die Skoliose führt zu einer Einschränkung der Funktionsfähigkeit der Wirbelsäule. Der allgemeine Gesundheitszustand war bei operativ behandelten Skoliosepatienten und korsettversorgten Skoliosepatienten im Vergleich zu einem Normalkollektiv deutlich herabgesetzt, bei den operierten Skoliosepatienten gar hoch signifikant. Man fand bei der operierten und korsettversorgten Patientengruppe im Spätresultat ein erhöhtes Auftreten körperlicher Schmerzzustände.
- Im **Erwachsenenalter** liegen bei Patienten mit behandlungsbedürftigen Wirbelsäulendeformitäten in der Regel bereits kyphose- oder skolioseabhängige sekundäre Funktionsstörungen vor. Hier spielt deshalb die sekundäre und tertiäre Prävention, also i. d. R. die Verhinderung einer Befundverschlechterung mit sekundären Schäden und damit die Aufrechterhaltung der Arbeitseinsatzfähigkeit die größte Rolle. Krümmungsverbesserungen sind im Erwachsenenalter zwar auch bei größeren WS-Verbiegungen noch teilweise möglich. Es geht jedoch in diesem Alter hauptsächlich um das Aufhalten einer Krümmungszunahme bis zu den Wechseljahren, um die Schmerzbehandlung und die Prävention. Bei intensiver Mitarbeit durch die Patienten können diese Ziele i. d. R. erreicht werden.
- Neben den rein körperlichen Aspekten der Skolioserehabilitation und den vorhandenen oder drohenden sekundären Funktionsstörungen (z. B. Atmung, Kreislauf, Schmerz) muss auch beim Erwachsenen das **soziale Umfeld** berücksichtigt werden. Im psychologischen Bereich ist es wichtig, die Bereiche Schmerzbewältigung und Skoliosebewältigung gemeinsam zu bearbeiten.
  Bei Wirbelsäulendeformitäten ist ein wesentliches Behandlungsziel, durch prozessuales Lernen in der Therapie erwünschte dauerhafte Verhaltensänderungen im Alltag zu erzielen, die es ermöglichen, unerwünschtes krümmungsförderndes Verhalten im Alltag zu vermeiden oder auch motorische Bewegungsmuster so zu verändern, dass schmerzhafte Funktionsstörungen vermieden werden können.
  Wird das primäre Behandlungsziel erreicht, also eine Verhaltensänderung im Alltag bewirkt, so sind auch die sekundären Rehabilitationsziele zu realisieren:
- **Prävention** einer weiteren Krümmungszunahme und Schmerzlinderung: Ziel ist die Prävention von kardiopulmonalen Einschränkungen und die Verbesserung der kardiopulmonalen Leistungsfähigkeit unter Einbeziehung der Vitalkapazität und ein individuell angemessener Umgang mit der Skoliose und den diesbezüglichen funktionellen Einschränkungen.
- Erlernen von Copingstrategien und Complianceförderung: Im Wachstumsalter tritt bei Korsettindikation auch die Complianceverbesserung für die Korsettversorgung als wichtiges Rehabilitationsziel hinzu.

2.7.1 Rehabilitationsinhalte

- Für **Kinder und Jugendliche** mit Skoliose sind viele Krankheitsfolgen (berufliche Einschränkungen, Schmerzen, funktionelle Beeinträchtigungen) noch nicht absehbar, sondern treten erst Jahre nach der Manifestation auf. Daher stehen in der Kinderrehabilitation neben kurativen vor allem präventive Ziele im Vordergrund. Der Einleitung therapeutischer Interventionen (wie z. B. Krankengymnastik, Korsett, Operation) zur Prävention von Folgeschäden kommt in der Kinderrehabilitation besondere Bedeutung zu.

- In der **Erwachsenenrehabilitation** steht der kurative Aspekt im Vordergrund. Bei erwachsenen Patienten über 21 Jahre war laut einer Studie die Reduktion von Rückenschmerzen das wichtigste Rehaziel.
- Die **krankengymnastische Behandlung** mit hoher Reizdichte i. S. einer deformitätsspezifischen Rückenschule (tägliches Heimübungsprogramm) hat zum Ziel, das Haltungsempfinden der betroffenen Patienten zu fördern, sodass deformitätsförderndes Verhalten im Alltag vermieden werden kann.
  Behandlungsgruppen mit einer Gruppenstärke von 10 bis 12 Teilnehmern bestehen sinnvollerweise aus Patienten derselben Altersgruppe, um psychosozialen Spannungen innerhalb der Übungsgruppe vorzubeugen.
- Schulung der Patienten und deren Begleitpersonen im Umgang mit der chronischen Erkrankung und Unterstützung des erkrankten Kindes auch beim täglichen Übungsprogramm zu Hause unter Einschluss der Complianceförderung.
- **Korsettversorgung** und Gebrauchsschulung bei ungünstiger Prognose im Wachstumsalter entsprechend den gängigen Indikationsrichtlinien: Für die im Wachstum befindlichen Patienten mit Orthesen oder mit Korsettindikationen ist eine Korsettsprechstunde erforderlich, damit der aktuelle Stand der Orthesenversorgung überprüft werden kann und nach Notwendigkeit während der Rehabilitationsphase Veränderungen der bestehenden Korsettversorgung möglich sind. Es werden darüber hinausgehend spezialisierte Sanitätshäuser vermittelt.
- Die **emotionale Auseinandersetzung** mit der Deformität wird schon allein durch gruppendynamische Prozesse während des gemeinsamen Übens eingeleitet. Der Erfahrungsaustausch unter gleichaltrig Betroffenen ist gerade im Adoleszentenalter zu fördern.
- Bei erwachsenen Skoliosepatienten spielt der **Umgang mit dem Schmerzerleben** eine große Rolle. Es gibt verschiedene nützliche Angebote wie Entspannungsverfahren, psychologische Schmerzgruppen sowie psychotherapeutische Einzelmaßnahmen.
- Sekundäre **Funktionseinschränkungen im kardiopulmonalen Bereich** werden schon im Rahmen des Grundprogramms durch Einbeziehung der korrigierenden Atemtechnik in jede skoliosespezifische Übung behandelt. Bei besonders großen Brustkorbdeformitäten sind allerdings die spezielle Atemmassage und die zusätzliche Atembehandlung vorgesehen.
- Für **operierte Skoliosepatienten** ist das Erlernen des neuen Bewegungsmusters mit einer teilversteiften Wirbelsäule wichtig, insbesondere bei Deformitäten mit einer vorliegenden Versteifung von 4 bis 12 Segmenten oder mehr.
  Die Rehabilitation nach einer Operation soll nach Konsolidierung der Spondylodese ca. 6 Monate nach Operation erfolgen.

2.7.2 Evidenz und Evaluation

Die konservative Skoliosebehandlung ist auf Stufe II, die ambulante Physiotherapie bei Skoliose ist sogar auf Stufe I belegt. Die heute durchgeführten stationären Konzepte sind nicht durch Studien gestützt, weshalb im unkomplizierten Fall ambulante Rehabilitationsmaßnahmen ausreichen. Es besteht jedoch die Empfehlung, bei Begleiterkrankungen und/oder sekundären Funktionseinschränkungen eine umfassende Rehabilitationsmaßnahme von mindestens dreiwöchiger Dauer einzuleiten.

KAPITEL

3 Beurteilung der Skoliose nach Schroth

3.1 Ebenen und Achsen des Körpers

➤ Abb. 3.1 zeigt skizzenhaft die drei Ebenen (drei Richtungen, drei Dimensionen), die den Raum bestimmen, in denen sich der Körper verschieben kann, sowie die Achsen, um die eine Drehung des Körpers möglich ist.

- **Ebenen:**
  - Sagittale Ebene (lat. *sagitta,* Pfeil): geht von hinten durch den Körper nach vorn und trennt ihn in je eine Hälfte.
  - Frontale Ebene (lat. *frons,* Stirn): geht von einer Seite durch den Körper zur anderen.
  - Transversale (horizontale) Ebene: geht quer durch den Körper.

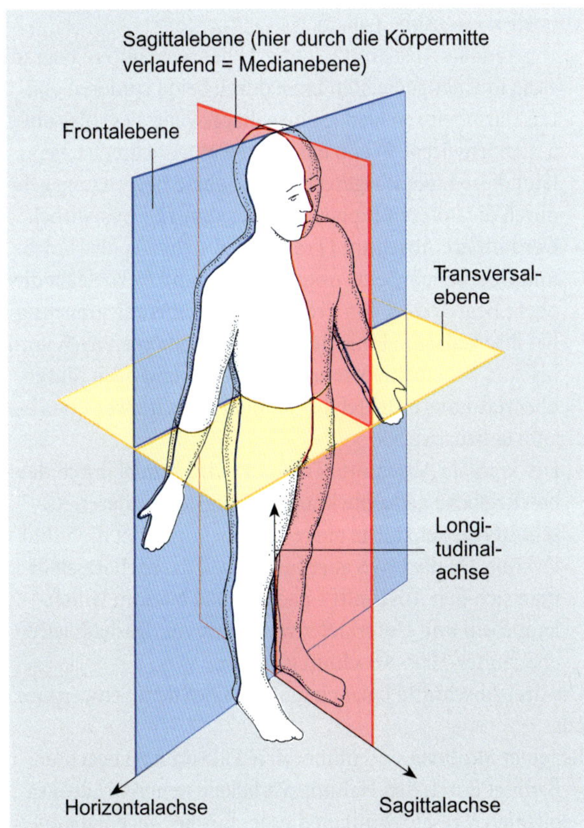

Abb. 3.1 Ebenen und Achsen des Körpers [A400–190]

- **Achsen:**
  - Sagittale Achse: geht von hinten durch den Körper nach vorn. Der Körper dreht sich um diese Achse in der frontalen Ebene (z. B. rechts hoch – links tief).
  - Frontale Achse: geht von einer Seite durch den Körper zur anderen Seite. Der Körper dreht sich in der sagittalen Ebene um diese Achse (z. B. vorn hoch – hinten tief).
  - Longitudinale oder Längsachse: geht von oben durch den Körper nach unten. Der Körper dreht sich in der transversalen Ebene um diese Achse (z. B. rechts nach hinten – links nach vorn) (➤ Abb. 3.1, ➤ Abb. 3.2).

Sowohl beim Haltungsverfall als auch bei Skoliose gilt es, die Veränderungen des Haltungsbilds anhand der Verlagerungen der einzelnen Körperabschnitte auf den o. g. Ebenen sowie die Verdrehungen der einzelnen Körperabschnitte um die entsprechenden Achsen zu erkennen (➤ Abb. 3.3). Dabei wird gerade bei der Skoliose die dreidimensionale Veränderung deutlich. Gleichzeitig erkennt man aber auch die Notwendigkeit einer dreidimensional geführten Korrektur.

3.2 Einteilung des Rumpfs einschließlich Schultern und Hals

Der menschliche Körper hat **drei physiologische Wirbelsäulenschwingungen:** lumbal = Lendenlordose, thorakal = Brustkyphose, zervikal = Halslordose.

Aus der praktischen Beobachtung bei Skoliosepatienten hat es sich als hilfreich erwiesen, den **Rumpf** in drei Abschnitte einzuteilen, und zwar von kaudal nach kranial, sagittal gesehen, in

1. Lendenwirbelsäule mit Beckengürtel,
2. Brustwirbelsäule mit Brustkorb,
3. Halswirbelsäule mit Schultergürtel (und Kopf).

Diese drei Abschnitte kann man sich beim Gesunden ohne Schwierigkeiten als Rechtecke vorstellen.

- Das kaudale Rechteck z. B. besteht aus Becken, LWS und Unterbauch einschließlich Nabel bis zur Höhe der unteren Rippen.
- Das nächsthöhere Rechteck besteht aus Brustkorb und Oberbauch. Die untere Grenzlinie entspricht der Taille (12. Brustwirbel). Die obere Begrenzung ist im Bereich der Achselhöhle, also etwa in Höhe des 3. Brustwirbels.

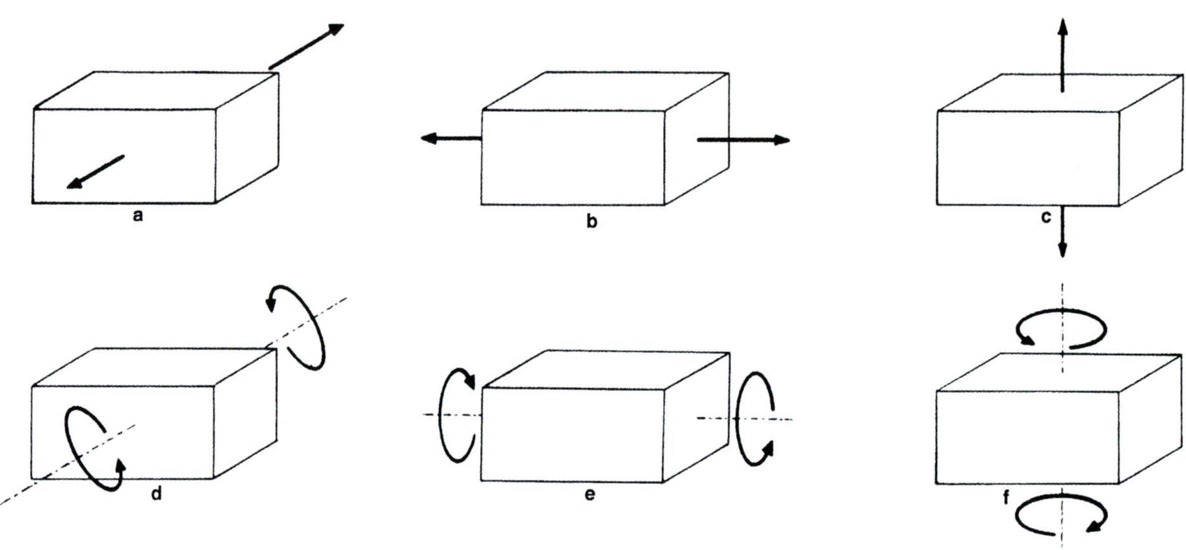

Abb. 3.2 Die drei Hauptachsen und die Bewegungen des Beckens um diese Achsen: sagittal (a, d), transversal (b, e) und longitudinal (c, f) [M616]

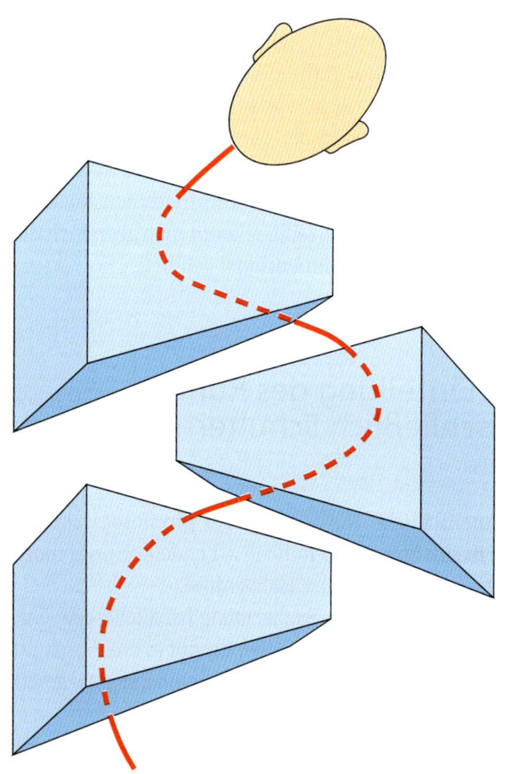

Abb. 3.3 Veränderungen des Haltungsbilds in der Sagittalebene: drei Rumpfkeile [L143]

- Der dritte Abschnitt ist kaudal durch die obere Begrenzung des mittleren Rechtecks begrenzt. Seine kraniale Begrenzung liegt im Bereich der Schulterhöhe. Die Halslordose liegt außerhalb des oberen Körperabschnitts. Da die HWS aber funktionell dazugehört, kann man sich diesen Abschnitt nach kranial verlängert bis zum Beginn des Hinterhauptbeins vorstellen. (> Abb. 3.4a–c)

Normalerweise stehen diese drei Abschnitte senkrecht übereinander. Der Körper ist ausbalanciert. In der Seitenansicht muss man sich allerdings diese drei Abschnitte infolge der drei physiologischen Wirbelsäulenschwingungen als Trapeze vorstellen (> Abb. 3.4b, c).

- Der kaudale Abschnitt (Trapez 1) hat seine untere Begrenzung in einer gedachten Linie durch beide vorderen oberen Darmbeinstacheln (Spinae iliacae ventrales) bis zum 5. Lendenwirbel. Wenn das Becken aufgerichtet ist, verläuft diese Linie waagerecht. Seine obere Begrenzung geht durch die unteren Rippen bis etwa zum 12. Brustwirbel.
- Der mittlere Abschnitt (Trapez 2) besteht aus Brustkorb und Oberbauch. Seine untere Begrenzung ist zugleich die obere Begrenzung von Trapez a. Seine obere Begrenzung hat ihre gedachte Linie durch die Achselhöhlen nach vorn bis zum Brustbein (Manubrium sterni) und nach hinten über das untere Drittel des Schulterblatts hinweg etwa bis zum 6. Brustwirbel.
- Der kraniale Abschnitt (Trapez 3) wird kaudal durch die beschriebene gedachte kraniale Linie des mittleren Abschnitts begrenzt. Die obere Begrenzung bildet die Schulterhöhe. Da die HWS aber funktionell dazugehört, stellt man sich den Abschnitt c nach kranial bis zum Hinterhauptbein und Unterkiefer verlängert vor. Deshalb wird er Schulter-Hals-Abschnitt genannt.

Die drei Abschnitte balancieren sich über dem Schwerpunkt aus.

Bei einer **Skoliose** sind immer **drei Faktoren** zu beachten:

- Bedingt durch den Haltungsverfall entstehen die **drei sagittalen Verschiebungen** dieser „Blöcke" gegeneinander. Daraus ergeben sich **drei „Keile".**

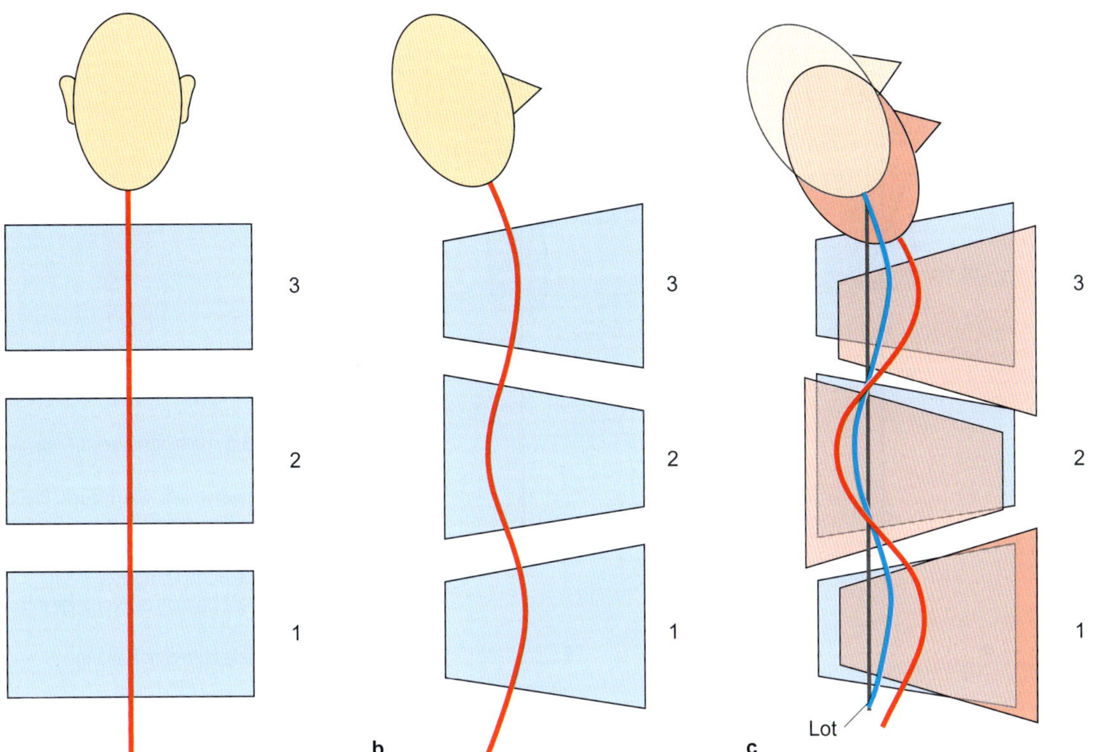

Abb. 3.4 Einteilung des Rumpfs (schematische Darstellung) [L143]
a. Frontalansicht einer gesunden Wirbelsäule
b. Seitenansicht einer gesunden Wirbelsäule
c. Seitenansicht einer gesunden Wirbelsäule (Hintergrund, blaue WS) und einer Wirbelsäule mit Haltungsverfall (Vordergrund, rote WS).

- Durch die drei Seitverlagerungen der drei Rumpfabschnitte gegeneinander entstehen **drei laterale „Keile“.** Da sich die **drei „Keilspitzen“ nach vorn** und die **drei „Keilbreitseiten“ nach hinten** drehen, entstehen die **drei Verdrehungen des Rumpfs** um die vertikale Achse (➤ Abb. 3.5a, b).
- Diese erzeugen die **drei kyphotischen Erhöhungen** sowie die drei lordotischen Einziehungen.

Für die Behandlung der Skoliose ist wichtig, dass die **drei Teile des M. erector trunci,** die separat auf die drei Rumpfabschnitte wirken, auch separat zur Arbeit gebracht werden können.

Um Missverständnissen vorzubeugen, sei bereits an dieser Stelle erwähnt:

MERKE

Der Ausdruck **Rippenbuckelseite** oder **Konvexseite** gilt für die gesamte Körperhälfte. Als „Hüfte der Konvexseite“ wird die Hüfte unterhalb des thorakalen Rippenbuckels bezeichnet, auch wenn der Lumbalbogen viel größer ist als der thorakale.
Ebenso gilt auch der Ausdruck **Konkavseite** für die gesamte Körperhälfte, an der sich die thorakale Konkavität befindet, auch wenn ein übergroßer Lendenwulst einen Rippenbuckel vortäuscht. Das „Bein der Konkavseite“ ist in diesem Falle das Bein unterhalb des Lendenwulstes.

3.2.1 Körperfehlstatik in der Sagittalebene

Die symmetrische Haltungsabweichung in der Sagittalebene (Kyphose) führt zur Bildung von drei sagittalen „Keilen“ (➤ Abb. 3.6).

Die bisherige Darstellung bezog sich auf den gesunden Bewegungsapparat. Bei Patienten mit Haltungsstörungen und mehr noch bei Wirbelsäulenstörungen leichteren oder schwereren Grades (juvenile oder Adoleszentenkyphose, Morbus Scheuermann, auch bei Kyphoskoliose) sind die physiologischen Schwingungen der Wirbelsäule in der sagittalen Ebene pathologisch verändert. Die Wirbelsäule sinkt in sich zusammen, wird kürzer. Es entwickeln sich pathologische Körperformen (➤ Abb. 3.7).

Veränderungen in der sagittalen Ebene bei symmetrischer Haltungsstörung

Beim Patienten mit Haltungsstörungen sind die drei Abschnitte in der sagittalen Ebene gegeneinander verschoben, wodurch sich – von lateral gesehen – eine zweifach gebrochene Haltungslinie von den Füßen zum Becken und von

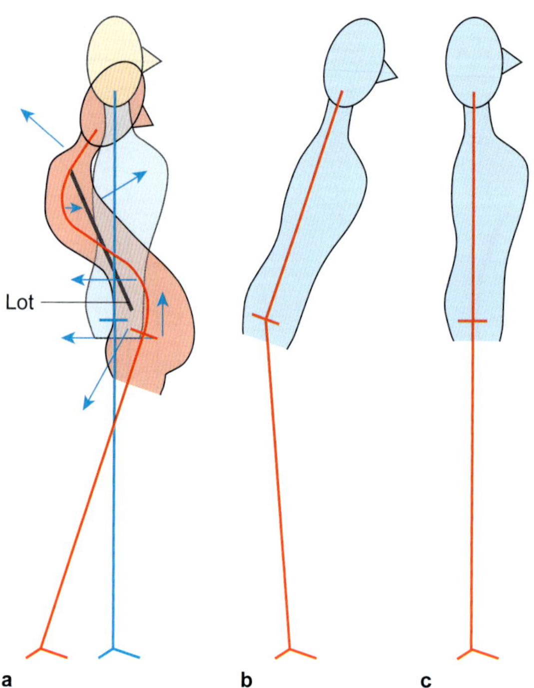

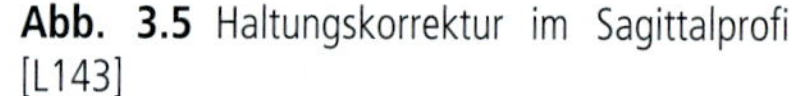

Abb. 3.5 Haltungskorrektur im Sagittalprofil [L143]

a. Haltungsverfall. Die blauen Pfeile verdeutlichen die Korrekturrichtungen, wodurch sich der Patient aus dem Haltungsprolaps wieder in die aufrechte Norm korrigieren kann.

b. Normale Haltung bei Vorneige mit stabiler Körperlängsachse

c. Normale aufrechte Haltung

Abb. 3.6 Seitenansicht einer normalen Wirbelsäule [M616]

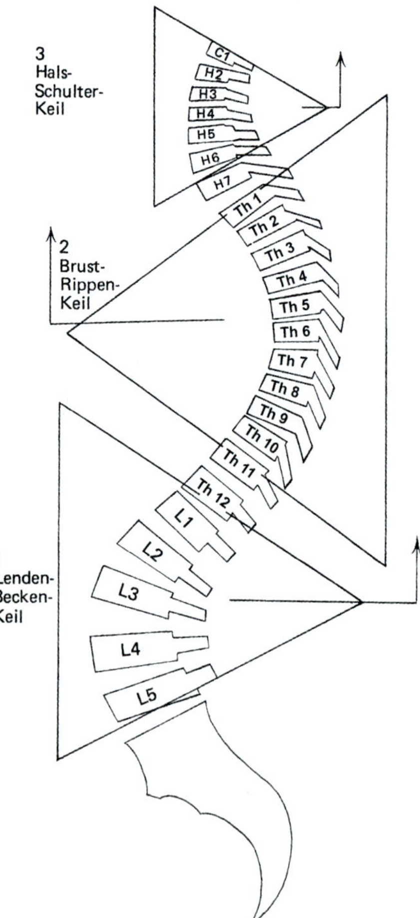

Abb. 3.7 Seitenansicht eines kyphotischen hohlrunden Rückgrats bei Haltungsverfall etc. Die eingezeichneten „rechten Winkel" deuten die Korrekturrichtungen an. [M616]

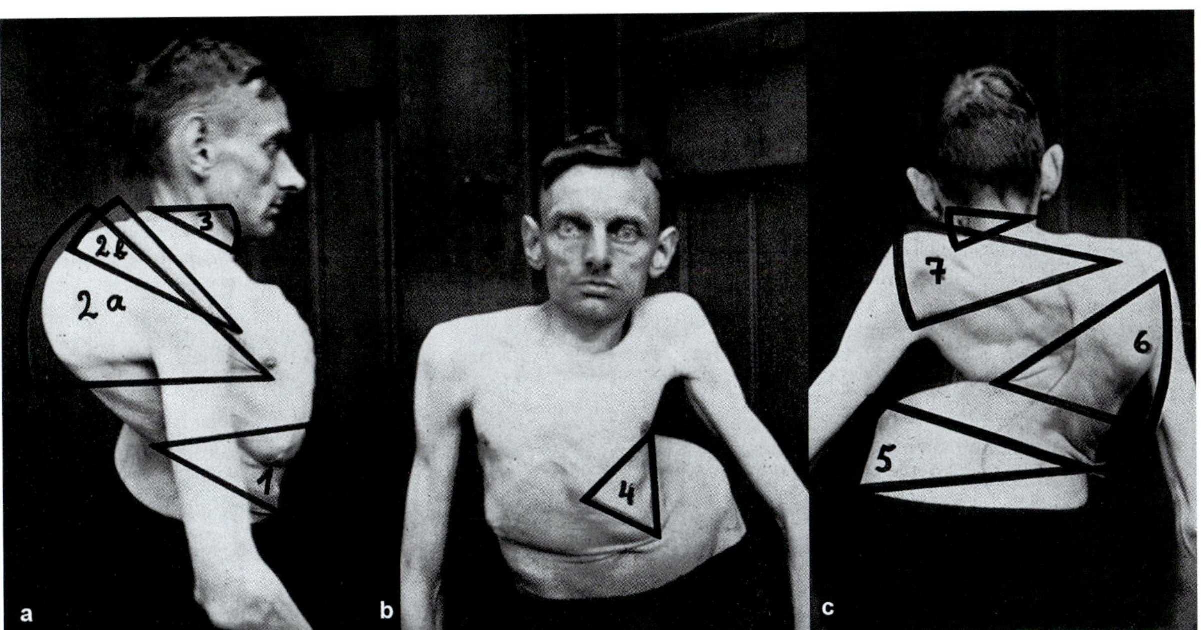

Abb. 3.8 Verdrehung der Abschnitte beim skoliotischen Rumpf [M616]
a. Keile 1–3
b. Keil 4
c. Keile 5–7

dort zum Rücken und von da aus zum Kopf ergibt. Aufgrund dieser durch den Haltungsverfall bedingten Verschiebungen der drei Abschnitte in der Sagittalebene stellen sich diese außerdem keilförmig übereinanderstehend dar, weil die Schmalseite des Trapezes immer niedriger und die Breitseite immer höher wird, sodass man von „Keilen" sprechen kann. Je stärker die Deformierung ist, desto extremer bilden sich die Keile aus (➤ Abb. 3.7, ➤ Abb. 3.8a, b, c).

- **Keil 1 (Lenden-Becken-Keil)**: hat seine Spitze in der Lendenlordose. Die dazugehörige Breitseite (Bauchwand) wird von den gedehnten Bauchmuskeln und dem nach vorn abwärts gerichteten vorderen Beckenrand gebildet, der die kaudale Begrenzung darstellt. Seine kraniale Begrenzung denkt man sich als eine Linie von der Lendenlordose, ausgehend über die unteren Rippen hinweg zum Proc. xiphoideus führend.
- **Keil 2 (Brust-Rippen-Keil)**: hat seine Spitze unterhalb der Brustwarze. Seine Breitseite wird durch den Rundrücken gebildet. Seine kaudale Begrenzung entspricht der kranialen Begrenzung des Lenden-Becken-Keils. Die obere Begrenzung hat eine gedachte Linie von der „engen Vorderseite" unter der Brustwarze ausgehend, durch die Achselhöhle hinauf zum unteren Drittel des Schulterblatts.
- **Keil 3 (Schulter-Hals-Keil):** Da die Schultern nach vorn gekippt stehen, wirken ihre vorderen Akromionrundungen als Breitseite, während die „Keilspitze" schlecht zu definieren ist: Sie liegt in der Gegend der beiden oberen durch das Schulterblatt verdeckten Rippen. Seine kaudale Begrenzung entspricht der kranialen Begrenzung des Brust-Rippen-Keils. Die kraniale Begrenzung bildet die Schulterhöhe. Da die HWS funktionell dazugehört, stellt man sich die Spitze des Keils in der Halslordose vor, während seine Breitseite durch die überdehnte vordere Halspartie gebildet wird. Beide Keile können auch ineinander übergehen und könnten theoretisch in einem großen Keil zusammengefasst werden. Deshalb werden sie als Schulter-Hals-Keil bezeichnet.

Veränderungen in der sagittalen Ebene bei Skoliose

Auch beim skoliotischen Körper sind die Rumpfabschnitte in sagittaler Ebene keilförmig verändert. **Dies gilt jedoch dort nur für die Seitenansicht auf die „Rippenbuckelseite" und erklärt sich aus der Verdrehung der Rumpfabschnitte gegeneinander.** Zumindest bei der idiopathischen Skoliose muss davon ausgegangen werden, dass sowohl die LWS als auch die BWS eher eine lordotische Fehlstellung aufweisen (Dickson et al. 1984; Tomaschewski 1987).

Dies geht natürlich einher mit entsprechenden strukturellen Veränderungen, die aktiv nicht korrigierbar sind. Es handelt sich dabei um Skoliosen mit einer teilfixierten Fehlstellung (Meister 1980; Heine 1980).

Da die Körperblöcke sich analog zur Wirbelsäule verhalten, besteht selbst bei geringer lumbaler und zervikaler Gegenkrümmung zumindest eine funktionelle Dreibogigkeit. Demnach muss und wird auch die Behandlung entsprechend sein.

Der zweite Keil (Brust-Rippen-Keil) kann bei schweren Skoliosen oder Kyphoskoliosen in zwei Teile unterteilt werden (➤ Abb. 3.8a). Während Keilspitze 2a unterhalb der Brustwarze liegt und die Breitseite vom hinteren Rippenbuckel begrenzt wird, findet sich Keilspitze 2b im Bereich der Achselhöhlenrippen. Die dazugehörige Breitseite wird durch die Kyphose gebildet, die an der Schulter beginnt. Diese zeigt die am weitesten kranial gelegene Rippenbuckelrundung. Die beiden Keile können ineinander verschmelzen.

- **Keil 4 (Keil des vorderen Rippenbuckels,** ➤ Abb. 3.8b): liegt an der dorsalen Konkavseite. Seine Spitze befindet sich in der hinteren Konkavseite, während die Breitseite von den nach vorn stehenden Rippen der dorsalen Konkavseite gebildet wird. Die kaudale Begrenzung denkt man sich als Linie, die von den konkaven hinteren Rippen ausgehend an den untersten Rippen entlang in Richtung Nabel verläuft. Die kraniale Begrenzung führt von der hinteren Konkavstelle aus bis unter die Brustwarze. Es entsteht das „skoliotische Gleichgewicht" des Körpers, das alle nach vorn bzw. hinten abgewichenen Rumpfabschnitte über dem Schwerpunkt ausbalanciert. Sie halten sich gegenseitig in der Waage.

Die Begriffe Konvex- und Konkavseite beziehen sich im Folgenden immer auf die thorakale Wirbelsäulenkrümmung.

Die Haltungsabweichung in der Frontalebene bei Skoliose und Kyphoskoliose führt über die Trapezform zur Bildung von drei lateralen „Keilen". Während es sich bei der Skoliose mehr um laterale Formverschiebungen handelt, sind bei der Kyphoskoliose die sagittalen und die frontalen Verschiebungen gemeinsam vorhanden.

Von dorsal gesehen stehen beim skoliotischen Körper die drei Rumpfabschnitte (Beckengürtel, Brustkorb, Schultergürtel) nicht wie beim Gesunden rechteckig übereinander. Sie sind vielmehr aus der Lotrechten seitwärts gegeneinander verschoben. Durch diese Seitverschiebungen und die veränderten Druck- und Zugwirkungen werden die vorher rechteckigen Abschnitte zunächst trapezförmig und schließlich keilförmig.

Von dorsal gesehen:

- **Keil 5 (lateraler Lenden-Becken-Keil)**: Die Keilspitze findet sich unterhalb des seitlichen Rippenbuckelüberhangs (11. und 12. Rippe). Die Breitseite wird von der lumbalkonvexseitig herausstehenden Hüfte und oft auch von dem darüber befindlichen Lendenwulst gebildet. Seine kaudale Begrenzung bilden die durch die Seitverschiebung zur dorsalen Konkavseite hin schräg abwärts gerichteten Beckenschaufeln. Als kraniale Begrenzung denke man sich eine Linie von der Keilspitze ausgehend in Richtung zur Beckenschaufel der dorsalen Konkavseite bzw. zur höchsten Stelle des Lendenwulstes dieser Seite.
- **Keil 6 (lateraler Brust-Rippen-Keil)**: Die Keilspitze liegt in der tiefsten Stelle der dorsalen Konkavseite. Die Breitseite wird durch den seitlichen Rippenbuckelüberhang gebildet. Die kaudale Begrenzung ist zugleich die kraniale Begrenzung des 5. Keils, während die kraniale Begrenzungslinie von der Keilspitze aus schräg über die ersten Brustwirbel hinweg zur Mitte des konvexseitigen Schulterblatts zieht.
- **Keil 7 (lateraler Schulter-Hals-Keil)**:
  a. Die Spitze liegt meist oberhalb des Rippenbuckels (durch das Schulterblatt verdeckt). Die Breitseite wird von der dorsal-konkavseitigen Schulter gebildet. Seine kaudale Begrenzung läuft mit der kranialen Begrenzung von Keil 6 parallel. Die kraniale Begrenzung bildet die beidseitige Schulterhöhe.
  b. Da die HWS funktionell dazugehört, stellt man sich die Spitze in der verkürzten Halsmuskulatur der dorsalen Konvexseite und die dazugehörige Breitseite an der überdehnten dorsal-konkavseitigen Halsseite vor. Manchmal findet sich nur einer dieser Keile, oft auch beide gemeinsam. Man kann sie sich auch ineinander übergehend vorstellen, weshalb sie auch zusammenfassend als „lateraler Schulter-Hals-Keil" bezeichnet werden.

Die drei Keilspitzen finden sich in Übereinstimmung mit den drei Vertiefungen des Brustkorbs. Diese Fehlstellungen entsprechen den folgenden drei lordotischen Einziehungen:

- Hüfte mit den freien Rippen (11. und 12. Rippe) unterhalb des Rippenbuckels
- Dorsale Konkavseite
- Schulter oberhalb des Rippenbuckels mit der engen Halspartie derselben Seite

An den drei „Breitseiten" befinden sich die drei Rückenerhöhungen, welche die kyphotischen Ausbuchtungen darstellen:

- Hüfte der dorsalen Konkavseite mit dem Lendenwulst (z. B. links)
- Rippenbuckel gegenüberliegende Seite (rechts)
- Schulter der dorsalen Konkavseite (links). Oft wirkt diese wie ein separater Rippenbuckel.

Alle Keilspitzen sind nach vorn gedreht, alle Breitseiten nach hinten (innerhalb der Seitenverschiebungen mit Ausnahme von Keil 4). Die aus der Vertikalen seitwärts abgewichenen Rumpfteile halten sich, um den Schwerpunkt gruppiert, gegenseitig die Waage. Es besteht zwar noch ein Gleichgewicht, jedoch kein normales, sondern ein skoliotisches, das den Körper trotzdem in der Senkrechten hält.

3.2.2 Auswirkungen der Beckenposition auf das Haltungsmuster des Rumpfs

Es ist nicht gleichgültig, wie man bei Skoliose und Haltungsverfall sitzt, denn davon hängt optisch die Größe des Rippenbuckels ab. Beim Sitzen auf dem Steißbein rundet sich zwar die LWS, aber gleichzeitig auch der Rücken, was einer Beugung des Oberkörpers gleichkommt. Der Leib wölbt sich nach vorn, der Brustkorb sinkt ein, die Atmung ist behindert. Beim **Sitzknorrensitz** schwingt die Wirbelsäule senkrechter nach oben in die Aufrichtung, der Rippenbuckel flacht sich ab.

Der **Steißbeinsitz** zeigt schon äußerlich, dass der Körper müde ist, keinen Halt hat. Wird der Übende nun aufgefordert, gerade zu sitzen, kann er sich dabei nur sehr verkrampft für wenige Augenblicke halten. Der Sitzknorrensitz hingegen ist mühelos, da er natürlich ist.

Deshalb sollte auch bei Tisch, in Schule, Beruf und Freizeit auf diese Dinge geachtet werden.

MERKE

Zählt man zusammen, wie viele Stunden man täglich sitzt, wird klar, dass diese Tätigkeit immer in einer aufrechten Haltung erfolgen muss, denn jede Minute falschen, zusammengestauchten Sitzens ist unzweckmäßigem Üben gleichzusetzen.

Was viele Jahre in Fehlhaltung war, ist nicht zu bessern, wenn man immer wieder in die „Schonhaltung" verfällt, weil damit das unzweckmäßige Bewegungs- und Haltungsmuster weiterhin gebahnt wird. Ab sofort muss dieses in ein zweckmäßiges, aufrechtes Haltungsmuster umgepolt werden. Das ist obendrein noch leicht, weil die in den Zwischenwirbelscheiben befindlichen Auftriebskräfte beim sog. Sitzknorrensitz ebenfalls mit aufrichten helfen. Skoliosekranke leiden meist unter einer allgemeinen Bindegewebsschwäche, nicht nur des Rumpfs, sondern auch der Beine. Deshalb sollten straffende Fußübungen mit zu ihrem täglichen Übungsablauf gehören. Ein einseitiger Platt- oder Knickfuß kann eine der Ursachen bei der Skolioseentstehung (= statisch) sein.

MERKE

Wenn der Patient all das klar erfasst hat, widerstrebt es seinem Gefühl, sich bei Tisch, im Beruf oder in der Freizeit gehen zu lassen, weil er weiß, was er sich damit antut und dass er durch aufrechtes Sitzen Gesundheit, Kraft und Schönheit erwirbt.
Der Patient muss mit einer Skoliose leben. Es kommt nun darauf an, dass er sich „herauslebt" aus der körperlichen Unschönheit – hinein in eine aufrechte Haltung, die nach und nach auch die Wirbelsäule günstig beeinflusst. Das ist gerade beim Sitzen so wichtig.

3.3 Haltungsabweichungen: 3B, 3BH, 4B, 4BH

Die folgende Klassifikation ist dem Schulungsskript „Dreidimensionale Skoliosetherapie nach Katharina Schroth" mit herzlichem Dank an Axel Hennes und Udo Roevenich entnommen. Die beiden Autoren haben seit 1987 die Methode Schroth an der Katharina-Schroth-Klinik, Bad Sobernheim, angewandt und sie auch in Fortbildungskursen für Physiotherapeuten unterrichtet. In diesen 15 Jahren wurden allein in Deutschland rund 2.200 Schroth-Therapeuten ausgebildet. Informationen zur entsprechenden Weiterbildung sind unter www.asklepios.com zu finden.

3.3.1 Schroth-Nomenklatur

- **Rippenberg** – vormals **Paket:** thorakale Konvexität, die Rippen sind nach lateral verschoben und nach dorsal gedreht, stehen in scheinbarer Inspirationsstellung, Angulus inferior scapulae dorsal prominent.
- **Lendental** – vormals **Schwache Stelle (SchwSt):** lumbale Konkavität, ausgeprägtes Taillendreieck; Proc. transversus nach ventral gedreht. Weichteilstrukturen sind angenähert mit niedrigem Muskeltonus i. S. einer passiven Insuffizienz.
- **T-Seite** – vormals **Paketseite (PS):** Körperhälfte, auf der sich der Rippenberg/das Paket oder, wenn kein Paket vorhanden ist, das Lendental/die SchwSt befindet.
- **Lendenberg** – vormals **Lendenwulst**: lumbale Konvexität, verstrichenes Taillendreieck, Proc. transversus nach dorsal gedreht, der M. erector trunci imponiert als dorsaler Wulst. Der Muskeltonus ist i. S. einer aktiven Insuffizienz.
- **Rippental** – vormals **Schwache Seite (SchwS):** thorakale Konkavität (lokal), nach ventral, kaudal gedrehte Rippen in scheinbarer Exspirationsstellung, Angulus inferior scapulae nach ventral eingestellt.
- **L-Seite** – vormals **Schwache Seite (SchwS):** Körperhälfte, auf der sich das Rippental/die SchwS befindet, oder, wenn keine SchwS vorhanden ist, auf der sich der Lendenberg/Lendenwulst befindet.
- **Enge Vorderseite (EVS):**
  1. ventrale Konkavität auf der thorakalen Konvexseite/PS. Dorsalstellung der Rippen; die Brust erscheint kleiner, die Rippenabstände sind im Vergleich zur Gegenseite geringer.
  2. Ventrale Konkavität kaudal der Clavicula bei einem gleichseitigen Schulterberg.
  3. Ventrale Konkavität sternal bei thorakaler Kyphose.
- **Vorderer Rippenberg** – vormals **Vorderer Rippenbuckel:**
  1. Ventrale Konvexität auf der thorakalen Konkavseite/L-Seite/SchwS. Die Rippen sind nach ventral, kaudal, medial rotiert und verschoben. Die ventrale Prominenz entsteht dadurch deutlich tiefer als der Apex des thorakalen Bogens.
  2. Ventrale Konvexität bei thorakolumbalem Bogen auf der T-Seite/Paketseite. Die ventrale Prominenz erscheint im Scheitel dieses Bogens.
- **Prominente Hüfte:** nach lateral verschobenes Becken als Kompensation des lumbalen, thorakolumbalen oder thorakalen Bogens, meist in Kombination mit einem funktionellen Beckenschiefstand. Die prominente Hüfte steht kranial und häufig dorsal. Standbeinseite und Sitzbelastung finden sich meist auf der kontralateralen Seite zur Hüftprominenz:
  - Hüftprominenz auf der L-Seite/SchwS – vormals 3BH-Skoliosen.
  - Hüftprominenz auf der T-Seite/PS – vormals 4BH-Skoliosen.

3

- **Schulterberg** – vormals **Schulterpaket:** ausgeprägter zervikothorakaler Bogen. Klinisch zeigt sich ein stark rotierter Schulterblock mit Schulterhochstand auf der L-Seite/SchwS. Das Schultergelenk steht dabei in Protraktion. Dadurch entsteht häufig eine zusätzliche EVS im Bereich der Clavicula auf der L-Seite/SchwS, die zusätzlich zur bestehenden EVS auf der T-Seite/PS nach ventral kranial beatmet werden soll. Das Schulterpaket wirkt im Rückenrelief des Patienten wie ein zweiter Berg/zweites Paket. Günstige Korrekturmöglichkeiten bieten sich durch den Schultergegenzug auf der T-Seite/PS.
- **Seitliche Rippen:** Der Brustkorb kann bei symmetrischer unphysiologischer BWS-Kyphose Abweichungen im Verhältnis von sagittothorakalem zu transversalem Durchmesser zeigen.
- **Zwischen den Schultern:** entkyphosierter und extendierter Bereich zwischen den Scapulae bei symmetrisch thorakalem Flachrücken.
- **Primärbogen:** Diese Hauptkrümmung bezeichnet das initiale Zentrum der Skoliose. Die Beweglichkeit ist vor allem auf Höhe der Scheitelsegmente entgegen der Pathologie eingeschränkt. Die strukturelle Komponente ist hier am schwerwiegendsten. Der Primärbogen ist durch einen Überhang zu seiner Konvexseite gekennzeichnet. Er bewirkt dadurch eine Mehrbelastung sowohl im Stand als auch im Sitz auf dieser Seite.
- **Sekundärbogen:** Diese Nebenkrümmung ist die Resultierende aus der Hauptkrümmung und äußert sich in einem kompensatorischen Bogen, der sich i. d. R. durch höhere funktionelle Flexibilität und damit Korrekturfähigkeit auszeichnet.
- **Raffen:** aktive Korrektur für Konvexität, Rippenberg/Paket, Lendenberg/Lendenwulst, prominente Hüfte und vorderen Rippenberg/Rippenbogen der L-Seite/SchwS. Durch spezifische konzentrische/exzentrische Muskelaktivitäten werden die genannten Körperstellen korrigiert. Die prominente Hüfte wird i. d. R. nach medial korrigiert. Dorsales Raffen der Konvexität erfolgt nach ventral, medial, kranial. Ventrale Konvexitäten werden nach lateral, dorsal, kranial gerafft.
- **Rekeln:** Autoelongation, aktive Wirbelsäulenstreckung im Bereich der Konkavitäten bei gleichzeitigem Halten der eingestellten Basiskorrekturen.
- **Derotation:** Korrektur in der Transversalebene, immer kombiniert mit den sagittalen und frontalen Korrekturen.
- **Deflexion:** Korrektur in der Frontalebene bzw. Korrektur der Lateralflexion, meist kombiniert mit einer translatorischen Bewegung in Richtung Konkavität.
- **Körperblöcke:** funktionelle Einteilung des Körpers nach Katharina Schroth in Hüft-Beckenblock H (vormals Beckengürtelblock), Lendenblock L, Thoraxblock T (vormals Brustkorbblock), Schulterblock S. Die schematische Darstellung im Körperblock-Diagramm verdeutlicht Translation, Rotation und Formveränderung von Rumpf und Becken (vgl. ➤ Abb. 3.9 und ➤ Abb. 3.10 in ➤ Kap. 3.3.2). Die unteren Extremitäten werden dem Becken zugeordnet. Im Diagramm wird die Beinbelastung in der skoliotischen Gewohnheitshaltung dokumentiert.
- **Übungsausgangsstellung (ASTE):** Die Methode Schroth unterscheidet drei typische Ausgangsstellungen im Liegen: geordnete Bauchlage (GBL), geordnete Rückenlage (GRL), geordnete Seitenlage (GSL), in denen die skoliosespezifischen Lagerungsprinzipien sowie die Basiskorrekturen angewendet werden. Zusätzliche ASTE sind der Sitz und der Stand. Weitere Abwandlungen finden sich u. a. als Kniestand, Einbeinkniestand, Fersensitz oder Vierfüßlerstand.
- **Haltungsvariationen:**
  - Gewohnheitshaltung: progredienzfördernde, den Pathomechanismus widerspiegelnde Haltung
  - Bewusste Alltagshaltung: erlernte statische oder dynamische Körperhaltung, die sich an der physiologischen Körperhaltung orientiert
  - Entlastungshaltung: unterstützte oder angelehnte Haltung im Stand, im Sitz oder im Liegen zur verringerten axialen Wirbelsäulenbelastung
  - Korrekturhaltung: maximale Korrektur der WS in den ASTE der Übungssituationen

3.3.2 Skoliosemuster

Die Beschreibung der Skoliosemuster gestaltet sich international sehr unterschiedlich. Parallel bestehen sieben verschiedene Skoliosekonzepte. Die ursprüngliche Klassifikation nach Schroth in 3B, 3BH, 4B und 4BH erforderte zusätzlich bei jedem Patienten eine weitere Erläuterung. Die neue Nomenklatur nach Schroth versucht nun einen Spagat aus dem Schrothschen Grundgedanken hin zu einer detaillierteren Klassifikation. Diese erfolgt mit Abkürzungen in Form von Groß- und Kleinbuchstaben. H, L, T, S orientieren sich an den bereits beschriebenen Körperblöcken. Die Richtungsangaben bezeichnen die Seitverschiebung sowohl mit gleichzeitiger Translation als auch transversaler Rotation.

An erster Stelle wird der Primärbogen genannt, der die grundsätzliche Unterscheidung zwischen thorakalem T- (➤ Abb. 3.9) und lumbalem L-Skoliosemuster (➤ Abb. 3.10) definiert. Bei therapeutischer Relevanz folgt danach die Bezeichnung sekundärer Bögen, wobei die Benennung von kaudal nach kranial erfolgt. Bezogen auf das Sagittalprofil bezeichnet ein Plus (+) eine vermehrte Verschiebung des T-Blocks nach dorsal i. S. einer thorakalen Kyphose, dem entgegengesetzt bezeichnet ein Minus (–) eine Ventralverschiebung (Flachrücken).

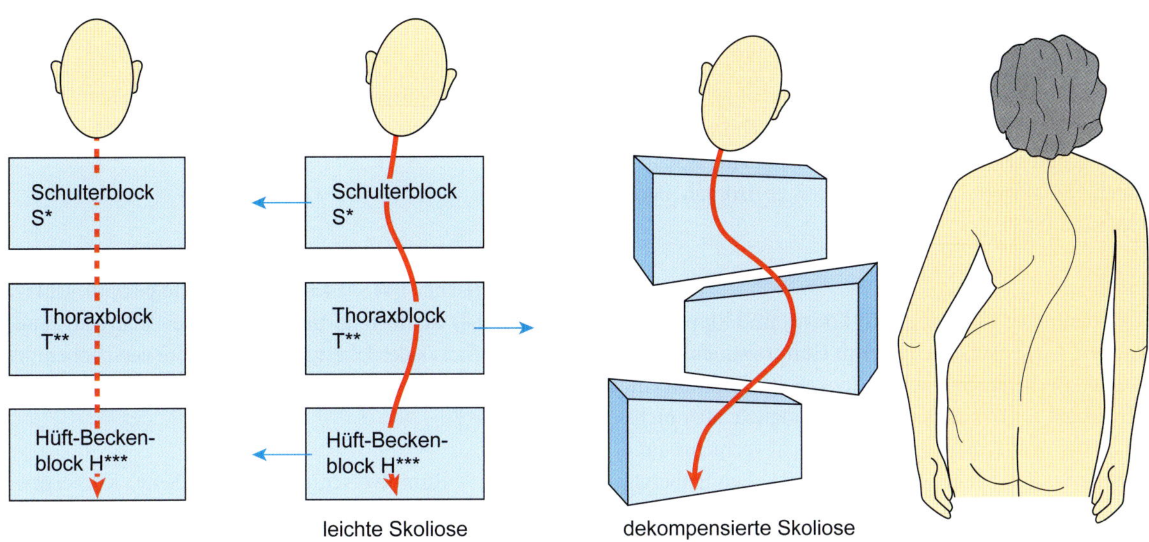

Abb. 3.9 Thorakales T-Skoliosemuster (dreibogige Skoliose): Haltungsabweichung in der frontalen Ebene. Hier verschieben sich der Hüft-Becken- und der Schulterblock nach einer Seite, der dazwischenliegende Thoraxblock nach der anderen Seite (in der frontalen Ebene). Die nach lateral abgewichenen Rumpfblöcke drehen sich gleichzeitig noch nach dorsal. [L143]
* vormals Schultergürtel-Block; ** vormals Brustkorb-Block; *** vormals Beckengürtel-Block

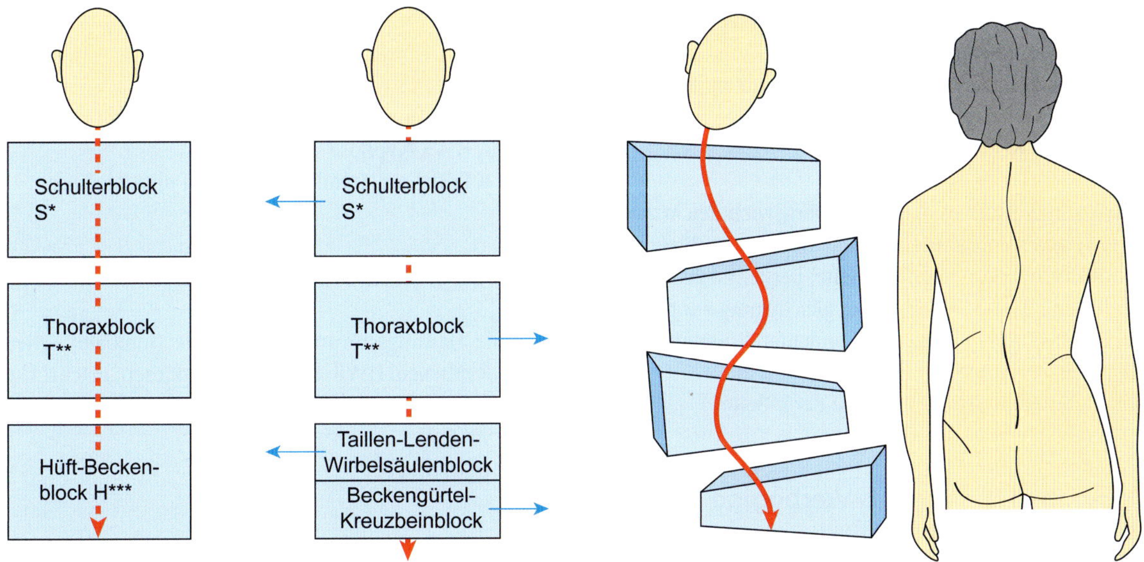

Abb. 3.10 Gedankliche Einteilung des Rumpfs in drei lotrecht übereinanderstehende „Blöcke" (links), die sich bei Skoliose gegengleich nach lateral verschieben und verdrehen. Bei der vierbogigen Skoliose mit einer lumbosakralen Gegenkrümmung teilt sich der Beckengürtel noch einmal in einen LWS- und einen Beckenabschnitt (rechts).
Die nach lateral abgewichenen Rumpfareale sind, wie im Schema dargestellt, gleichzeitig auch nach dorsal gedreht. [L143]
* vormals Schultergürtel-Block; ** vormals Brustkorb-Block; *** vormals Beckengürtel-Block

a) T (thorakal) – vormals Dreibogige Skoliose (3B)

Radiologisch Primärbogen thorakal, lumbaler Sekundärbogen möglich, zervikothorakaler Bogen als 2. Primärbogen möglich, thorakolumbaler Übergang zur T-Seite verschoben, zervikothorakaler Übergang balanciert oder zur T-Seite verschoben, L4 horizontal oder mit L5 leicht zur L-Seite gekippt.

Klinisch

- **T:** Rumpfverschiebung zur T-Seite; Rippenberg Th-konvex; Becken balanciert, Rotation nicht eindeutig; Körpergewicht auf T-Seite
- **T L:** zusätzlich Lendenberg und Lendental
- **T S:** zusätzlich Schulterberg auf der L-Seite
- **T LS:** zusätzlich T L + T S

b) TH – vormals Dreibogige Skoliose mit Hüftprominenz (3BH)

Radiologisch Primärbogen thorakal, thorakolumbaler Übergang und zervikothorakaler Übergang zur T-Seite verschoben, L4 gekippt zur T-Seite oder horizontal, Beckenhochstand L-Seite.

Klinisch

- **T H:** deutlicher Rippenberg Th-konvex und Rippental Th-konkav, Beckenverschiebung mit Hüftprominenz auf der L-Seite, Beckenhochstand auf der L-Seite, Rotation entgegengesetzt zur thorakalen Rotation möglich, aber nicht eindeutig in allen Fällen, Körpergewicht vermehrt auf der T-Seite, langgezogener thorakaler Bogen, Lendenberg gering oder fehlt, Lendental möglich
- **T HS:** zusätzlich Schulterberg auf der L-Seite möglich

c) L (lumbal) T – vormals Vierbogige Skoliose (4B)

Radiologisch Echte oder unechte Double-Major-Skoliose, L4 mit L5 zur L-Seite gekippt, thorakolumbaler Übergang zur L-Seite verschoben, T1 balanciert oder zur L-Seite verschoben mit zusätzlichem Schulterhochstand auf der L-Seite (L T S).

Klinisch

- **L T:** Rumpfverschiebung und Körpergewicht leicht zur L-Seite verschoben, keine eindeutige Beckenverschiebung mit Hüftprominenz auf der T-Seite, Beckenhochstand auf der T-Seite, Beckenrotation eher gleichsinnig zur thorakalen Rotation. Lendenberg und Lendental, Rippenberg und Rippental vorhanden
- **L T S:** zusätzlich Schulterberg auf der L-Seite

d) L (lumbal) H – vormals Vierbogige Skoliose mit Hüftprominenz (4BH)

L HT

Radiologisch Unechte oder echte Double-Major-Skoliose, L4 zur L-Seite gekippt, Übergang zu L5 häufig keilförmig, auch bei L3/L4 möglich, thorakolumbaler Übergang zur L-Seite verschoben, T1-zervikothorakaler Übergang balanciert oder zur L-Seite verschoben mit zusätzlichem **Schulterhochstand** (L HT S).

Klinisch Rumpfverschiebung zur L-Seite, Körpergewicht auf der L-Seite, Beckenverschiebung mit Hüftprominenz auf der T-Seite, Beckenhochstand auf der T-Seite, Beckenrotation auf der T-Seite nach dorsal, Lendenberg und Lendental vorhanden, Rippenberg und Rippental meist vorhanden.

L HT S

Zusätzlich Schulterberg auf der L-Seite möglich.

L H

Radiologisch Lumbale oder thorakolumbale Skoliose mit symmetrischer BWS, L4 (L3) zur L-Seite gekippt, Übergang zu L5 (L4) keilförmig, thorakolumbaler Übergang und T1 (zervikothorakaler Übergang) zur L-Seite verschoben, meist ohne Schulterhochstand, Sagittalansicht: thorakal > 40°KT+ und < 20°KT–.

Klinisch Rumpfverschiebung zur L-Seite, Körpergewicht auf der L-Seite, Beckenverschiebung mit Hüftprominenz auf der T-Seite, Beckenrotation auf der T-Seite zumeist nach dorsal, Beckenhochstand auf der T-Seite, Lendenberg und Lendental deutlich erkennbar, Thoraxblock und Schulterblock frontal und transversal zumeist symmetrisch.

Sagittothorakale Profilvarianten

- **L H KT+:** Thorax in Hyperkyphose, Schultern in Protraktion, Kopf in Anteversion
- **L H KT–:** Thorax in Hyperkyphose, Schultern regelgerecht, HWS-Kyphose
- **L H KT:** Thorax, Schultern und Kopf physiologisch

3.3.3 Sagittale WS-Störungen

Sagittale Haltungsstörungen, thorakale (lumbale) Scheuermann-Kyphosen; HWS- bzw. LWS-Kyphosen, Flachrücken.

Kyphosemuster

KT+

Radiologisch (sagittal) thorakale Hyperkyphose > 40° zwischen T5 und T12

Klinisch thorakaler Rundrücken, Thoraxverschiebung nach dorsal, Beckenverschiebung und Beckenkippung nach ventral, Vorfußbelastung, Beinachsen nach ventral, extendierte Kniestellung, Hyperlordosierung, Kopf und Schultern ventral verschoben.

KT–

Radiologisch (sagittal) verminderte thorakale Kyphose < 20° zwischen T5 und T12

Klinisch thorakaler Flachrücken, abgeflachtes thorakales Profil, LWS und HWS meist entlordosiert, untere LWS und Beckenstellung variabel

KT

Radiologisch Kyphose zwischen T5 und T12 liegt zwischen 20° und 40° Cobb

Klinisch physiologisches sagittales Profil

KL

Radiologisch (sagittal) kurzer lumbosakraler Übergang in Hyperextension, Sakrum meist in horizontalisierter Position; obere LWS und thorakolumbaler Übergang nach dorsal verschoben; in ausgeprägten Fällen kommt es zur keilförmigen Anpassung der Wirbelkörper mit einer Verschmälerung ventral

Klinisch lumbale oder thorakolumbale Kyphose

Allgemeine Begriffe

- **Neutralwirbel:** kranialer bzw. kaudaler Grenzwirbel eines WS-Bogens. Kennzeichen: relativ medial, größter Winkel zur Horizontalen (Kippung), geringste Rotation, geringe Strukturveränderungen (Grund- und Deckplatte parallel). Der Übergang (Neutralwirbel) zwischen thorakalem und lumbalem Bogen wird auch als TP (*Transitional Point*) bezeichnet und zur radiologischen Beschreibung der Körperstatik benutzt. Bei der Cobb-Winkelmessung (Ausmaß der Seitverbiegung) werden die Neutralwirbel als Messpunkte genutzt (kraniale Deckplatte, kaudale Grundplatte).
- **Scheitelwirbel (Apex):** im Scheitel eines WS-Bogens. Kennzeichen: größte Lateralabweichung bei relativer Horizontalstellung, stärkste Rotation, stärkste strukturelle Veränderung, Winkel von Grund und Deckplatte am größten (Keilform). Der Scheitelwirbel wird zur radiologischen Rotationsbestimmung ermittelt (nach Perdriolle oder Raimondi), klinisch wird im Scheitelbereich mithilfe des Skoliometers gemessen.
- **Primärbogen:** Hauptkrümmungsbogen, wahrscheinlich initiales Zentrum der Skoliose. Strukturelle Komponente ausgeprägt, Mobilität eingeschränkt. Korrekturmöglichkeit bis zur strukturellen Grenze, wird bei WS-OP versteift (siehe dazu auch die Nomenklatur in ➢ Kap. 3.3.1).
- **Sekundärbogen:** kompensatorischer Bogen, als statisch-funktioneller Ausgleich zum Primärbogen. Funktionelle Aspekte überwiegen, gute Korrekturmöglichkeiten (siehe dazu auch die Nomenklatur in ➢ Kap. 3.3.1).
- **Wirbelgleiten:** Bei bestehender Spondylolisthesis (ventralem Wirbelgleiten) oder Laterolisthesis (lateralem Wirbelgleiten) ist zu beachten, dass die ASTE entsprechend adaptiert werden muss, um eine Stabilisierung der betroffenen Segmente in der Übungssituation zu gewährleisten und diese auch in den Hausaufgaben-Übungsprogrammen und in Alltagssituationen zu trainieren. Mobilisationen stellen im Bereich der hypermobilen Segmente eine Kontraindikation dar!
  - **Spondylolisthesis (SpL)** oder **ventrales Wirbelgleiten:** segmentale Gefügestörung durch das Abgleiten eines Wirbels nach ventral. Am häufigsten betroffen ist das Segment L5/S1. Im sagittalen Röntgenbild ist eine typische Stufenbildung erkennbar. Die Einteilung erfolgt nach Meyerding. Die tastbare dorsale Stufe befindet sich zwischen L4 und L5.
  - **Laterale Listhesis (LL)** oder **laterales Wirbelgleiten:** Abweichen eines Wirbels in frontaler Ebene nach lateral. Häufig betroffen sind ausgeprägte Lumbal- bzw. Thorakolumbalskoliosen (LH/LT, vormals 4BH/4B) bei Frauen ab dem 3. Lebensjahrzent. Durch starke Scherkräfte in Verbindung mit kyphotischem Sagittalprofil kommt es zur Destabilisierung der WS. Zusätzlich werden degenerative Veränderungen im Bereich des Anulus fibrosus vermutet. Die Faserringe werden durch den fehlenden Facettenschluss der Wirbelbogengelenke überbeansprucht und führen zu einem hypermobilen Segment (segmentale Instabilität). Stabilisierung kann durch die Psoas-Synergie erreicht werden, die in allen Ausgangstellungen ermöglicht werden sollte. Entsprechenden Alltagsübungen muss dabei besondere Bedeutung zugemessen werden. Im a.-p. Röntgenbild ist eine Stufenbildung im Bereich der Wirbelkörper auffällig.

ACHTUNG

Kein Muskelzylinder im Stand oder Kniestand, sondern in geordneter Seitenlage!
Keine passiven Maßnahmen (Korrekturgriffe, Beckenfixation) im Bereich der instabilen Segmente!

Die Muskeltätigkeit ist in anatomischen Lehrbüchern immer nur an nichtskoliotischen Menschen beschrieben. Beim Skoliosepatienten jedoch finden sich eine Vielzahl von Kontrakturen der Weichteile und auch Veränderungen der Knochen mit einseitigen Teileinsteifungen, sodass sich das Gesamtsystem anders verhält als bei einem „geraden“ Menschen.

Bei einer skoliotischen Krümmung ist eine Vielzahl von Muskeln beteiligt. Deshalb kann eine Korrektur der skoliotischen Krümmung auch nicht nur auf einen Muskel beschränkt werden. Denn das würde bedeuten, wesentliche Bestandteile der Korrektur außer Acht zu lassen. Zusätzlich führen zahlreiche Synergie- und Antagonisteneffekte dazu, dass sich das Korrektursystem gegenseitig stabilisiert.

Pathologische Grundlagen

Bei Skoliose besteht, bereits bei Füßen, Beinen und Hüften beginnend, eine mehr oder weniger starke Statikveränderung mit einer Ungleichheit der Muskulatur in ihrer Länge und ihrem Umfang. Je größer die Abweichungen von der Mittellinie, desto länger werden die entsprechenden Muskeln und verlieren an Dicke. Sie werden schlaff und schließlich inaktiv. Sie verlieren ihre Haltefunktion. Die Formveränderungen sind nur möglich, weil die Muskeln es zulassen. Sie verlängern oder verkürzen sich je nachdem, in welche Richtung sich der Rumpf verschiebt und verdreht. Das heißt, die Rumpfabweichungen nach der Seite und nach hinten können nur entstehen, wenn die entsprechenden Haltemuskeln nachgeben und länger werden. Die Muskelungleichheit beginnt bereits im Lendenabschnitt und setzt sich bis zur HWS fort.

MERKE

Die Behandlung muss also vordergründig die Haltung dahingehend verbessern, dass der Körper wieder seine ursprüngliche Senkrechte findet. Das geschieht nur über die Entwicklung und Schulung der entsprechenden aufrichtenden Muskelgruppen. Um ein muskuläres Körpergleichgewicht wiederherzustellen, müssen die verlängerten Muskeln verkürzt und die verkürzten Muskeln verlängert werden. Damit diese dann die Wirbelsäule sowie den Brustkorb wieder in ihrer normalen senkrechten Position halten können, müssen sie gekräftigt werden, und zwar auf beiden Seiten. Es ist ganz wesentlich, dass die inaktiven verkürzten Muskeln im verlängerten Zustand Kraftarbeit leisten müssen.

Brussatis (1962) beschreibt in seiner Habilitationsschrift „Elektromyographische Untersuchungen der Rücken- und Bauchmuskulatur bei idiopathischen Skoliosen", dass die elektrische Aktivität der konvexseitigen Muskulatur die der konkavseitigen Muskulatur überwiegt. Eine Deutung dieses Sachverhalts erlaubt die Muskelmechanik: Laut Schmidt/Lang/Thews (2005) existiert eine Beziehung zwischen der Vordehnung und der Spannung eines Muskels. Durch Untersuchungen an isolierten Froschmuskeln konnte nachgewiesen werden, dass ein Muskel nur bei einer bestimmten Vordehnung seine maximale Spannung erreichen kann. Diese Vordehnung entspricht etwa seiner In-Corpore-Ruhelage. Bei weiterer Zunahme der Dehnung geht sein Kontraktionsvermögen ebenso gegen Null wie bei weiterer Verkürzung.

Angewendet auf die skoliotische Fehlhaltung offenbart diese Untersuchung, dass sowohl die stark verkürzte bogeninnere als auch die überdehnte bogenäußere Muskulatur insuffizient sein muss.

3.3.4 Haltungsabweichung in der Sagittalebene

Die folgenden Abbildungen zeigen die in ➤ Kap. 3.3 beschriebenen typischen Haltungs- und Bewegungsveränderungen bei idiopathischer Skoliose von der Seite (➤ Abb. 3.11a – e).

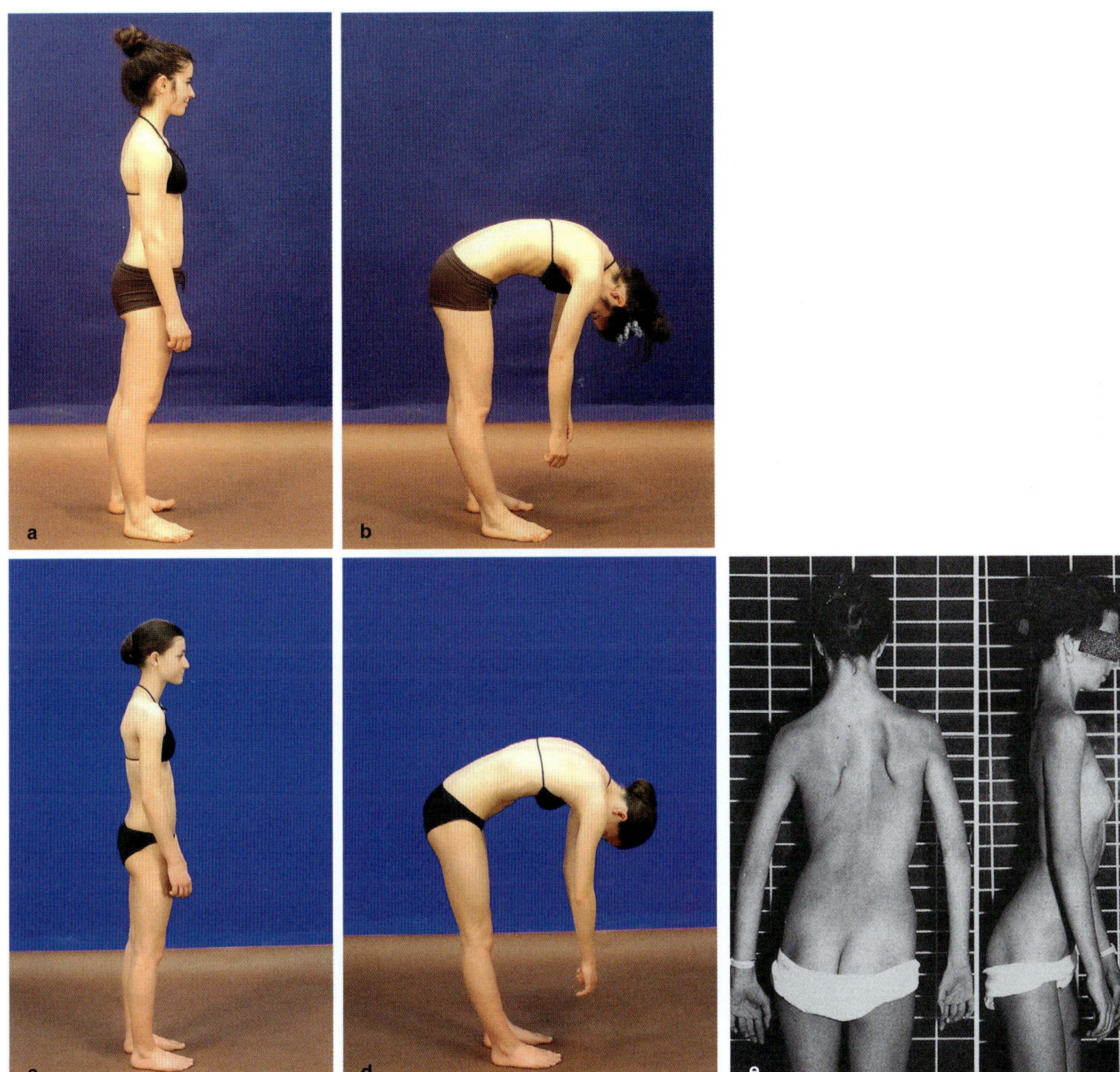

Abb. 3.11 Typische Haltungs- und Bewegungsveränderungen von der Seite:
a. Aufrechter Stand: Skoliose rechtsthorakal ASTE
b. Vorbeuge: Skoliose rechtsthorakal ESTE
c. Aufrechter Stand: Skoliose linksthorakal ASTE, Dreh-Winkel-Atmung rechts
d. Vorbeuge: Skoliose linksthorakal Mittelstellung
e. Vorbeuge: Skoliose linksthorakal ESTE

3.3.5 Haltungsabweichung in der Frontalebene

Die folgenden Abbildungen zeigen die in ➤ Kap. 3.3 beschriebenen typischen Haltungs- und Bewegungsveränderungen bei idiopathischer Skoliose von hinten (➤ Abb. 3.12a–e).

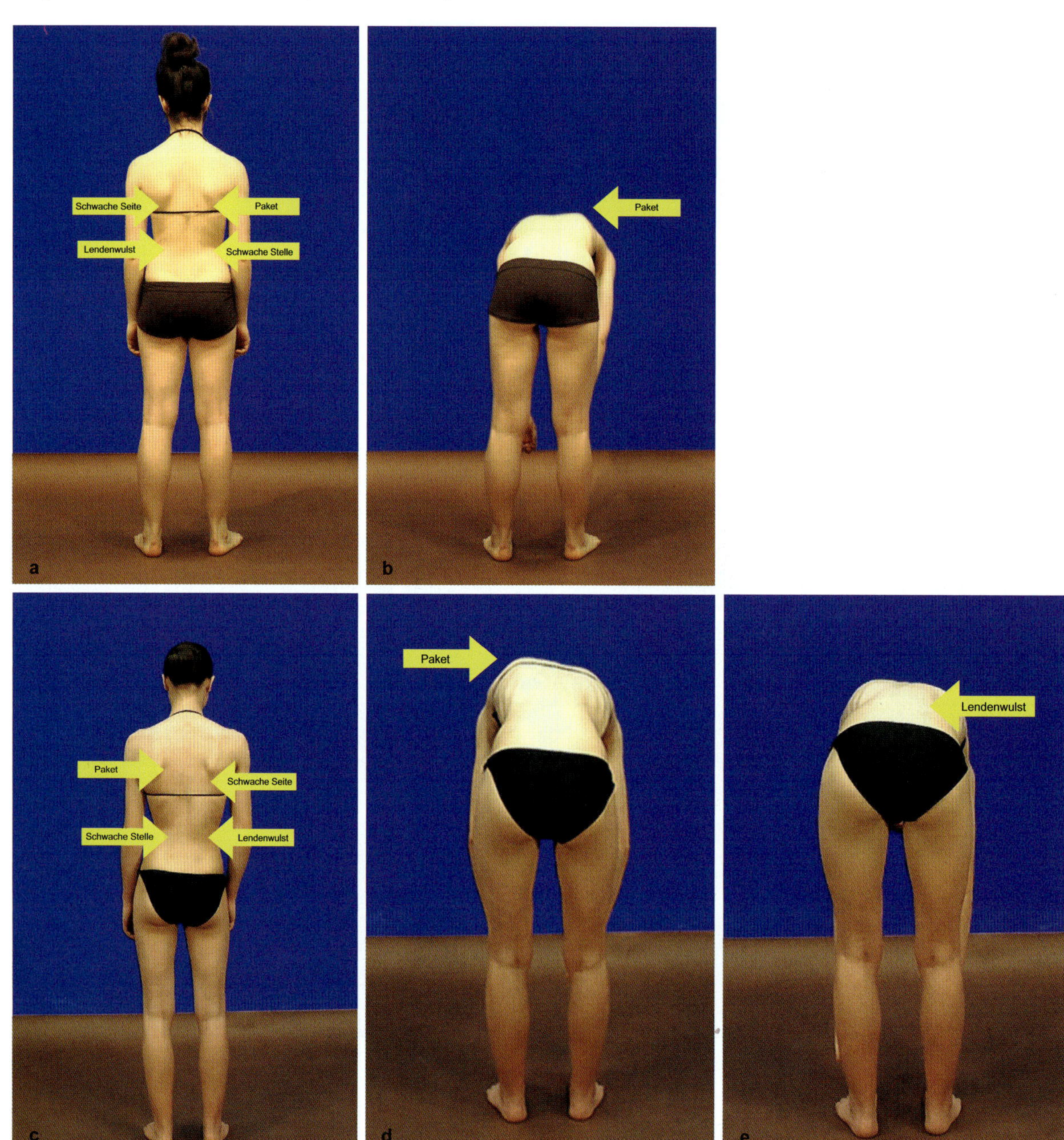

Abb. 3.12 Typische Haltungs- und Bewegungsveränderungen von hinten (Erläuterung zur Bedeutung der Pfeile siehe Benutzerhinweise): [W858]
a. Aufrechter Stand: Skoliose rechtsthorakal ASTE
b. Vorbeuge: Skoliose rechtsthorakal ESTE
c. Aufrechter Stand: Skoliose linksthorakal ASTE, Dreh-Winkel-Atmung rechts
d. Vorbeuge: Skoliose linksthorakal Mittelstellung
e. Vorbeuge: Skoliose linksthorakal ESTE

3.4 Rotationsfähigkeit der skoliotischen Wirbelsäule

Die folgenden Abbildungen zeigen die in ➢ Kap. 3.3 beschriebenen typischen Haltungs- und Bewegungsveränderungen im Rotationsverhalten bei idiopathischer Skoliose von oben (➢ Abb. 3.13a–d).

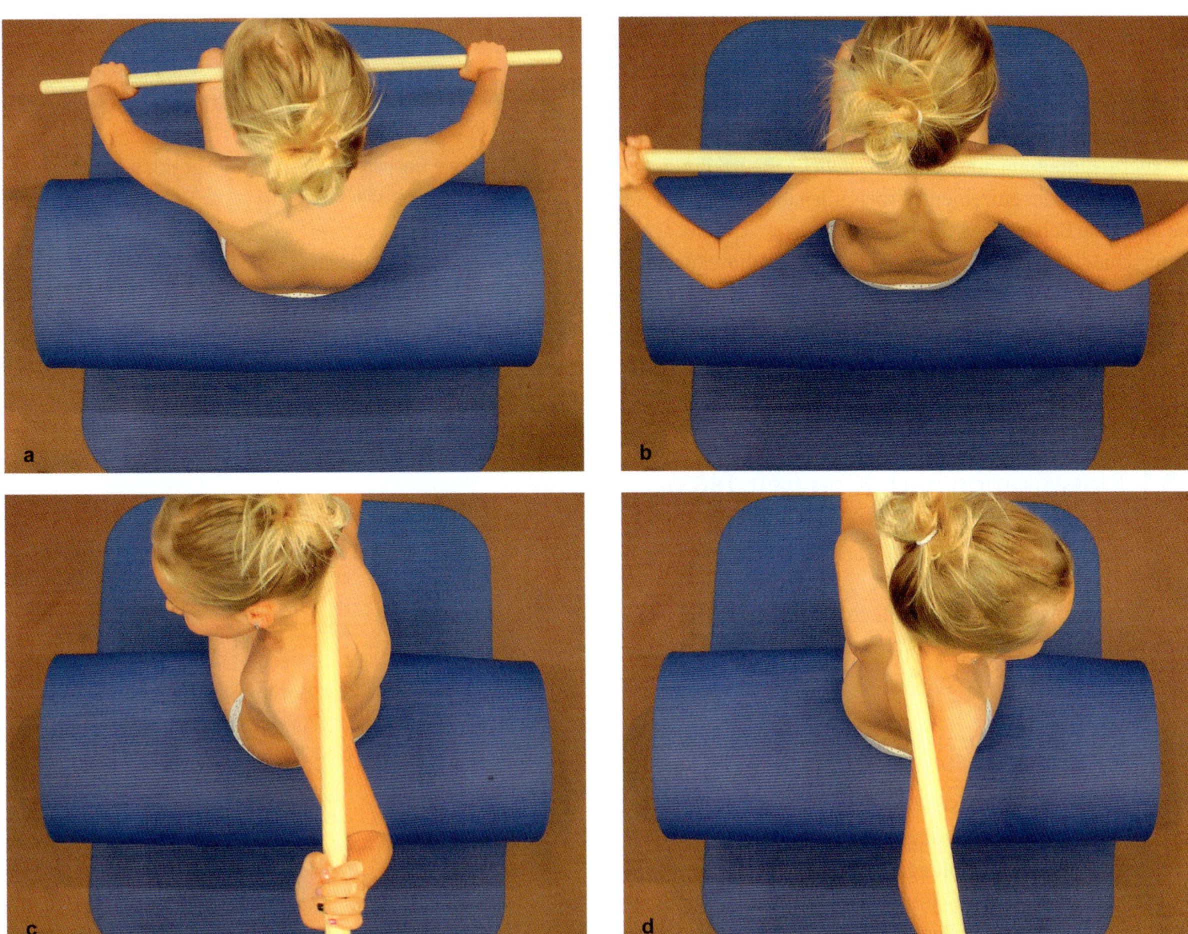

Abb. 3.13 Typische Haltungs- und Bewegungsveränderungen im Rotationsverhalten von oben: aufrechter Sitz Skoliose rechtsthorakal [W858]
a. ASTE
b. ASTE mit Stab
c. Maximale Linksrotation
d. Maximale Rechtsrotation

3.5 Gebräuchlichste Klassifikationen zur Beurteilung von Skoliosen

International existieren zahlreiche Beurteilungsvarianten, an denen sich Fachärzte, Chiropraktiker und Physiotherapeuten orientieren (➤ Kap. 2.3.2 und ➤ Kap. 2.4). Eine einheitliche Sprache konnte bislang nicht gefunden werden. Die Cobb-Winkel mit Angaben zu Neutral- und Scheitelwirbel sind der einzige Wert, an dem sich das gesamte interdisziplinäre Team orientiert. Für eine physiotherapeutische skoliosespezifische Behandlung, wie sie das Schroth-Konzept bietet, ist dieser Parameter eine wesentliche Komponente. Eine genauere Einteilung und eine zusätzliche Beurteilung der Funktionalität der einzelnen Wirbelsäulenabschnitte sind für die optimale Behandlung unerlässlich.

Unterschiedliche physiotherapeutische Skoliosekonzepte (vgl. dazu auch den Review von Berdishevsky et al. 2016) verwenden unterschiedliche Skoliose-Klassifikationen, von denen die wichtigsten nachfolgend in alphabetischer Reihenfolge aufgeführt werden.

3.5.1 Klassifikation nach King (seit 1983)

Die Einteilung nach King ist in ➤ Tab. 3.1 zusammengefasst.

Nach King erfolgt weder eine Einteilung des sagittalen Profils noch eine Priorisierung i. S. von Hauptkrümmungen.

3.5.2 Klassifikation nach Lenke (seit 2001)

Die Lenke-Klassifikation stellt mit insgesamt 42 verschiedenen Untertypen die komplexeste Klassifikation dar (➤ Tab. 3.2). Die Bestimmung erfolgt auf der Basis von WS-Gesamtröntgen in Sagittal- und Frontalebene inkl. Bending-Aufnahmen. Beträgt ein Bending-Cobb-Winkel > 25° oder der Kyphosewinkel > 20°, wird von einer strukturellen Krümmung gesprochen. International findet in klinischen Abteilungen zunehmend die Klassifikation nach Lenke Anwendung.

Jede der Gruppen nach Lenke hat eine weitere Unterscheidung in „minimal curve" (A), „moderate curve" (B) und „large curve" (C):

- A – minimal
- B – mäßig
- C – stark

Das Sagittalprofil betrachtend wird unterschieden zwischen:

- Normal bei den Gruppen I, V und VI
- PT Kyphosis (zervikothorakal) bei Gruppe II
- TL Kyphosis (thorakolumbal) bei Gruppe III
- PT+TL Kyphosis bei Gruppe IV

Tab. 3.1 Skoliose-Klassifikation nach King

Typ	Beschreibung
I	S-förmige Krümmung; Mittellinie wird von der thorakalen und lumbalen Konvexität überquert, wobei die lumbale Krümmung prominenter ist
II	S-förmige Krümmung; Mittellinie wird von der thorakalen und der lumbalen Konvexität überquert, wobei die thorakale Krümmung prominenter ist
III	Thorakale Krümmung; Mittellinie wird von der lumbalen Konvexität nicht überquert
IV	Langbogige thorakale Krümmung; L5 steht über dem Becken zentriert, L4 steht bereits in Richtung der Krümmung gekippt
V	Thorakale Doppelkrümmung. Th1 neigt sich bereits in die Krümmung des oberen Bogens

Tab. 3.2 Skoliose-Klassifikation nach Lenke

Typ	Bezeichnung	Beschreibung
I	**Main thoracic**	Strukturelle thorakale Hauptkrümmung, restliche Krümmungen nicht strukturell.
II	**Double thoracic**	Strukturelle thorakale Haupt- und hochthorakale Nebenkrümmung sind strukturell, restliche Krümmungen nicht strukturell.
III	**Double major**	Es bestehen zwei Hauptkrümmungen, wobei die thorakalen, thorakolumbalen oder lumbalen Krümmungen strukturell sind. Die thorakale Krümmung überwiegt. Eine mögliche hochthorakale Krümmung ist nicht strukturell.
IV	**Triple major**	Alle drei Hauptkrümmungen sind strukturell, wobei die Hauptkrümmung thorakal liegt.
V	**Primary thoracolumbar/ lumbar**	Die strukturelle Hauptkrümmung ist ausschließlich thorakolumbal oder lumbal, die hochthorakale oder thorakale Nebenkrümmung ist nicht strukturell.
VI	**Primary thoracolumbar/ lumbar-main thoracic**	Es besteht eine strukturelle thorakolumbale oder lumbale Hauptkrümmung mit einer strukturellen Nebenkrümmung mit einem um mindestens 5° kleineren Cobb-Winkel.

3.5.3 Klassifikation nach Rigo

Eine Übersicht über die Einteilung der Skoliose nach Rigo gibt ➤ Tab. 3.3.

3.5.4 Klassifikation nach Schroth

Zur Einteilung nach Schroth vgl. ➤ Kap. 3.3.

Tab. 3.3 Skoliose-Klassifikation nach Rigo

Typ	Bezeichnung	Beschreibung
A1	röntgenologisch	Großbogige einbogige thorakolumbale Skoliose, Neutralwirbel und Th1 weichen zur thorakal konvexen Seite der WS ab, L4 steht horizontal oder ebenso leicht zur Konvexseite
	klinisch	Beckenshift zur thorakalen Konkavseite, Rumpfüberhang zur thorakalen Konvexseite, langgezogener thorakolumbaler Rippenberg
A2	röntgenologisch	Einbogige Thorakalskoliose mit geringfügiger lumbaler Beteiligung oder ohne lumbale Beteiligung, Neutralwirbel und Th1 weichen zur thorakal konvexen Seite der WS ab, L4 steht horizontal
	klinisch	Beckenshift zur thorakalen Konkavseite, Rumpfüberhang zur thorakalen Konvexseite, sichtbarer Rippenberg verläuft nicht oder kaum lumbal
A3	röntgenologisch	Thorakale Hauptkrümmung mit geringfügigerer lumbaler Gegenkrümmung, Neutralwirbel (minimal) und Th1 weichen zur thorakal konvexen Seite der WS ab, L4 weicht zur thorakal konkaven Seite ab, wobei L4 zu L5 parallel steht
	klinisch	Beckenshift zur thorakalen Konkavseite, Rumpfüberhang zur thorakalen Konvexseite, thorakaler Rippenberg mit geringfügigerer lumbaler Gegenkrümmung
B1	röntgenologisch	Doppelbogige Skoliose thorakal/lumbal oder thorakal/thorakolumbal, Neutralwirbel und Th1 weichen zur thorakal konkaven Seite ab, L4 ist gegen L5 abgekippt
	klinisch	Beckenshift zur thorakal konvexen Seite, Rumpfüberhang zur thorakal konkaven Seite, sichtbarer thorakaler Rippenberg, prominenterer lumbaler oder thorakolumbaler Rippenberg
B2	röntgenologisch	Thorakolumbale Hauptkrümmung und kleine thorakale Gegenkrümmung, Neutralwirbel und Th1 weichen zur thorakal konkaven Seite ab, L4 ist gegen L5 abgekippt, oft auch L3 gegen L4
	klinisch	Beckenshift zur thorakal konvexen Seite, Rumpfüberhang zur thorakal konkaven Seite
C1	röntgenologisch	einbogige thorakale Skoliose ohne lumbale Krümmung, Neutralwirbel und Th1 stehen im Lot
	klinisch	Becken zentriert, Rumpf ausbalanciert, thorakaler Rippenberg bei gerader LWS
C2	röntgenologisch	Neutralwirbel und Th1 stehen im Lot, L4 steht zu L5 parallel
	klinisch	Becken zentriert, Rumpf ausbalanciert, thorakaler Rippenberg, Lendenberg
E1	röntgenologisch	Einbogige lumbale Skoliose, restliche WS im Lot, Neutralwirbel und Th1 weichen zur lumbal konvexen Seite hin ab
	klinisch	Beckenshift zur lumbalen Konkavseite, Rumpfüberhang zur lumbalen Konvexseite, deutliche lumbale Prominenz ohne Rippenberg
E2	röntgenologisch	Einbogige thorakolumbale Skoliose, restliche WS im Lot, Rumpfüberhang zur thorakolumbalen/lumbalen Konvexseite, Th1 weicht zur lumbal konvexen Seite hin ab
	klinisch	Beckenshift zur thorakolumbalen Konkavseite, Rumpfüberhang zur thorakolumbalen Konvexseite, deutliche thorakolumbale Prominenz ohne thorakalen Rippenberg

3.5.5 Gegenüberstellung verschiedener Skoliose-Klassifikationen

➢ Tab. 3.4 mit einer Gegenüberstellung der unterschiedlichen Klassifikationen, die bei skoliosespezifischen Konzepten häufig Anwendung finden, soll eine Hilfe zur „Verständigung" bzw. die Grundlage für eine gemeinsame Sprache i. S. der optimalen Behandlung unserer Patientinnen und Patienten sein.

Tab. 3.4 Übersicht über die gängigsten Skoliose-Klassifikationen*

King	Lenke	Rigo	Schroth aktuell
III	I A, B, C – main thoracic	A2 (3B Überhang re)	**T**
V	II A, B, C – double thoracic	A3 (3B Überhang re)	**T S**
	III A, B, C – double major	ohne Hüftprominenz	**T L**
	IV A, B, C – triple major		**T LS**
IV	I A, B, C – main thoracic	A1 (3B Überhang re)	**T H**
		A2 (3B Überhang re)	**T HS**
		A3 (3B Überhang re)	
I	IV A, B, C – triple major		**LT**
II	VI A, B, C – primary thoracolumbar/lumbar-main thoracic		**L T S**
I	IV A, B, C – triple major	B1 (4B Überhang li)	**L HT**
II	V A, B, C – primary thoracolumbar/lumbar	B2 (4B Überhang li)	**L HT S**
	V A, B, C – primary thoracolumbar/lumbar	E1 (lumbal kurz)	**LH (K+, K–, KT)**
		E2 (lumbal kurz)	
			KT+
			KT–
			KT
			KL

* Anspruch auf Vollständigkeit wird nur für die Schroth-Klassifikation erhoben.

KAPITEL 4 Skoliosebedingte pathophysiologische Veränderungen

4.1 Atmung

MERKE

Für die Skoliosebehandlung ist die Atembewegung von großer Wichtigkeit.

Da die Atmung auch ein mechanisches Problem ist, gilt unsere Frage den Kräften, die bei der Atembewegung wirksam werden. Es sind einerseits aktive Kräfte, die über die Muskulatur des Bewegungsapparats wirken, andererseits passive Kräfte – teils der Lunge, teils aus der Elastizität des Skeletts mit seinen gelenkigen Anteilen. Die passiven Kräfte sind stets bestrebt, eine erzwungene Formänderung wieder rückgängig zu machen. Das ist vor allem bei den Skolioseübungen der Fall. Deshalb müssen wir eine selektive Arbeitsart anwenden, bei der die schwachen Muskeln, insbesondere auch die schwachen Muskelfasern des Zwerchfells, immer wieder benutzt werden, bis sie sich mit den überstarken Muskeln im harmonischen Gleichgewicht befinden.

4.1.1 Grundsätzliche Überlegungen

Die allgemeine physiologische Vorstellung unterscheidet bei der Atembewegung die **Brustatmung** (kostosternale A.) und die **Bauchatmung** (abdominale A.), auch wenn keiner dieser Atemtypen ausschließlich für sich allein gefunden wird.

Bei der Skoliosebehandlung darf nicht nur eine Brust- oder eine Bauchatmung ausgeführt werden. Vielmehr verlangt die skoliotisch veränderte Rippen- und Brustkorbstellung eine **dreidimensionale Einwirkung,** um die eingefallenen Stellen des Rumpfs zu weiten und die vorgewölbten Stellen abzuflachen, wie es die Atembewegungen im Schroth-Konzept vorsehen: Bei jeder dieser Teilatembewegungen muss unbedingt das **Zwerchfell** beteiligt sein, das besonders geistig gelenkt wird, sodass sich immer eine gewisse Vollatmung vollzieht. Das ist ein Lernprozess, der unter der festen Vorstellung des Geschehens schließlich automatische Bewegungen bahnt. Diese Vollatmung ist jedoch **nur bei aufgerichtetem, orthopädisch korrigiertem Beckenstand** möglich. Deshalb ist für das Verständnis der auftretenden vielgestaltigen mechanischen Probleme eine klare theoretische Trennung nützlich, die den Patienten gelehrt wird.

Die kostale oder **Rippenatmung** ist dadurch möglich, dass sich die Rippen, die über je zwei Gelenke mit der WS in Verbindung stehen, um eine schräge Drehachse bewegen. Die Drehachsen je eines Rippenpaars bilden einen nach dorsal offenen Winkel, der allerdings je nach Segmenthöhe verschieden ist. Da die Rippen in der Ausatmungsstellung des Brustkorbs schräg nach ventral abwärts gerichtet sind, vergrößert sich bei der Rippenhebung gleichzeitig der Sagittaldurchmesser des Brustkorbs. Wegen der Schrägstellung der Drehachsen nimmt auch der Querdurchmesser des Thorax bei der Einatmung vor allem im unteren Abschnitt zu.

MERKE

Eine verbesserte Thoraxform geht auch immer mit einer Funktionsverbesserung einher und umgekehrt, was sich durch Metermaß und Beckenzirkel nachweisen lässt.

Praktisch unterscheiden wir (und zwar nicht nur bei Skoliose, sondern auch bei allen anderen Haltungs- und Atmungsstörungen) die **Außenbewegung** der Atmung (= Atmung des Brustkorbs) und die **Innenbewegung** der Atmung (= das Senken der Zwerchfellkuppel während der Einatmung und ihr Zurück-(Hoch-)gehen bei der Ausatmung).

Bei der Kontraktion des Zwerchfellmuskels in der Einatmungsphase wird die kranialwärts konvexe Kuppel abgeflacht. Dadurch wird die Pleurahöhle vergrößert. Die Lunge folgt sowohl den Bewegungen der Zwerchfellkuppel als auch denen der Rippen und tritt in den Komplementärraum ein. Die Abflachung der Zwerchfellkuppel ist nur unter Verdrängung der Baucheingeweide möglich. Steht das Becken nach vorn unten gekippt, weichen die Bauchdecken während der Einatmung nach vorn, weil die Bauchmuskeln nachgeben. Darauf beruht die Vorstellung, dass Zwerchfellatmung gleich Bauchatmung ist.

MERKE

Wenn bei der Übungsbehandlung das **Becken** aufgerichtet wird, werden die Bauchdecken entlastet, weil die Eingeweide ins Becken sinken. Gleichzeitig verringert sich dadurch die Lendenlordose, d. h., die WS bekommt einen Streckimpuls, der noch willentlich gefördert werden kann.

Bei der **Zwerchfellatmung** treten die Bauchdecken nur leicht nach vorn, gleichzeitig weiten sich die Flanken bis in die Lendengegend. Zur Formverbesserung der Skoliose ist diese

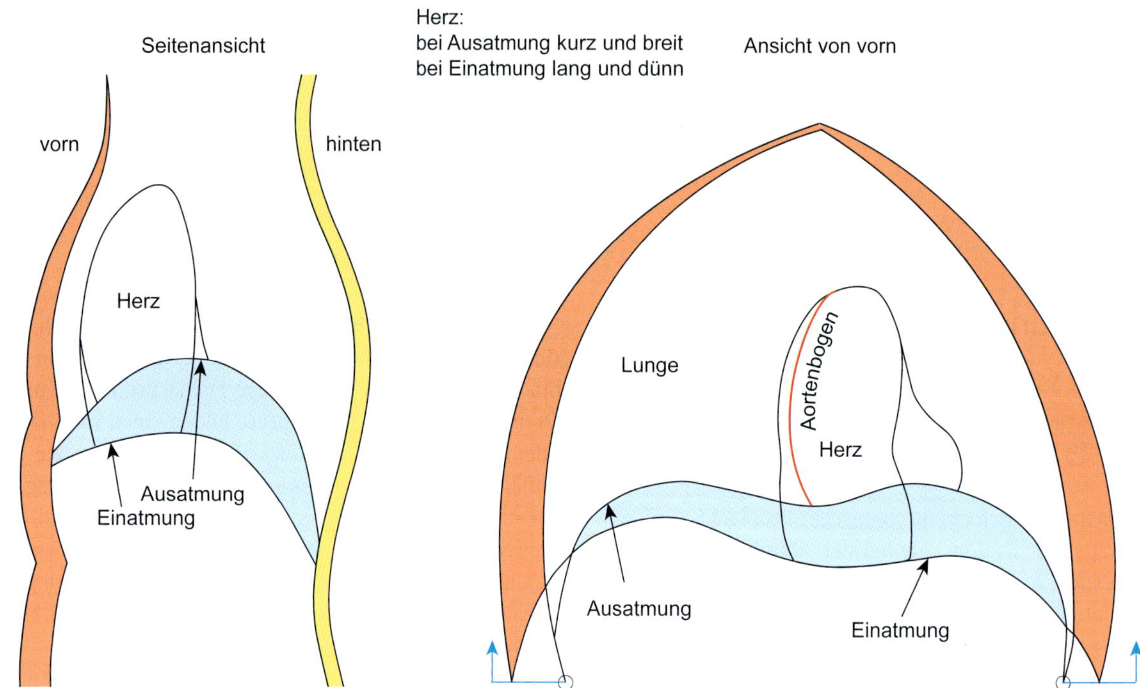

Abb. 4.1 Schematische Darstellung der Zwerchfellbewegung. Links: Ansicht von der linken Seite. Rechts: Ansicht von vorn [L143]

Atembewegung von entscheidender Bedeutung, da oft eine derartige Vollatmung infolge der Verwringung des Thorax nicht möglich ist, jedoch wiedererlangt werden muss (➢ Abb. 4.1). Bei der Ausatmung entspannt sich das Zwerchfell und geht in seine Ausgangslage zurück. Auch der Thorax lässt sich durch gezielte Ausatembewegungen formend beeinflussen, wenn hierbei der vordere Beckenrand angehoben wird, wobei sich die Lendenlordose ausgleicht.

MERKE

Von entscheidender Bedeutung dabei ist, dass der Übende auch während der **Ausatmung** die **aufrechte Körperhaltung** beibehält. Danach muss er lernen, in dieser verbesserten Haltung zunächst drei, fünf, später zehn und mehr Atemzüge hintereinander auszuführen. Hat sich das gute Formungsergebnis eingeprägt, so erfolgt letztlich während der Ausatmung eine kräftige Spannung, die sich über den gesamten Oberkörper erstreckt. Diese Rumpfmuskelspannungen sind für das Haltungsempfinden von übergeordneter Bedeutung.

Der Zwerchfellmuskel muss sich wegen seiner Anheftungsstellen (Ursprung Rippenbögen, Sternum, untere Rippen, 1. bis 4. LWK [Schmidt und Kohlrausch 1981]) bei Skoliose genau wie der Brustkorb in seiner Lage verändern. Er verwringt sich (skoliotisches Atemmuster ➢ Abb. 4.4).

MERKE

Ist eine Skoliose noch nicht versteift, so ist eine positive Einwirkung auf die WS möglich. Bei gleichzeitigem Horizontalstellen des Beckens gleicht sich die Lendenlordose aus und die Erektoren des Rückens werden zur Arbeit angeregt. Zudem wird der Übende angeleitet, sich die künftige Wirbelsäulenstreckung bildlich vorzustellen. In der Tat streckt sich die WS dadurch dann auch. Je größer die Wirbelsäulenbögen, desto länger kann der Rumpf während der Einatmungskorrektur werden. Dies ist durch Messung nachprüfbar. Ausschlaggebend für den Erfolg ist die Verbindung von mechanischer Aktivität und geistiger Mitarbeit, die aus diesem Grund auch eine wesentliche Forderung der Methode Schroth darstellt.

➢ Abb. 4.2 und ➢ Abb. 4.3 zeigen, wie eine gezielt einseitige Atmung bei einer normal gebauten 52-jährigen Frau wirkt:

Es ist deutlich zu erkennen, dass sich die WS – bei horizontalem Schulterstand – dadurch mit nach rechts zieht. Die Interkostalräume werden rechts deutlich erweitert. Das Zwerchfell geht um etwa 8 cm abwärts.

Natürlich kann man auch Rippenbewegungen ausführen, ohne die Atmung einzusetzen, wie jeder nachprüfen kann: In halb ein- bzw. ausgeatmetem Zustand wird die Luft angehalten (nicht pressen!). Die Rippen werden nun gespreizt und zusammengezogen. Das kann öfter hintereinander ausgeführt werden; es ist eine reine Muskeltätigkeit. Zugeben muss man jedoch, dass die Rippenspreizbewegung eine 100-prozentig bessere Wirkung zeigt, wenn die Einatmung mit dem bewussten Senken des Zwerchfells gekoppelt wird. Ebenso kann die Wirkung des Rippenzusammenziehens um ein Vielfaches gesteigert werden, wenn die Ausatmung mit dem bewussten Hochgehen der Zwerchfellkuppel synchron erfolgt.

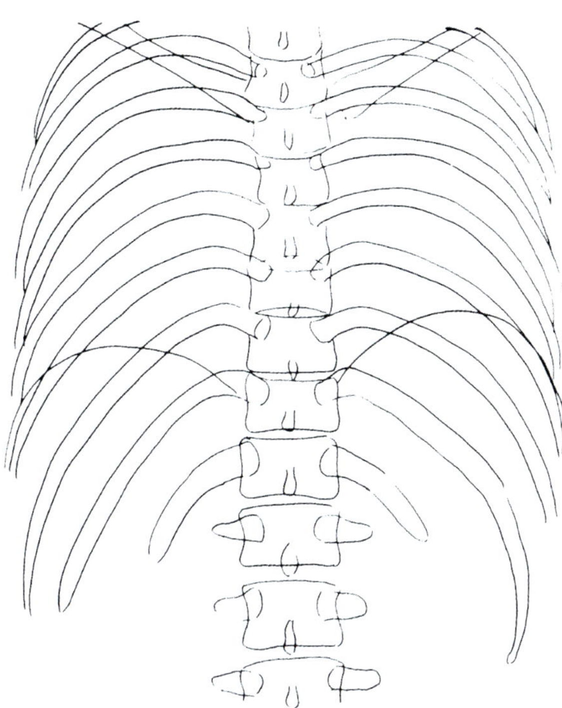

Abb. 4.2 Zwerchfell, tiefe Ausatmung. Die WS verläuft lotrecht. [M616]

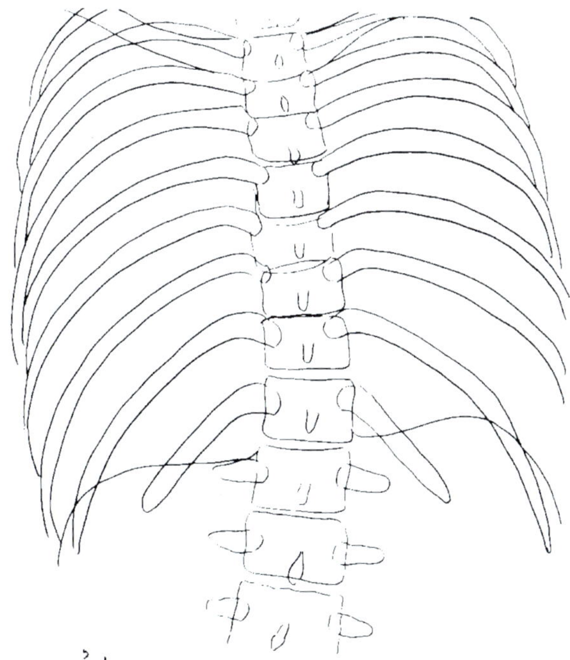

Abb. 4.3 Maximale Inspiration bei einseitig gelenkter Zwerchfellaktion rechts, wodurch auch die WS mitgezogen wird. [M616]

MERKE

Zur Formverbesserung müssen zunächst die Muskeln aktiviert werden, die ein muskuläres sowie statisches Gleichgewicht wiederherstellen, wodurch automatisch eine bessere, d. h. zweckmäßigere, Lungenfüllung erfolgt, weil die vorher brachliegenden Lungenanteile aktiviert werden.

Dass sich die Rippen während des Abwärtsgehens der Zwerchfellkuppel im gleichen Arbeitsgang nach außen und oben bewegen, hat Katharina Schroth nicht etwa theoretisch erschlossen; vielmehr hat sie die Bewegung der Rippen „im rechten Winkel" nach lateral und kranial während der Ein- und Ausatmung am eigenen Körper beobachtet.

Bei einem gesunden Körper gehen die Rippen während der Einatmungsphase aber nicht nur nach lateral, sondern auch nach dorsal und ventral und zusätzlich immer noch nach kranial. Das kann jedermann an sich selbst durch Handkontrolle an den Ansatzstellen des Zwerchfells (Rippenbögen, freie Rippen, obere LWS) und über sein Körpergefühl bestätigt finden. Funktioniert das bei einem Skoliotiker nicht gleich so, müssen die Atembewegungen, die mangelhaft sind, unter gleichzeitiger Berichtigung der äußeren Form besonders nachgeschult werden. Dazu gehört eine andere Skeletteinstellung mit Entlastung und Weitung der Konkavitäten. Dabei ist es gleichgültig, was in die hohlen Körperabschnitte eindringt, ob es „Eingeweideverdrängungen" sind oder Luft oder ob das Resultat durch normale Muskelarbeit herbeigeführt wird. Hauptsache ist, dass sich die äußerlich sichtbaren Einbuchtungen herausheben.

MERKE

Die Führung des Atems in die Gegend der untersten Rippen ist ohne weiteres denkbar, da das Zwerchfell bis dort hinunter reicht. Die geistige Mitarbeit muss bei der Atemtechnik „im rechten Winkel" und beim Senken der Zwerchfellkuppel sehr intensiv sein, damit sich alles im korrigierenden Sinne auswirken kann. Auf die formende Kraft der Atmung hat bereits Vogel (1937) hingewiesen.

4.1.2 Das skoliotische Atemmuster

Nach Schmitt (1985) erfolgt beim Gesunden durch Kontraktion der Interkostalmuskulatur ein axial gerichteter Schub der Rippe auf das Rippenköpfchen, wodurch bei symmetrischer Atmung die WS zusätzlich stabilisiert wird. Durch den skoliotisch deformierten Thorax bedingt finden wir beim Skoliosepatienten in Atemruhelage, meist auch bei tiefer Atmung ein **asymmetrisches Atemmuster** (➤ Abb. 4.4, ➤ Abb. 4.5a, b). In diesem Fall wirkt dieser Schub auf den Wirbel einseitig und verstärkt dessen Rotation, da die Schubkraft der entsprechenden Rippe auf der Konkavseite vermehrt gegen den Wirbelkörper, auf der Konvexseite jedoch über das Kostotransversalgelenk auf den Querfortsatz gerichtet ist.

Auch das Zwerchfell wird bei Skoliose in Mitleidenschaft gezogen, da seine Ansatzstellen (Rippen) verlagert sind. Es arbeitet ebenfalls in einer gewissen „skoliotischen Verwrungenheit". Auf diese Weise wirkt bei bestehender Brustwirbeltorsion bereits die symmetrische Atmung deformitätsverstärkend.

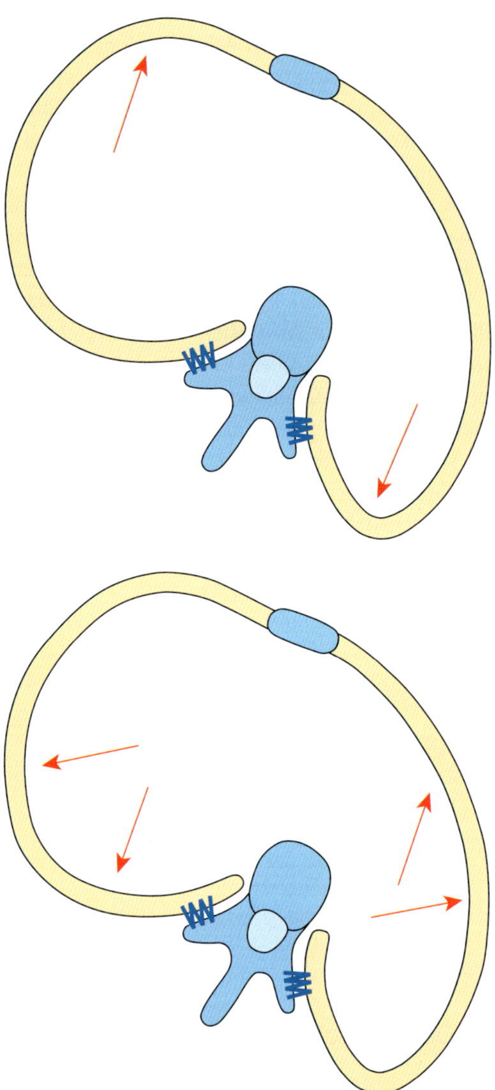

Abb. 4.4 Das skoliotische Atemmuster: Querschnittsbild durch den skoliotisch deformierten Thorax. Oben: Das torsionsverstärkende skoliotische Atemmuster. Die Pfeile zeigen die Atemrichtungen bei idiopathischer Skoliose. Unten: Das korrigierende Atemmuster nach Schroth. Die Pfeile zeigen die Atemrichtungen der Dreh-Winkel-Atmung. [L143]

Mit jedem Atemzug wird also die skoliotische Fehlhaltung ebenso wie die Fehlstellung weiter gebahnt. Der Brustkorb wird in ohnehin schon geweiteten Arealen bewegt, und die Lunge wird weiterhin in lediglich gut belüfteten Arealen ventiliert.

Katharina Schroth machte in ihrer beruflichen Anfangszeit folgende Erfahrung: Wenn ein Skoliotiker nur tiefer als üblich atmet, also „symmetrisch" und nicht gezielt, strömt die Luft vermehrt nur in die bereits gedehnte Lungenhälfte der Rippenbuckelseite ein. Dadurch verschlimmern sich die Skoliose und deren Formverschiebungen zwangsläufig, weil diese Atemübungen kein orthopädisch aufrichtendes, derotierendes Moment enthalten.

4.1.3 Dreh-Winkel-Atmung

Die **Dreh-Winkel-Atmung** besteht aus einer Atemlenkung, die dreidimensional erfolgt, d. h., nach dorsal bzw. ventral, nach lateral und nach kranial. In jeder **Ausgangsstellung** für die orthopädische Dreh-Winkel-Atmung, die jeweils in den Konkavstellen („Keilspitzen") angesetzt und immer mit dem bewussten Senken des Zwerchfells verbunden ausgeführt wird, gilt:

- Konvexseite: freie Rippen (rechts) seitwärts aufwärts und rückwärts aufwärts (= lateral-kranial und dorsal-kranial).
- Konkavseite (links): seitwärts aufwärts und rückwärts aufwärts (= lateral-kranial und dorsal-kranial).
- Konvexseite (rechts vorn): vorwärts aufwärts (= ventral-kranial).
- Achselhöhlenrippen (rechts): vorwärts aufwärts mit Gegenhalt des geordneten Schultergürtels in horizontaler Zugrichtung nach rechts schräg außen oben und hinten = Schultergegenzug (➤ Abb. 9.16c). Dabei wird der Schultergürtel als Gesamtblock gegen den Brustkorb gedreht.

Wenn es uns also gelingt, das skoliotische Atemmuster umzubahnen, so ist jeder Atemzug gleichzeitig eine Korrekturübung. Durch Kontraktion der Rumpfmuskulatur im Bereich der konvexen, hervorgewölbten Rumpfareale wird die Atemexkursion an diesen Stellen eingeschränkt und so der Weg freigemacht für eine Steigerung der Atemexkursion im Bereich der konkaven, eingefallenen Rumpfareale. Die **Dreh-Winkel-Atmung** kann für sich allein eingeübt werden. Sie ist jedoch grundsätzlicher Bestandteil unserer Übungen.

MERKE

Die in den Korrekturaufbau jeder Schroth-Übung integrierte Dreh-Winkel-Atmung ist nur bei größtmöglicher Elongation des Rumpfs und bei Entlastung seiner Konkavitäten möglich, d. h., der Patient muss sich zunächst aus seinem passiven Bandhalt – ausschließlich im Rahmen der verbliebenen Wirbelsäulenmobilität – aufrichten, um den gewünschten Effekt zu erzielen.

Der Skoliosepatient muss also lernen, sein skoliotisches Atemmuster zu korrigieren. Durch gezielte Atmung im Bereich der konkaven Rumpfareale werden in ihrer Bewegung eingeschränkte Rippen mobilisiert, vorher minderbelüftete Lungenanteile beatmet und zusätzlich die Korrekturhaltung mit jedem Atemzug gebahnt. Der Patient verhindert über Muskelspannung im Bereich der konvexen, hervorgewölbten Stellen deren Expansion und kann bei gleichzeitiger Entspannung der Muskulatur über den konkaven, eingefallenen Stellen die Atemrichtung eben dorthin lenken. Die Möglichkeit der Umbahnung des skoliotischen Atemmusters wurde bereits durch Skoliometermessungen belegt (Weiß 1989; ➤ Kap. 11.3).

Wir haben die **Atemhubwerte** einiger Patienten nach der Methode von Heybrock-Seift aufgezeichnet, oben zu Beginn und unten nach ca. 5 Wochen Heilverfahren (➤ Kap. 11.4).

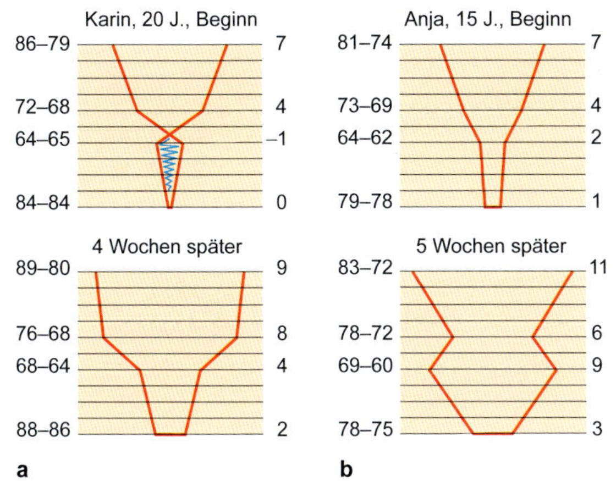

Abb. 4.5 Atemhubwerte zu Beginn (oben) und nach ca. 5 Wochen Heilverfahren (unten) [L143]
a. Patientin Karin, 20 Jahre
b. Patientin Anja, 15 Jahre

Gemessen wurde jeweils in tiefster Inspiration sowie in tiefster Exspiration mit dem Metermaß

- unter der Achsel,
- über der Brust,
- in der Taille = an den unechten Rippen und
- über dem Leib unterhalb des Nabels.

Die Atemhubzentimeter wurden auf Millimeterpapier markiert und die Punkte durch Linien verbunden. Bei Anja (15 Jahre) zeigt sich eine **Atemhubverbesserung** besonders in der Achselhöhle und in der Taillengegend (➤ Abb. 4.5b). Bei Karin (20 Jahre) zeigt die überkreuzte Linie in der Taille einen Minuswert von 1 cm, d. h., die Taille verengte sich während der Einatmungsphase (➤ Abb. 4.5a). Nach 5 Wochen hatte Karin dort 4 cm plus. Die Vergrößerung der Taillenwerte ist das Ergebnis des täglichen Trainings der Zwerchfellatmung.

MERKE

Für die Skoliosebehandlung muss die Atemgymnastik in gezielt angesetzte, aufrichtende derotierende Atem-Brustkorb-Bewegungen umgewandelt werden, die speziell die eingesunkenen Thoraxabschnitte gleich von Anfang an positiv beeinflussen.

Da der Versuch bereits gemacht wurde, fällt es nicht schwer, daraus die Schlussfolgerung zu ziehen, dass mithilfe der dreidimensional gelenkten Atmung inaktive Lungenbläschen wieder stimuliert werden. Als Nebenwirkung stellen die Patienten dann fest, dass eine frühere Erkältungsanfälligkeit verschwindet und dass die körperliche Leistungsfähigkeit bei normalem Pulsschlag am Ende des Heilverfahrens gestiegen ist. Sogar die paradoxe Atmung, bei der sich die Rippen während der Einatmungsphase zusammenziehen, kann wieder normalisiert werden.

Die **Dreh-Winkel-Atmung** wird in alle atmungsorthopädischen Übungen in jeder Ausgangsposition eingefügt. Die Richtung für die Konkavseite seitwärts-aufwärts geschieht mithilfe der seitlichen konkavseitigen Rippen. Sofern sich dabei das Brustbein mit verschiebt, ist Achtung geboten:

- Wenn der Patient dies mit dem sog. vorderen Rippenbuckel ausführt, dreht sich das Brustbein mit zur Konkavseite. Das ist also nur angebracht, wenn das Brustbein nach der Konvexseite hin verschoben ist.
- Wenn das Brustbein aber nach der Konkavseite verschoben ist, muss unbedingt von der Rückseite aus mit der Korrekturatmung begonnen werden. Das heißt, der Patient hat sich dabei auf seine (rückwärtige) Wirbelsäule zu konzentrieren, denn dort setzen auch die Rippen an den Querfortsätzen der verdrehten Wirbel an. Dort müssen die Rippen die WS ziehen und dabei entdrehen. Der Patient fixiert dabei manuell sein Brustbein, das sich auf keinen Fall weiter in die Fehlrichtung ziehen darf.
  Die Atmung an der Konvexseite vorn hat dann die Richtung schräg nach vorn außen und oben, ohne den seitlichen Rippenbuckel mitzunehmen. Spiegelkontrolle ist dabei unerlässlich.

4.2 Kardiopulmonale Leistungsverminderung

Oft sind Skoliosepatienten von pulmonaler und kardialer Insuffizienz betroffen. Bei solchen Patienten konnten wir während des Heilverfahrens feststellen, dass z. B. Lippenzyanose verringert oder beseitigt werden konnte und dass sich die Vitalkapazität von z. B. 350 ccm um das Doppelte steigerte und ein allgemeines Wohlbefinden auftrat.

Im Sommer 1974 wurden zwei Patientengruppen mit Skoliose der Westfälischen Wilhelms-Universität in Münster (Institut für Sportmedizin) in unserer Klinik in Bezug auf ihre kardiopulmonale Leistungssteigerung überprüft. Eine kurze Zusammenfassung der von Vogelpohl (1975) ermittelten und vorgelegten Ergebnisse ist nachfolgend auszugsweise aufgeführt:

„Zu Beginn der Kur konnte bis auf zwei Ausnahmen bei den Gruppenmitgliedern eine pathologische kardiopulmonale Leistungsschwäche nicht beobachtet werden. Die am Ende der vierwöchigen Kur ermittelten spiroergometrischen Werte waren gekennzeichnet durch eine mehr oder weniger hohe Leistungssteigerung der einzelnen Patienten. Sehr signifikant war vor allem die positive Beeinflussung des Herz-Kreislauf-Systems.

Bei stufenweise steigender Belastung lagen die Pulsfrequenzen im Schnitt um 10 bis 15 Schläge pro Minute niedriger als zu Beginn der krankengymnastischen Behandlung. Die Wattleistung bei der Dauerleistungsgrenze konnte wesentlich erhöht werden.

4

Tab. 4.1 Durchschnittliche Luftmenge einer Ausatmung

Jugendliche			Erwachsene		
Knaben (ccm)	Alter (Jahre)	Mädchen (ccm)	Männer (ccm)	Körpergröße (cm)	Frauen (ccm)
1.400	9	1.400	2.350	150	2.200
1.650	10	1.500	2.600	155	2.400
1.800	11	1.600	2.900	160	2.600
1.900	12	1.750	3.200	165	2.800
2.050	13	1.900	3.500	170	3.000
2.300	14	2.100	3.800	175	3.200
2.400	15	2.200	4.100	180	3.400
Durchschnittswerte für Sportler (ccm)					
Schwerathleten		3.950	Boxer		4.800
Fußballspieler		4.200	Schwimmer		4.900
Leichtathleten		4.750	Ruderer		5.450

Ferner stellte sich eine hochsignifikante Verbesserung für die PWC 170 ein. Die Einzelwerte von in der Katharina-Schroth-Klinik behandelten jugendlichen Skoliosepatienten bezüglich der Physical Working Capacity (PWC bei einer Pulsfrequenz von 170 in einer Minute) zeigen nach der entsprechenden Kurbehandlung eine nach dem t-Test hochsignifikante Verbesserung. Dies gilt ebenso für die Einzelwerte der entsprechenden Skoliosepatienten bezüglich ihrer Ausdauerleistungsfähigkeit unter einer Pulsfrequenz von 130 pro Minute. Als weiterer Trainingseffekt machte sich der schnellere Pulsfrequenzrückgang in der Erholungsphase bemerkbar. All diese Phänomene sind Zeichen für eine wesentlich ökonomischere Arbeitsweise des Herz-Kreislauf-Systems.

Für die organische Leistungsfähigkeit kann die Vitalkapazität nicht als Gradmesser angesehen werden, wohl aber als Maß für die restriktive Funktionseinschränkung."

Nach Untersuchungen von Weiß (1989) sind auch bei erwachsenen Skoliosepatienten hochsignifikante Vitalkapazitätssteigerungen sowie auch Steigerungen der Rippenmobilität zu erwarten.

Die Untersuchungen in Sobernheim haben bewiesen, dass eine intensive vierwöchige Behandlung nach der Schroth-Methode die organische Leistungsfähigkeit der Patienten erheblich zu steigern vermag. Insofern kommt dieser Methode der krankengymnastischen Skoliosebehandlung nicht nur in orthopädischer, sondern auch gleichermaßen in innermedizinischer Hinsicht eine große Bedeutung zu.

Signifikante Steigerungen der kardiopulmonalen Leistungsfähigkeit sind durch Ausdauertraining bzw. Konditionstraining durchaus zu erreichen, signifikante Steigerungen der Vitalkapazität dagegen nicht (Bjure et al. 1969; Götze 1976).

Bei Erwachsenen wird zur Feststellung der Vitalkapazitätswerte die Körpergröße als Bezugspunkt herangezogen. ➢ Tab. 4.1 zeigt die allgemeingültigen Normwerte.

Beim Skoliotiker hat sich dieser wichtigste Bezugspunkt zur Festlegung des Sollwerts für den Lungeninhalt verändert, denn die seitlich gekrümmte Wirbelsäule mit der Rotation bzw. Torsion und entsprechenden Brustkorbveränderungen bewirken einen Höhenverlust mit Einengung des Lungenraums. Funktionell unterstützt auch das Zwerchfell diese Fehlform (➢ Kap. 4.1).

Um einen theoretischen Wert der Vitalkapazität festzulegen, den der Patient bei gerader Wirbelsäule haben müsste, haben wir Wirbelsäulenmessungen am Röntgenbild durchgeführt. Rotation, Torsion und Rippendeformitäten wurden nicht berücksichtigt. Der Bogenverlauf wurde etwa in der Mitte der Wirbelkörper umfahren und die lotrechte Strecke zwischen dem kaudalen und dem kranialen Punkt des Bogens gemessen. Alsdann wurde das Bandmaß straff gezogen und die Differenz ermittelt, die zur Aussage über den entstandenen Höhenverlust dient.

Diese Messungen wurden am BWS- und am LWS-Bogen gesondert durchgeführt, da ein einzelner WS-Bogen von z. B. 100° Cobb eine stärkere Zusammensinterung aufweist als zwei Biegungen von je 50° Cobb. Nun suchten wir auch eine Relation zwischen den Winkelmaßen und dem Körperlängenverlust (➢ Tab. 4.2).

Die in ➢ Tab. 4.2 angegebenen Werte beziehen sich nur auf den BWS-Bogen (= Verkürzung und Einengung des Brustkorbs). Es sind Wahrscheinlichkeitswerte. Diese Zentimeter müssten der derzeitigen Körperlänge hinzugezählt werden, um die Vitalkapazität zu errechnen. Die „theoretische Körperlänge" erhält man jedoch erst, wenn die Werte des BWS- sowie des LWS-Bogens zusammengezählt und zur derzeitigen Körperlänge addiert werden.

Es zeigt sich, dass die Normwerte in ➢ Tab. 4.1 bei schweren Skoliosen kaum erreicht werden. Leichte Skoliosen hingegen übersteigen oft den Normwert, besonders wenn sich die Patienten sportlich betätigen.

Tab. 4.2 Näherungswerte für die Relation der Skoliosewinkel zur Verkürzung des Oberkörpers

Skoliose-winkel	Verkürzung um (cm)	Skoliose-winkel	Verkürzung um (cm)
20°	1,5	90°	8,5
25°	1,5	95°	8,5,5
30°	1,5	100°	9,5
35°	1,5	105°	9,5,5
40°	2,5	110°	10,5
45°	2,5	115°	11,5
50°	3,5	120°	12,5
55°	3,5	125°	12,5
60°	4,5	130°	13,5
65°	4,5	135°	14,5
70°	5,5	140°	15,5
75°	5,5	145°	16,5
80°	6,5	150°	17,5
85°	7,5		

4.3 Die Skoliose beeinflussende Muskulatur

Die starke myoelektrische Aktivität der konvexseitigen Muskulatur ergibt sich aus der Tatsache, dass sie allein den sich kranial anschließenden Körperteil trägt. Entgegen unserer früheren Annahme hypertrophiert und erstarkt sie dadurch aber nicht, da sie sich in einer viel zu starken Vordehnung befindet. Im Gegenteil: Sie kann diese Belastung nicht allein tragen und lässt in ihrer Spannung immer weiter nach, bis die knöchernen Voraussetzungen für ein Aufhalten der Progredienz der Skoliose gegeben sind.

Die elektromyografisch stille Muskulatur auf der konkaven Seite wird mit Zunahme des Bogens, zwischen dessen Enden sie aufgespannt ist, immer kürzer und funktionsloser. Die Vordehnung nimmt hier demnach immer weiter ab, sodass sich auch hier eine zunehmende Insuffizienz annehmen lässt.

MERKE

Durch die Übungstherapie nach Schroth wird infolge der Einnahme der Korrekturstellung eine nahezu **physiologische Vordehnung** beider Muskelgruppen, der kontrakten konkavseitigen wie auch der überdehnten konvexseitigen, erreicht. Dadurch wird eine maximale Anspannung dieser Muskeln möglich.

Einer Skoliose geht immer ein Missverhältnis zwischen Tragfähigkeit und Belastung des Knochen-Band-Muskel-Systems voraus. Die einmal aus dem Lot gekommenen Skelett-Teile erzwingen nach und nach ein „skoliotisches Gleichgewicht" des Körpers, die sog. „statische Dekompensation". Das wiederum ist nur möglich, weil der durch die allgemeine Bindegewebsschwäche defekte Bandapparat dies zulässt. Die vertebralen und kostovertebralen Gelenke und oft auch die sternokostalen Verbindungen liegen nicht mehr physiologisch. Es kann zu Wirbeldrehgleiten, ja sogar zu Subluxationen kommen, wodurch die teilweise enormen Verbildungen erst möglich werden.

Der skoliotisch veränderte Bewegungsapparat wird durch die Muskulatur gehalten, die einerseits überlastet und gedehnt ist, andererseits kontrakt und atrophisch wurde, was eine mehrfache Torsion der Wirbelsäule in fast unglaublichem Ausmaß zulässt. Je größer die pathologischen Druck- und Zugwirkungen sind, desto stärker ist ihr Einfluss auf die Knochen. Zunächst werden die Zwischenwirbelscheiben keilförmig, später auch die Wirbelkörper i. S. einer Druckatrophie. In schwersten Fällen tritt eine knöcherne Verbindung einzelner Wirbelkörper ein.

4

4.3.1 Bauchmuskulatur

Beckengürtel und Brustkorb (und Schultergürtel) sind bei Skoliose gegeneinander verdreht, wodurch sämtliche Bauchmuskeln in Mitleidenschaft gezogen sind.

Unsere **Arbeitshypothese:** Im Falle einer dorsalen Rechtsskoliose (> Abb. 4.6) erscheinen die Fasern des M. obliquus abdominis externus rechts (**a**) und die Fasern des M. obliquus abdominis internus links (**b**), die in einer Linie diagonal parallel laufen, überdehnt. Die Folge ist, dass der Rippenbuckel sowohl nach der Seite als auch nach hinten ausweichen kann. Auf der anderen Seite gleitet die dorsal-konkavseitige Hüfte nach außen und nach hinten ab (**b**).

Die gegenüberliegenden Muskeln **c–d** sind kürzer, sodass der Rippenbogen als sogenannter vorderer Rippenbuckel (**c**) und die Hüfte unterhalb des Rippenbuckels (**d**) nach vorn innen stehen.

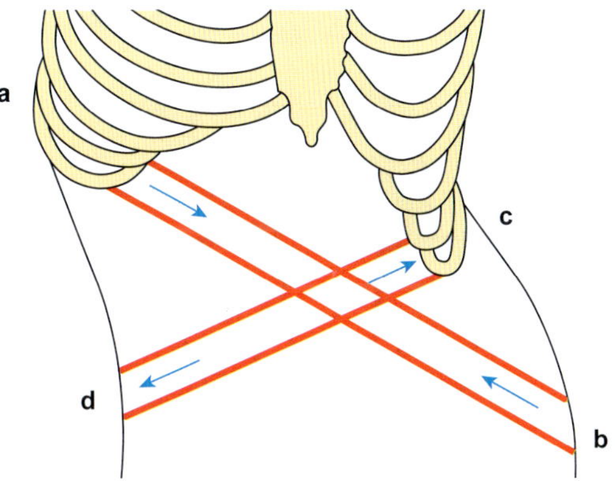

Abb. 4.6 Schema bei der dreibogigen Skoliose. Die Pfeile zeigen die Übungsrichtung an. [L143]

Die **Übungsbehandlung** muss das muskuläre Gleichgewicht wiederherstellen, indem die verlängerte Diagonale a–b verkürzt und die verkürzte Diagonale c–d verlängert wird. Dieses Prinzip gilt für alle Übungen in der Weise, dass die kurze Diagonale während der Übungen länger erscheint als die vorher überdehnt gewesene der anderen Seite. Die übrigen Bauchmuskeln, die ebenfalls schräg verzogen waren, normalisieren sich gleichzeitig – und damit normalisiert sich die gesamte Rumpfhaltung.

4.3.2 M. quadratus lumborum und die tiefer liegende Haltemuskulatur

Der **M. quadratus lumborum** hat die Aufgabe, bei beiderseitigem Wirken zusammen mit dem Erector trunci die LWS in der Mitte zu halten, da er außer an der 12. Rippe noch an den Lendenwirbelquerfortsätzen ansetzt. Wenn dieser Muskel wie bei der Skoliose einseitig arbeitet, zieht er die Querfortsätze der LWS, an denen er inseriert, zu seiner Seite. Die Folge davon ist: Abweichung der LWS nach der Seite sowie Verdrehung: Es entsteht die **Lendenskoliose** (➤ Abb. 4.7, ➤ Abb. 4.8).

Ist der Muskel inaktiv, so zieht er nicht mehr an den Querfortsätzen. Das ist an der Rippenbuckelseite der Fall. Die Wirbel gleiten nach der entgegengesetzten Seite ab in die lumbale Ausgleichskrümmung hinein.

Der nach der Rippenbuckelseite abgewichene Oberkörper muss durch den M. quadratus lumborum sowie den Erector trunci im Gleichgewicht gehalten werden. Diese Muskeln werden deshalb zu vermehrter (tragender) Tätigkeit gezwungen. Durch den fortgesetzten pathologischen Muskelzug und infolge der allgemeinen Bindegewebsschwäche bei Skoliose, die einen gelockerten Bandapparat mit sich bringt, kommen die gelenkigen Wirbelverbindungen aus der Achse, ja sie subluxieren zuweilen, sodass eine **Torsion** der LWS mit Verdrehung der Dornfortsätze zur lumbalen Konkavität entsteht. Die Querfortsätze drehen sich – im Verein mit der Hüfte – unterhalb des Rippenbuckels nach vorn. Die Lendenmuskulatur ist verkürzt, während auf der anderen Seite durch das Torquieren der hierbei tastbaren Querfortsätze ein scheinbarer Muskelwulst entsteht.

„Wenn sich eine Wirbelsäule nach der Seite verbiegt, ist dies nur möglich, wenn sie sich gleichzeitig auch verwindet. Dies liegt daran, dass die Wirbelsäule keinen mittelständigen Drehpunkt hat, sondern dieser – ähnlich wie bei der Ellipse – exzentrisch liegt. Ein Wirbelkörper ohne Bogenanteile und Dornfortsatz hat – für sich allein – wie ein Kreis einen Mittelpunkt. Da aber die Bogenanteile und der Dornfortsatz hinten und in zwei anderen Achsen die Wirbelbogengelenke noch angeschlossen sind, entsteht zwischen diesen drei Drehpunktmöglichkeiten ein ungefähr am hinteren Rand des eigentlichen

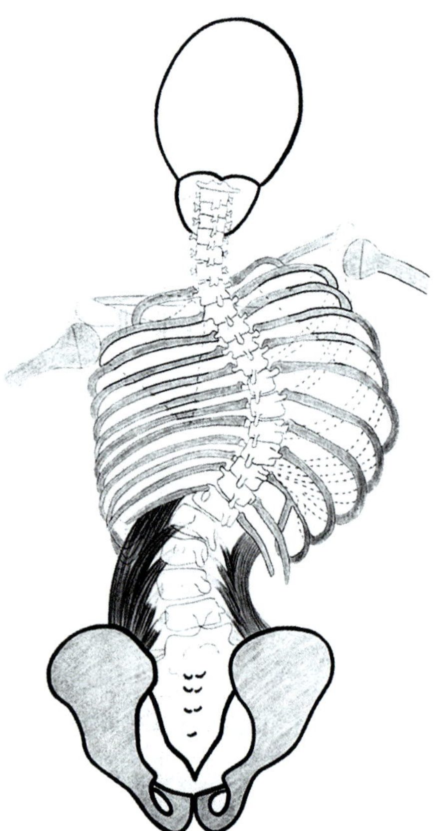

Abb. 4.7 Ungleiche Tätigkeit des M. quadratus lumborum bei ausgeprägter Skoliose [M616]

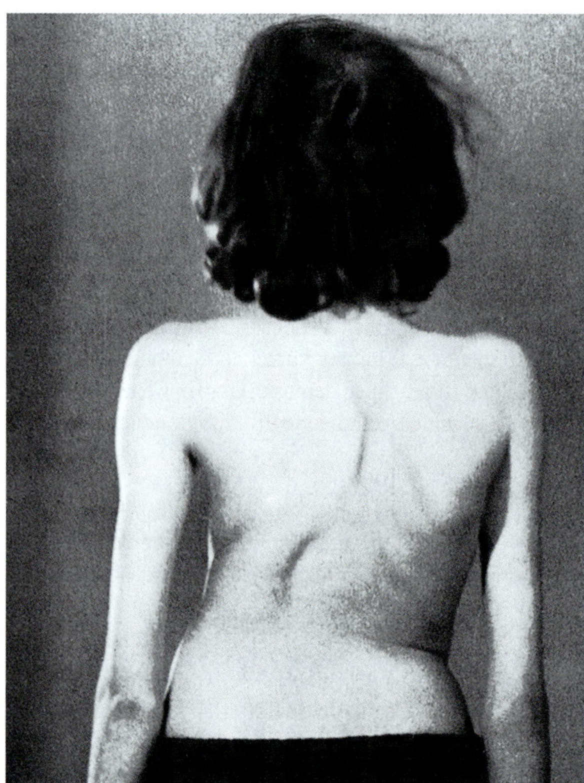

Abb. 4.8 14-jähriges Mädchen mit rechtsthorakaler Kyphoskoliose und stark torquiertem lumbalem Ausgleichsbogen [M616]

Wirbelkörpers gelegener korrespondierender Drehpunkt. Und dieser Drehpunkt führt nicht zu einer echten Rotation, sondern zu einer Verwindung, also zu einer Torsion. Im Modell ist dies leicht herzustellen: Wenn man zwei gleichlange Stahllineale ungefähr 1 oder 2 cm nebeneinander fest fixiert und versucht, sie zu biegen, dann wird sich das eine und das andere Lineal jeweils in sich selbst verwinden, und man bekommt einen ähnlichen Effekt wie bei der Skoliose", sagte anlässlich eines Besuchs 1978 Herr Prof. Schlegel, Ordinarius für Orthopädie, Essen.

4.3.3 M. iliopsoas

Der **M. iliopsoas** setzt sich zusammen aus dem M. psoas major, dem M. psoas minor und dem M. iliacus. Unserer Vorstellung nach ist dieser Muskel während unserer Übungen vornehmlich an der Entdrehung der LWS beteiligt. Kapandji (2006: 40) beschreibt diesen Muskel und seine Wirkung bei gesunden Menschen sehr anschaulich: *„Als M. iliopsoas ist er der kräftigste der Beuger aus jedweder Stellung. Der M. psoas major ist ein langfaseriger Muskel mit großer Hubhöhe. Er liegt ventral des M. quadratus lumborum. Er hat zwei Ursprungsportionen: Eine tiefe Portion entspringt an den Querfortsätzen der Lendenwirbel, eine oberflächliche an den Wirbelkörpern des 12. Brustwirbels und der fünf Lendenwirbel, gezielt an Ober- und Unterkante zweier benachbarter Wirbelkörper sowie an der jeweiligen Zwischenwirbelscheibe, die als Ursprungsareale dienen. Der Muskel zieht schräg nach unten außen in das Becken hinein. Er schmiegt sich der Innenseite des Hüftbeins an. Die Sehne des Muskels setzt an der Spitze des Trochanter minor an. Ist das Hüftgelenk festgestellt, d. h. liegt das Punctum fixum am Oberschenkel, dann hat der Muskel eine kräftige Wirkung auf die LWS. Der Muskel erwirkt eine Seitneigung zur Seite der Kontraktion hin und gleichzeitig eine Drehung zur entgegengesetzten Seite. Des Weiteren führt der Muskel, da er am Scheitel der Lendenlordose entspringt, eine Ventralflexion der LWS in Relation zum Becken aus. Er hyperlordosiert die LWS!"* (> Abb. 4.9).

Die Nerven der tief bzw. nahe der Wirbelsäule gelegenen Muskeln (autochthone, d. h. dem Willen nicht unterworfene Rückenmuskulatur) kommen direkt aus dem Rückenmark, und versorgen sie direkt: M. iliocostalis, M. longissimus, M. spinalis, Mm. rotatores, Mm. intertransversarii, M. erector spinae.

Beim Vergleich mit den obigen Abbildungen wird deutlich, wie diese allerinnersten Muskeln bei Skoliose mit verzogen und verwunden sein müssen und die Nerven irritiert worden sind. Es ist ohne weiteres denkbar, dass durch eine gymnastische Entdrehung des Thorax gegen Becken- und Schultergürtel diese gedehnten bzw. gequetschten Nerven wieder befreit werden und der Patient sich allgemein wohler fühlt und seine Schmerzen verliert.

Was nützt uns alle Theorie? Wir wissen ja bereits, dass sich bei Skoliose sowieso alles immer anders verhält. Es gibt **Synergie- und Antagonisteneffekte** z. B. auch mit der Bauchmuskulatur und den autochthonen Rückenmuskeln. Deshalb ist es unmöglich, die Wirkung nur eines Muskels bei Skolioseübungen zu beschreiben. Unsere Vorstellung ist, dass sich eine derotierende Wirkung aufgrund des Muskelansatzes an der Vorderseite der Wirbelkörper ergibt.

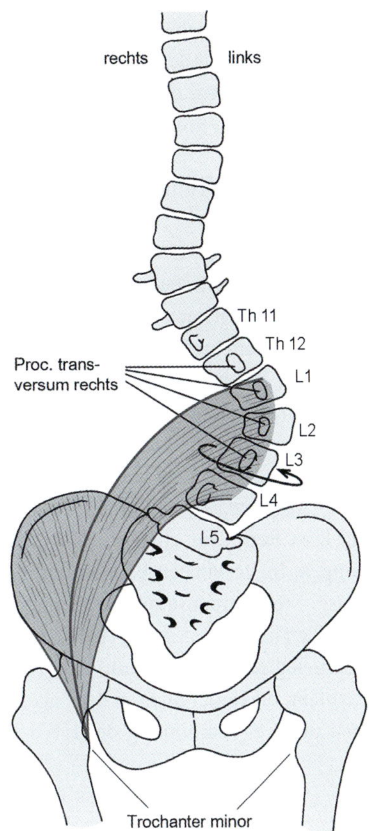

Abb. 4.9 M. iliopsoas: Ansicht von vorn [L157 nach M616]

4.3.4 M. erector trunci: Rückenstrecker

Unter dem **Erector trunci** versteht man die zwei jeweils rechts und links neben der WS gelegenen, sich überschneidend angeordneten Längsmuskeln. Der **M. iliocostalis** gliedert sich auf in einen lumbalen, einen thorakalen und einen zervikalen Anteil. Der **M. longissimus** gliedert sich auf in M. longissimus dorsi, M. longissimus cervicis und M. longissimus capitis.

Eine beidseitige Kontraktion dieses Muskels bewirkt eine Streckung der WS und dadurch ein Nachvorndrücken der Rippen i. S. einer Extension der BWS.

Der M. iliocostalis kann bei einseitiger Beanspruchung auch noch eine Lateralflexion (Seitbeugung) des Brustkorbs bewirken. Bei einer Skoliose findet man auch bei diesen beiden Muskeln ein Ungleichgewicht. Ihre Aktivität und auch ihre Längenverhältnisse sind auf beiden Seiten unterschiedlich. Die pathophysiologischen Grundlagen lassen sich an diesem Muskel besonders gut darstellen:

Im Fall einer **rechtskonvexen Thorakalskoliose** (➤ Abb. 4.10, ➤ Abb. 4.8) müssen die linken lumbalen Rückenstrecker den nach rechts absinkenden Oberkörper halten. Der infolge der Überdehnung insuffizient gewordene Muskel lässt den linkskonvexen Lumbalbogen im Laufe der Zeit immer größer werden und die linksseitigen Rippen immer weiter nach ventral abweichen.

Das Rippental kann wohl auch infolge der Insuffizienz des lumbalen Teils des M. erector trunci entstehen, wodurch die Ansatzstellen dieses Muskels, nämlich die konkavseitigen Rippen, nach ventral abweichen können.

Der rechtsseitige insuffiziente thorakale Anteil kann den linksseitigen Überhang von Hals, Kopf und Schultergürtel mit den damit getragenen Gewichten auf Dauer nicht kompensieren und lässt Raum für ein Zurückweichen der konvexseitigen Rippen. Im zervikalen Bereich finden sich ähnliche Verhältnisse. Die kompensatorische Rechtsbiegung der HWS überdehnt den linken zervikalen Anteil dieses Muskels. Durch diese pathologische Vordehnung geschwächt, ist dieser Muskel ebenfalls auf Dauer nicht in der Lage, das Kopfgewicht zu halten und der Krümmung der HWS entgegenzuwirken.

Das Ziel der Übungsbehandlung muss die Umkehr der Körperfehlstatik sein. Wir beginnen mit der Korrektur im Becken und Lendenwirbelbereich und kräftigen den **rechtsseitigen intrinsisch lumbalen Anteil des M. erector trunci wegen seiner Fähigkeit, in der LWS i. S. einer Derotation zu wirken.** Der linksseitige Anteil des M. erector trunci wird ebenfalls in Korrekturstellung und damit in annähernd normaler Vordehnung durch Einnahme der Übungsausgangsstellung aktiviert, um die statischen Veränderungen der Korrekturhaltung zu sichern.

Der rechtsseitige thorakale Anteil dieses Muskels vermag mithilfe der Dreh-Winkel-Atmung die thorakal konvexseitigen Rippen nach ventral und damit die konkavseitigen Rippen nach dorsal zu führen. Zu achten ist jedoch darauf, dass durch die veränderten Insertionsverhältnisse dieses Muskels nicht der Flachrücken verstärkt wird. Deshalb muss immer „in die Länge" gearbeitet werden, damit eine Derotation überhaupt stattfinden kann.

Der linksseitige verkürzte Anteil dieses Muskels wird infolge der Spreizung der konkaven Rippen, die erst „in Länge" möglich ist, mittels Dreh-Winkel-Atmung gedehnt, sodass Raum entsteht, um die nach ventral eingesunkene Rippenwand wie auch die thorakale Lordose nach dorsal zu rücken.

Im zervikalen Abschnitt sind die Verhältnisse ähnlich wie im lumbalen. Hier muss die pathologische Seitneigung des Kopfs aufgehoben werden, damit die überdehnten linksseitigen Muskelfasern wieder ihre normale Länge erhalten und die rechtsseitigen inaktiven Halsmuskelanteile wieder aktiviert werden.

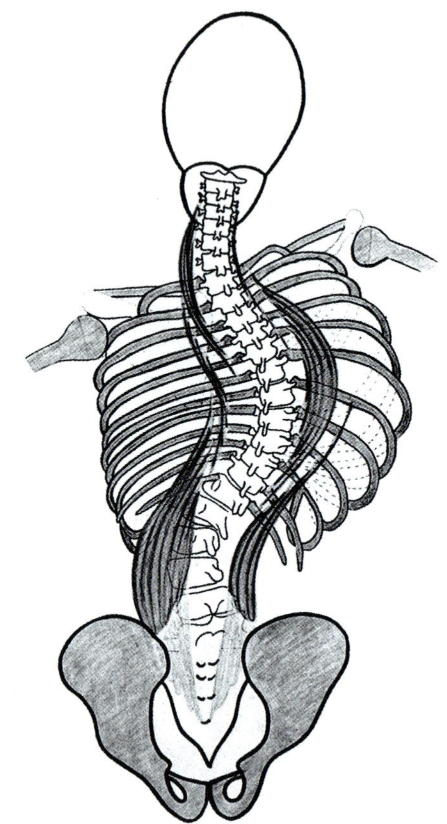

Abb. 4.10 Torsionsverhältnisse an der skoliotischen Wirbelsäule mit daraus resultierender Verstärkung des jeweils konvexseitigen Muskelreliefs [M616]

Die Übungsbehandlung soll in allen Teilen das muskuläre Gleichgewicht wiederherstellen. Es wird mit dem Lendenabschnitt begonnen. Darauf folgen die kranialen Abschnitte der Korrektur automatisch.

Die Übungen gehen, wie gesagt, immer in die aktive Elongation, die automatisch mit der Aufhebung der Seitneigung (Deflexion) verbunden ist. Durch die Elongation entsteht Raum zur Derotation von Becken, Brustkorb und Schultergürtel. Alles wird anschließend durch die Muskelmantelspannung in optimaler Korrekturstellung gefestigt. Letztendlich werden also *alle* Muskeln gekräftigt, die konkavseitigen sowie die konvexseitigen.

Durch permanente Wiederholung erfolgen die Umbahnung der fehlerhaften Bewegungsmuster und die Anbahnung einer korrigierten Haltung. Als Kontrolle dient z. B. das Septum des M. latissimus. Springt es bei der Muskelmantelspannung beidseitig an, ist dies ein Zeichen dafür, dass sowohl die überdehnte als auch die verkürzte seitliche Längsmuskulatur in optimaler bzw. physiologischer Länge arbeiten.

Der linksseitige lumbale Anteil des Erector trunci hält den nach rechts weggesunkenen Thorax. Er hat haltende statische Funktion. Der gleiche Muskel ist auf der rechten Seite infolge einer Annäherung von Ursprung und Ansatz verkürzt.

Sehen wir jedoch die intrinsisch lumbalen Anteile des M. erector spinae, ist er aufgrund seiner dorsoventralen Verlaufsrichtung vom Beckenkamm zu den Querfortsätzen auf der rechtsseitigen lumbalen Seite überdehnt und auf der linksseitigen lumbalen Seite verkürzt. Man kann weiter theoretisieren:

Möglich ist auch, dass die intrinsische Muskulatur aufgrund der hohen Sehnenanteile keine Überdehnung bzw. Verkürzung aufweist. Logisch erscheint dies zunächst aufgrund der dorsoventralen Verlaufsrichtung. Doch die Konkavität des Bogens lässt einen größeren Bewegungsraum der Muskeln zu, sodass es vielleicht gar keine Überdehnung konkavseitig gibt.

Fest steht auf jeden Fall, dass der rechtsseitige lumbale Anteil infolge der Annäherung von Ursprung und Ansatz verkürzt ist und verlängert werden muss. Der rechtsseitige thorakale Anteil des M. erector trunci hält den nach links hängenden Schultergürtel im Dehnungszustand. Besonders beansprucht wird er beim einseitigen, falsch kompensierten Tragen von Gewichten.

Der gleiche Muskel ist auf der linken Seite infolge der Näherung von Ansatz und Ursprung verkürzt.

Der linksseitige **zervikale** Anteil des Erector trunci hält den nach rechts hängenden Kopf. Er hat ebenfalls eine statische Funktion im verlängerten Zustand. Die entsprechenden Muskeln der rechten Seite sind verkürzt.

4.3.5 Intrinsische Muskulatur

Sowohl der M. longissimus als auch der M. iliocostalis (= M. erector spinae) haben einen intrinsisch lumbalen Anteil. Die intrinsisch lumbale Muskulatur des M. erector spinae entspringt von der hinteren oberen Spina und den hinteren Anteilen der Crista iliaca und setzt an den Querfortsätzen der LWK an (Macintosh und Bogduk 1987).

Im Falle einer **Lumbalskoliose** drehen sich die Dornfortsätze zur bogeninneren Seite. Die Querfortsätze wandern somit konkavseitig nach ventral und verlängern den Abstand zwischen Spina iliaca posterior und Lendenwirbelquerfortsatz. Für diese Muskelgruppe bedeutet das eine konkavseitige Dehnung und eine konvexseitige Verkürzung.

Aus diesen biomechanischen Gegebenheiten können wir für den **Korrekturaufbau nach Schroth** folgende Rückschlüsse ableiten: Es ist nachgewiesen, dass zur seitlichen Stabilisierung der Wirbelsäule, z. B. auch bei Seitbeugung, die lateralen Anteile der autochthonen Rückenmuskulatur deutlich stärker als die medialen (Mm. multifidus und rotatores) aktiviert werden. Wird demnach im Rahmen der Übung „Muskelzylinder" (➢ Kap. 9.2.1) der gesamte Rumpf zur thorakalen Konkavseite geneigt, so zeigt sich eine deutlich vermehrte Aktivität der intrinsisch lumbalen Muskulatur des M. erector spinae im Vergleich zum M. multifidus auf gleicher Höhe auf der thorakalen Konvexseite. Dieser Muskel wird also die auf der thorakalen Konvexseite nach ventral gedrehten lumbalen Querfortsätze zurückdrehen und zusätzlich die Lumbalkrümmung dabei aufrichten.

Im thorakalen Bereich finden wir für den M. erector spinae keine solche schräge Verlaufsrichtung, sondern eine eher parallele Anordnung zum Achsenorgan. Auch hier wird auf der thorakalen Konvexseite eine vermehrte Aktivität sichtbar. Entsprechend den biomechanischen Gegebenheiten finden wir hier die Tendenz zur seitlichen Krümmungsaufrichtung und Redression des thorakal-konvexseitig nach dorsal drängenden Rippenbuckels, über den der M. erector spinae wie über ein Hypomochlion gespannt ist. Im Falle einer allzu starken Verdrehung kann jedoch der gegensätzliche Effekt eintreten, wenn der thorakal-konvexseitige M. erector spinae über den Bogenscheitel auf die thorakale Konkavseite drängt. In einem solchen Fall müssen zunächst Vorkorrekturen geschaffen und auf diese Weise Ursprung und Ansatz auch der autochthonen Muskulatur einander so weit genähert werden, dass der eben beschriebene Effekt nicht mehr eintritt.

4.3.6 M. latissimus dorsi

Der M. latissimus dorsi entspringt von den Dornfortsätzen der 6. bis 12. Brustwirbel, verläuft nach außen oben und setzt an der Crista tuberculi minoris des Oberarms an. Aufgrund seiner flächigen Insertion am unteren Schulterblattwinkel hält er denselben an die Rippen. Bei Inaktivität dieses Muskels bekommt der untere Schulterblattwinkel keinen Muskeldruck mehr und kann nach hinten ausweichen. Es entsteht das flügelförmige Abstehen der Schulterblätter (**Scapulae alatae**).

Bei der Skoliose ist auch dieser Muskel einseitig aktiv bzw. verkürzt. Er drückt z. B. auf der dorsalen Konkavseite den unteren Schulterblattwinkel derartig kräftig gegen die Rippen, dass diese nach vorn ausweichen und der obere Rand des Schulterblatts über die normale Stellung nach hinten heraussteht. An der Rippenbuckelseite hingegen ist dieser Muskel stark überdehnt, weshalb die Rippen nach hinten sinken können (➢ Abb. 4.11a, b). Der untere Schulterblattwinkel wird dadurch nach hinten oben gehoben, das ganze Schulterblatt dreht sich im oberen Teil nach vorn. Da die Schulterkuppe dieser Seite sowieso nach vorn gedreht ist, ergibt sich eine Vergrößerung des Rippenbuckels oft bis zu einem waagerechten kranialen Ansatz.

Die Septen des M. latissimus dorsi befinden sich infolge der drei Rumpfverdrehungen nicht mehr lateral, sondern sind mit dem mittleren und unteren Rumpfabschnitt gemeinsam abgewichen. Der M. latissimus an der dorsalen Konkavseite ist kurz, der der Rippenbuckelseite verlängert.

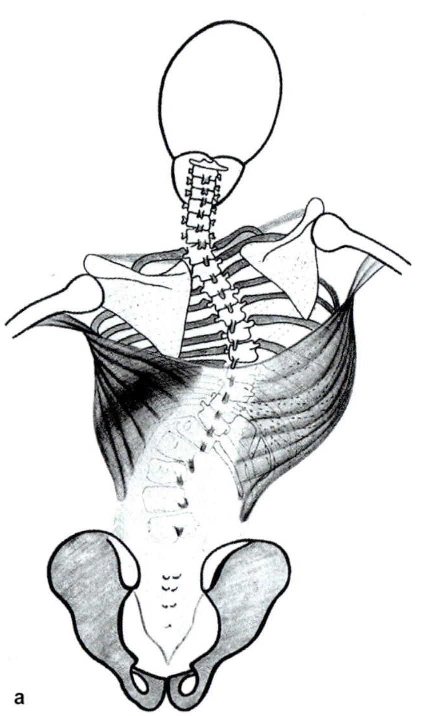

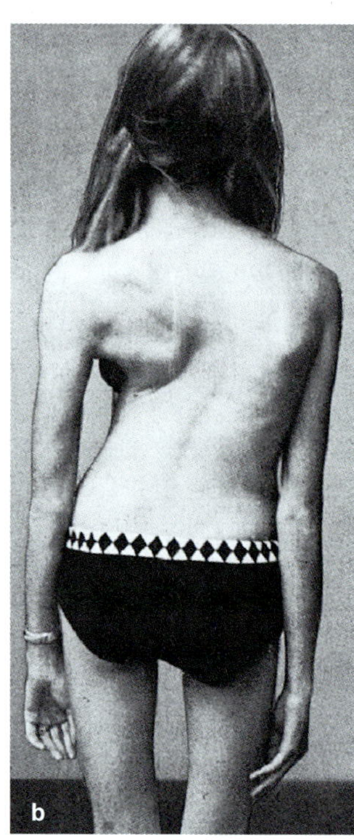

Abb. 4.11 Funktionsveränderung des M. latissimus dorsi an der schwachen Seite (Zeichnung: Lehnert-Schroth) [M616]
a. Schematische Darstellung
b. Am Beispiel einer rechtskonvexen thorakalen Skoliose

4.3.7 Mm. scaleni

Diese Muskeln haben die Aufgabe, die 1. und 2. Rippe, an der sie ansetzen, zu heben. Bei einer Kyphose der oberen BWS sind sie teilweise außer Funktion. Infolgedessen senken sich die ersten beiden Rippen vorn, die Lungenspitzen werden beengt. Der Rücken tritt nach hinten oben heraus. Der Kopf sinkt nach vorn. Bei Skoliose findet sich die gleiche Veränderung, meist noch einseitig verstärkt.

4.3.8 Brustmuskulatur

Die Brustmuskeln (➢ Abb. 4.12a) ziehen die Schultern nach vorn, bei Skoliose umso mehr, als ihre Antagonisten (M. trapezius, Mm. rhomboidei) außer Spannung (nicht tonisiert) sind. Je mehr Letztere nachgeben, desto mehr kommt der Schultergürtel nach vorn. Die Lungenspitzen werden dadurch eingeengt.

4.3.9 Statische Konsequenzen auf den gesamten Thorax

Die 11. und 12. Rippe enden seitlich in der Weichteilmuskulatur. Sie verlaufen beinahe waagerecht. Bei starker Skoliose stehen diese beiden Rippen auf der Rippenbuckelseite oft senkrecht in den Leib hinein, weil die Weichteilmuskulatur keinen Halt hat und atrophisch ist. Die Last des seitlich überhängenden Rippenbuckels lässt dort eine scharfe Falte entstehen. Die LWS wird nach der entgegengesetzten Seite verlagert bzw. verdrängt (➢ Abb. 4.12b).

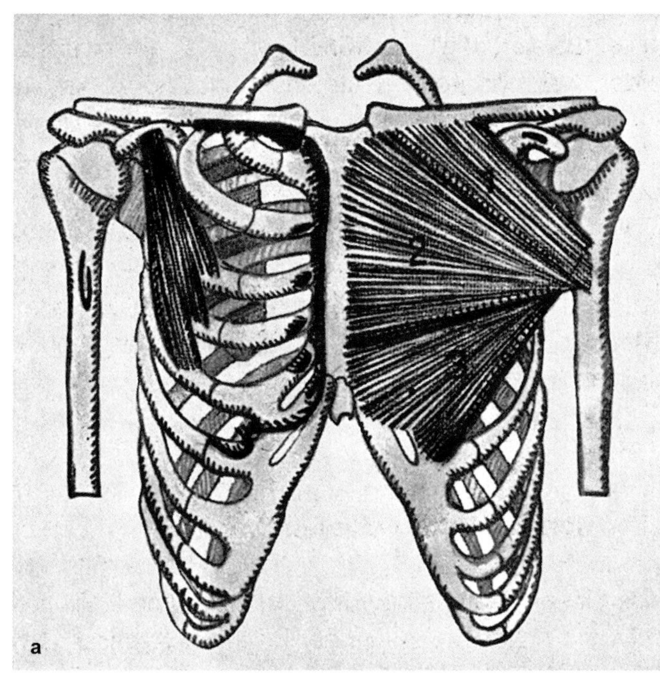

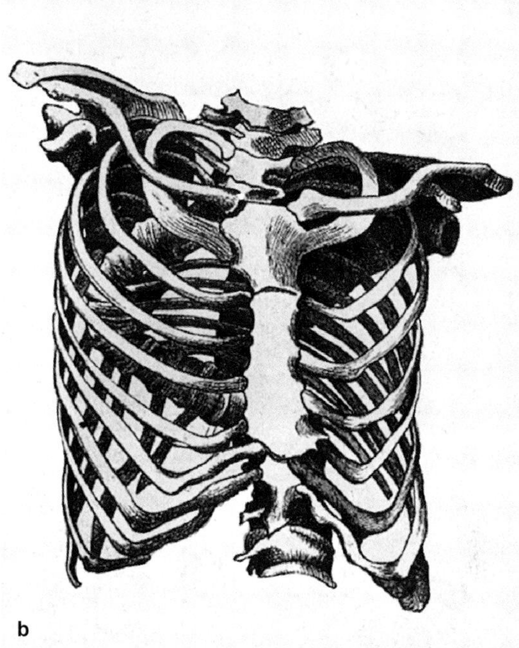

Abb. 4.12 Normaler und skoliotischer Brustkorb
a. Normaler Brustkorb mit M. pectoralis minor (links) und M. pectoralis major (rechts)
b. Skoliotischer Brustkorb

C Behandlung nach Schroth

KAPITEL

5 Dreidimensionale Skoliosebehandlung nach Schroth

5.1 Atmungsorthopädie nach Schroth

5.1.1 Allgemeine Hinweise

Jede Skoliose ist in gewisser Weise verschieden, sodass keine Norm aufgestellt werden kann. Deshalb wurden von uns vielerlei Übungsdetails entwickelt, die nahezu jeder Skolioseform gerecht werden. Da die Ursache der Skoliose immer noch ungeklärt ist (➤ Kap. 2.2), ist sie symptomatisch zu behandeln. Wichtig ist, dass der falsche Haltungsstereotyp in ein aufrechtes Haltungs- und Bewegungsmuster umgepolt wird und die Wachstumslenkung nicht weiterhin fehlgeleitet wird, sondern senkrecht wirkt.

Wir müssen uns vor Augen halten, dass die Skoliose eine teilfixierte Wirbelsäulendeformität ist und strukturelle Veränderungen aufweist. Gleichzeitig spielt aber auch die Haltung eine entscheidende Rolle. Vor allem müssen wir die Haltung des Skoliosepatienten möglichst optimal auskorrigieren, diese Korrektur langfristig bewahren und in die Alltagsaktivitäten integrieren. Auf diese Weise ist möglicherweise ein Einfluss auf das weitere Wirbelsäulenwachstum des Skoliosepatienten zu erzielen. Diese Haltungskorrektur ist nur im Rahmen der noch vorhandenen Beweglichkeit des Patienten erreichbar. Er muss lernen, sein Körpergefühl den neuen Haltungsverhältnissen anzupassen und schließlich als gerade zu empfinden, was er als schief fühlt. Dazu hilft entscheidend die Spiegelkontrolle.

Im Folgenden sind nun die einzelnen Komponenten dieser skoliosespezifischen Haltungskorrekturen dargestellt.

TIPP

Bevor mit dem Üben begonnen wird, sollten die vorausgegangenen Erklärungen aufmerksam durchgelesen werden, da bei allen Übungen immer wieder stichwortartig darauf Bezug genommen wird.

Die Übungen werden im Prinzip so ausführlich wie möglich erklärt. Auf den Geist der Arbeit wird dabei nicht eingegangen, um nicht zu verwirren. Während der Behandlung werden Feinheiten jedoch immer wieder erklärt, damit sie der Übende auch richtig aufnimmt, um den größtmöglichen Erfolg zu erzielen:

- Innerhalb der Übungsbeschreibung wird die Ausführung jeder Übung zuerst für **sagittale** Haltungsveränderungen, Rückenschwäche, Kyphose, Scheuermann-Krankheit, verstärkte Lordose unter dem Stichwort **Kyphose,** d. h. für symmetrische Rumpfbewegungen, beschrieben.
- Die asymmetrische Ausführung für **laterale** Wirbelsäulenschäden wie Skoliose, Kyphoskoliose ist mit dem Stichwort **Skoliose** bezeichnet.

TIPP

Bei sagittalen Haltungsschäden ist zu empfehlen, die für Skoliose beschriebenen einseitig auszuführenden Übungen wegen des günstigen Schrägzugeffekts auf die veränderten Wirbelgelenke wechselseitig auszuführen.

Aus den angegebenen Grundformen lassen sich Variationen ableiten, die hier aus den genannten Gründen keine Erwähnung finden werden.

Nach jeder starken Kraftübung wird eine gelenkte **Ruhepause in Korrekturlagerung** – entweder verbunden mit Entspannung oder gezielter Atmung – eingelegt, sodass selbst die Pausen zu orthopädischen Übungen werden. Es ist nicht erforderlich, die Übungen in der hier angegebenen Reihenfolge auszuführen. Es kann während einer Übungsstunde beliebig unter den verschiedenen Übungsgruppen variiert werden. Die Hauptsache bleibt, dass jede Übung so ausgeführt wird, als ob ganz allein von ihr der Erfolg zu erwarten ist. Deshalb soll auch alle vorhandene seelische Kraft und Energie eingesetzt und mit Freude geübt werden. Aus dem Müssen soll ein Dürfen werden.

5.1.2 Ventilationsübungen

MERKE

Unter Ventilationsübungen versteht man den intensiven Luftwechsel im Luftleitungs- und im Atmungssystem (Bronchien und Alveolen).

Die Menge der eingeatmeten Luft kann man mithilfe des Spirometers durch die **Quantität der Ausatmungsluft** feststellen. Für jede Körpergröße gibt es hier bestimmte Normwerte. Nach einem tiefen Einatemzug wird die Ausatemluft durch einen Schlauch in einen **Spirometer** geblasen, der das ausgeatmete Luftvolumen anzeigt. Es ist einleuchtend, dass das

Atemvolumen bei einem skoliotisch deformierten Rumpf mit mangelhaften Atem-Brustkorb-Bewegungen anfänglich sehr klein ist. Wir messen daher am Anfang die Atemkapazität dreimal mit kleinen Pausen. Aus den drei Ergebnissen nehmen wir den Mittelwert als Anfangszahl. Das Atemvolumen wird in dieser Form täglich festgestellt. Das besser werdende Ergebnis spornt zur Intensivierung der Atembewegungen an. Bei vielen Menschen mit Skoliose sind die Werte im Anfang ungleichmäßig und stark vom Leistungszustand abhängig.

Häufig beobachten wir auch großen Ehrgeiz, die Atemwerte möglichst rasch zu verbessern. Doch die Verbesserung ist nicht nur von der Funktion des Atembewegungsapparats abhängig, sondern sehr wesentlich auch von der gesamten Leistungsfähigkeit, die im Rahmen einer mehrwöchigen Übung mit Schwankungen einhergeht. Hierüber werden die Übenden aufgeklärt, sodass sie auch verstehen, warum die Atemwerte zwischendurch absinken können. Diese Reaktion ist für den Behandler ein wichtiger Hinweis, dass zwischen den Übungen mehr Ruhezeiten eingehalten werden müssen. Nach mehreren Behandlungswochen beobachten die Übenden an sich selbst mit großer Freude, dass sich ihre Leistungsfähigkeit im täglichen Leben (beim Spazierengehen, Treppensteigen, bei Bewegungsspielen u. a. m.) deutlich verbessert hat.

Die **Ausatmungsfähigkeit** ist auf jede denkbare Weise zu steigern, denn nach der gesteigerten Ausatmung erfolgt die vermehrte Einatmung und damit Sauerstoffanreicherung des Bluts. So kann die Ausatmungsfähigkeit gefördert werden durch Aufblasen von Luftballons, aufblasbaren Schwimmtieren u. a. m. Die **Zahl der benötigten Atemzüge,** die bei größerem Volumen geringer wird, kann hier sehr anspornen.

TIPP

Bewährt haben sich auch das **Messen des aufgeblasenen Luftballonumfangs** nach einem Atemzug und seine Steigerung mit zunehmender Übung.

Die Ausatmungsfähigkeit kann weiter gefördert werden durch **langes Ausatmen,** wobei die ganze **Brustkorbvorderseite** – soweit die Hände reichen können – mit lockeren Fäusten beklopft wird, um die untätigen Lungenbläschen in Vibration zu versetzen und zu aktivieren. Dabei wird langsam geistig entweder im Herzschlagrhythmus oder **nach Sekunden** gezählt und versucht, dies täglich zu steigern.

TIPP

Anspornend wirkt dabei das tägliche tabellenartige Aufschreiben der verschiedenen Atemwerte.

Die nach jeder Ausatmung erfolgende **Einatmung** sollte jeweils gezielt auf die eingesunkenen Brustkorbabschnitte angesetzt und **„im rechten Winkel"** ausgeführt werden. Zudem können diese Atembewegungen gleichzeitig auch in verschiedene Richtungen ausgeführt werden, z. B. rechts vorn und links hinten, sodass eine **Schrägatmung** entsteht, was bei Skoliose vorteilhaft ist (> Abb. 5.1a, b; > Abb. 5.16c).

Zwecks Kräftigung der Interkostalmuskulatur und des Zwerchfells kann man während der Einatmung auch einen gewissen **Widerstand an den Nasenflügeln** geben. Wichtig ist jedoch immer wieder, dass die Atemzüge geistig gelenkt und bei den inaktiven Rumpfabschnitten angesetzt und ausgeführt werden und sich das **Zwerchfell** dabei **senkt,** was bei geistiger Führung sogar *einseitig vollzogen* werden soll. Das ist bei Skoliose unterhalb des Rippenbuckels zu trainieren.

5.1.3 Schulung der Willkürmotorik und Korrektur der Atembewegungen

TIPP

Die **Schulung der Willkürmotorik** (Zwerchfellbewegung) kann durch Stimm-, Laut-, Zisch- und Blasübungen sowie Ausatemübungen mit Geräten oder Mundharmonikaspiel unterstützt werden – selbstverständlich immer unter Korrektur der Fehlatembewegungen.

Blutgaswertmessungen an einer Reihe von Patienten haben ergeben, dass Steigerungen des O_2-Gehalts schon innerhalb der ersten 3 bzw. 4 Wochen erfolgen.

Die **Korrektur-Atembewegungen** verlaufen **in drei Richtungen.** Bei den Übungen sind **drei Grundforderungen** zu erfüllen:

1. das Erreichen der bestmöglichen Wirbelsäulen- und Seitenstreckung,
2. das Entdrehen des Rumpfs innerhalb dieser mithilfe der Atembewegungen,
3. das isometrische Kräftigen innerhalb der Streckung und der Entdrehung.

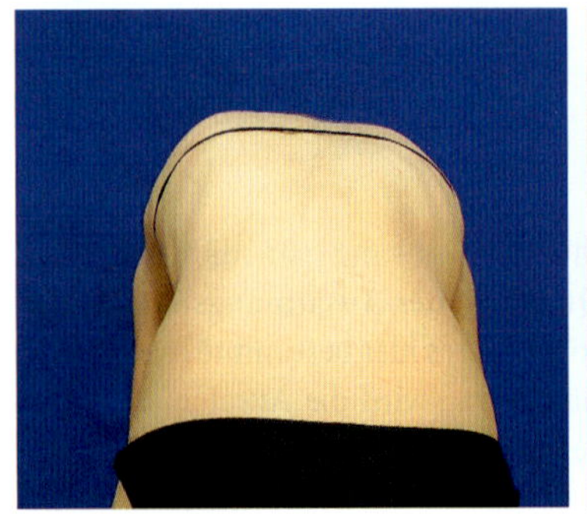

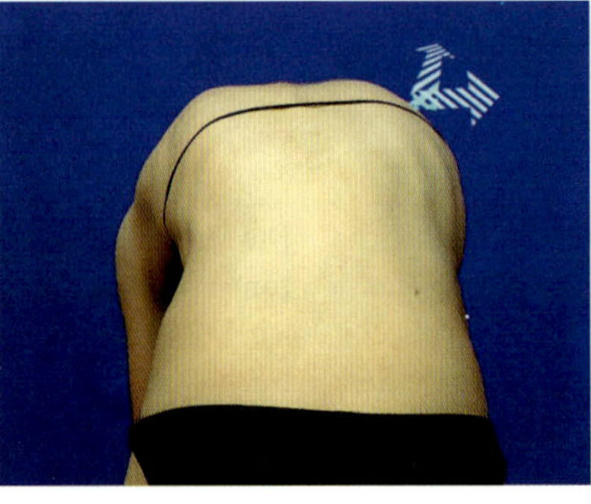

Abb. 5.1 Dreh-Winkel-Atmung [W858]
a. Skoliose linksthorakal ASTE
b. Skoliose linksthorakal ESTE (Erläuterung zur Bedeutung der Pfeile siehe Benutzerhinweise)

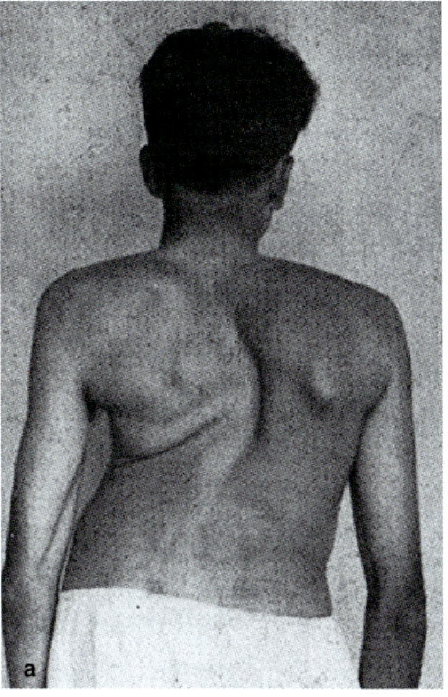

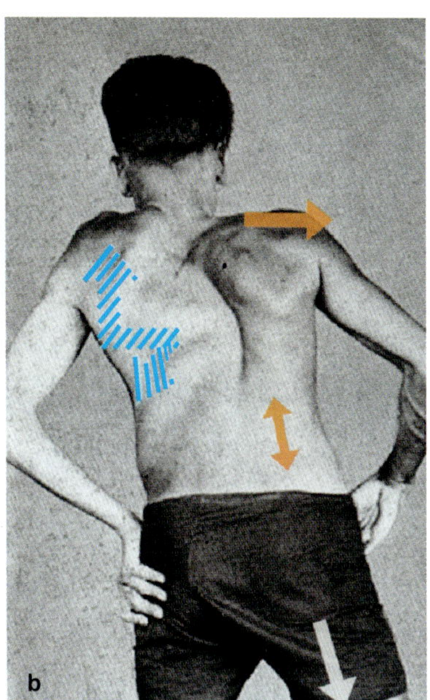

Abb. 5.2 Atem-Brustkorb-Bewegungen [M616]
a. ASTE
b. ESTE: bestmögliche Korrektur durch Elongation, Derotation, isometrische Muskelspannung bei optimaler Korrektur-Atembewegung (Erläuterung zur Bedeutung der Pfeile siehe Benutzerhinweise)

Durch bestimmte **Übungsausgangsstellungen** (ASTE) für die Atem-Brustkorb-Bewegungen wird die Möglichkeit geschaffen, **gezielt** an den schwächsten Stellen anzusetzen (➤ Abb. 5.2a, b).

Die Skoliose neigt mehr oder weniger zur Progression. Durch die Behandlung soll die Fehlhaltung verbessert und das Fortschreiten der Deformierung verhindert werden. Dies geschieht durch Beeinflussung der fehlerhaften skoliotischen Gesamtstatik mit dem Ziel der Normalisierung und der allmählichen Umstellung des inneren skoliotischen Körperbilds. Dabei wird das Gegenteil der bestehenden Fehlhaltung angestrebt:

MERKE

Die beschriebenen „Keilspitzen" sollen übungsmäßig in „Breitseiten" und diese wiederum in „-spitzen" umgewandelt werden, damit in der Normallage die Lotrechte wiedergefunden werden kann, d.h. die Konkavitäten sollen konvex und die Konvexitäten sollen konkav werden.

Durch gezielte Atembewegungen werden die funktionsverminderten Lungenabschnitte in die Atmung einbezogen. Das bedeutet zugleich Verbesserung der Leistungsfähigkeit von Herz und Kreislauf.

TIPP

Diese Atmung kann auch im Korsett geübt werden (➤ Abb. 5.3a, b; ➤ Abb. 5.4a, b).

Bei der Übungsbehandlung wird die Lunge gründlich durchlüftet und das Blut mit Sauerstoff angereichert.

MERKE

Keine Übung wird ohne bewusste gezielte Atem-Brustkorb-Bewegung ausgeführt. Es handelt sich also hier nicht um eine allgemeine Atemgymnastik.

Die Umstellung der skoliotischen Gewohnheitshaltung erfolgt durch drei Faktoren:

1. Erkennen der Fehlhaltungen (Spiegel, Fotos)
2. Vorstellen und Erfühlen derselben
3. Übungsmäßige Beeinflussung der verschiedenen Fehlbewegungen des Körpers mit dem Ziel der Umkehr ins Gegenteil mit anschließender Festigung (➤ Abb. 5.5a, b, ➤ Abb. 5.6)

Das **Körpergefühl,** das die jahrelange skoliotische Gewohnheitshaltung als richtig und normal empfindet, bildet immer wieder ein Hindernis. Daher sind der **Spiegel** und die **Fotokontrolle** wichtig, da sich der Übende anfänglich dabei noch nicht gerade fühlt. Nur durch entsprechendes Training entwickeln sich die bisher inaktiven Muskeln wieder, wodurch sich nach und nach das falsche Haltungsbild in der Vorstellung korrigiert. Wichtig erscheint dabei auch, an Mitübenden die richtige Übungsart und auch Fehler zu erkennen, die auszuschalten sind. Es wird also nicht nur behandelt, sondern der Übende lernt auch, die Übungen unabhängig vom Behandler richtig auszuführen.

MERKE

Die Behandlung erscheint aufwendig, aber sie lohnt sich, denn jedes Risiko wird vermieden!

Eine Skoliose lässt sich nicht schematisch behandeln, zumal keine der anderen gleicht. Darin liegt auch der schöpferische Reiz für den Behandler. Die Behandlung bleibt für ihn immer

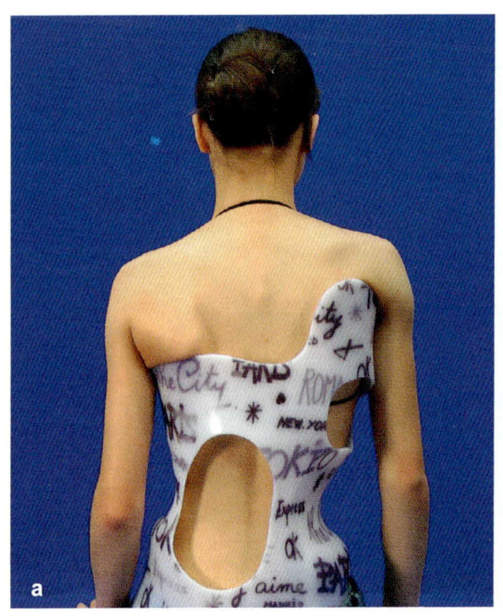

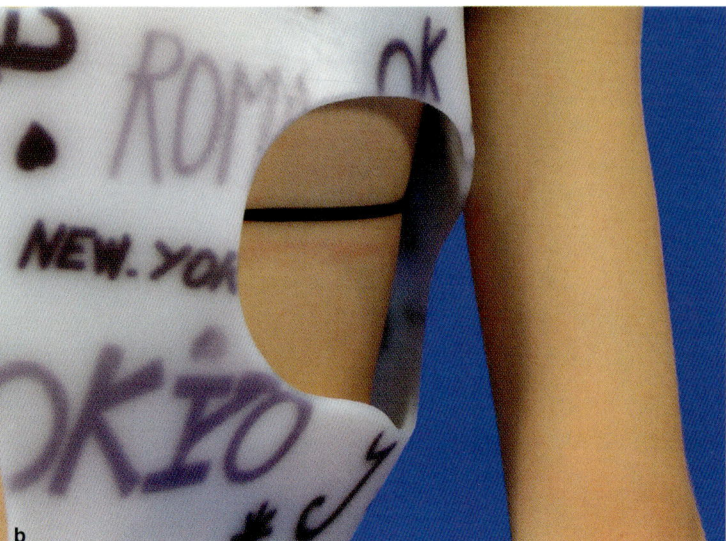

Abb. 5.3 Korsett bei linksthorakaler Skoliose [W858]
a. ASTE: Exspiration; b. ASTE: Exspiration (Nahaufnahme)

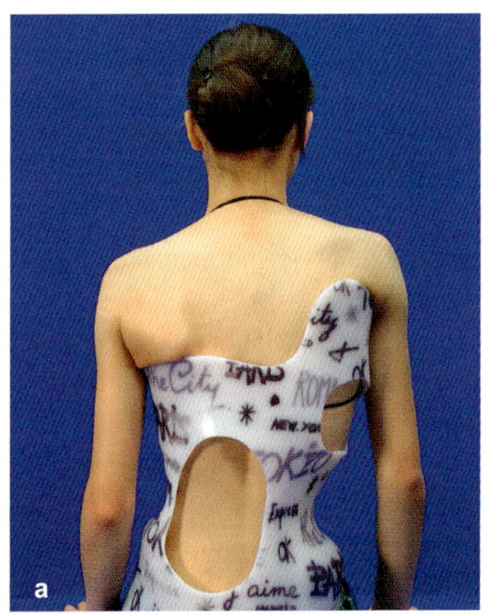

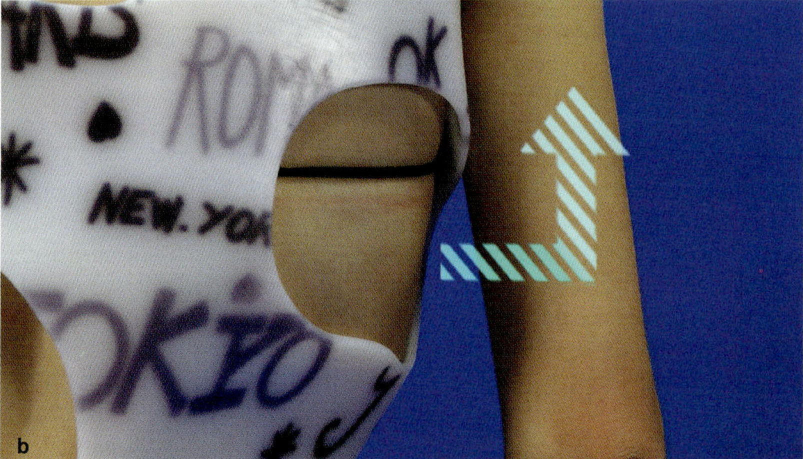

Abb. 5.4 Korsett [W858]
a. ESTE: Dreh-Winkel-Atmung Inspiration; b. ESTE: Inspiration (Nahaufnahme) (Erläuterung zur Bedeutung der Pfeile siehe Benutzerhinweise)

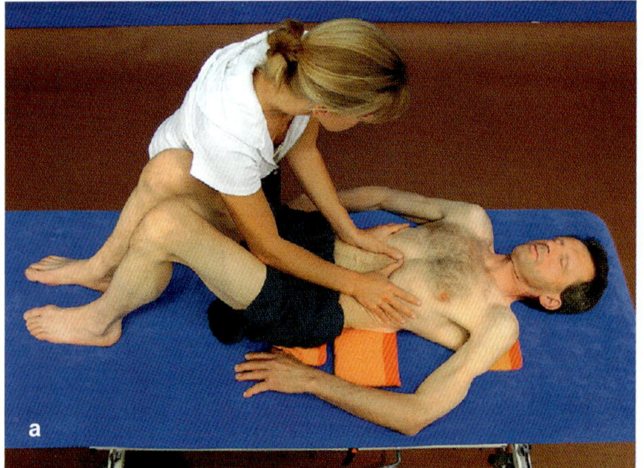

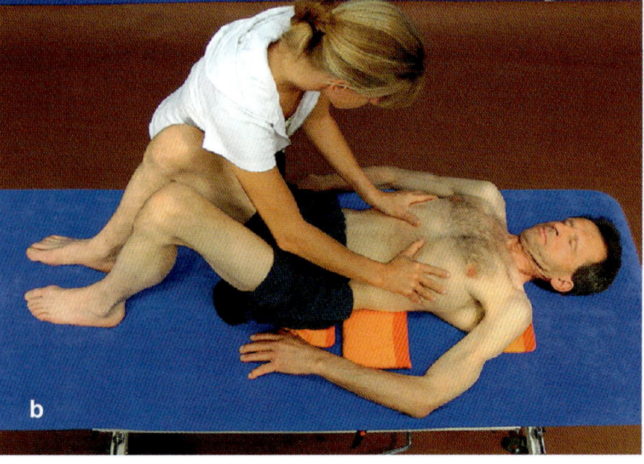

Abb. 5.5 Epigastrischer Winkel: Wahrnehmungsschulung [W858]
a. ASTE in Exspiration; b. ESTE mit Zwerchfellatmung und Erspüren der Vergrößerung des Winkels

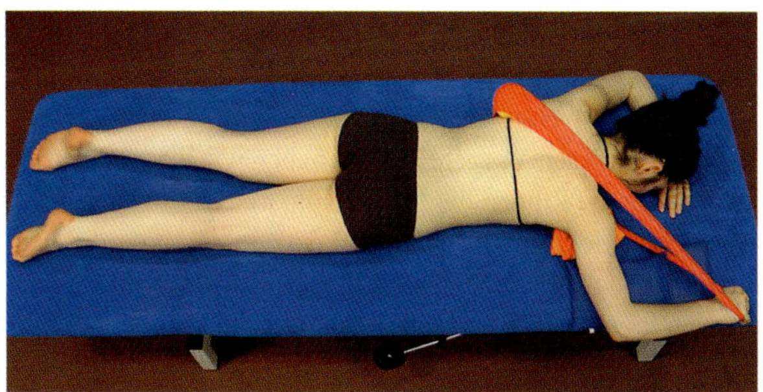

Abb. 5.6 Atemfazilitation in Bauchlage als Heimübung nach eingehender Schulung [W858]

interessant, weil jede Skoliose wieder eine neu zu lösende Aufgabe darstellt. Der optische Eindruck muss mit anzeigen, wo und wie weit eine Überkorrektur erfolgen muss, um das optimale Korrekturergebnis mit Rückformung der drei skoliotisch verdrehten und dabei trapezförmig gewordenen „Rumpfblöcke" zu erreichen. Die übungsmäßige Überkorrektur ist ein Wunschbild, denn bei einer skoliotischen Verbildung ist eine echte Überkorrektur nicht möglich, sondern nur eine Überkorrektur der Körperstatik. Schroth strebt jedoch das Unmögliche an, um das anatomisch noch Mögliche zu erreichen. Das führt aber bereits zu den pädagogischen Grundlagen der Skoliosebehandlung nach Schroth.

5.1.4 Grundlagen der Skoliosebehandlung nach Schroth

Unser ständiges Anliegen muss die Wiederherstellung des Muskel- und Skelettgleichgewichts durch Muskeltraining im Rahmen des anatomisch Möglichen sein. Deshalb müssen die Skelett-Teile so aufgerichtet werden, dass sich, wie oben beschrieben, die skoliotisch-keilförmigen Rumpfteile wieder dem Normalen nähern. Dabei sei auch an die mitentscheidende Wirkung der Auftriebskräfte erinnert, die in den **Gallertkernen der Zwischenwirbelscheiben** liegen. Bei Skoliose sind sie fehlgerichtet – nach außen und hinten – und müssen also wieder in die Mitte gebracht werden, damit sie wieder kranialwärts – in die korrigierende Senkrechte hineinwirken können. Darum berichtigt Schroth vordringlich das fehlerhafte Gleichgewicht. *Ohne* die unerlässliche **Gleichgewichtsberichtigung** können die Patienten verzweifelt üben, ohne positive Resultate zu erreichen.

MERKE

Die Rippen können auch erst *nach* Gleichgewichtsberichtigung mithilfe der Atmung als Hebelarme zur Derotation benutzt werden. Vorher sind sie blockiert. Aus diesem Grund darf auch die Haltungskorrektur bei einer sinnvollen Skoliosebehandlung von der orthopädisch ausgeführten Atemtherapie nicht getrennt werden.

Genauso muss man üben, auch wenn muskulär gesehen eine Derotation von Wirbelsäulenabschnitten theoretisch kaum möglich erscheint, weil die Hebelarme z. B. der Mm. rotatores und deren Muskelmasse derart ungünstig liegen, dass sie sich nur helfend einsetzen können. Nach unserer Meinung werden die Mm. rotatores, welche die innerste Muskelschicht bilden, wohl zuletzt benutzt. Dies entspricht der Vorstellung, dass, wenn man etwas aufdrehen will, dies von außen nach innen erfolgt.

Schroth benutzt in der Vorstellung die **Rippen als lange Hebelarme** zum Entwinden der verdrehten Wirbelkörper. Kommt dann noch die von innen einsetzende Luftdruckwirkung (Atmung) hinzu, so werden schließlich Formverbesserungen erreicht, die ohne bewusst geführte Atmung nicht denkbar sind. Das muss man wissen, damit man nicht die „theoretisch unmöglichen" Muskelfunktionen als unlösbares Problem von vornherein von sich schiebt. Entscheidend ist die *praktische* Wirkung.

In diesem Zusammenhang sei an ein Zitat erinnert, das in einer französischen Flugzeugfabrik angebracht ist: *„Das Gewicht der Hummel im Verhältnis zu ihren Flügeln macht es ihr theoretisch unmöglich zu fliegen. Sie weiß das aber nicht und fliegt doch."*

Die Praxis hat bewiesen, dass die Drehung der Wirbelsäule bei der Bildung einer Skoliose noch möglich war, sonst wäre die Skoliose nicht entstanden.

MERKE

Schroth sagt: Was nach einer Seite hin möglich war, muss nach der anderen Seite hin erübt werden können.

Damit wird die Skoliose rein theoretisch rückgängig gemacht. Die praktischen Fähigkeiten dazu liegen in jedem ausreichend belehrten Patienten, der noch nicht versteift ist. Die Atmungsluft dringt überall dorthin, wo der Druck der darauf lastenden und blockierenden Rumpfabschnitte weggenommen und auf diese Weise wieder die natürliche Weite geschaffen wird. Die abgeschnürt gewesenen Lungenteile werden wieder mit Sauerstoff belebt und erstarken durch wiedererlangte Funktion. Wir haben erlebt, dass dabei Grippeanfälligkeit, Asthma nervosum, Unterleibskrämpfe und viele rätselhafte Leiden skoliotischer Patienten verschwanden. Der große Vorteil ist der Neuaufbau der Gesundheit, indem Bewegung in die festgekeilten Wirbelsäulen- und Körperteile kommt und das verschraubte Zwerchfell wieder normaler funktioniert. Die neugewonnene kräftigere Gesundheit dient der **Verhütung des Rückfalls in die Skoliose.** Eins nützt dem anderen. Die Röntgenkontrollbilder zeigen auch, wie viel kraftvoller die WS in ihrer Struktur selbst geworden ist.

MERKE

Die Basis des Handelns bildet bei jeder Formverbesserung die Haltungsschulung.

Darüber hinaus gilt es, die im Gehirn bestehenden außerordentlich fest einverleibten **Fehlkoordinationen** des Patienten durch obige Gesichtspunkte **umzuwandeln.** Dadurch ergibt sich nicht nur eine normalere Haltung, sondern gleichzeitig ein harmonischeres Gleichgewicht von Skelett, Muskulatur und Bändern, woraus eine bessere Form entsteht. Dadurch ist dann auch eine messbare Winkelgradverbesserung der Skoliose möglich.

TIPP

Der Patient muss immer wieder motiviert werden, die Übungen nach Schroth, die während der Intensivbehandlung erlernt werden, zu Hause fortzusetzen und die erarbeiteten Übungsgefühle für „aufrecht" und „gerade" in den Tagesablauf einzubauen. Er wird geistig hellwach, weil er jede Bewegung geistig führen muss. Das kommt ihm auch in anderen Lebensbereichen zugute.

Entscheidend tragen zur Motivation des Patienten die **Kontrollfotos** bei. Das positive Ergebnis einer 4- oder 6-wöchigen Intensivbehandlung kann während dieser Zeit noch nicht gefestigt sein; vielmehr kann es sich wieder zurückbilden, wenn der Patient in seinen alten Trott zurückfällt. Das erarbeitete Muskelkorsett darf nicht einfach nicht mehr benutzt werden, ebenso wie ein Stützkorsett nicht einfach abgelegt werden darf, ohne den Körper vorher darauf vorbereitet zu haben. Die Besserung der skoliotischen Haltung und die darauf basierende Verringerung der Winkelgrade geht entsprechend der Natur langsam, aber stetig unter stetem Üben voran, wobei vordringlich Gedanken und Betrachtung in die gleiche positive Richtung gelenkt werden müssen, um keine weiteren Fehler zu machen und alte Fehler abzulegen.

5.1.5 Grundsätzliche Überlegungen zur Übungsausführung am Beispiel einer rechtsthorakalen Skoliose

Auf der linken Lumbalseite eines solchen Patienten liegt Überlastung vor, denn das Gewicht des nach rechts abhängenden Rumpfs hängt daran. Der Lendenbogen ist dadurch sehr ausgeprägt und erfordert zum Ausgleich einen ebenso ausladenden mittleren Bogen, der weiter oben in den Gegenschwung des Zervikalbogens übergeht. Unterhalb des Rippenbuckels sind die Muskeln im Vergleich stärker unterentwickelt.

- Unsere Aufgabe ist es nun, von Fersen, Fußknöcheln und Knien aus erst alles aufzurichten, sodass kein Zwang mehr zum krassen Ausladen des Lendenbogens besteht, der für uns den eigentlichen Hauptkrümmungsbogen darstellt. Daher sind auch die in ➤ Kap. 9.9 beschriebenen Fußübungen wichtig!
- Als starke Korrekturübung wird die **Beckenkorrektur** vorgenommen. Diese wird durch den nachfolgenden Übungsteil weiter ausgebaut und verfeinert.
- Nach all diesen Vorbereitungen haben wir Platz gewonnen, um die Rippen der linken Konkavseite einzuordnen. Das geschieht in zwei „rechten Winkeln": Rippen zur Seite und nach oben plus Zwerchfellsenkung und Rippen nach hinten und kopfwärts plus Zwerchfellsenkung. Die Rippen, die mit ihrem Halsteil straff mit den Querfortsätzen verbunden sind, drehen diese wieder in physiologische Stellung, was vielfach vor dem Röntgenschirm beobachtet werden konnte. Die Patienten erfühlen den Unterschied in der Wirkung der Übung ohne und mit bewusster Zwerchfellsenkung. Ohne diese geht es nicht, denn wir brauchen diese Stütze nach unten, um den außer Kontrolle geratenen Rumpf geordnet aus dem Becken herausheben zu können. Danach erfolgt noch die festigende Spannung.

MERKE

Jede Übung ist eine Haltungserziehung, und zwar des ganzen Körpers.
Das Körpergefühl für „richtig" und „falsch" wird unter Spiegelkontrolle erworben, damit es dem Patienten allmählich auch ohne Spiegel innerlich bewusst wird (➤ Abb. 5.7, ➤ Abb. 5.8).

Zuerst wird die richtige Haltung übungsmäßig erarbeitet. Später soll sie Gewohnheit werden. Das muss bis zur Korrektur der Schlaflage gehen, da man ein Drittel seines Lebens schlafend verbringt. Die bestmögliche Funktion muss im Rahmen des anatomisch Möglichen stabil erarbeitet und das Gelernte zur Stabilisierung in das Alltagsleben eingebaut werden. Sind die geschwächten Muskeln geübt und gekräftigt, so werden die überforderten Muskeln entlastet, und das muskuläre Gleichgewicht wird wiederhergestellt. Auf diese Weise wird die inaktive, atrophische und durch die Fehlhaltung verzerrte Muskulatur entspannt und wieder aktiviert.

TIPP

Es dürfen dabei nicht einzelne Übungen zu Lieblingsübungen werden. Das Übungsprogramm soll vielmehr vielseitig gestaltet werden, um keine Muskelgruppen zu vernachlässigen.

Wünschenswert ist von Zeit zu Zeit eine krankengymnastische Übungs- und Erfolgskontrolle. Denn in sehr kurzer Zeit ändert sich – natürlich in Abhängigkeit von der Schwere des Befunds, z. B. in 4–8 Wochen – die allgemeine Haltung und damit der optische Eindruck im täglichen Leben, der dem Besucher spontan auffällt. Damit ist auch das seelische Aufleben verbunden.

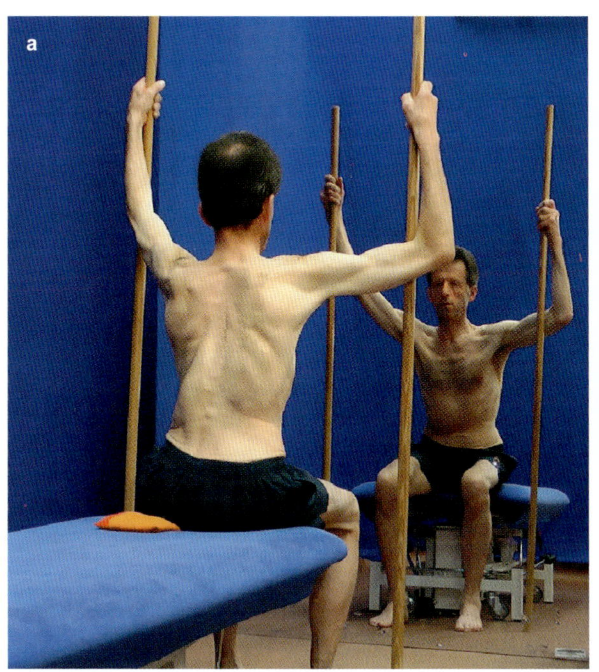

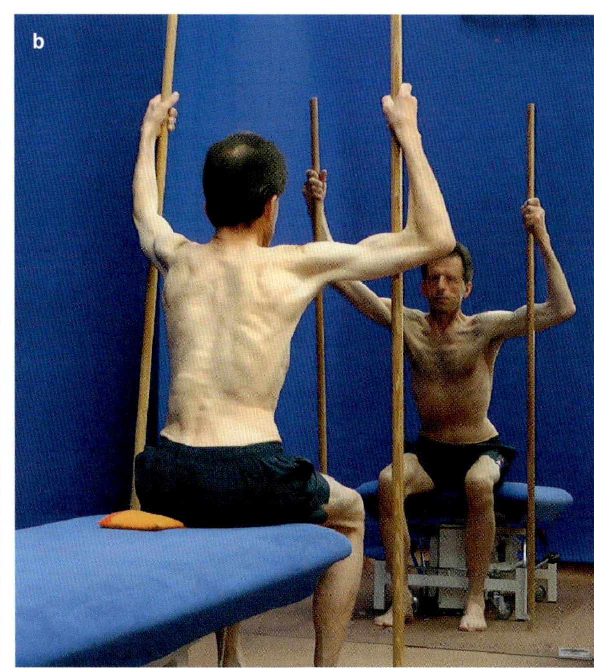

Abb. 5.7 Spiegelkorrektur: Sitz, 2 Stäbe [W858]
a. ASTE
b. ESTE

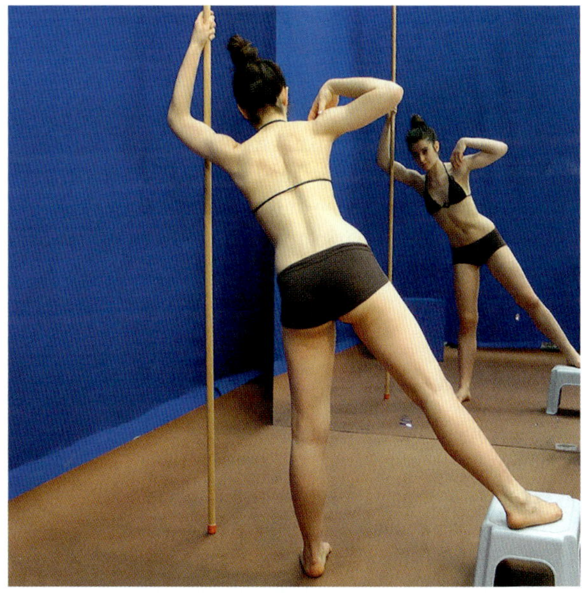

Abb. 5.8 Spiegelkorrektur: Muskelzylinder mit Stab und Schultergegenzug [W858]

5.2 Befundung, Therapieziele und Therapieplangestaltung

5.2.1 Skoliosebefund

Anamnese

- Überprüfung der Progredienzfaktoren
- Korsett
- Bisherige Behandlung
- Verlauf

Inspektion

- Beurteilung der Körperstatik
- Überprüfung der Körpersymmetrie in frontaler, sagittaler und transversaler Ebene – bezogen auf die Körperblöcke
- Hypothetischer WS-Verlauf anhand erkennbarer Körpermerkmale (Paket, Lendenwulst, SchwSt, vorderer Rippenbogen, EVS)

Spezifische Tests und Messungen

- Vorbeugetest (Beurteilung des transversalen Profils in Anteflexionshaltung)
- Skoliometerwert (klinische Rotationsmessung im Vorbeugetest)
- Palpation der Beckenstellung (Crista iliaca, SIPS, SIAS)
- Überprüfung der Mobilität in sagittaler, frontaler, transversaler Ebene
- Ergänzende Messungen: Schober (S1 10+5), Ott (CT 30+3), FBA (in Latflex)

Klassifizierung

- Schroth (3B, 3BH, 4B, 4BH), King (I-V)
- Zuordnung der WS-Bögen anhand der Scheitelwirbel: zervikothorakal (Th1–5), thorakal (Th7–9), lumbal (L2–3), thorakolumbal (Th12–L1)
- Entwicklung von Therapieschwerpunkten nach Primärbogen, Sekundärbogen, Double Major, Körperstatik, Mobilität, Kosmetik

Übungsskizze

- Erstellen einer standardisierten symbolisierten Übungsskizze mit allen Atem- und Übungsrichtungen sowie den Symbolen für die Lagerung in GBL, GRL, GSL

Röntgenskizze

- Erstellen einer Röntgenskizze (skizzierter WS-Verlauf nach Röntgenbild oder radiologischem Befund) mit Angabe von Neutralwirbel, Scheitelwirbel und Cobb-Winkel

Übungsprogramm

- Erstellen eines individuellen Übungsprogramms, passend zum Skoliosemuster (Übungsziel, Trainingsparameter, ASTE, Hilfsmittel).
- Aus diesem Übungsprogramm leiten sich die Hausaufgaben Übungen (3–4 Üb.) ab.

Ziele bei Kindern und Jugendlichen

- Korrektur der skoliotischen Fehlhaltung
- Stabilisierung der Korrekturhaltung durch Verbesserung der Haltungsleistungsfähigkeit
- Beibehaltung der Korrektur auch während der Alltagsverrichtungen über die Anbahnung eines korrigierten Haltungsgefühls
- Aufhalten der Krümmungszunahme
- Kosmetische Korrektur der Körpersilhouette
- Verbesserung der Atemfunktion durch intensivierte und gezielte Atmung
- Steigerung der kardiopulmonalen Leistungsfähigkeit, Verringerung des Erkrankungsrisikos
- Verbesserung der psychischen Einstellung des Patienten gegenüber seinem Leiden durch gruppendynamische Prozesse in der Katharina-Schroth-Klinik. Durch das erworbene Wissen erhält der Patient Sicherheit im Umgang mit seiner Skoliose.

Ziele bei Erwachsenen

- Steigerung bzw. Erhaltung der kardiopulmonalen Leistungsfähigkeit
- Verbesserung der Lungenfunktion durch gezieltes Atemtraining und aktive Rippenmobilisation
- Schmerzlinderung oder gar Befreiung durch befundbedingt eingesetzte aktive und passive physikalisch-therapeutische Maßnahmen
- Anbahnung der Korrekturhaltung
- Aufhalten der Krümmungszunahme
- Kosmetische Korrektur der Körpersilhouette
- Verbesserung der psychischen Einstellung des Patienten gegenüber seinem Leiden

MERKE

Sowohl bei erwachsenen als auch bei jugendlichen Patienten besteht das Ziel darin, die Korrekturprinzipien nach Schroth im Rahmen der Alltagsverrichtungen zu verwirklichen.

5.2.2 Befundbogen

Der Befundbogen sollte beinhalten:

- **Datum:**
- **Therapeut:**
- **Name:**
- **Alter:**
- **Geschlecht:**
- **Größe normal:**
- **Größe gestreckt:**
- **Regelblutung/Stimmbruch seit:**
- **Besonderheiten/WS-OP/Diagnose/Schuherhöhung:**
- **Krümmungsmuster:**
  - nach Schroth:
  - Cobb-Winkel/Neutralwirbel:
- **Skoliometerwerte:**
  - Zervikoth:
  - Th:
  - Th/lumb:
  - Restwachstum/Risser:
  - Korsett-Tragezeit (Soll/Ist):
- **Physiotherapie ambulant:**
  - Seit:
  - Wie oft pro Woche:
- **Physiotherapie stationär:**
  - Jahr/Ort:
- **Funktionseinschränkung** (gering/mittel/stark):
- **Progredienzrisiko** (gering/mittel/hoch):

5.3 Dreibogige Skoliose: Korrektur von Formabweichungen in Theorie und Praxis

5.3.1 Gedankliche Einteilung in drei „Blöcke"

Die Bildung einer Skoliose ist fast immer ein dreidimensionales pathologisches Geschehen. Zusätzlich zu den drei pathologisch veränderten sagittalen WS-Schwingungen und den drei frontalen Verschiebungen entsteht die dreifache Verdrehung der Rumpfblöcke gegeneinander um die longitudinale Achse. Da sich die Wirbelsäule, wie zuvor beschrieben, analog zu den Körperblöcken verhält, sind die Körperblöcke ebenso wie die Wirbel verdreht. Die Dornfortsätze zeigen innerhalb der Biegung zur konkaven Seite.

Beim Gesunden stehen Beckengürtel, Brustkorb, Schultergürtel sowie der Kopf in einer Front (> Abb. 5.9). Bei der **dreibogigen Skoliose** dagegen sind Becken- und Schultergürtel gleichsinnig verdreht, der Brustkorb steht entgegengesetzt (> Abb. 5.9b). Der Kopf ruht nicht mehr über dem Schwerpunkt. Dadurch bildet sich der hintere Rippenbuckel rechts in der Mitte und der vordere Rippenbuckel links vorn aus (> Abb. 5.10).

Im Einzelnen heißt dies:

- **Verschiebungen in der sagittalen Ebene,** woraus eine Verstärkung der Lendenlordose, der Brustkyphose und der Halslordose resultiert. Dies bedingt die Bildung der oben genannten Keile.
- **Verschiebungen in der frontalen Ebene,** wodurch die Keile nach lateral abweichen.
- **Verschiebungen in der Transversalebene:** Dabei drehen sich die Spitzen der entstandenen Keile nach ventral, deren Breitseiten jedoch nach dorsal.
- Früher oder später wird sich, wie in > Abb. 5.11 ersichtlich, der konkavseitige Schultergürtel dem konkavseitigen Beckengürtel nähern, da die konkavseitigen Rippen nach ventral verlagert sind und deshalb zur „Untermauerung" des Schultergürtels fehlen.

Durch die Verdrehungen und Verschiebungen in den drei genannten Ebenen erfolgt zwangsläufig die **Verkürzung des Oberkörpers.**

Dieses komplexe Geschehen wird in der Übungsbehandlung zunächst in seinen einzelnen Teilen erfasst und analysiert. Anschließend erfolgt die wichtigste Übungseinwirkung: die Aufrichtung des Körpers i. S. der Elongation. Diese Verbindung erwirkt zwangsläufig eine gewisse Deflexion in der frontalen und eine Derotation in der transversalen Ebene. Abschließend erfolgt immer die Stabilisierung des Korrekturergebnisses i. S. einer isometrischen Muskelmantelspannung während der Exspirationsphase.

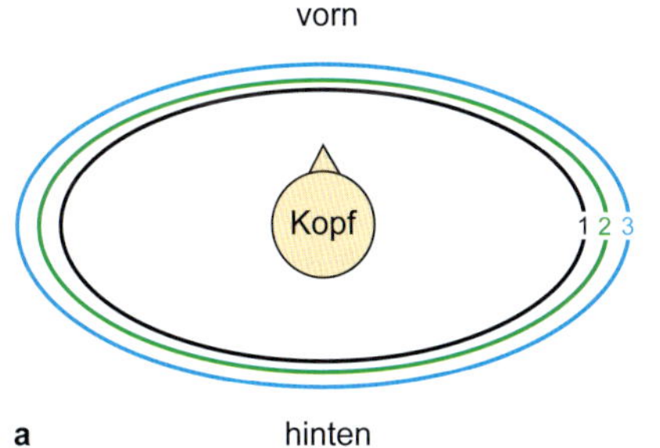

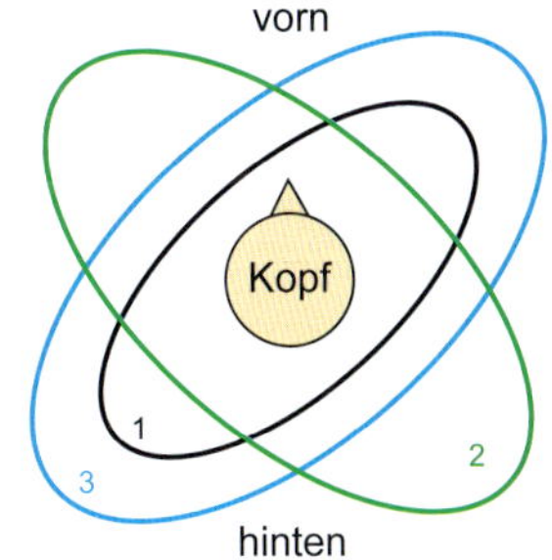

Abb. 5.9 Blick von oben auf Beckengürtel (1), Brustkorb (2), Schultergürtel (3) und Kopf [L143]
a. eines Gesunden
b. bei einer dreibogigen Skoliose

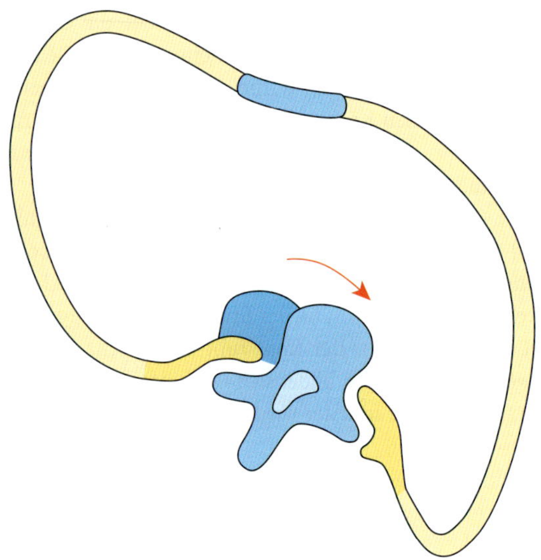

Abb. 5.10 Schematischer Horizontalschnitt durch den Brustkorb eines Skoliosepatienten mit dreibogiger Skoliose: Er zeigt die Rotation und Torsion des Wirbelkörpers, den Rippenbuckel hinten auf konvexer Seite und vorn auf konkaver Seite der Skoliose, die Verformung des Brustkorbs und die Verlagerung des Brustbeins. [L143]

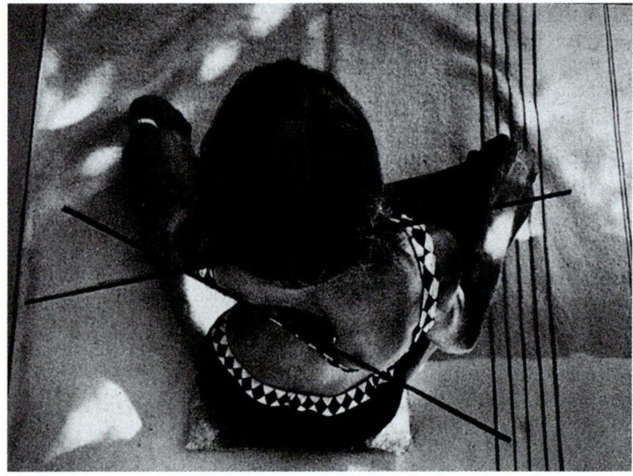

Abb. 5.11 Blick von kranial auf die verdrehten Rumpfabschnitte eines 17-jährigen Mädchens bei thorakaler Rechtsskoliose [M616]

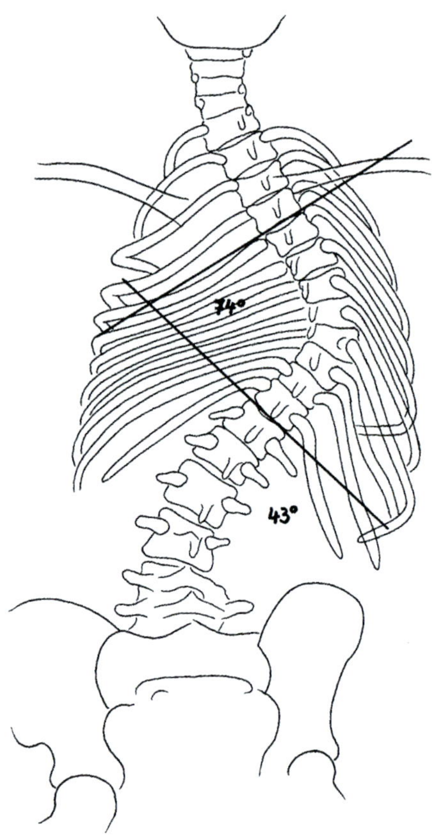

Abb. 5.12 Nachzeichnung des Röntgenbilds eines 12½ Jahre alten Mädchens mit idiopathischer Skoliose [M616]

- Die dritte Beckenkorrektur ist eine Bewegung in der Frontalebene i. S. der Lateralverschiebung des Beckens. (Achtung: Die Beckenkorrekturen für die vierbogige Skoliose unterscheiden sich grundlegend von denen der dreibogigen Skoliose.)
- Die vierte Beckenkorrektur ist eine Bewegung in der Transversalebene. Das einseitig nach vorn gedrehte Becken wird nach hinten gedreht.
- Die fünfte Beckenkorrektur ist, wie die dritte, eine Bewegung in der Frontalebene.

5.3.2 Das Prinzip der Beckenkorrekturen für die dreibogige Skoliose

Aus der a. p. WS-Ganzaufnahme im Stehen (> Abb. 5.12) ist deutlich zu ersehen, dass sich auch das Becken verdreht hat: Die linke Beckenschaufel wirkt breiter als die rechte. Das besagt, dass die linke Beckenschaufel nach hinten gedreht und die schmaler wirkende rechte Beckenschaufel nach vorn gedreht ist.

- Die erste und die zweite Beckenkorrektur finden in der Sagittalebene statt. Dabei wird das nach vorn stehende Becken nach hinten genommen und das Becken aufgerichtet.

Erste und zweite Beckenkorrektur: Berichtigung der Formabweichungen und Haltungsverbesserung in der Sagittalebene

MERKE

Kommando: Becken nach hinten und vorderen Beckenrand heben.

Die Beinachse, die bei Menschen mit Haltungsstörungen infolge der Gewichtsverlagerung auf die Fußspitzen schräg nach vorn verläuft, muss zwecks Korrektur schräg nach hinten zeigen, und das gekippte Becken muss wieder aufgerichtet werden. Das Körpergewicht wird zu dem Zweck auf die

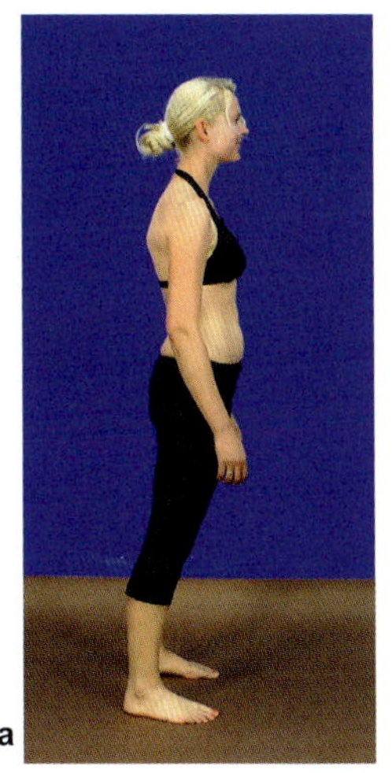
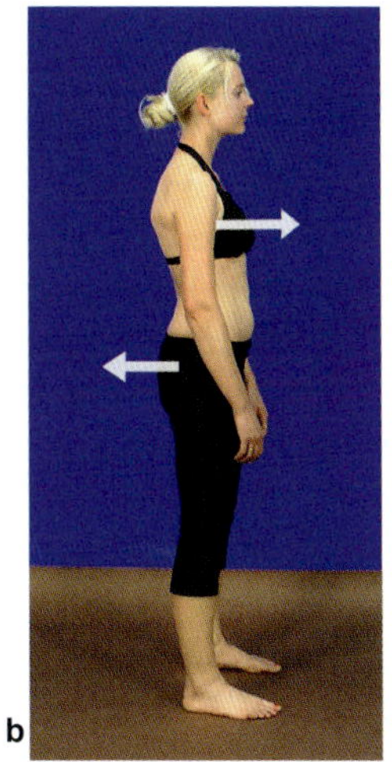
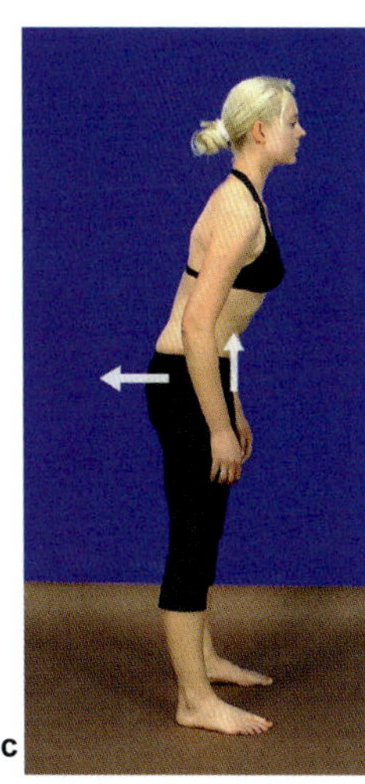

Abb. 5.13 Beckenkorrektur in der Sagittalebene (Erläuterung zur Bedeutung der Pfeile siehe Benutzerhinweise) [W858]
a. ASTE
b. Erste Beckenkorrektur
c. Zweite Beckenkorrektur

Fersen verlagert (**1. Beckenkorrektur**), denn das Becken wird dadurch gleichzeitig nach hinten gebracht. Der vordere Beckenrand wird angehoben (**2. Beckenkorrektur**). Der Oberkörper kommt aus seiner Ausgleichsrücklage wieder mehr nach vorn. Diese Ausgangsstellung führt reflektorisch zu einer Aktivierung der lumbalen und thorakalen Rückenstreckmuskeln, wodurch optisch eine Verkleinerung des Rippenbuckels erzielt wird. Bei LWS-Kyphose oder sehr starkem Lendenwulst entfällt die zweite Beckenkorrektur (➤ Abb. 5.13a–c).

Dritte Beckenkorrektur und Schultergegenzug: Berichtigung der Formabweichungen in der Frontalebene

MERKE

Kommando: Hereinraffen des seitwärts abgewichenen Beckens.

Das aus der Vertikalen seitwärts abgewichene Becken muss über die Mitte hinaus nach der entgegengesetzten Seite verschoben werden, und zwar entsprechend der vorherigen Abweichung, was einer Überkorrektur gleichkommt (**3. Beckenkorrektur**). Nur die Senkrechte zu finden genügt nicht, da zur Fazilitation eines neuen Haltungsmusters eine Überkorrektur des Haltungsbilds angestrebt werden muss. Es ist eine Überkorrektur der Körperstatik, nicht der Wirbelsäule. Die vorher inaktiven Muskeln müssen geübt und gekräftigt werden.

Hierbei besteht anfänglich die Gefahr, dass der Schultergürtel zu weit nach der dorsalen Konkavseite gezogen und dadurch die Zervikalkrümmung vergrößert wird. Deshalb wird gleichzeitig der **Schultergegenzug** geübt. Die Schulter der Rippenbuckelseite wird diagonal nach außen oben bewegt unter der Vorstellung, dass der Zervikalbogen diesem Zug folgt, und zwar entgegengesetzt zur Zugrichtung des Brustkorbs.

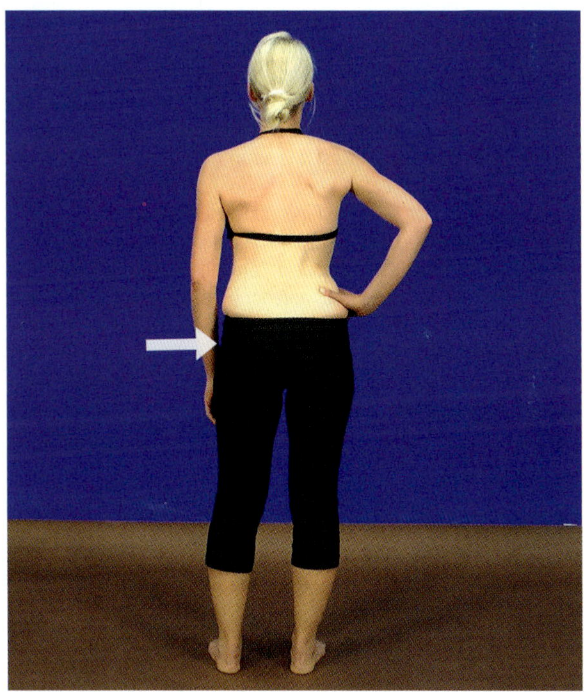

Abb. 5.14 Dritte Beckenkorrektur [W858]

ACHTUNG

Nie das Schulterblatt an die Wirbelsäule pressen in der Hoffnung, dass „es rafft", sondern das Schulterblatt wegziehen. Siehe ➤ Kap. 9.3–9.10.

Das Schulterblatt dreht sich um seine sagittale Achse. Der untere Schulterblattwinkel zeigt jetzt zur WS, der obere äußere Schulterblattwinkel nach außen. Hier wird der Schultergürtel festgehalten und der Brustkorb im dreidimensionalen Sinne dagegengedreht: nach vorn, nach oben und dann nach innen (➤ Kap. 5.3.3; ➤ Abb. 5.14).

Ausnahme: Bei Übungen zwischen zwei Stäben in der Senkrechten oder im Liegen wird, wenn beide Schultern gleich hoch stehen, auch mit beiden Händen gleich hoch gegriffen.

Stehen die Schultern ungleich hoch, greift die Hand der Seite, an der der Schultergegenzug ausgeführt wird, höher.

Steht die Schulter der dorsalen Konkavseite tiefer und beginnt die dorsale Wirbelsäulenkrümmung sehr hoch, dann wird der Schultergegenzug an der anderen Seite ausgeführt. Man zieht den Arm der dorsalen Konkavseite schräg nach außen oben bzw. lässt ihn dort und „rafft" die lumbale Gegenkrümmung nach vorn innen. Oder aber diese Schulter wird schräg nach außen oben gezogen, und die Hüfte unterhalb des Rippenbuckels schiebt dagegen diagonal abwärts als 5. Beckenkorrektur.

ACHTUNG

Vorsicht vor einem reinen Seitendruck! Durch die Verdrehung des mittleren Rumpfabschnitts an der Konvexseite nach hinten haben sich auch die seitlichen Rippen und Muskeln mit nach hinten verdreht. Die Teile, die sich infolgedessen nunmehr an der Seite befinden, sind eigentlich Rippen und Muskeln der Vorderseite. Diese dürfen weder gedrückt noch zusammengezogen werden, da sie sonst den Rippenbuckel noch weiter nach hinten schieben bzw. drehen, d. h., es würde i. S. der Wirbel*verdrehung* gearbeitet. Vielmehr müssen sie zunächst wieder in die richtige Position gedreht und geweitet werden.

Erst dann darf der seitliche Rippenbuckelüberhang durch „Raffung" der Zwischenrippenmuskeln und des M. latissimus dorsi verkleinert werden. Die diagonale Lateralbewegung wird durch den oberen Teil des M. serratus anterior (Pars horizontalis) und den mittleren Teil (Pars divergens) erzeugt. Bei gut erarbeiteter Technik verringert sich dieser seitliche Rippenbuckelüberhang, gelegentlich verschwindet er vollständig. Allerdings muss gleichzeitig die Hüftstellung der gleichen Seite nach außen und hinten (sowie nach unten) korrigiert werden.

Bei vier Bögen fällt die Neigung des Oberkörpers zur Konkavseite weg, weil sonst die Hüfte unterhalb des Rippenbuckels nach außen tritt. Sie darf erst ab oberhalb des Lendenwulstes erfolgen.

Vierte Beckenkorrektur und Schultergürtelentdrehung: Entdrehung des Rumpfs in Verbindung zur dreibogigen Skoliose

MERKE

Kommando: Hüfte unterhalb des Rippenbuckels nach hinten bzw. Hüfte der Konkavseite nach vorn spannen.

Zunächst wird die Entdrehung des Beckengürtels geübt und stabilisiert. An diesem festen Punkt kann der Hebel zur Korrektur des höher gelegenen Rumpfabschnitts (Brustkorb) angesetzt werden. Diese Gegendrehung wird ebenfalls durch Übung erlernt, bis diese zweite Rumpfaufdrehung wiederum festgehalten werden kann, die nun den festen Ausgangspunkt für die Gegendrehung des darüber liegenden Schultergürtels bildet.

- Die **drei kyphotischen Erhöhungen** des Rumpfs (1: Hüfte + Lendenwulst unterhalb der dorsalen Konkavseite [1. Rumpfabschnitt]; 2: hinterer Rippenbuckel [2. Rumpfabschnitt]; 3: Schultergürtel der dorsalen Konkavseite [3. Rumpfabschnitt]) **müssen nach vorn** gebracht werden.
- Die **drei lordotischen Teile** des Rumpfs (1: Hüfte unterhalb des Rippenbuckels einschließlich Lumbalteil und freie Rippen dieser Seite [1. Rumpfabschnitt], 2: Konkavseite [2. Rumpfabschnitt]; 3: Schulter oberhalb des Rippenbuckels [3. Rumpfabschnitt]) **müssen nach hinten** gedreht werden.

Die **4. Beckenkorrektur** erfolgt durch kräftigen Griff in die Gesäßmuskulatur:

- Spannung der Gesäßmuskulatur an der dorsalen Konkavseite und dadurch Drehung dieser Hüfte nach vorn
- Durch manuellen Druck vom vorderen Oberschenkel der Rippenbuckelseite Drehung dieser Hüfte nach hinten

Das nunmehr **entdrehte Becken** bildet einen festen Punkt, gegen den sich der zweite Rumpfabschnitt drehen muss. Diese

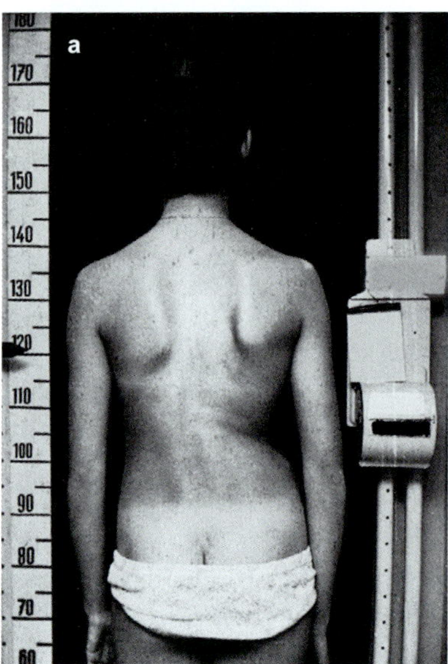

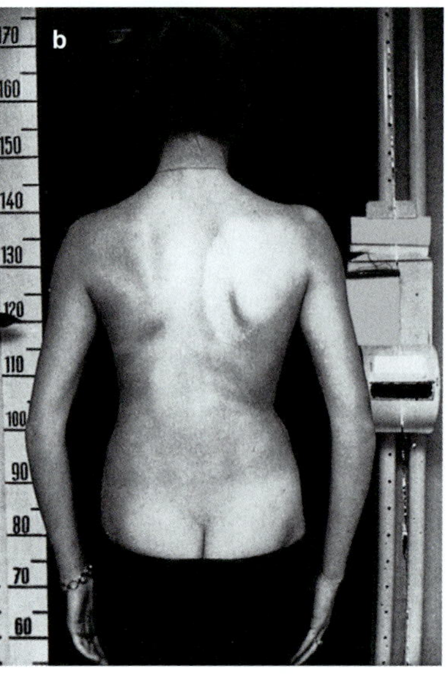

Abb. 5.15 Vierte und fünfte Beckenkorrektur, hier bei einer vierbogigen Skoliose [M616]
a. ASTE
b. ESTE

Entdrehung bleibt nun ebenfalls als Punctum fixum bestehen. Hiergegen hat sich der Schultergürtel im gleichen Sinne wie der Beckengürtel zu drehen, nämlich oberhalb des Rippenbuckels nach hinten, oberhalb der Konkavseite nach vorn.

Fünfte Beckenkorrektur: Horizontalstellung der Beckenschaufeln

MERKE

Kommando: Hüfte unterhalb des Rippenbuckels senken.

Die Horizontalstellung der Beckenschaufeln ist nötig, da das Becken während der dritten Korrektur meistens aus der Horizontalen kommt. Man hat den Eindruck, als sei das Bein der Rippenbuckelseite nun zu kurz und müsse die Ferse entsprechend anheben. Deshalb muss die Hüfte der Rippenbuckelseite durch Fersenschub gesenkt werden, um das verengte Zwischenstück oberhalb der Hüfte zu verbreitern (**5. Beckenkorrektur**). Neben dem verbesserten klinischen Erscheinungsbild hat die Korrektur die wichtige Deflexion (Aufrichtung) der LWS als Basiskorrektur für die weiter kranialwärts gelegenen Wirbelsäulenabschnitte zur Folge (➤ Abb. 5.15a, b).

5.3.3 Gezielte Dreh-Winkel-Atmung mit Gegendrehung der derotierten Rumpfabschnitte

Nachdem die Beckenkorrekturen erarbeitet sind, werden die Atem-Brustkorb-Bewegungen „im rechten Winkel" ausgeführt, wobei gemeint ist, dass die Richtungen jeweils entlang der Schenkel eines gedachten rechten Winkels gehen. (Der zweite Schenkel jedes rechten Winkels verläuft immer kranial.)

MERKE

Die **Dreh-Winkel-Atmung** wird bei den „Keilspitzen" angesetzt und *mit der gedanklichen bzw. gefühlsmäßigen Abwärtsbewegung des Zwerchfells* während des Einatmens *verbunden.* Sie wird unter Gegenhalt oder mit einer *entgegengesetzten Bewegung* des darunter oder darüber befindlichen Körperteils ausgeführt. Diese Bewegungen werden als *Gegenbewegungen* bezeichnet.

Die Bezeichnung der Keile in den folgenden Übungsbeschreibungen folgt den Ausführungen in ➤ Kap. 3.2.1 (➤ Abb. 3.8a–c).

Sowohl **bei Kyphose** als auch **bei Skoliose** wird folgendermaßen geübt:

1. **Lendenbereich rückwärts aufwärts** (Keil 1):
   Der Übende fasst mit seinen Händen in die Lendenlordose und prüft nach, ob sich diese während des Einatmens und bei gehobenem vorderem Beckenrand abflacht. Mit der Abflachung der Lendenlordose entfällt die Belastung der Bauchwand, da die Eingeweide jetzt stärker im Becken ruhen. Das soll nun noch durch ein starkes Spannen der Bauchmuskulatur während der Ausatmung verstärkt werden, wobei folgende Vorstellung günstig ist: „Eingeweide nach hinten und an der Wirbelsäule entlang nach oben (rechter Winkel)."
   Gegenbewegung: Abwärtsführen des hinteren Beckenrands, verstärktes Aufrichten des Beckens sowie ein Nachvornneigen des Oberkörpers, was die „Lendenkeilspitze" öffnet (➤ Abb. 5.16a–c).
2. **„Flache Brust" vorwärts aufwärts** (Keil 2):
   Die kontrollierenden Hände des Übenden liegen nun an der eingesunkenen Vorderseite, die er ertastet und im Spiegel sieht. Er atmet diese Rippen nach vorn und sogleich „im rechten Winkel" nach oben. Die Kontrollfinger werden dadurch im gleichen Sinne nach vorn oben getragen, während das Zwerchfell abwärts geht und auf den Widerstand der Bauchorgane trifft, was der Übende fühlt. Gleichzeitig ist eine Abflachung bzw. verstärkte Spannung im überhöhten Rücken zu spüren.
   Gegenbewegung: Rückwärtsbewegung von Schultern und Becken.
3. **Halslordose rückwärts aufwärts** (Keil 3):
   Bei der Einatmung erfolgt ein rekelndes Rückwärts- und Aufwärtsbewegen des Kopfs mit kräftigem Hinterhauptschub, wodurch die Lordose verringert wird.
   Gegenbewegung: Oberkörper nach vorn, obere Brust weiten.

Bei **Skoliose** müssen noch **zusätzlich** folgende Atembewegungen „im rechten Winkel" ausgeführt werden:

4. **„Unechte" oder „freie" Rippen (11. und 12. Rippe) unterhalb des Rippenbuckels seitwärts aufwärts** (Keil 5):
   Diese stehen bei schweren Skoliosen fast senkrecht nach unten. Der Übende stellt seine Finger steil in die eingebuchtete Stelle und drückt so lange, bis er die weggesunkenen Rippen gefunden hat. Gegen den Widerstand der Finger werden die Rippen nach außen und nach oben „geatmet" und das Zwerchfell gedanklich nach abwärts gesenkt. *Gegenbewegung:* Seitlichen Rippenbuckelüberhang nach innen raffen.
5. **Dieselben „freien" Rippen rückwärts aufwärts** (Keil 1):
   Der Daumen drückt kräftig von hinten gegen die letzten Rippen, die sich „atmend" dem Daumen entgegenwölben. Es füllt sich dabei die Konkavstelle unterhalb des Rippenbuckels auf, weil das Zwerchfell gleichzeitig abwärts geht und diese Rippen nach außen drängt. Nun geben die ausgeschaltet gewesenen Rippen wieder stützenden Halt.
   Gegenbewegungen: Abwärtsführen des Beckens, Oberkörper nach vorn, hinteren Rippenbuckel zusammenziehen.
6. **Enge Vorderseite vorwärts aufwärts** (Keil 2a):
   Ähnlich wie Atmung 2, nur an der Rippenbuckelseite vorn einseitig auszuführen. Wichtig ist dabei immer das gleichzeitige vorstellungsmäßige Abwärtsgehenlassen des Zwerchfells, um die Lendenlordose auszugleichen und ei-

5

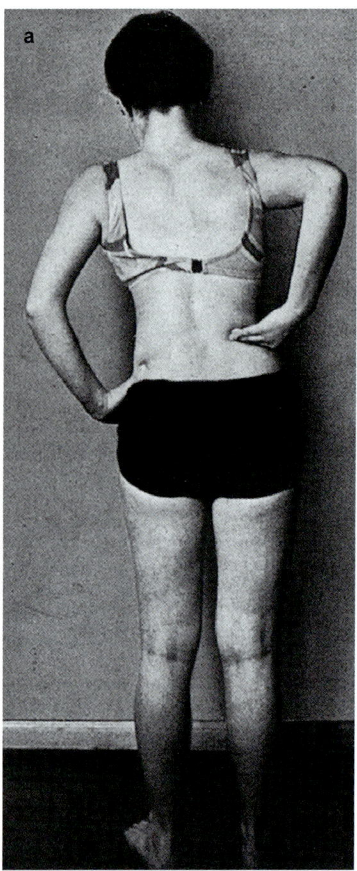

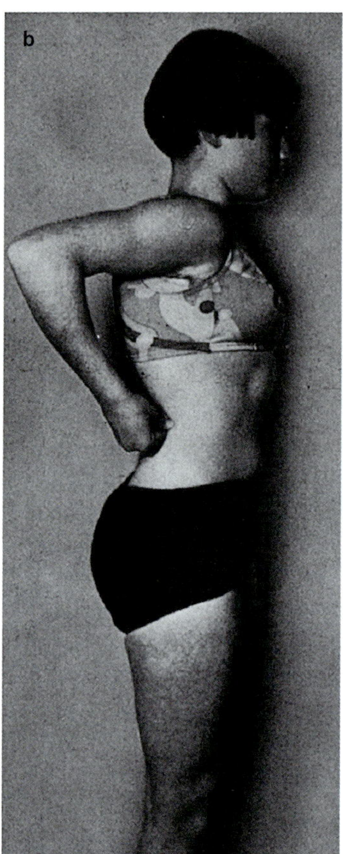

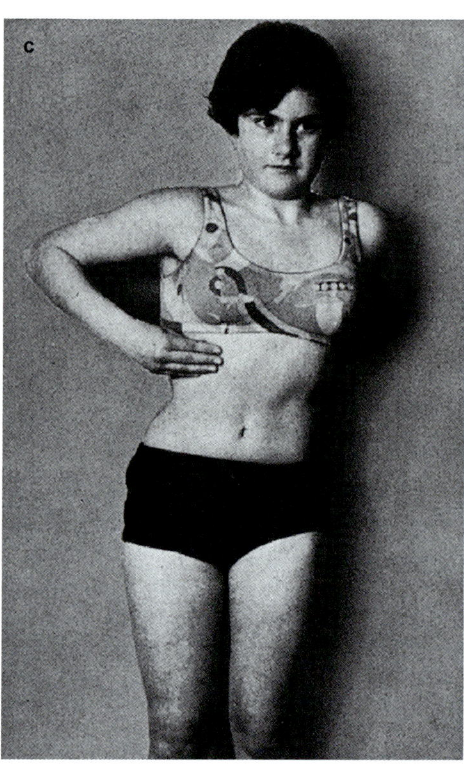

Abb. 5.16 a–c Gezielte Dreh-Winkel-Atmung am Beispiel einer rechtsthorakalen Skoliose. Das Brustbein ist verschoben, daher muss die Rückenatmung trainiert werden. Ist das Brustbein zur Konkavseite verschoben (s. ➤ Abb. 5.16c), muss die Atemrichtung rechts vorne nach schräg außen-oben erfolgen.[M616]

ne Stütze nach unten zu finden, von der aus die enge Vorderseite herausgehebelt werden kann.
Gegenbewegungen: Gegenhalt von Hüfte und Schulter derselben Seite nach hinten.

7. **Enge Vorderseite nach vorn oben** (Keil 2):
   Bei sehr verdrehtem Oberkörper (wenn das Brustbein von der Mitte nach der Rippenbuckelseite abgewichen ist) wird diese zusätzliche Bewegung nach innen und kopfwärts ausgeführt, bis das Brustbein möglichst über die Mitte hinaus gedreht ist. Auch hier ist die gleichzeitige Zwerchfellsenkung zu beachten! Diese Bewegung nach innen stellt eine Seitenbewegung dar und darf als solche erst nach dem Drehen ausgeführt werden.
   Befindet sich das Brustbein in der Mitte, wird diese Dreh-Atmung weggelassen. Es erfolgt in diesem Falle während des Ausatmens bei der Nach-innen-Bewegung des Brustkorbs nur ein Zusammenziehen der seitlichen Interkostalmuskulatur wie beim Schultergegenzug. *Gegenbewegung:* Hüfte und Schulter der Rippenbuckelseite nach außen.
8. **Achselhöhlenrippen vorwärts aufwärts** (Keil 2b):
   Diese Stelle ist besonders eng, wenn die Schulterhöhe oberhalb des Rippenbuckels stark nach vorn gedreht ist. Das entlastende Weiten dieser Gegend ist nur mit gleichzeitiger Ordnung der Schulterkuppe und des Schulterblatts, das senkrecht stehen muss, möglich. Auch hier schafft man die Verbindung nach unten zum Zwerchfell.
   Gegenbewegung: Schulterhöhe (= äußeren Schulterblattwinkel) nach hinten, unteren Schulterblattwinkel nach vorn, sodass er hilft, den Rippenbuckel nach vorn zu drücken.

Alle diese Maßnahmen zusammen bringen das Becken in Ordnung (➤ Abb. 5.17, ➤ Abb. 5.18). Damit alles haltbar wird, muss noch intensiv gespannt werden. Interessant ist, wie sich nunmehr der außer Betrieb gewesene rechtsseitige lumbale Erector trunci wieder einschaltet. Der weniger ausladend gewordene unterste Wirbelsäulenbogen erlaubt auch dem mittleren Wirbelsäulenbogen mehr Aufrichtung. Sofort schaltet sich links in der Mitte der M. latissimus ein, zieht den mittleren Bogen mehr in die Mitte und flacht auch den wuchtigen Lendenwulst ab. Man sieht das alles besonders deutlich, wenn man die Fotos „auf den Kopf stellt".

Wenn es soweit ist, wird die Last des Körpers, die auf das linke Bein verlegt worden war, bewusst dort gehalten. Die Wirkung davon sieht man in ➤ Abb. 5.18: Die linke Seite wird weit. Wir haben erlebt, wie eine infolge der Fehlstellung bei jedem Schritt knackende subluxierte Hüfte nach 6 Wochen nicht mehr schmerzte und knackte.

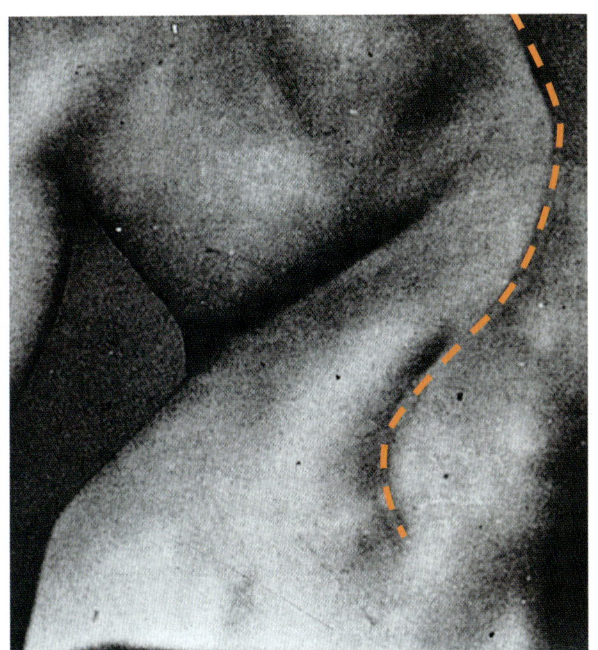

Abb. 5.17 Die Konkavseite (links) ist meist beträchtlich weit nach innen gesunken. Der Schultergürtel dieser Seite lastet auf den konkaven Rippen, ja oft sogar auf dem Beckengürtel. [M616]

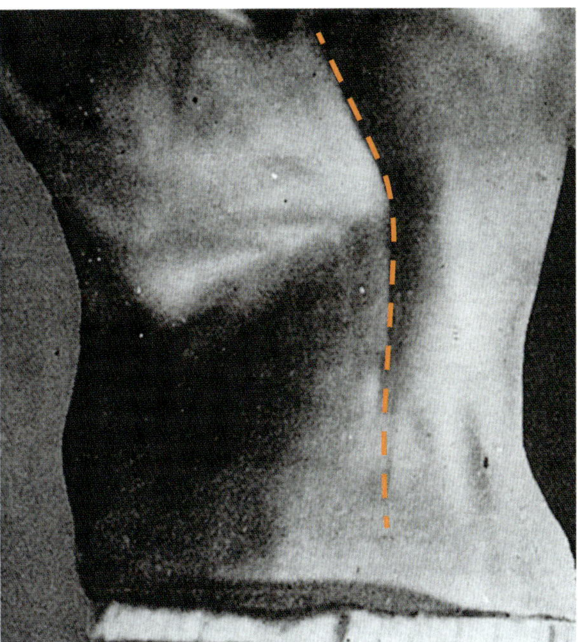

Abb. 5.18 Die Konkavseite wird bei gleichzeitiger Beckenkorrektur geweitet und mittels Dreh-Winkel-Atmung gefüllt. Nun können die konkavseitigen Rippen die Wirbel redressieren. [M616]

9. **Konkavseite seitwärts aufwärts** (Keil 6):
   Diese sehr engstehenden Rippen werden mit Fingerkontrolle einatmend nach außen und oben über die konkavseitige Hüfte gespreizt. Man kann beim bewussten Senken des Zwerchfells fühlen, wie sich eine Rippe nach der anderen nach außen bewegt, zumindest die Kontrollfinger nach außen hebt. Diese Phase ist sehr wichtig, weil erst nach dem Spreizen der Rippen ein Nach-hinten-Führen und Heben derselben möglich ist.
   Gegenbewegungen: Raffen der konkavseitigen seitlichen Hüftmuskulatur (M. tensor fasciae latae, Mm. glutaeus medius et minimus) von außen nach innen. Eigentlich gehört als zweite Gegenbewegung noch ein Zusammenziehen des äußeren Schultergürtels derselben Seite dazu, was aktiv schwer möglich ist, jedoch durch den Schultergegenzug an der Rippenbuckelseite mitbewirkt wird.
10. **Konkavseite rückwärts-aufwärts** (Keil 4, Keil 6):
    Die konkavseitigen Rippen können nicht sogleich nach hinten gedreht werden, da sie sich gegenseitig daran hindern. Ein Nach-hinten-Führen dieser Rippen kommt erst *nach* dem seitlichen Heben derselben in Frage. Anschließend erfolgt noch eine Bewegung nach oben, wodurch sich die rückwärtige Konkavstelle wölbt. Hierdurch wird auch die BWS entlordosiert. Das bewusste Zwerchfellsenken bewirkt die angestrebte Korrekturbewegung schneller und vollständiger.
    Gegenbewegungen: Spannung der konkavseitigen Gesäßmuskulatur von hinten nach vorn (= Beckenkorrektur 4a) sowie ein Drehen des konkavseitigen Schultergürtels nach vorn.

MERKE

Wichtig ist, dass alle angegebenen Gegenbewegungen mit Hinterkopfschub und Senken des Zwerchfells verbunden werden. Mithilfe der Gegenbewegungen kommen die kyphotischen und die lordotischen Rumpfabschnitte wieder in eine Ebene. Der Rumpf wirkt optisch ausgeglichener.

11. **Dreh-Winkel-Atmung bei nach vorn hängendem Oberkörper:**
    In dieser Ausgangsstellung ist die Rückenasymmetrie besonders deutlich zu erkennen. Sie kann aber auch besonders gut ausgeglichen werden, weil die WS maximal gestreckt ist. Vier Kilogramm Kopf ziehen sie lang. Die konkave Seite ist vom Druck des sonst auf ihr lastenden Schultergürtels befreit. Die Zwerchfellatmung kann ungehindert fließen. Die konkaven Rippen werden nach lateral, kranial und dorsal gedreht. Wenn die Konkavität nach dorsal geatmet wird, dreht sich dabei die Konvexseite nach ventral. Hierdurch wird auch die BWS entlordosiert.
    Es kommt nun darauf an, diese Übung so lange wie möglich durchzuhalten und sie mit dem nächsten Atemzug immer mehr zu vervollkommnen.

Wie schon erwähnt, zeigt sich auch bei hochgradigen Skoliosen im Bereich der größten Krümmung meist eine lordotische WS. Deshalb ist es nicht in jedem Falle zweckmäßig, sich übungsmäßig ausschließlich auf den Rippenbuckel zu konzentrieren, weil sich dadurch die BWS-Lordose nicht bessern kann. Die „Wirbelrückdrehbewegung“ ist oft noch viel wichtiger.

12. **Korrektur der Hals- und Kopfhaltung :**
    Der Kopf muss in Verlängerung des mittleren Krümmungsbogens getragen werden. Je größer dieser Bogen ist, desto weiter wird der Kopf in Richtung Rippenbuckelseite gehalten, was den Zervikalbogen vergrößert. Deshalb muss er übungsmäßig zur Konkavseite geneigt werden. Es hat sich folgende Regel herausgebildet, die in fast allen Fällen zutrifft: Man neige den Kopf zur Konkavseite und drehe das Kinn zur Rippenbuckelseite. Je geringer der Hauptkrümmungsbogen ist, desto gerader kann der Kopf getragen werden. In jedem Fall, also auch bei Kyphose, muss er bei HWS-Hyperlordose zusätzlich nach hinten gebracht werden.
13. **Nach der Haltungskorrektur isometrische Spannung zur Stabilisierung:**
    Eine Abflachung der überhöhten Stellen durch entspannende Bewegung hat nur dann Erfolg, wenn im gleichen Arbeitsgang eine isometrische Spannung innerhalb der durch Übung neu gewonnenen „normaleren" Form einsetzt.
    Ausführung: Beim Einatmen erfolgt die bestmögliche Haltungskorrektur, die in jeder Übungslage möglich ist. Bei der nun folgenden Ausatmung werden alle Rumpfmuskeln so intensiv wie möglich (ohne Bewegung!) gespannt, während man gedanklich bis vier zählt, wobei diese Spannung noch weiter zunehmen muss. Sie bleibt auch während der folgenden Einatmung bestehen und wird bei der anschließenden Ausatembewegung noch einmal gesteigert, bis man – je nach Leistungsfähigkeit – bei der Zahl 12 angekommen ist (= „Zwölferspannung"). Anschließend sollen die Muskeln etwas ruhen – ohne Beeinflussung der Atmung, bis sich diese wieder normalisiert hat. Die Spannung erfolgt von unten nach oben von den vorderen Oberschenkeln aus über die Leisten hinweg bis hinauf zu den Rippenbögen, von da über die Seite nach hinten. Dann beginnt die Übung von neuem. Nach drei bis vier solcher Zwölferspannungen folgt eine Zeit des Ausruhens, bis die Atmung wieder ihren Ruherhythmus erreicht hat und die Muskeln sich erholt haben. Dies erfolgt in korrigierter Rückenlage. Man „denkt" dabei seine eingezogenen Rückenabschnitte weit und legt sie dem Boden an. Die Wirkung dieser führenden Vorstellung ist unübersehbar und tritt in erstaunlichem Ausmaß ein.

TIPP

Jede Übung kann mit der „Zwölferspannung" kombiniert und – je nach Kraft – auf 16- bis 20-mal verlängert werden. Sie eignet sich ausgezeichnet zur Verkürzung überdehnter Muskeln und zur Wiederherstellung einer besseren Körperhaltung. Voraussetzung für ihre erfolgreiche Ausführung ist jedoch immer die bestmögliche (korrigierte) Ausgangshaltung.

Jede kräftige Muskelspannung hat gleichzeitiges Muskelwachstum zur Folge. Deshalb ist dabei darauf zu achten, dass sie nicht ausschließlich an der Rippenbuckelseite erfolgt, etwa mit dem Ziel, den Rippenbuckel zusammenzuziehen, denn dadurch würde er sich optisch vergrößern. Die Forderung lautet vielmehr: Beide Seiten, d. h. die Konkavseite in der Länge und die Konvexseite in der Verkürzung nach erfolgter Derotation während der Ausatmungsphase, anspannen.

5.4 Vierbogige Skoliose: theoretische Betrachtungen

Es gibt eine Vielfalt von Skolioseformen: einbogige thorakale oder lumbale Skoliosen, verschiedene doppelbogige Formen der idiopathischen Skoliose. „Dreibogige" Skoliosen sind sehr häufig. Die Formveränderungen bei Skoliose haben sich allem Anschein nach im Lauf der Jahrzehnte in eine andere Richtung entwickelt. Seit den 1970er-Jahren bekommen wir mehr Skoliosen mit einem ausgeprägten lumbosakralen WS-Bogen zu sehen. Da dieser WS-Bogen unserer Erkenntnis nach hinzugekommen ist, nennen wir ihn kurz den **vierten Bogen.**

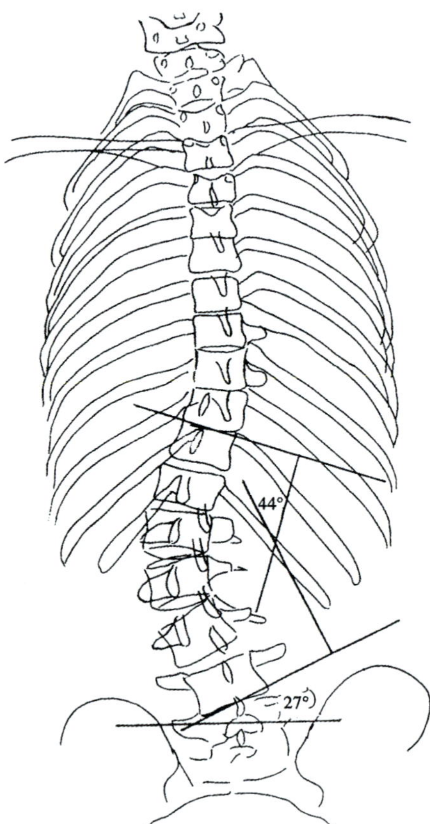

Abb. 5.19 Auf dieser WS-Ganzaufnahme (nachgezeichnetes Röntgenbild) ist deutlich zu sehen, dass sich das Becken verschoben, verdreht und verwrungen hat: Die rechte Beckenschaufel wirkt bedeutend breiter als die linke. Das bedeutet, dass die rechte Beckenschaufel nach hinten gedreht ist. [M616]

Bei diesen Patienten liegt offenbar eine zusätzliche Gefüge- oder Aufbaustörung der unteren Wirbelkörper vor. L5 oder L4 kippen aus bisher ungeklärten Gründen seitwärts ab, oft bis über 40° hinaus. Man findet an L5 zuweilen einseitig vergrößerte Gelenkfortsätze oder knöcherne Zwischenstücke, die diesen Bogen einleiten. Die dazugehörigen Zwischenwirbelscheiben sind keilförmig und verstärken den lumbosakralen Bogen noch zusätzlich. Die WS versucht nun, sich wieder über dem Schwerpunkt auszubalancieren und bildet noch weitere Bögen: den lumbalen, den thorakalen und den zervikalen. Die Hüfte an der Rippenbuckelseite ist oft sehr prominent und gleichzeitig nach kranial und dorsal verschoben (> Abb. 5.19, > Abb. 5.20).

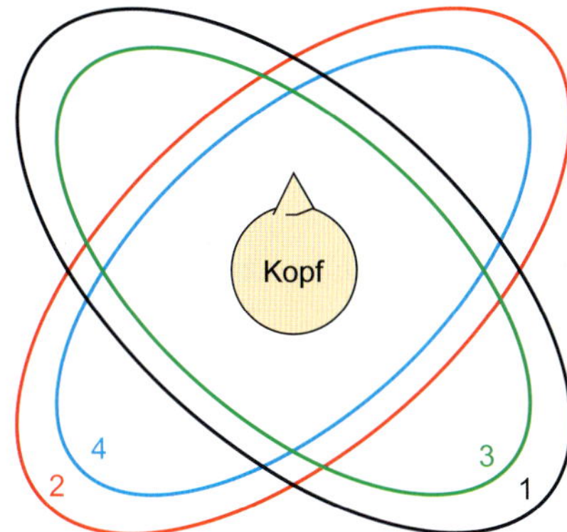

Abb. 5.20 Blick von oben: Beckengürtel (1) und Brustkorb (3) sind gleichsinnig verdreht. Lendenteil (2) und Schultergürtel (4) sind ebenfalls gleichsinnig verdreht, jedoch entgegengesetzt. [L143]

Für die Behandlung dieser Skolioseform hat sich eine ganz spezifische Übungsweise herauskristallisiert:

Die **Übungsrichtung** darf nicht zu sehr nach der thorakalen Konkavseite hin erfolgen, sondern muss mehr senkrecht – in die Höhe – gehen. Die Behandlung der vierbogigen Skoliose ist deshalb kompliziert, weil sich bei der Übungsrichtung nach der thorakalen Konkavseite der lumbosakrale Bogen weiter in die Fehlrichtung zieht, während sich bei der Übungsrichtung nach der konvexen Seite der lumbale Bogen vergrößert. Der Patient kann demzufolge seine seitliche Lumbalmuskulatur für die Aufrichtung der kaudalen Bögen nur schwer zu Hilfe nehmen. Er ist sehr auf seine Vorstellungskraft, zielgerichtete Atmung, Handkontrolle mit richtungsgebenden Strichen, Rückenspiegelkontrollen und die manuelle Hilfe der Krankengymnastin angewiesen.

Die vierbogige Skoliose weicht von der dreibogigen in auffälliger Weise ab (die folgenden Beispiele beziehen sich auf eine thorakale Rechtsskoliose):

- Die **typische dreibogige Skoliose** ohne den lumbosakralen WS-Bogen hat einen Rechtsüberhang des Oberkörpers, wobei die Körperlast auf dem rechten Bein ruht.

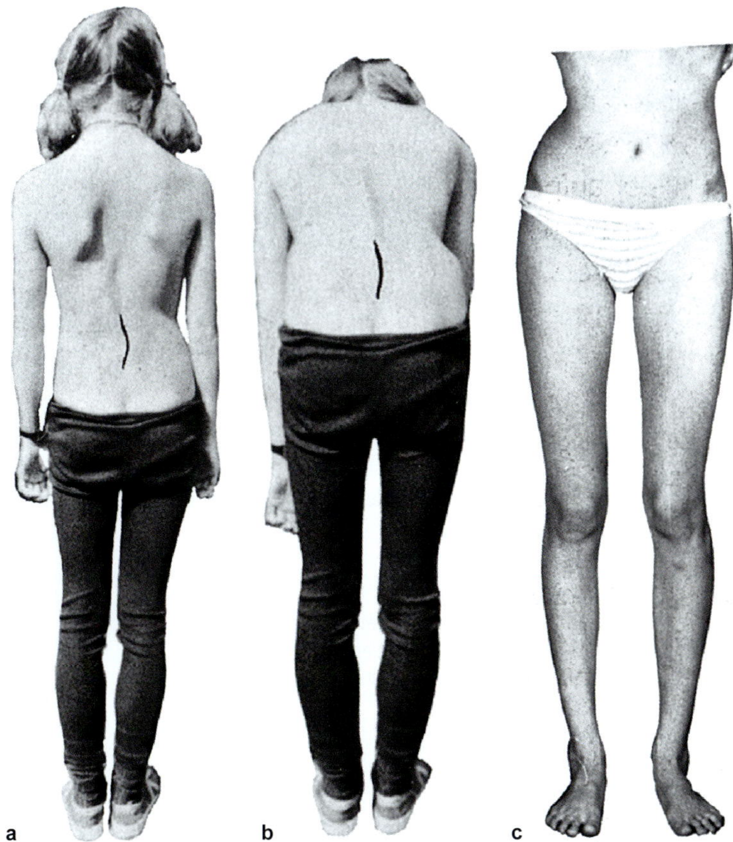

Abb. 5.21 Alle nach lateral verschobenen Rumpfabschnitte drehen sich gleichzeitig nach dorsal: [M616]
a. Mit der nach rechts abweichenden Hüfte zieht sich auch die kaudale WS nach rechts.
b. Im nach vorn gebeugten Zustand ist dieser sakrale Gegenschwung an der kaudalen Dornfortsatzreihe gut zu diagnostizieren.
c. Die Hüftprominenz ist das auffälligste Merkmal im klinischen Bild.

Das Becken tritt als Ganzes nach links außen. Hierdurch wird wiederum der Eindruck des seitlichen Rippenbuckelüberhangs verstärkt. Die Statik des Körpers ist dekompensiert.

- Die **typische vierbogige Skoliose** mit dem lumbosakralen WS-Bogen zieht in diesem Beispiel mit einem deutlichen Rechtsschwung zum Kreuzbein-Steißbein hin, da der Rumpf im LWS-Becken-Teil noch einmal in sich gegengleich nach lateral verschoben ist. Die Körperlast ruht auf dem linken Bein. Der gesamte Oberkörper hat eine Neigung nach links. Dadurch tritt die rechte Hüfte nach außen. Der Lendenwulst (links) – oft thorakolumbal – ist übergroß, während der thorakale WS-Bogen meist geringere Winkelgrade aufweist.

Im klinischen Bild ist sowohl bei der dreibogigen als auch bei der vierbogigen Skoliose zu erkennen, dass sich alle nach lateral verschobenen Rumpfabschnitte gleichzeitig nach dorsal drehen, auch in diesem kaudalen Abschnitt (> Abb. 5.21a–c).

Das muss bei der Übungstherapie berücksichtigt werden. Die folgenden **Übungsbeispiele** zeigen, wie die überaus subtilen, aber wirksamen Kräfte, die durch die Skoliosebehandlung nach Schroth aktiviert werden, am Patienten positive Veränderungen schaffen. Sie können in beliebigen Ausgangsstellungen ausgeführt werden, jedoch immer mit dem Ziel, alle von der Lotrechten teils nach lateral, teils nach sagittal abgewichenen Rumpfabschnitte zu entdrehen und wieder über den Schwerpunkt zu bringen, d. h., die statische Dekompensation wieder aufzuheben.

Das Körpergewicht soll i. d. R. auf beiden Beinen beim Stehen bzw. auf beiden Gesäßhälften beim Sitzen ruhen, da bei Belastung des konkavseitigen Beins, wie bei drei Bogen gefordert, die Hüfte unterhalb des Rippenbuckels noch weiter nach außen tritt. Es gibt kein Schema. Das Wichtigste bei allen Übungen ist, die LWS in die Mitte zu rücken und die nach außen getretene Hüfte wieder hereinzubringen. Die erste und die zweite Beckenkorrektur kommen selbstverständlich auch hier zur Anwendung.

5.4.1 Skoliose mit einem lumbosakralen WS-Bogen (> Abb. 5.23, > Abb. 5.24)

Bei starkem Lendenwulst darf der vordere Beckenrand nur bis zur Mittelstellung gehoben werden.

TIPP

Falls ein Röntgenbild vorhanden ist, sollte es am Fenster aufgehängt werden, um es immer wieder zu studieren und um die Gedanken besser in die Übungsrichtung zu leiten.

- **Bei der „vierbogigen" Skoliose gefundene weitere Symptome**[1]: In unserer Klinik wurden 115 Skoliosepatienten mit einer lumbosakralen Gegenkrümmung auf folgende klinische Zeichen untersucht:
  - Knickfußstellung (verstärkt auf der Seite der thorakalen Konkavität)
  - Scheinbare Beininnenrotationsstellung (ebenfalls stärker thorakal konkavseitig)
  - Beckenprominenz (auf der thorakalen Konvexseite)
  - Vermehrte Beinbelastung thorakal konkavseitig
  - Ungleichstand der Spinae (scheinbare Beckenverwringung)
  - Beurteilung des Gangmusters

Der Anteil der thorakalen rechtskonvexen Skoliosen betrug 87,8 %, thorakal linkskonvexe Skoliosen waren in 12,2 % der Fälle zu verzeichnen.

- **Direkte Zeichen der lumbosakralen Gegenkrümmung:** Die Beckenprominenz auf der thorakalen Konvexseite ist das auffälligste Merkmal im klinischen Bild. Von den 101 untersuchten thorakal rechtskonvexen Skoliosen hatten 96 Patienten ein zur thorakalen Konvexität verschobenes Becken. Fünf Patienten zeigten keine seitliche Abweichung. Von den 14 linkskonvexen Skoliosen war das

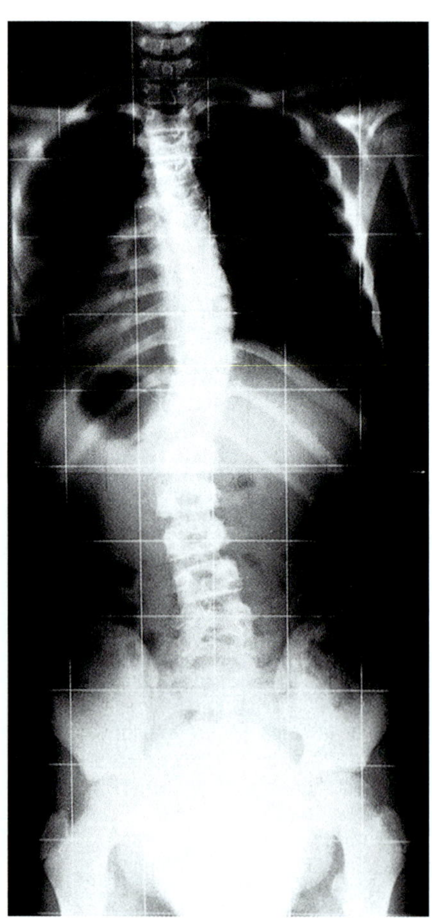

Abb. 5.22 Verlagerung des Oberkörpers zur thorakalen Konkavseite [M616]

[1] Die nachfolgenden Untersuchungen hat mein langjähriger Mitarbeiter, PT Joachim Karch, durchgeführt, wofür ich ihm sehr dankbar bin (Christa Lehnert-Schroth).

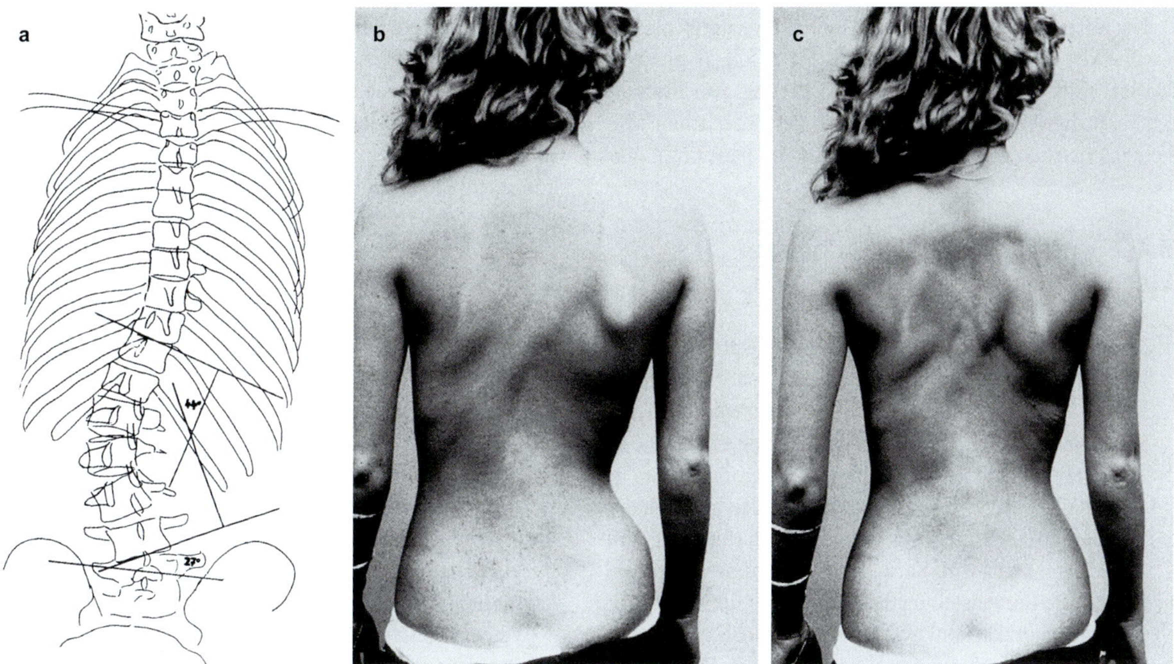

Abb. 5.23 Korrektur des lumbosakralen WS-Bogens (Für die freundliche Überlassung der Aufnahmen danken wir Herrn Prof. Niedhardt.) [M616]
a. Nachzeichnung eines Röntgenbilds; b. Normaler Stand; c. Korrekturhaltung

Becken bei 13 nach links verschoben, ein Patient zeigte keine wesentliche Abweichung. Weniger deutlich sind die weiteren Fehlstellungen des Beckens.

- **Indirekte Zeichen der lumbosakralen Gegenkrümmung:** Eine **Knickfußstellung** findet sich vermehrt auf der thorakalen Konkavseite (70,3 %). Bei 20,8 % der Patienten fand sich eine seitengleiche Knickfußstellung.

In ➢ Abb. 5.22 erkennt man deutlich die Verlagerung des Oberkörpers zur thorakalen Konkavseite. Lotet man von den äußeren Rippen aus herunter, so fällt das Lot an der thorakalen Konkavseite neben die Hüfte, während es die Hüfte an der thorakalen Konvexseite „abschneidet".

Die Aufnahmen in ➢ Abb. 5.23a–c entstanden nach einem 6-wöchigen Sobernheimer Heilverfahren der Patientin. ➢ Abb. 5.24a und ➢ Abb. 5.24b zeigen die Reduktion des lumbosakralen WS-Bogens dieser Patientin von 45° auf 18° in der Übung.

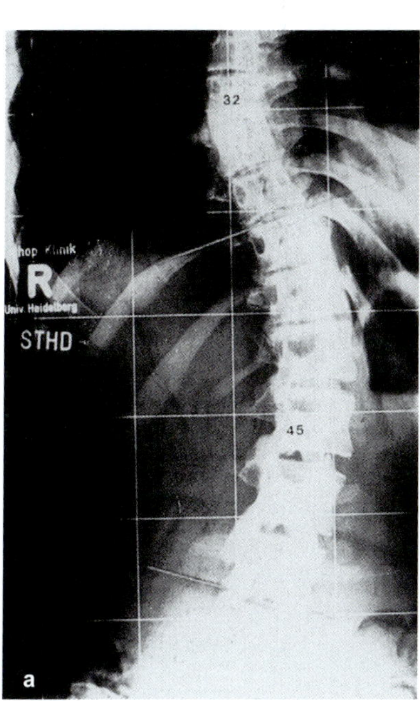

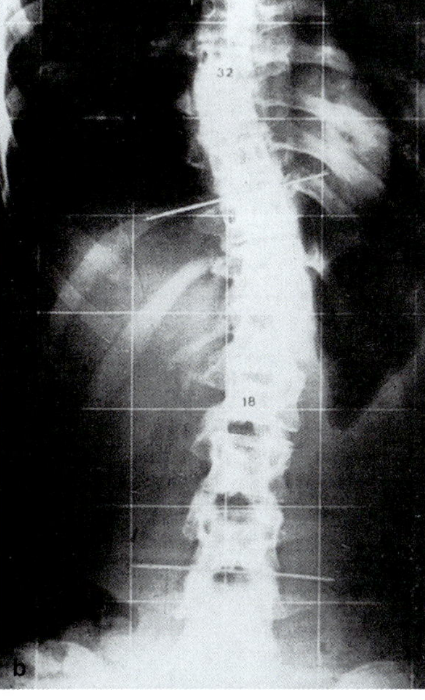

Abb. 5.24 Korrektur des lumbosakralen WS-Bogens (Für die freundliche Überlassung der Röntgenaufnahmen danken wir Herrn Prof. Niedhardt.) [M616]
a. Normaler Stand
b. Korrekturhaltung

Die Korrekturbewegungen sind im Rahmen der Beckenbeweglichkeit des Patienten möglich. Sie erfolgen nicht auf Kosten einer Becken- oder Bänderlockerung. Am Ende der Korrekturbewegung werden sämtliche erforderlichen Muskeln isometrisch gefestigt (= Muskelmantelspannung).

5.4.2 Korrekturprinzipien bei der vierbogigen Skoliose

- Eine **scheinbare Innenrotation** des thorakal konkavseitigen Beins beobachteten wir bei 79,1 % unserer Patienten, bei 5,2 % fanden wir thorakal konvexseitig eine vermehrte Innenrotation. Bei einem Patienten war die vermehrte Innenrotation beidseitig zu sehen, 13,9 % der Patienten zeigten diesbezüglich keinen vom Normalen abweichenden Befund. Die Innenrotationsstellung des thorakal konkavseitigen Beins wird nach unserer Meinung durch die veränderte Beckenstellung bedingt. Durch die Vordrehung der thorakal konkavseitigen Beckenhälfte werden auch das Acetabulum und somit das gesamte Hüftgelenk auf der thorakalen Konkavseite nach vorn gedreht. Zusätzliche Verstärkung erfährt diese scheinbare Innenrotationsstellung durch die Verdrehung der Beckenschaufeln gegeneinander um eine frontotransversale Achse.
- Eine **scheinbare Beckenverwringung** (Ungleichstellung der Spinae – ähnlich der Beckenverwringung, wie sie bei Lewit [1987] beschrieben ist) fanden wir bei über 80 % unserer Patienten mit lumbosakraler Gegenkrümmung. Bei 77,2 % war die vordere obere Spina im Vergleich zur Gegenseite auf der thorakalen Konkavseite nach kaudal, die hintere obere Spina dementsprechend nach kranial verschoben. Bei 19,8 % war eine solche Beckenfehlstellung nicht nachweisbar, 2,9 % zeigten gar eine „gegenteilige Verwringung“. Ähnlich diesen Befunden bei rechtskonvexen Skoliosen fand sich bei den 14 untersuchten linkskonvexen Skoliosen ebenfalls diese typische Beckenfehlstellung bei zehn Patienten. Vier Patienten hatten keinen entsprechenden Befund.
- Die **vermehrte Beinbelastung** auf der thorakalen Konkavseite wurde bei fast allen Patienten in ihrer Gewohnheitshaltung beobachtet. In dieser Studie haben wir sie nur über den Sichtbefund registriert.

Alle genannten Symptome finden sich bei thorakal rechtskonvexen Skoliosen häufiger als bei thorakal linkskonvexen Skoliosen. So hatten prozentual gesehen doppelt so viele Linksskoliosen seitengleiche Knickfußstellungen wie Rechtsskoliosen, klinisch unauffällige Füße waren bei thorakalen Linksskoliosen viermal häufiger zu sehen.

Wir meinen, dass die indirekten Zeichen der lumbosakralen Gegenkrümmung, insbesondere auch die scheinbare Beckenverwringung, Folge der typischen Beckenfehlstellung bei diesen Patienten sind. Zum Beispiel wird sich in dem Rahmen, in dem das thorakal konkavseitige Becken nach ventral und nach kaudal verdreht ist, auch das Acetabulum und somit das gesamte Hüftgelenk einwärts drehen und somit die scheinbare Innenrotationsstellung des thorakal konkavseitigen Beins verursachen.

Wie oben beschrieben, steht die thorakal konkavseitige Hüfte im Vergleich zur Gegenseite nach ventral. In Relation zur Gegenseite entsteht hierdurch eine vermehrte Spannung der ventralen Oberschenkelmuskulatur auf der thorakalen Konkavseite. Dadurch wird – insbesondere durch den M. rectus femoris – die thorakal konkavseitige Darmbeinschaufel vermehrt nach kaudal gezogen. Dies könnte als Erklärungsmodell für die zu beobachtende scheinbare Beckenverwringung dienen. Da diese Beckenfehlstellung vielfach durch die Beckenkorrekturen nach Schroth aufgehoben werden kann, nehmen wir eine Beckenverwringung i. S. von Lewit an.

Betont werden muss aber an dieser Stelle, dass die Vorstellung der von uns beobachteten direkten und indirekten Zeichen einer lumbosakralen Gegenkrümmung mit dem Ziel erfolgt, die Erkennung dieses Phänomens bei Skoliosepatienten zu erleichtern. Dadurch kann der behandelnde Physiotherapeut bei Kenntnis der Korrekturprinzipien bei jedem Skoliosepatienten die notwendigen Korrekturen leicht auswählen.

KAPITEL

6 Übungskontrolle: Kritische Betrachtung von Kontrollaufnahmen

Katharina Schroth legte immer großen Wert darauf, dass die Patienten ihre Kontrollfotos richtig betrachten. Sie sollten sehen lernen.

Früher kamen fast nur Patienten mit Schwerstskoliosen und solche, die wir heute in die sogenannte „Hüftgruppe" übernehmen, d. h. Patienten mit prominenter (nach außen stehender) Hüfte an der schwachen Seite, der thorakalen Konkavseite. Diese Skolioseform hatte sich offensichtlich infolge der in diesen Jahren angewandten „schwedischen Umkrümmungsübungen" herausgebildet.

Um „Arbeitsmaterial" und vor allem Sicherheit in ihrer Skoliosebehandlung zu bekommen, ließ Katharina Schroth alle Patienten mit freiem Oberkörper, in der Anfangszeit sogar völlig nackt fotografieren und nur mit einem winzigen Turnanzug bekleidet üben.

Das hat sich als sehr zweckmäßig erwiesen und sowohl Behandler als auch Patienten motiviert, auf dem einmal beschrittenen Wege fortzufahren.

Ganz vereinfacht stelle man sich bei der dreibogigen Skoliose die beiden Rumpfhälften in der Mitte senkrecht durchtrennt vor: Beide Rumpfhälften schwingen gegeneinander. Ein Rippenbuckel allein ist nicht vorhanden. Er wird erst sichtbar, wenn die darüber und darunter befindlichen Rumpfabschnitte entgegengesetzt, also nach vorn stehen. Ebenso ist keine konkave Seite allein vorhanden. Sie wird erst sichtbar, wenn die darüber und darunter befindlichen Rumpfabschnitte nach hinten stehen (➤ Abb. 6.2).

6.1 Was kann man aus Kontrollaufnahmen lernen?

Die ➤ Abb. 6.1a–c[1] geben Auskunft über den Ist-Zustand zu Beginn der Schroth-Behandlung. Die Patienten erkennen, **was ist** (Ist-Zustand), und sehen in die Bilder hinein, **was werden soll** (Soll-Zustand).

6.1.1 Ist-Zustand

Das ist: In ➤ Abb. 6.1a steht die Patientin vermehrt auf dem rechten Bein, statt auf beiden Beinen gleichmäßig belastet zu

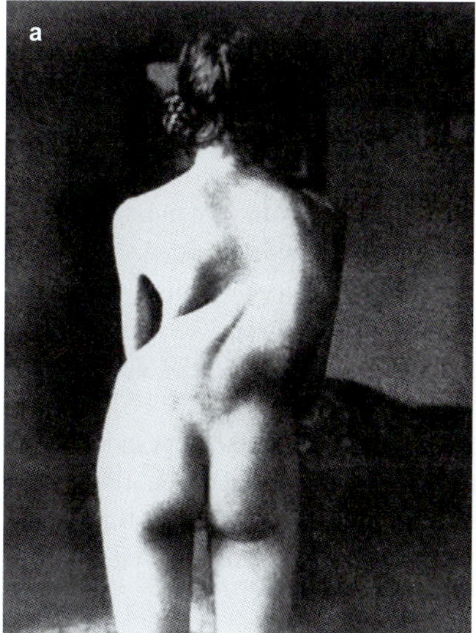

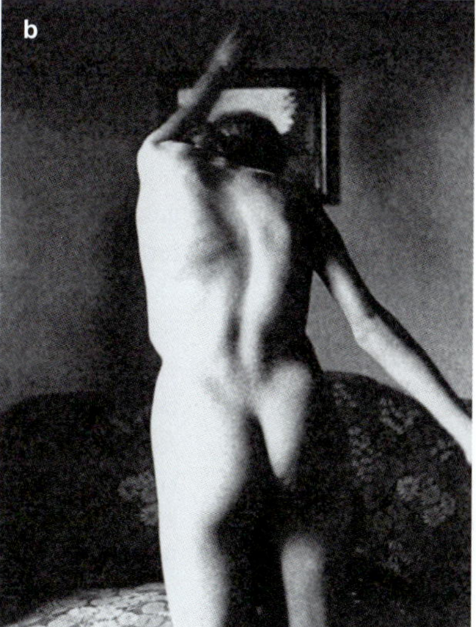

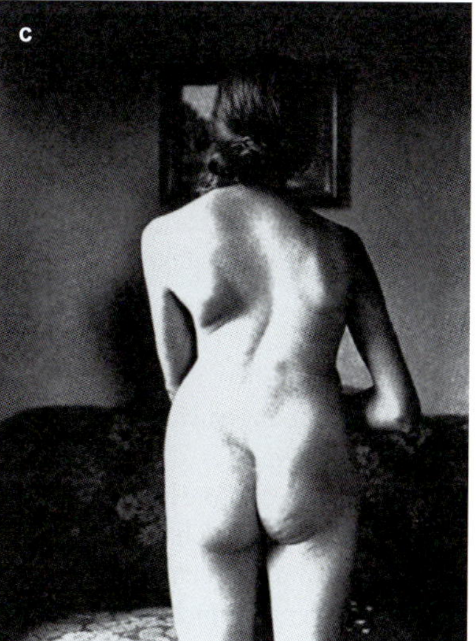

Abb. 6.1a–c Übungsbeispiel: massive rechtsthorakale Skoliose [M616]

[1] Die drei Fotos stammen aus der Anfangszeit in Meißen in den 1920er-Jahren.

stehen. Dadurch wird der Oberkörper nach rechts schwer und wird, um nicht nach rechts seitlich abzukippen, von der gegenseitigen Hüfte gehalten. Dadurch entsteht das sog. „skoliotische Gleichgewicht“. Da der Kopf wieder über den Schwerpunkt gehört, also in Richtung Mitte schwingt, entsteht der rechtsseitige Rippenbuckelüberhang. Die rechte Schulterkuppe steht nach vorn. Dadurch erscheint der Rippenbuckel – von der rechten Seite aus gesehen – noch größer. Ein von der rechten Achsel gefälltes Lot würde neben die rechte Hüfte fallen.

Die linke Schulter bzw. der gesamte linke Schultergürtel steht nach hinten und blockiert auf diese Weise die Atmung der linken Lungenseite, und zwar umso mehr, als der linke Schultergürtel nach und nach hinter den linken (konkaven) Rippen vorbei in Richtung Beckengürtel sinkt und die linken Rippen nach vorn abdrängt. Die nach links außen stehende Hüfte steht gleichzeitig nach oben. Deshalb würde auch ein Gürtel in der Taille schräg hängen.

Katharina Schroths Devise war von Anbeginn an, *„das Gegenbild zu schaffen von dem, was der Körper augenblicklich zeigt“*, um neue Bewegungs- und Haltungsmuster im Gehirn zu erzeugen. Nach der Übung ist dann zu hoffen, dass der skoliotische Körper annähernd eine Senkrechte findet.

6.1.2 Soll-Zustand

Das soll werden: Die bestehenden Rumpfverschiebungen und Verdrehungen sollen wieder rückgängig gemacht werden. Ein Versuch, diesen Grundsatz zu verwirklichen (➤ Abb. 6.1b), könnte folgende Übungsschritte umfassen:

- Das Körpergewicht wird vom rechten auf das linke Bein verlagert.
- Die linke Hüfte, die nach außen steht, wird hereingenommen.
- Der nach rechts hängende Oberkörper wird über die linke Hüfte hinweg nach links geneigt. Ein gedachtes Lot, von der rechten Achsel aus gefällt, würde nun auf die rechte Hüfte fallen, nicht mehr rechts daneben.
- Die LWS, die vorher scharf nach rechts oben ausschwang, steht in der Übung senkrechter.
- Die vorher gedrückt gewesene linke Seite ist jetzt „offen“ zum Beatmen.

Das sind fünf positive Punkte.

In dieser Übungsausführung sind aber gleichzeitig **neun Fehler** enthalten:

1. Es ist richtig, dass die linke Hüfte hereingenommen wird, dadurch senkt sie sich. **Aber:** Die rechte Hüfte darf dadurch nicht nach oben treten!
2. Sie darf aber auch nicht nach vorn treten, denn die Gesäßfalte steht nun schief.
3. Das Nach-oben-Treten der rechten Hüfte beengt die SchwSt unterhalb des Rippenbuckels rechts.
4. Das Nach-vorn-Drehen dieser Hüfte verhindert das Arbeiten der rechtsseitigen lumbalen Erektoren (Muskeln in der Taille) und ein Gegeneinander-Aufdrehen zwischen Beckengürtel und Rippenbuckel. Denn das Becken steht an der Rippenbuckelseite im Verhältnis zum Rippenbuckel nach vorn und muss entgegengesetzt gedreht werden.
   Katharina Schroth erklärte den Patienten immer wieder: *„Ein Rippenbuckel allein ist nicht vorhanden. Er wird erst sichtbar, wenn die darüber befindliche und die darunter befindliche Körperregion nach vorn steht. Ebenso ist eine ‚schwache Seite‘ (die Konkavseite) nicht für sich allein da. Sie wird erst sichtbar, wenn die darüber befindliche und die darunter befindliche Region nach hinten steht.“* Deshalb entwickelte sie ihre „**Gegenbewegungen**“, d. h. entgegengesetzte Übungsbewegungen an derselben Seite in derselben Ebene.
5. Es ist richtig, dass die linke Seite geweitet wird. **Aber:** Nicht durch einen Zug mit dem linken Arm nach oben und korrekte Befolgung der nötigen Übungsausführung.
6. Gleich gar nicht durch einen Zug nach oben rechts, weil sich dadurch links ein Schulterbuckel ausbildet, der in der Anlage bereits vorhanden ist. Die linke Schulterregion wirkt breiter als die rechte.
7. Die Armhaltung rechts wurde so belassen, wie sie von der Patientin als richtig empfunden wurde. Sie wollte den seitlichen Rippenbuckel mithilfe eines Armdrucks nach unten (kaudal) zusammendrücken. Dabei ist aber der rechte Arm eingerollt (innenrotiert). Die rechte Schulterkuppe ist weit nach vorn gedreht.
8. Der Schultergürtel ist durch diese Übungsausführung aus der Horizontalen gebracht worden. Dadurch zipfelt die Garderobe. Katharina Schroth sagte: *„Der Schultergürtel ist wie unser Kleiderbügel. Wir hängen unsere Kleider auch nicht schief auf den Bügel.“*
   Richtig wäre, wenn der rechte Arm ausgerollt (außenrotiert) würde, um die rechte Schulterkuppe nach hinten zu führen. Dadurch wird das rechte Schulterblatt senkrecht gestellt. Der Rippenbuckel kann nun vom unteren Schulterblattwinkel aus nach vorn gehebelt werden.
9. Der Kopf zieht in der Übung mit nach rechts, was einerseits eine Vergrößerung des Schulterbuckels links sowie eine Verstärkung des Zervikalbogens (Hals), der ebenfalls bereits nach links schwingt, zur Folge hat.
   Richtig wäre, den Kopf nach links, und zwar in Verlängerung des thorakalen (BWS-)Bogens zu halten. Dadurch kommen dann die inaktiven rechtsseitigen Halsmuskeln in Arbeit und entdrehen diesen Bogen gleichzeitig mit.

MERKE

Diese Fehler hat Katharina Schroth beim Bildervergleich gesehen und daraus gelernt, wie es **nicht** gemacht werden darf und dass bei allem guten Willen gravierende Fehler möglich sind und oft gemacht werden.

6.2 Entwicklung von Übungen

Die Darstellung der gegeneinander schwingenden Rumpfhälften (Rippenbuckelseite gegen Konkavseite, ➤ Abb. 6.2) stellt den Basisgedanken der schrothschen Denkweise schematisch dar.

Katharina Schroth hat ausprobiert, wie diese Fehler ausgeschaltet werden können, denn schon einer dieser Fehler würde ein optimales Behandlungsergebnis reduzieren oder gar unmöglich machen. Denn neun Fehler verhindern das gute Resultat der fünf richtigen Übungsbewegungen. Also muss diese Übung falsch sein. Katharina Schroth hat nun diese Fehler wieder ausgeschaltet bzw. rückgängig gemacht.

So entwickelte sie den „**Drehsitz**", wobei die rechte Hüfte nach hinten und unten kommt und die SchwSt unterhalb des Rippenbuckels sowie die „SchwS" links geweitet und beatmet werden können.

Sie ließ den Zug mit dem linken Arm weg und entwickelte dafür die Übung „**Schultergegenzug**" mit dem rechten Arm nach schräg außen oben, wodurch sich der Schultergürtel wieder horizontal stellt. Die Kopfhaltung wurde dahingehend geändert, dass sich der Vers herausbildete: *„Man neige den Kopf zur schwachen Seite und drehe das Kinn zur Paketseite."* Sie sprach nie von einem „Buckel", sondern abgemildert vom „Paket", denn jeder hat sein Päckchen zu tragen. Der Kopf musste also fortan in Verlängerung des mittleren, sogenannten „Hauptkrümmungsbogens" (in der BWS) getragen und damit ein Hinterkopfschub gemacht werden. Diese Kopfhaltung hat gleichzeitig einen abflachenden Einfluss auf die nach hinten quellenden oberen Rippen des Rippenbuckels. So entwickelte Katharina Schroth nach und nach Behandlungsfeinheiten in akribischer Genauigkeit und feilte ihre Übungen immer weiter aus. Sie erklärte auch ihren Patienten in der Gruppe, welche Fehler augenblicklich gemacht werden und wie sie sofort abgeändert werden können und müssen. Alle Patienten lernten auf diese Weise am Mitpatienten und waren schließlich ganz sicher in ihrer Übungsausführung.

Zum Abschluss sei hier noch ein Auszug aus einem Aufsatz wiedergegeben, den Katharina Schroth eigentlich als schriftliche Übungshilfe[2] für eine Patientin verfasste, die

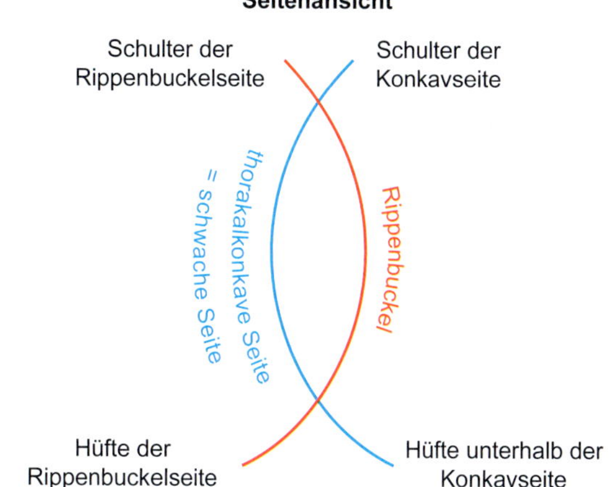

Abb. 6.2 Schematische Darstellung der gegeneinander schwingenden Rumpfhälften von der Seite aus gesehen [L143]

damals aus der ehemaligen DDR nicht in die BRD reisen durfte. Aus dieser Schrift geht die Liebe zum Patienten, aber auch die Liebe zur Genauigkeit im Detail hervor, die sich wie ein roter Faden durch alle Schroth-Übungen zieht. Katharina Schroth betonte immer wieder:

„Eine Skoliose besteht aus einer Summe von vielen Falschbewegungen, die schließlich zur erstarrten Form geworden sind. Deshalb muss man sehr genau hinschauen, um sie zu erkennen und sie übungsmäßig alle ins genaue Gegenteil zu verkehren – vorerst wenigstens in der Vorstellung. In der Behandlung muss ein Mosaiksteinchen an das andere gereiht werden, bis schließlich die aufrechte Haltung entsteht. Nur so ist eine Besserung dieses Leidens möglich. Deshalb muss der Behandelnde all sein Engagement, seine Liebe und Hinwendung für den Patienten in die Behandlung einbringen und seine Motivation an den Patienten weitergeben. Jede Übung muss so ausgeführt werden, als ob es die einzige ist, von der der Erfolg abhängt."

Nach diesem Motto handelte sie bereits in ihrer Jugend, als sie sich selbst half. Sie ist diesem Motto ihr Leben lang treu geblieben. Nun versuchen wir in der Katharina-Schroth-Klinik, in ihrem Geist weiterzuarbeiten.

[2] Diese Übungshilfe wurde 1977 in einem Beitrag für die Zeitschrift Krankengymnastik abgedruckt.

KAPITEL

7 Ungünstige Übungen bzw. Alltagshaltungen

7.1 Unzweckmäßige Bewegungen

MERKE

Jede Skoliose setzt sich aus einer **Summe von Fehlhaltungen** zusammen, die zur **Fehlform** geworden sind. Aus diesem Grund genügt es nicht, nur **eine** Fehlhaltung zu korrigieren, da die bleibenden das Gesamtergebnis in Frage stellen würden.

7.1.1 Beugungen der Brustwirbelsäule

Jede **Beugung der Brustwirbelsäule** – nach vorwärts, seitwärts oder rückwärts – ist zu vermeiden, weil sie die vorhandene Fehlform der Wirbelsäule verstärkt: ➤ Abb. 7.1 zeigt das nachgezeichnete Röntgenbild eines 4-jährigen Mädchens mit Keilwirbelbildung von Th10–L1 und dadurch bedingtem tiefsitzendem Hauptkrümmungsbogen. Die Abweichung der LWS von der Senkrechten beträgt 19°. ➤ Abb. 7.2 zeigt eine Kontrollaufnahme 1½ Jahre später. Die Abweichung der LWS von der Senkrechten beträgt jetzt 30°. Es ist also im Vergleich zur ersten Aufnahme eine Zunahme der Abweichung um 11° erfolgt, was eine wesentliche Verschlechterung bedeutet. Beide Aufnahmen wurden in Ruhestellung gemacht.

In ➤ Abb. 7.3a, die während einer Übung am gleichen Tage wie ➤ Abb. 7.1 erstellt wurde, ist eine Abflachung des

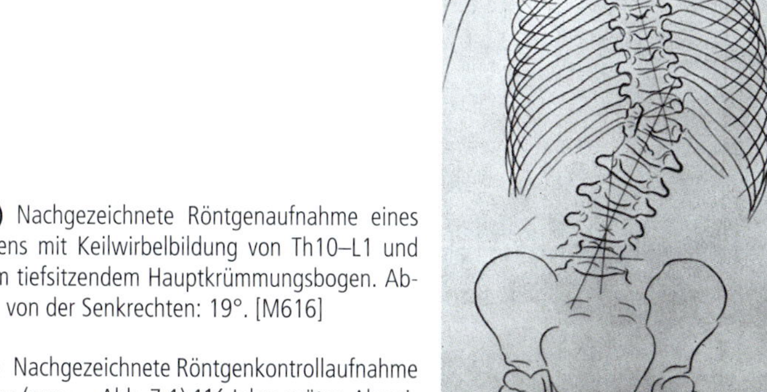

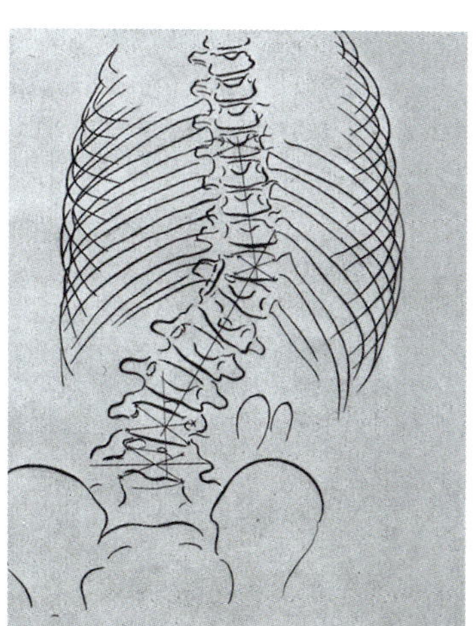

Abb. 7.1 (links) Nachgezeichnete Röntgenaufnahme eines 4-jährigen Mädchens mit Keilwirbelbildung von Th10–L1 und dadurch bedingtem tiefsitzendem Hauptkrümmungsbogen. Abweichung der LWS von der Senkrechten: 19°. [M616]

Abb. 7.2 (rechts) Nachgezeichnete Röntgenkontrollaufnahme desselben Mädchens (aus ➤ Abb. 7.1) 1½ Jahre später. Abweichung der LWS von der Senkrechten: 30°. [M616]

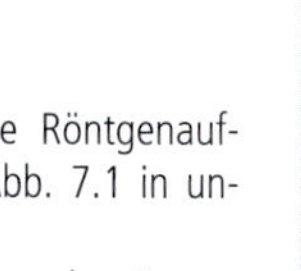

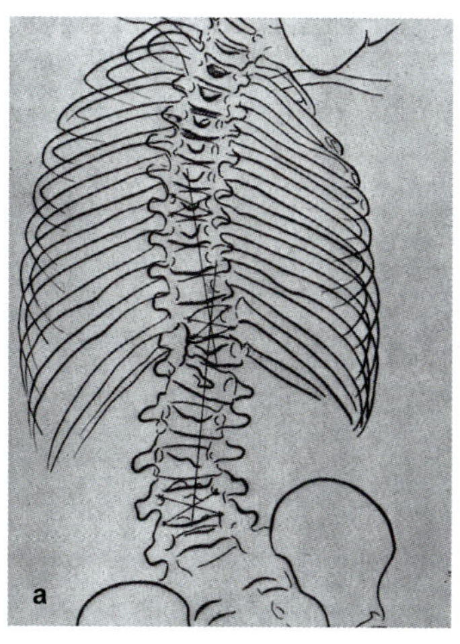

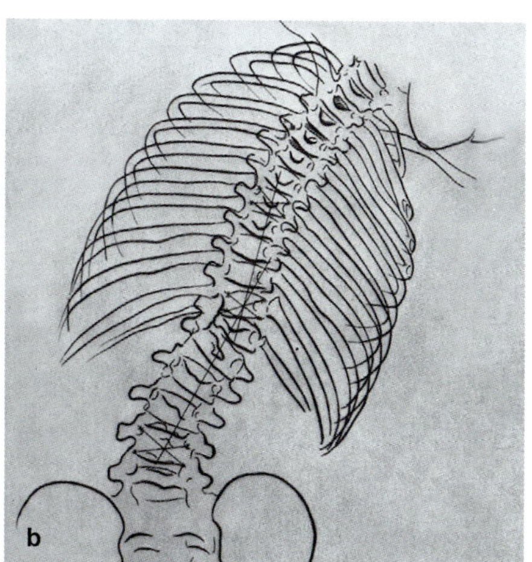

Abb. 7.3 a, b Nachgezeichnete Röntgenaufnahme des Mädchens aus ➤ Abb. 7.1 in ungünstiger Übung [M616]
a. Deutlich erkennbare Abflachung des Hauptkrümmungsbogens
b. Dieselbe Aufnahme wie in a., jedoch so gedreht, dass das Becken horizontal steht: Der Körper gerät noch weiter aus dem Gleichgewicht.

Hauptkrümmungsbogens deutlich zu erkennen. Wäre das Becken nicht auf der Röntgenplatte sichtbar, könnte der Eindruck entstehen, dass die WS durch diese Übung wieder gerade werden könnte.

Dreht man die Abbildung jedoch so, dass das Becken horizontal steht (➤ Abb. 7.3b), so wird deutlich, dass der Körper während der Übung noch weiter aus seinem Gleichgewicht gekommen ist, wodurch die freien Rippen auf der rechten Seite nun näher am Beckenkamm stehen als in ➤ Abb. 7.1. Wenn man versucht, den Hauptkrümmungsbogen zwischen BWS und LWS nach rechts aufzubiegen, so geht der Oberkörper in dieselbe Richtung, die der LWS-Bogen eingeleitet hat. Der kaudale Teil des BWS-Bogens hat nämlich dieselbe Richtung wie der kraniale Teil des Lendenbogens. Somit gehen die beiden WS-Bögen ineinander über und bilden gewissermaßen *eine* gerade *Linie* nach schräg rechts (➤ Abb. 7.4).

7.1.2 Umkrümmungsübungen

Bei den „**Umkrümmungsübungen**", die auf den Hauptkrümmungsbogen (BWS) abzielen, bleibt dieses Verbindungsstück in seiner Fehlrichtung bestehen und wird außerdem stärker nach rechts belastet. Da die Linie des BWS-Bogens abgeflacht erscheint, wird diese Übung oft fälschlicherweise als günstig angesehen. Das ist jedoch nicht der Fall, da bei der Rumpfbeugung nach rechts das Schwergewicht des Körpers noch weiter nach rechts verlagert wird, als es bei einer dorsalen Rechtsskoliose ohnehin der Fall ist. Wenn das Becken nicht gleichzeitig als Folge der Umkrümmung nach links verschoben wird, würde der Körper nach rechts sinken. Die Folge davon wäre die Verschlimmerung des *unteren*

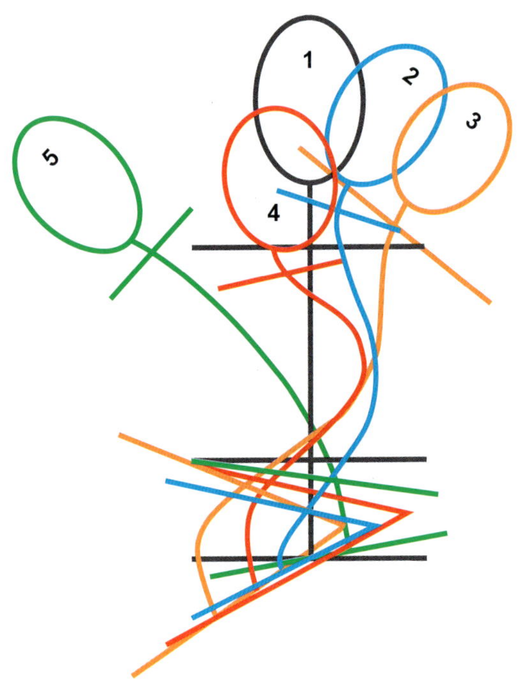

Abb. 7.4 Schematische Darstellung der Umkrümmungsübungen [L143]
1: Gerader Rumpf, statisch kompensiert
2: Skoliotische Fehlhaltung mit einem „skoliotischen Gleichgewicht" = statische Dekompensation
3: „Schwedische Umkrümmungsübung" vermehrt das „skoliotische Gleichgewicht"
4: Dadurch erzeugte vermehrte skoliotische Fehlhaltung
5: Übungsrichtung nach Schroth = Auflösung des „skoliotischen Gleichgewichts" durch Überkorrektur

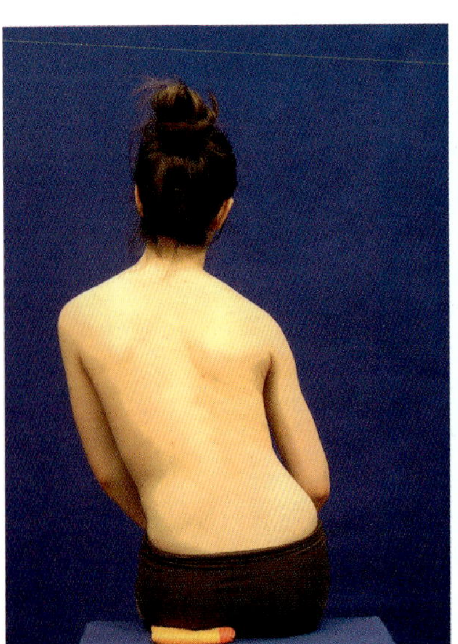
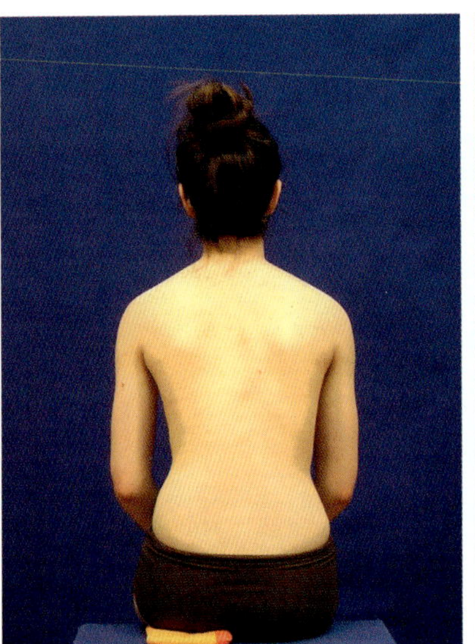
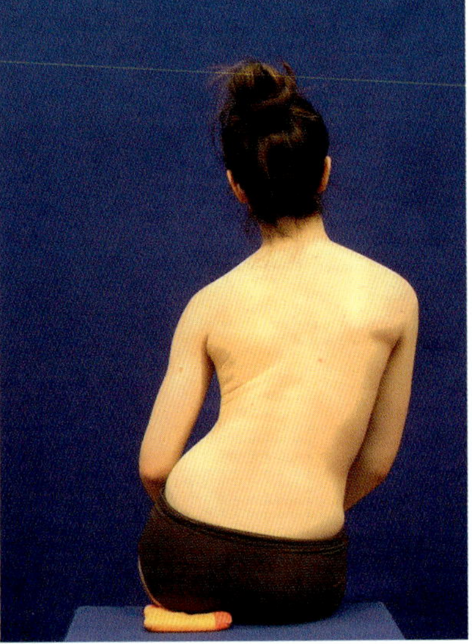

Abb. 7.5–Abb. 7.7 WS-Krümmungen bei unterschiedlicher Beckenbelastung
Abb. 7.5 (links) Das Körpergewicht ruht auf der linken Gesäßhälfte. Die LWS schwingt nach links. [W858]
Abb. 7.6 (Mitte) Das Körpergewicht ruht in der Mitte, geringe thorakale Rechtsskoliose mit linkslumbalem Gegenschwung. [W858]
Abb. 7.7 (rechts) Das Körpergewicht ruht auf der rechten Gesäßhälfte. Die Brustwirbelsäule weicht nach der belasteten (rechten) Seite aus. [W858]

7

(LWS-)Bogens. Der nach rechts gebeugte Oberkörper und das nach links ausweichende Becken balancieren sich über dem Schwerpunkt aus. Dadurch ruht bei einer dorsalen Rechtsskoliose das Körpergewicht im Stehen stärker auf dem rechten Bein, im Sitzen auf der rechten Gesäßhälfte, was für die Skoliose nachteilig ist.

TIPP

Man kann diese Tatsache nachprüfen:
- Beim Sitzen auf der linken Gesäßhälfte kommt der Rumpf aus dem Gleichgewicht, die rechte Gesäßhälfte wird entlastet, der Oberkörper nach links gebeugt, die linken Rippen wölben sich zur Seite (➤ Abb. 7.5).
- Mittelstellung (➤ Abb. 7.6).
- Bei Belastung der rechten Gesäßhälfte (➤ Abb. 7.7) ist die Haltungsveränderung umgekehrt.

Diese Beobachtungen haben die Erkenntnis gebracht, dass die Entkrümmung eines kranialen Bogens ergebnislos bleibt oder gar nachteilig ist, wenn sich dabei die kaudale Krümmung vergrößert.

7.1.3 Rumpfbewegungen

ACHTUNG

Die seitlichen Rumpfbewegungen dürfen daher niemals als Beugebewegung, sondern ausschließlich als Neigebewegungen aus der Hüfte, und zwar verbunden mit gezielten Atemübungen „im rechten Winkel" ausgeführt werden (vgl. die Funktionsaufnahmen ➤ Abb. 7.8a, b).

Das **Beugen des Oberkörpers nach der Konvexseite** erzeugt einen keilförmigen Lendenteil. Die BWS weicht zur belasteten Seite aus. Das Körpergewicht ruht auf dem konvexseitigen Bein.

- **Unzweckmäßige Übungen:** ➤ Abb. 7.9a–f.
- **Zweckmäßige Übung:** Neigung des Oberkörpers nach der Konkavseite erzeugt (mit und ohne Stock) „rechteckigen" Lendenteil. Auf diesen Umstand wies Katharina Schroth bereits in ihrem Haus-Prospekt von 1929 hin (➤ Abb. 7.10).

Rumpfrückbeugen

Rumpfrückbeugen (➤ Abb. 7.11, ➤ Abb. 7.12a, b, ➤ Abb. 7.13a –c) sind aus allen Ausgangsstellungen streng verboten, da hierbei immer die Lendenlordose und fast immer auch die BWS-Lordose stärker wird, der Rippenbuckel jedoch unbeeinflusst bleibt. Das gilt auch für das Rückbeugen aus dem Fersensitz (➤ Abb. 7.11), das kräftige Hochschwingen des vom Tisch hängenden Oberkörpers, das Aufbäumen des Oberkörpers (➤ Abb. 7.13a), das Lesen in Bauchlage ohne Erhöhung des Beckens und für die Brücke (➤ Abb. 7.13b, c), da sie die Lendenlordose und damit den „Lendenkeil" an der Vorderseite vergrößern, ohne einen Zusammenziehungseffekt auf den Rippenbuckel zu erzielen.

Die „Kerze" (➤ Abb. 7.14a) und auch das Abrollen der Beine über den Kopf (➤ Abb. 7.14b) sind ungünstige Beugebewegungen, weil die Last der Beine und des Beckens auf dem Rippenbuckel ruht und diesen verstärkt.

Um eine tatsächliche Korrektur der Wirbelsäule zu erreichen, muss mit der Korrektur des alleruntersten (kaudalen) Wirbelsäulenbogens begonnen werden.

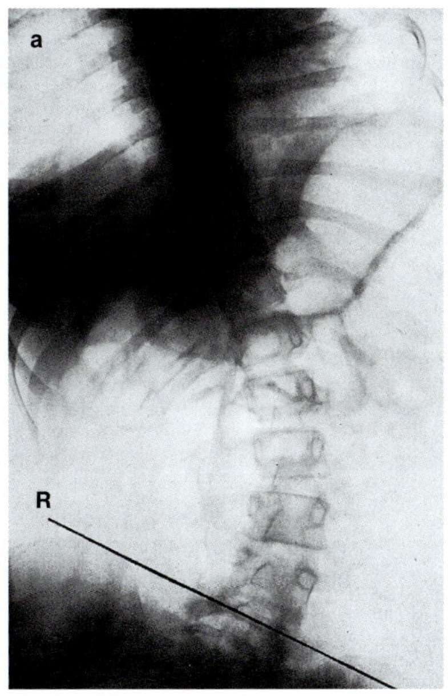

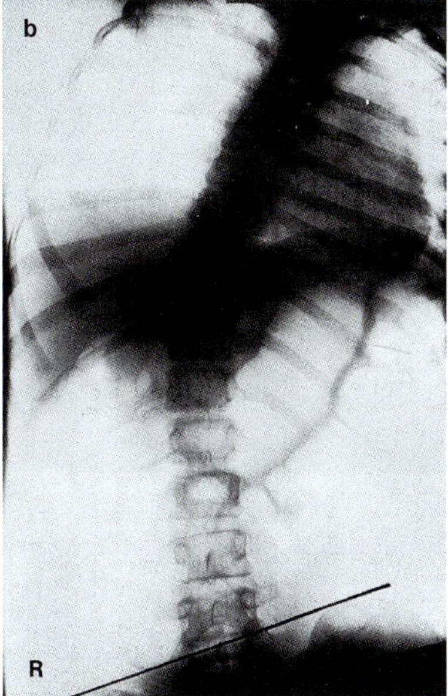

Abb. 7.8 Rumpfbeuge [W858]
a. Nach rechts: Lendenwirbel-Dornfortsätze zeigen nach rechts.
b. Nach links: Lendenwirbel-Dornfortsätze redressieren sich.

7

Rumpfverdrehungen

Ebenso sind **alle Drehungen von Schultergürtel-Brustkorb gegen Beckengürtel** ungeeignet und müssen grundsätzlich vermieden werden (➤ Abb. 7.15a–c). Denn hierbei wird das Mittelstück, der Hauptrippenbuckel, vergrößert; er dreht sich dabei zwangsläufig nach hinten, d. h. in seine bestehende Krümmung hinein, gleichgültig, ob die Drehung nach rechts oder links hinten erfolgt.

Ruhepositionen, wie die gezeigten Lesehaltungen, sollten auch als unzweckmäßig überdacht werden (➤ Abb. 7.16a, b).

Eine Skoliose weist, wie schon ausgeführt, jeweils *drei* Verdrehungen der einzelnen Rumpfabschnitte auf, nämlich 1. die Verdrehung des Beckengürtels, 2. die des Brustkorbs entgegengesetzt und 3. die des Schultergürtels wieder entgegengesetzt, jedoch gleichsinnig wie die des Beckengürtels.

Diese drei Verdrehungen haben bisher bei der Therapie der Skoliose keine Beachtung gefunden. Sie sind jedoch von entscheidender Wichtigkeit, denn beim einfachen Gegendrehen des Brustkorbs gegen das Becken wird der Schultergürtel gleichsinnig mitbewegt und kommt in eine Verdrehung. Damit vergrößert sich die kyphotische Veränderung des Brustkorbs. Auch beim Nach-hinten-Drehen derselben kyphotischen Brustkorbseite einschließlich des Schultergürtels erfolgt keine Korrektur, weil die kyphotische Tendenz des Brustkorbs ohnehin nach hinten geht und das Becken dieser Seite automatisch nach vorn gedreht wird, was die bestehenden Verdrehungen verstärken muss.

MERKE
Daher ist von grundsätzlicher Bedeutung, dass der Brustkorb immer im Gegensatz zum Beckengürtel und Schultergürtel steht.

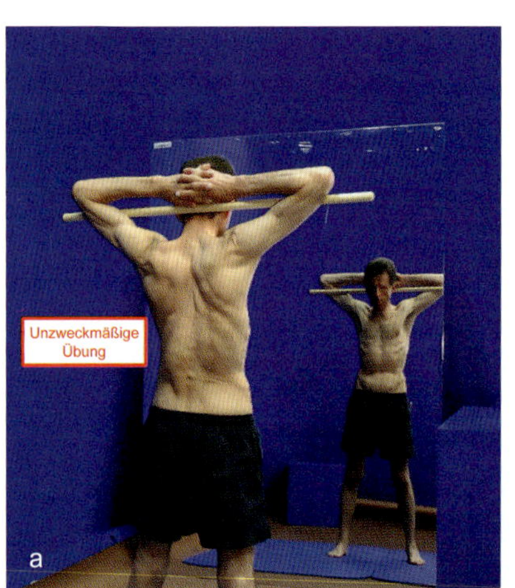

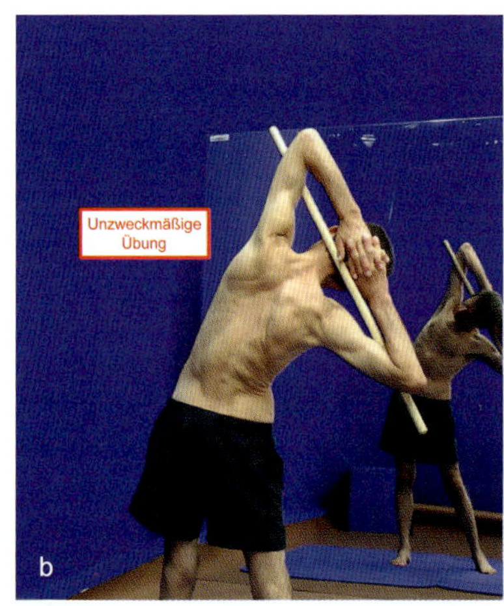

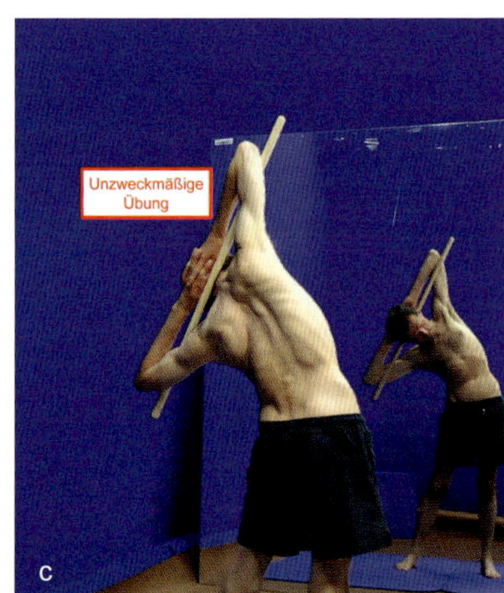

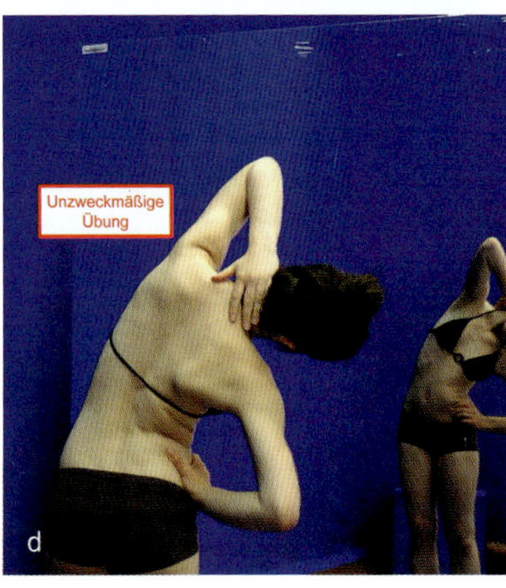

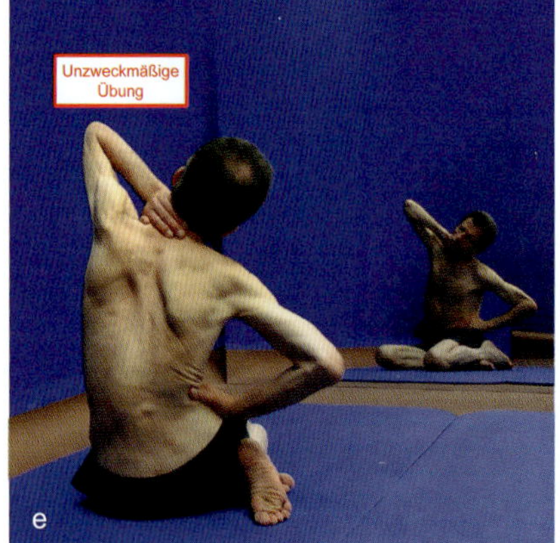

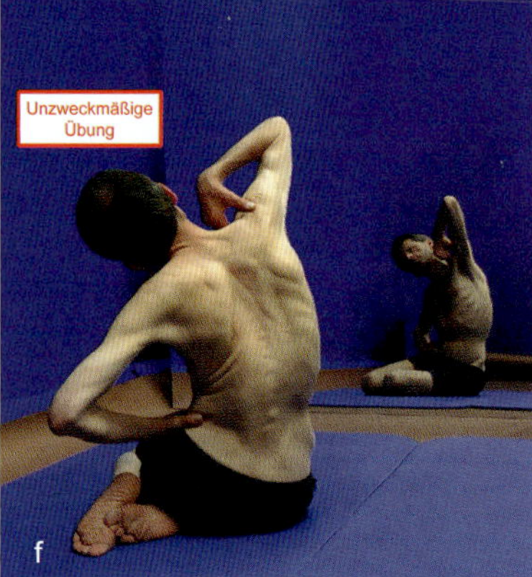

Abb. 7.9 Unzweckmäßige Übungen [W858]
a. ASTE
b. Latflex rechts
c. Latflex links
d. Latflex rechts
e. Seitsitz: Latflex rechts
f. Seitsitz: Latflex links

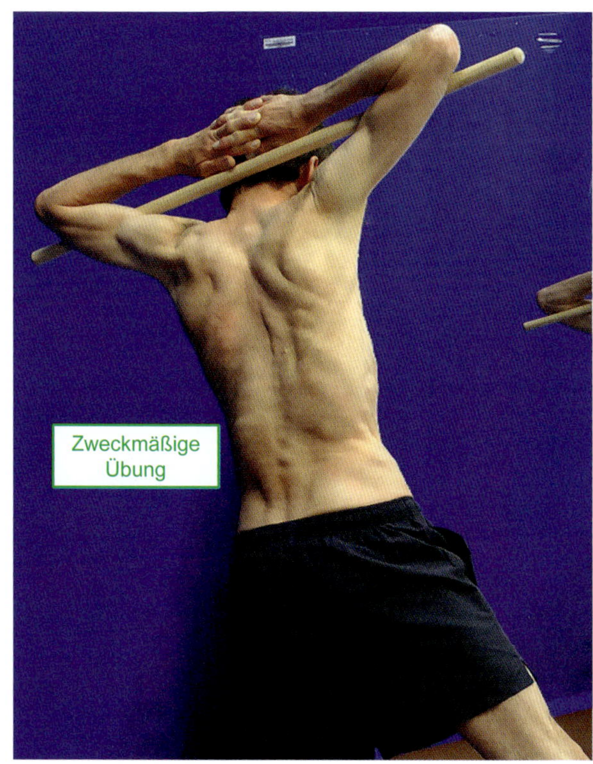

Abb. 7.10 Zweckmäßige Übung: Neigung der Oberkörperlängsachse zur Konkavseite [W858]

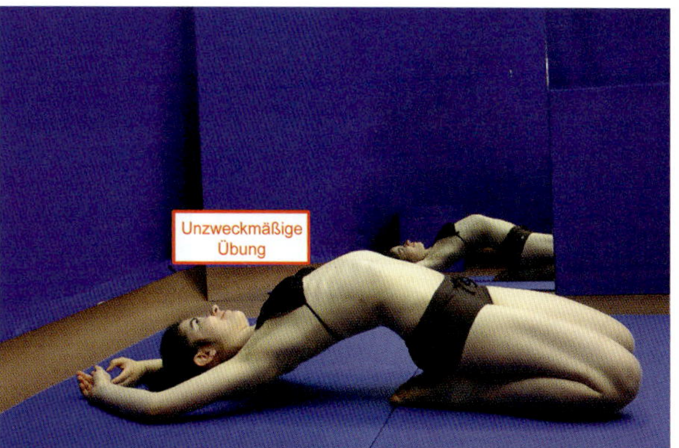

Abb. 7.11 Unzweckmäßige Übung: Brücke im Fersensitz [W858]

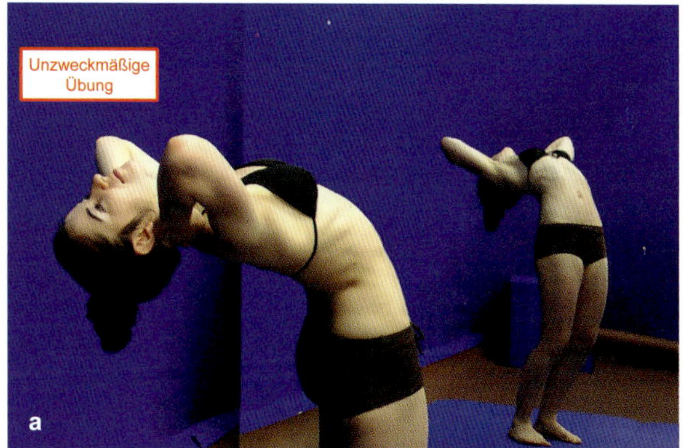

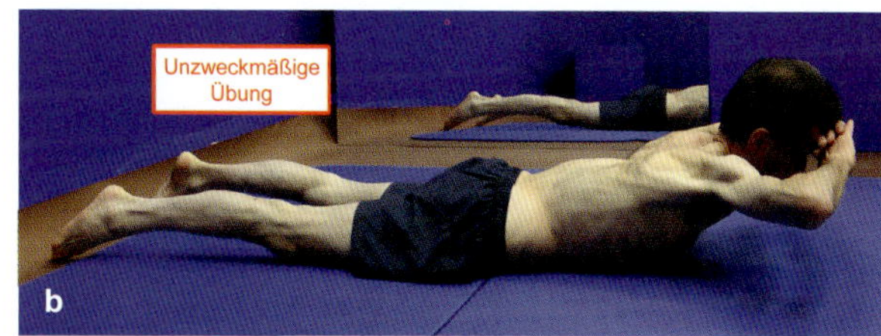

Abb. 7.12 Unzweckmäßige Übungen: [W858]
a. Maximale Extension im Stand
b. Extension aus der Bauchlage

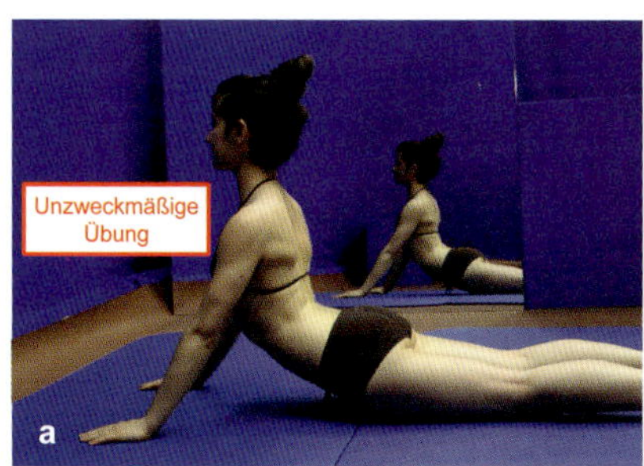

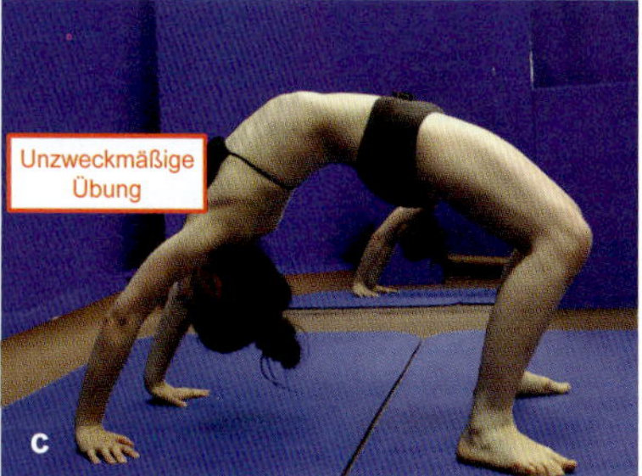

Abb. 7.13 Unzweckmäßige Übungen: [W858]
a. Kobra
b. Brücke, von kranial
c. Brücke, von seitlich

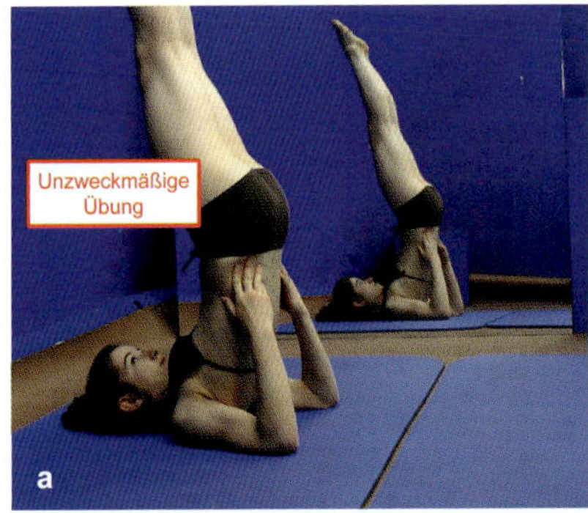

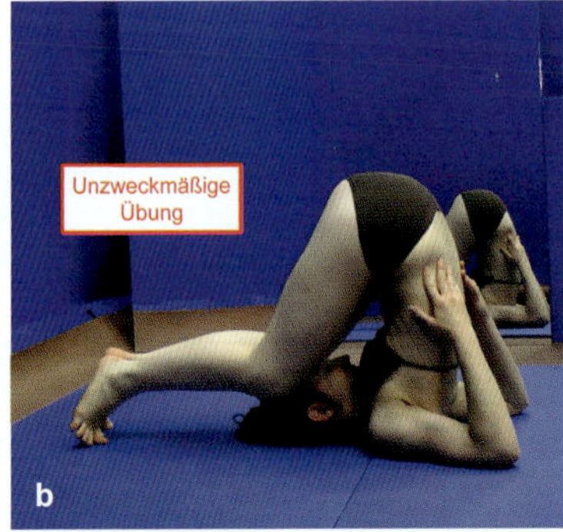

Abb. 7.14 Unzweckmäßige Übungen: [W858]
a. Kerze
b. Schulterstand

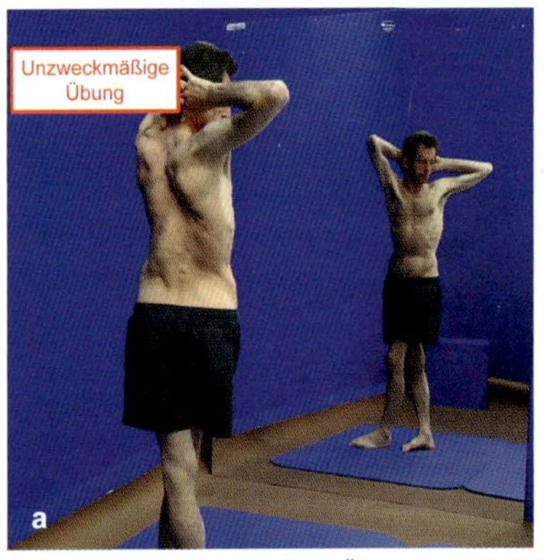

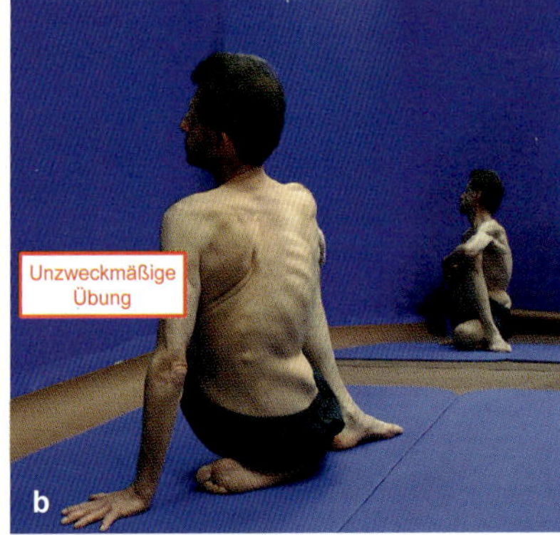

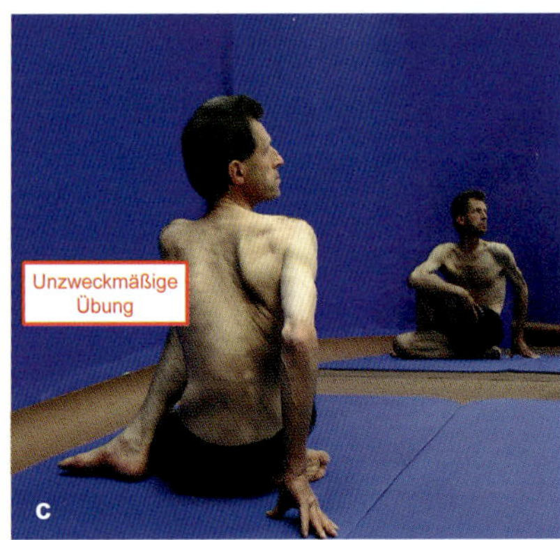

Abb. 7.15 Unzweckmäßige Übungen: [W858]
a. Rotation; b. Rumpfverdrehung im Sitzen links; c. Rumpfverdrehung im Sitzen rechts

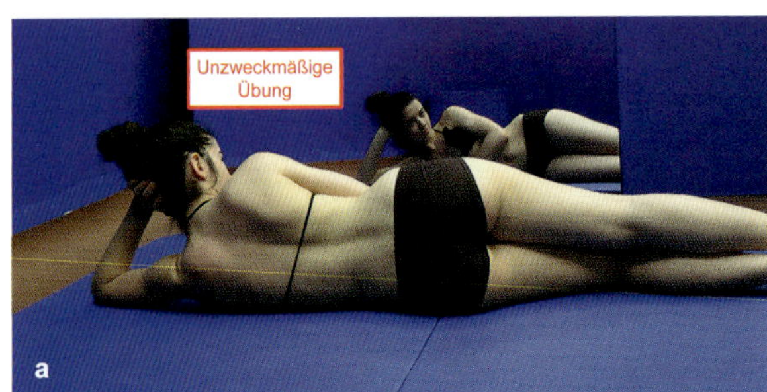

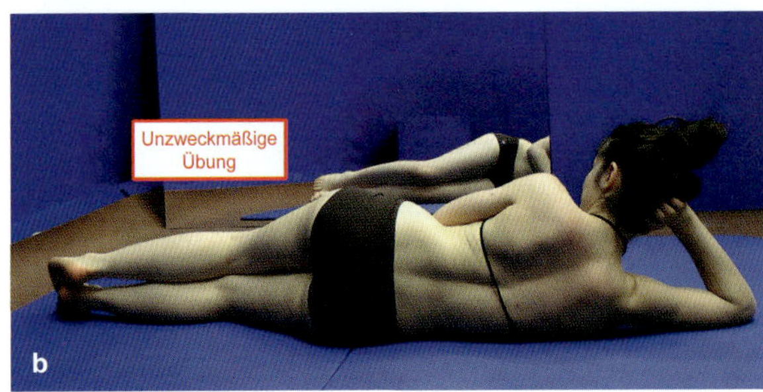

Abb. 7.16 Unzweckmäßige Haltungen: [W858]
a. Leseposition links
b. Leseposition rechts

7.2 Korrekturempfehlungen

Die drei verdrehten Körperabschnitte müssen wieder entdrehend wie folgt beeinflusst werden:

- Auf der **Rippenbuckelseite:** Hüfte nach hinten, Brustkorb nach vorn, Schultergürtel nach hinten
- Auf der **Konkavseite:** Hüfte nach vorn, Brustkorb nach hinten, Schultergürtel nach vorn

MERKE

Da jede Skoliose **dreidimensional** (in drei Richtungen = in sagittaler, frontaler, transversaler Ebene) verformt ist, muss sie auch im dreidimensionalen Sinne behandelt werden.

Innerhalb jeder Übung ist die **Streckung** von allerwichtigster Bedeutung, da mit jeder intensiven Streckung immer eine gewisse Entdrehung der Wirbelsäule erfolgt.

Alle Wirbelsäulenübungen werden von **kaudal nach kranial** gegen das Becken ausgeführt und sollen die **entdrehenden** Momente beinhalten. Diese drei Bewegungsrichtungen (dorsoventral, lateral, kranial) gehen im Allgemeinen fließend ineinander über. Sie sollen jedoch einzeln erlernt und aneinandergereiht präzise ausgeführt werden, um das Entdrehen der Skoliose zu bewirken.

TIPP

Für die Behandlung einer Skoliose ist es unerlässlich, dass nicht nur der Behandelnde um die anatomisch-physiologischen Voraussetzungen und die Wirkungsweise der Übungen weiß, sondern auch der Übende, dem die anatomischen Tatbestände seiner Skoliose klargemacht werden müssen. Bei sehr jungen Kindern wird den Müttern die Behandlung erklärt, sodass sie zu Hause mit den Kindern in der richtigen Weise arbeiten können. Mit älteren Kindern werden die Übungen so klar und genau eingeübt, dass sie auch ohne Aufsicht richtig und regelmäßig ausgeführt werden.

Katharina Schroth sagt: *„Das Wesentliche ist, dass wir sämtliche zu engen Stellen dehnen und die dort befindlichen schwachen, abgeschnürt gewesenen Muskeln besser durchbluten und durchsaften (Lymphe) und somit nachreifen lassen. Das ist der einzige Weg, das harmonische Gleichgewicht im Verhältnis zu den überentwickelten Muskeln wiederherzustellen.“* (Gesetz: Gleichstarke Kräfte heben einander auf.) Dieses Vorgehen schafft zugleich die nötige Länge, den Platz, die weggedrückten und gesunkenen Rippenpartien wieder zu heben und an die richtige Stelle zu drehen, sodass auch die Derotation der Wirbel im Röntgenbild gut zu sehen ist.

Man bemüht sich jedoch völlig vergebens, die eingekeilten Rippen herauszuholen, wenn man kein Gespür für die normale bzw. die skoliotisch gestörte Belastung der einzelnen Körperteile hat. Sitzt der Patient mit einer thorakalen Rechtsskoliose auf der rechten Gesäßhälfte, so tritt die linke Hüfte aus Gleichgewichtsgründen nach links außen hinten. Im Spiegel kann man das beobachten. In diesem Falle sind die Rippen in der konkaven linken Rumpfseite fest eingekeilt und die ordnende atmungsorthopädische Bewegung ist nicht möglich.

MERKE

Sobald jedoch der Patient in Bezug auf die Hüftgegend das *Gegenteil* von dem tut bzw. erarbeitet, was der skoliotisch eingestellte Körper tut, dann ist es leicht, das angestrebte Ziel zu erreichen, denn es ist freier Spielraum und Weite entstanden. Auf solche Dinge kommt es entscheidend an.

Wenn z. B. die Ferse nach außen knickt und der Innenknöchel des Fußes den Ausgleich sucht, indem er nach innen abweicht, dann ist das nicht eine örtliche oder für die Skoliose bedeutungslose Sache, sondern der Fehler dort ganz unten wirkt als erster Bogen und schwingt sich über das X-Knie und die Hüfte nach oben durch bis zum Kopf. Wer das sehen und als Patient empfinden gelernt hat, hat zugleich erkannt, dass der üblicherweise Hauptkrümmungsbogen genannte mittlere Bogen am Rumpf keinesfalls ein solcher ist, sondern nur einen der vielen Ausgleichsbogen zu dem alleruntersten darstellt. Interessant ist, dass der Hüftbogen im obigen Falle in der Mitte des linken Oberschenkels beginnt und nur von den Füßen her und dann von seinem eigenen *unteren* Ursprung her berichtigt werden kann.

MERKE

Wenn dieser Umstand gebührend berücksichtigt wird, ist es leicht, das geordnete natürliche Gleichgewicht zu erreichen und der Skoliose die pathologisch wirkende zwanghaft verschlimmernde Schubkraft zu nehmen.

Das gesicherte Wissen um all diese Dinge führt dazu, dass man über den Gleichgewichtsstand hinausgehen kann, sodass nunmehr die andere, nach innen weggesunkene Hüfte aktiv weiter hinausgestellt werden kann. Erst das ist die wirkliche Gewähr dafür, dass in diesem Bereich tatsächlich genau die schwachen Muskeln arbeiten bzw. gearbeitet haben. Die natürliche Wiederaufrichtung des Körpers geht wesentlich schneller, als wenn wir übungsmäßig nur bis zur senkrechten Aufrichtung gehen, weil dann nur ein Teil der zu kurzen, unterentwickelten, verschraubten Muskeln erreicht wird. Eine gewisse Disharmonie bleibt hindernd bestehen.

Besonders muss das in Bezug auf den mittleren (Hauptkrümmungs-)Bogen ins Auge gefasst werden. Dort können die Berichtigung des seitlichen Rumpfüberhangs und das Ausladen desselben nach schräg hinten ebenfalls nur von dem Punkt aus geschehen, wo beides beginnt. Anders kann man einen Bogen auch in der Technik nicht auflösen. Wenn das beachtet wird, ist die Berichtigung leicht – andernfalls ist sie hoffnungslos. Der letzte Punkt ist eigentlich der erste, der aber durch **Schulung des Körpergefühls** erst möglich werden muss.

TIPP

Die erlangten Erkenntnisse, Gefühle und Fähigkeiten im täglichen Leben anzuwenden, bessert dann eine Skoliose durch die Lebensgewohnheiten. Der Atem ist zudem die größte Kraft, die auf einen verschraubten Rumpf einwirken kann, aber nur, wenn obige Bedingungen erfüllt sind.

Skoliotische Fehlformen gibt es in den verschiedensten Variationen, denen wir mit denselben Prinzipien auch gewachsen sind. Wir müssen eine künstlerisch einfühlende Arbeit leisten. Es gibt kein starres Übungsprogramm. Es kann auch keins geben, weil jeder Körper anders ist. Aber die richtigen Grundprinzipien helfen immer weiter.

Die Bauchmuskeln sind wesentlich beteiligt an der korrekten Haltung. Deshalb müssen sie besonders geübt werden. Bei **Bauchmuskelkräftigungsübungen** müssen zuerst die nach lateral abgewichenen Rumpfteile (seitlicher Rippenbuckel, Lendenwulst, nach außen getretene Hüfte) „hereingenommen“ werden. Dann sind auch die Bauchmuskeln wieder in ihrem normalen Tonus und arbeiten physiologisch (➤ Abb. 7.17, ➤ Abb. 7.18).

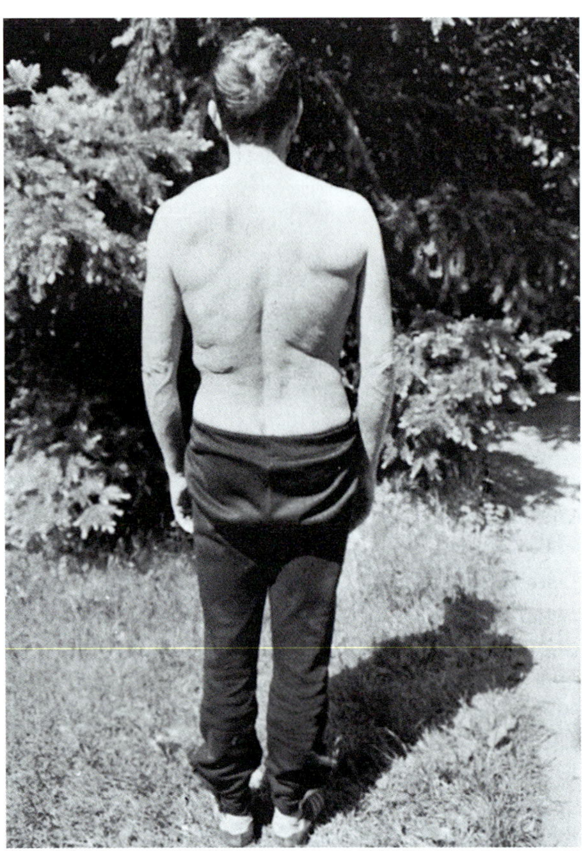

Abb. 7.17 Der 52-jährige Patient litt an Wirbeldrehgleiten zwischen L2/3, was starke Schmerzen verursachte. Daraufhin wurde eine operative Verblockung von L2/3 vorgenommen, siehe dazu auch ➤ 10.2.1. Nun gleitet auch L4 ebenfalls seitwärts ab, was wahrscheinlich eine zweite OP nötig werden lässt. Zustand nach erfolgter OP. [M616]

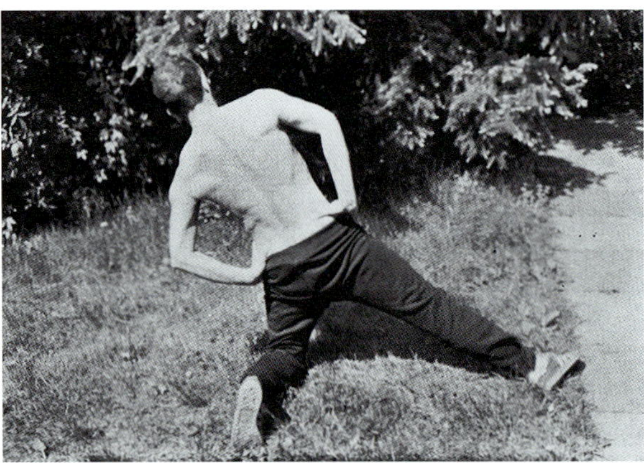

Abb. 7.18 Übung „Muskelzylinder": Bei Wirbeldrehgleiten darf die Übung „Muskelzylinder" nicht im Kniestand, sondern nur in Seitenlage ausgeführt werden. Diese Übung führt der Patient sehr gern aus, weil sie die Muskulatur unterhalb des rechten Rippenbuckels trainiert. Er fühlt, wie dabei die LWS zur Mitte rückt. [M616]

7.3 Praktische Hinweise

- Wir lassen die Beine niemals in gestrecktem Zustand – etwa aus der Rückenlage oder aus dem Hängen an der Sprossenwand – heben, weil das ein Hohlkreuz erzeugt oder es verstärken würde. Der eine Kopf des M. quadriceps, der M. rectus femoris, geht bis zur Spina illiaca anterior superior (SIAS). Bei gestrecktem Anheben der Beine werden diese Spinae mit nach kaudal gezogen, daher die Lordosebildung.
- Die während der Therapie erlernten Alltagsbewegungen wie Liegen, Sitzen, Stehen, Gehen usw. sollen immer angewendet werden, damit die Besserung erhalten bleibt oder weitere Fortschritte macht.
- Es sollen bestimmte Übungszeiten in den Tagesablauf eingebaut werden. Die Übungszeit ist mit ½ Stunde anzusetzen. Die Zeit kann auch unterteilt werden.
- Das Korsett muss natürlich auch zu Hause nach Vorgaben des Arztes getragen werden.
- Der Lehrer sollte es ermöglichen, dass ein Kind mit Skoliose so platziert wird, dass es während des Unterrichts mit Blickrichtung geradeaus sitzt, denn bei verdrehtem Sitzen kann sich eine Skoliose rasch verschlimmern.
- Bei jeder Gelegenheit soll das Spiegelbild, das Schaufenster oder der Schattenbild-Umriss genutzt werden. Am besten, der Patient übt zwischen zwei Spiegeln, damit er sich nicht verdrehen muss.
- Das Gefühl für Geradesein täuscht manchmal. Es genügt nicht, während der Übungen gerade zu erscheinen, weil bei der meist schon lange bestehenden Fehlhaltung die Neigung besteht, immer wieder in diese zurückzufallen. Nur in der Überkorrektur erfolgt eine Änderung des Haltungsbilds.
- Oft muss man, um etwas aufzuheben (oder für eine Übung) aus dem Stand in die Knie gehen. Es ist nicht gleichgültig, mit welchem Knie man zuerst auf den Boden oder von dort wieder zum Stehen kommt. Beim Betrachten im Spiegel von hinten sieht man, dass das keinesfalls mit dem „Lendenwulstbein" geschehen darf, weil sich dadurch das Becken auf dieser Seite nach unten zieht und der LWS-Bogen größer wird (➤ Abb. 13.1). Dadurch zeigt sich eine Fehlstellung des Beckens, die durch die ganze WS nach oben bis zum Schultergürtel und Kopf schwingt und dadurch auch einen Schulter-Hals-Bogen verursacht. Bei der dreibogigen Skoliose geht man mit dem Knie der Konvexseite hinunter. Das weitet die schwache Stelle (Taille) dieser Seite. Die LWS zieht sich zur Mitte.
  Bei vier Bögen gehen beide Knie gemeinsam hinunter und wieder hinauf. Dabei kann nichts falsch gemacht werden.

TIPP

Wenn man sich das erst einmal angewöhnt hat, muss man nicht immer daran denken, weil es automatisch richtig geschieht. Letztlich ist zur Stabilisierung des Erfolgs eine positive Grundeinstellung von entscheidender Bedeutung.

KAPITEL

8 Ausgangsstellungen (ASTE) und Lagerung

8.1 Lagerungsmaterialien und Hilfsmittel

Um den Rumpf der Patienten in eine Vorkorrektur zur optimalen Übungsausführung zu bringen, findet nach Schroth zahlreiches Lagerungsmaterial Verwendung.

Benötigt werden als Basisausstattung:

- Vier gefüllte Korrekturpolster (mit Getreide, Hülsenfrüchten, Reis oder Sand, am besten keilförmig gearbeitet, etwa 200 g schwer) in Postkartengröße. Sie sollen hart und trotzdem nachgiebig sein, um sich den Körperformen anzupassen. Sie werden als Hilfsmittel zum passiven Derotieren z. B. des Rippenbuckels sowie des Lendenwulstes verwendet (> Abb. 8.1, > Abb. 8.2).
- **Rollen** mit unterschiedlichem Durchmesser (geschnittene Abflussrohre) zum Zurückordnen der vorstehenden Rippenbögen in Bauchlage bzw. als Unterstützung am Schultergürtel bei der Übung „Schultergegenzug" in Bauchlage. Ältere und weniger bewegliche Patienten fertigen sich für das Zurückpolstern der Rippenbögen eine mit Klebeband zusammengehaltene elastische Rolle aus Zeitungspapier mit waschbarem Überzug an (> Abb. 8.3).
- **Gurt und Riemen** werden zum Befestigen des Beckens in einem bestimmten Abstand zur Sprossenwand benutzt. Die Stäbe (über 2 m lang) sind Hilfen beim Heraushebeln des Oberkörpers aus dem Becken. Am Ende einer solchen Formungsübung erfolgt die orthopädisch-isometrische Muskelmantelspannung (> Abb. 8.4).
- Der **Hocker** (Fußbank) wird als Unterstützung für die erste und zweite Beckenkorrektur verwendet; zudem dient er als Widerstand für die isometrische Arm- und Beinarbeit (> Abb. 8.5).
- Der **Türrahmen** kann als „Übungsgerät" nutzbar gemacht werden, z. B. zur Brustmuskeldehnung mit abschließender isometrischer Spannung der Arme gegen die Pfosten.
- Das Hüftholz, einhängbar in die Sprossenwand, wird verwendet als isometrischer Gegenhalt am Becken bei der vierbogigen Skoliose mit Lateralverschiebung des Beckens. Ein (Polster-)Brettchen dient zum Arretieren des Apparats, aber auch für Übungen, wobei der Kopf gegen die Sprossen drücken soll.
- Sonstige **Hilfsmittel:** Stäbe (> Abb. 8.6), Quader (> Abb. 8.7) und Bälle (> Abb. 8.8).

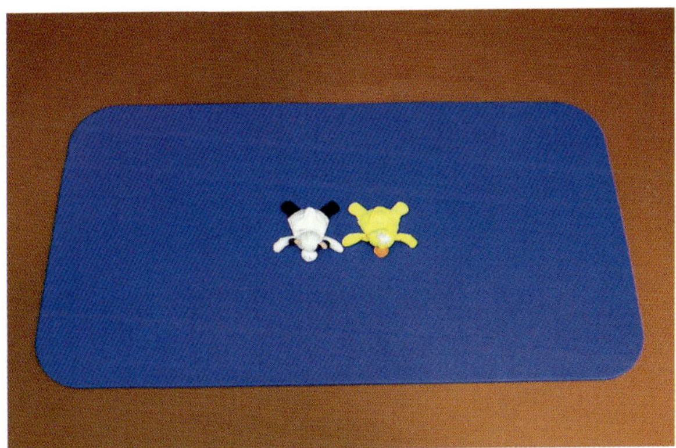

Abb. 8.2 Korrekturpolster 2, kindgerecht [W858]

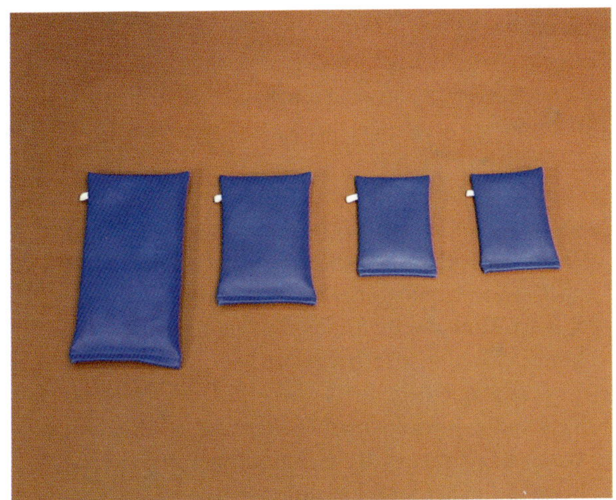

Abb. 8.1 Korrekturpolster 1 [W858]

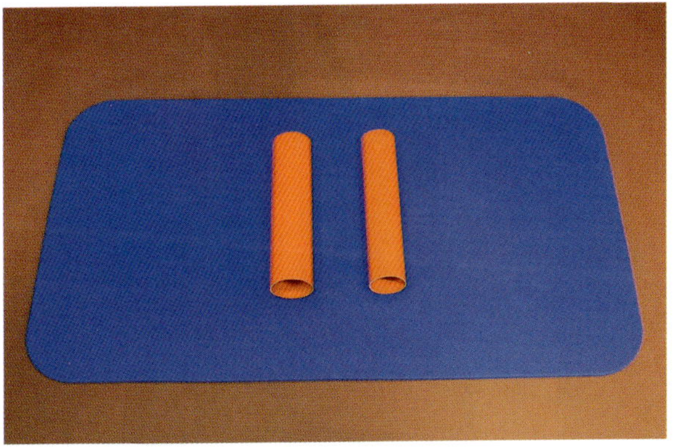

Abb. 8.3 Rollen [W858]

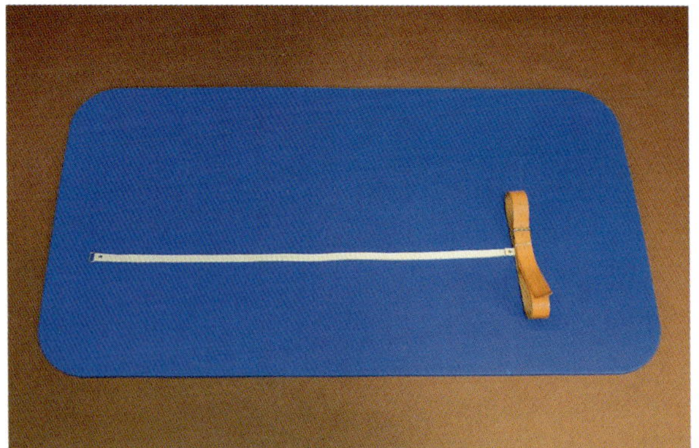
Abb. 8.4 Gurt und Riemen [W858]

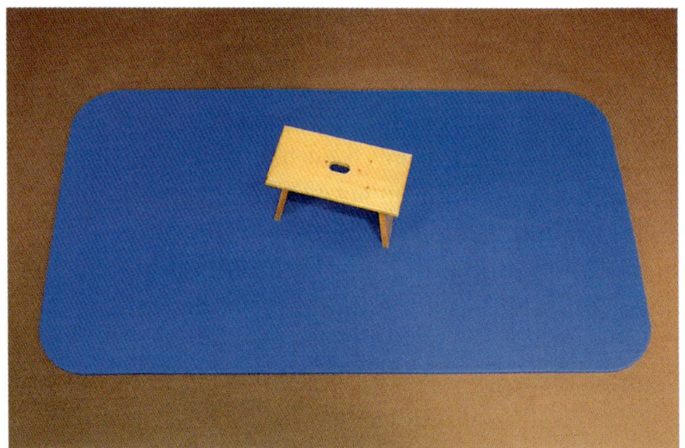
Abb. 8.5 Hocker [W858]

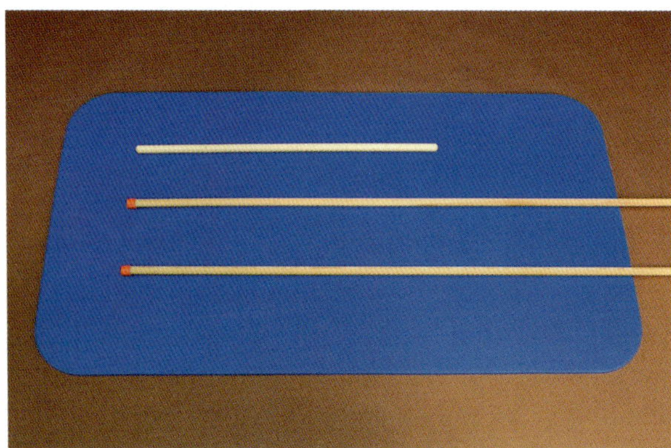
Abb. 8.6 Stäbe [W858]

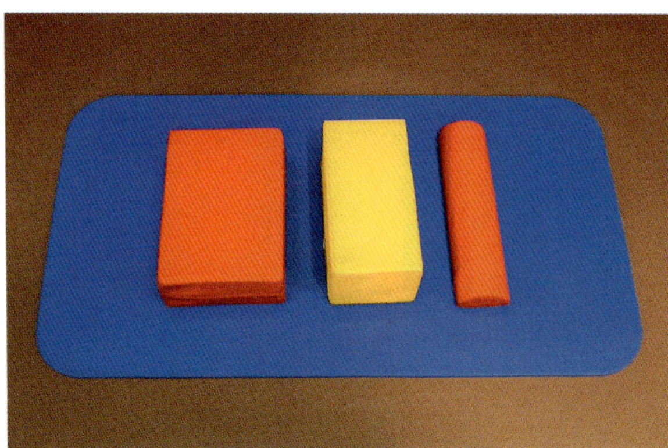
Abb. 8.7 Quader zur Lagerung des Beins in Seitenlage [W858]

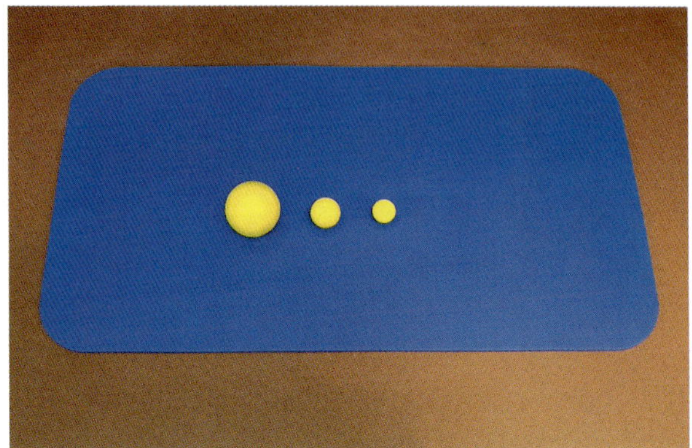
Abb. 8.8 Bälle [W858]

8.2 Lagerung des Patienten

8.2.1 Flache Rückenlage ohne Kopfkissen

- Die Rückenlage erfolgt vorwiegend mit angewinkelten Knien oder hochgelagerten Beinen: ein Kissen längs unter die konkavseitige Hüfte, ein Kissen längs unter das Schulterblatt derselben Seite, ein Kissen quer unter den hinteren Rippenbuckel.
- Der Druck soll sich dort auswirken, wo der Rippenbuckel kaudalwärts nach hinten und zur Seite abzuweichen beginnt. Das Kissen darf nicht über die WS hinaus in die Konkavseite geschoben werden. Sollte unter der dorsalen Konkavseite ein dicker Lendenwulst bestehen, so wird er mit einem weiteren Kissen unterlegt. Der Oberkörper kommt in Schräglage zur Konkavseite. Besonders beim 4. Bogen am Lendenwulst das Kissen quer legen, um die Konkavseite nicht mit nach vorn zu drücken.
- Günstige Schlaflage: entsprechend der jeweiligen Wirbelsäulenstörung – falls der Schläfer auf dem Rücken liegen bleibt – wie oben. Sonst Schaumgummikissen am Schlafanzug befestigen.
- Gegen ein seitliches Ausweichen des Rippenbuckels bzw. Lendenwulstes kann auch jeweils ein keilförmiges Korrekturkissen verwendet werden (> Abb. 8.9a, b, > Abb. 8.10).

> Abb. 8.11 und > Abb. 8.12 veranschaulichen, wie wichtig es ist, dass in Rückenlage Korrekturpolster untergelegt werden.

- Auf der **Rippenbuckelseite:** Hüfte nach hinten, Brustkorb nach vorn, Schultergürtel nach hinten.
- Auf der **Konkavseite:** Hüfte nach vorn, Brustkorb nach hinten, Schultergürtel nach vorn.
- Ist der Patient nicht mit Nachtkorsett versorgt, kann die Verwendung eines **Schlafleibchens** angedacht werden. Das den Lagerungsprinzipien nach Schroth folgende Anbringen von Reissäckchen an einem engen T-Shirt verhindert ein Verrutschen im Schlaf (> Abb. 8.13a, b).

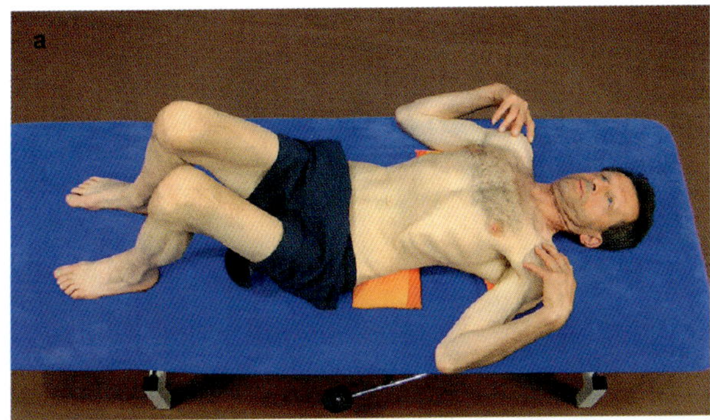

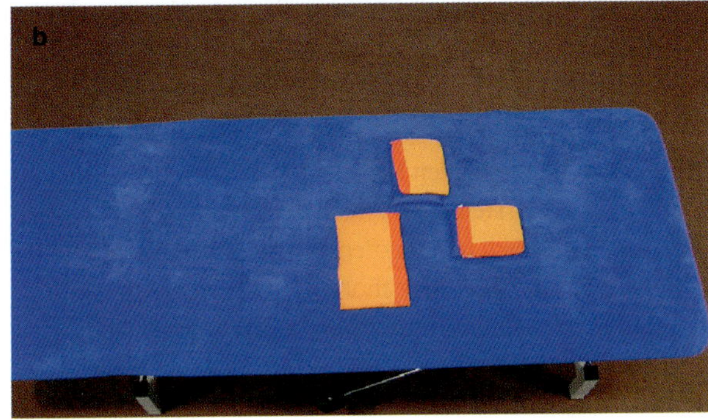

Abb. 8.9 Geordnete Rückenlage: rechtsthorakal [W858]
a. Patient in Korrekturlagerung
b. Anordnung des Lagerungsmaterials

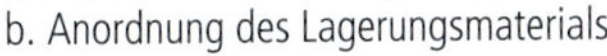

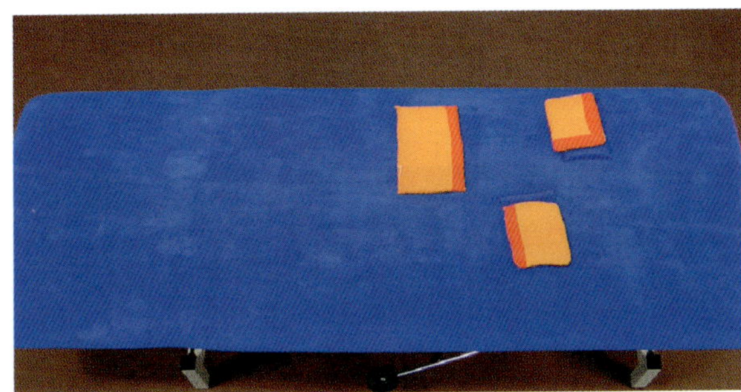

Abb. 8.10 Bei linksthorakaler Skoliose erfolgt die Anordnung des Lagerungsmaterials bei gleicher Liegeposition wie in Abb. 8.9 entsprechend seitenverkehrt. [W858]

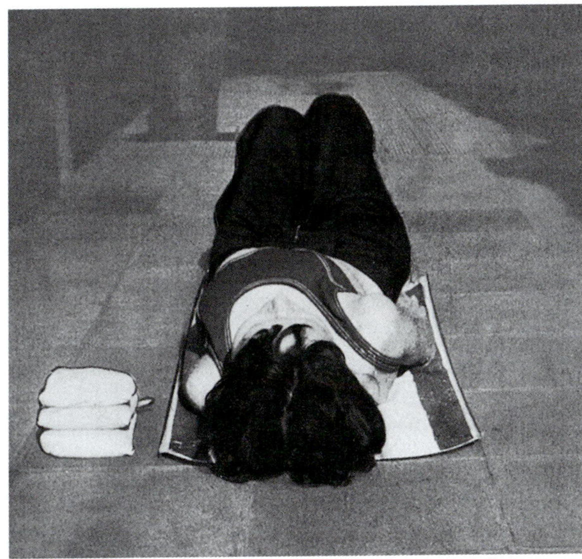

Abb. 8.11 Lagerungsbeispiel Kyphoskoliose ohne Korrekturpolster : verdrehter Schultergürtel. Infolge dieser Schulterverdrehung dreht sich auch der Rippenbuckel nach außen. Der Druck des Bodens wirkt infolgedessen nach außen in die Verdrehung und Seitenverschiebung hinein. [M616]

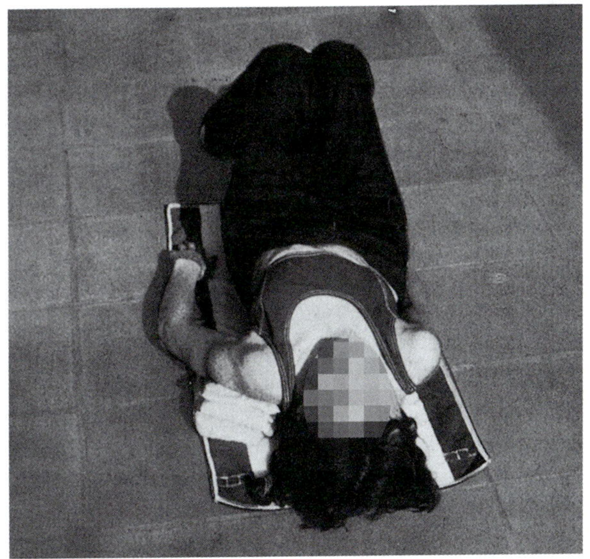

Abb. 8.12 Lagerung bei Kyphoskoliose mit Korrekturpolstern: Durch die untergelegten Korrekturpolster stehen die Schultern gleichmäßig. Dadurch drückt der Boden den Rippenbuckel gerade nach vorn. [M616]

Rückenlage für 4B

- Bein der thorakalen Konvexseite angestellt. Bein der thorakalen Konkavseite in Abduktion und Außenrotation legen. Auf Horizontalstellung und „Hereinraffen" des Beckens achten.
- (Keilförmiges) Polster am Lendenwulst zwecks Derotation und Deflexion des thorakolumbalen Abschnitts. Sollten nur minimale WS-Bögen im oberen Abschnitt vorhanden sein, ist die WS nicht verdreht. Dann wird doppelseitig gepolstert: rechts und links an den unteren Schulterblattwinkeln. Oder eben wie bei Skoliose. Bei Flachrücken gar nicht.
- (Keilförmiges) Polster an der dorsalen Konvexität. Bei Flachrücken weglassen.
- Polster unter (hinter) das Schulterblatt der thorakalen Konkavseite.

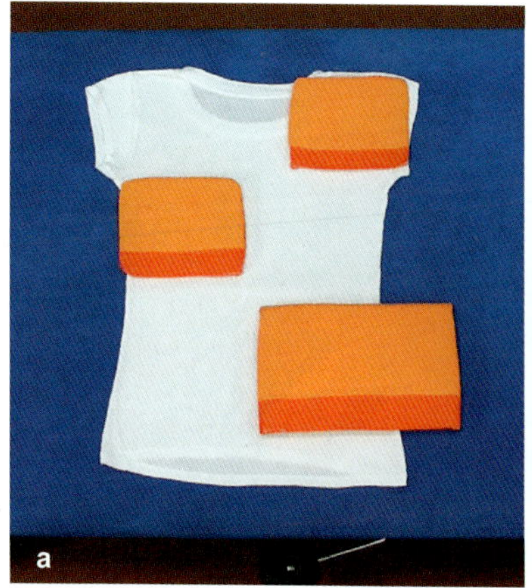

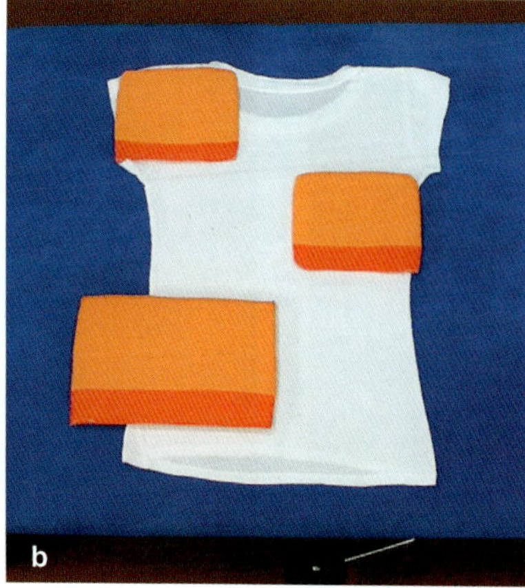

Abb. 8.13 Lagerungsleibchen [W858]
a. Linksthorakal
b. Rechtsthorakal

8.2.2 Bauchlage

- Prinzipiell wird das Becken erhöht durch ein größeres Kissen oder eine Rolle oder eine kleine Fußbank.

ACHTUNG
Man achte darauf, dass die Polsterung nicht zu weit unter den Oberschenkeln liegt. Hyperlordosierungsgefahr!

- Ein zusätzliches Kissen kommt unter die Hüfte der Rippenbuckelseite, ein dickes Kissen unter die Schulterkuppe bzw. den Ellenbogen der Rippenbuckelseite und ein bis drei Kissen übereinandergelegt unter den „vorderen Rippenbuckel". Die Stärke des Kissens richtet sich nach der Höhe der Rolle oder der Fußbank. Die Stirn liegt auf den aufeinandergelegten Händen, das Kinn zur Rippenbuckelseite gedreht (➤ Abb. 8.14a, b).
- Bei Skoliosen mit **geradem Becken,** d. h. ohne seitliche Abweichung einer Hüfte, werden die Beine in Bauchlage geradeaus gelegt (➤ Abb. 8.15a, b, ➤ Abb. 8.16a, b).
- Bei Patienten mit einer **prominenten Hüfte** an der thorakalen Konkavseite werden die Beine geschlossen etwa 10° nach der Seite der thorakalen Konkavität gelegt, damit die schwache Stelle unterhalb des Rippenbuckels einen Dehnreiz bekommt und die Hüfte dieser Seite nach außen treten kann. Achtung, die konkave Seite muss dabei weit bleiben! Also **keine Lateralflexion** machen! Merkt man jedoch, dass die Hüfte unterhalb des Rippenbuckels zu weit nach außen tritt und gar ein lumbosakraler WS-Bogen entsteht, legt man beide Beine lang aus.
- Bei Patienten mit **lumbosakraler Gegenkrümmung** wird das „Lendenwulstbein" abgespreizt.

Bauchlage für 4B

- Eine Fußbank kommt unter das Becken (nicht unter die Oberschenkel!) = erste Beckenkorrektur in der Sagittalebene.

Das Bein der thorakalen Konkavseite in Abduktions- und Außenrotationsstellung = zweite Beckenkorrektur. Konvexseitige Hüfte nach innen raffen = dritte Beckenkorrektur.

- Polster vor die Hüfte der thorakalen Konvexseite (ventral) zum Planstellen des Beckens in der frontalen Ebene = vierte Beckenkorrektur.
- Polster unter den vorderen Rippenbuckel an der thorakalen Konkavseite. Bei starkem Lendenwulst mit Beteiligung mehrerer Segmente im Thorakalbereich (Thorakolumbalskoliose) entfällt dieses Polster.
- Polster vor den Schultergürtel bzw. Ellenbogen der thorakalen Konvexseite zwecks Derotation des Schultergürtels und des oberen WS-Abschnitts.

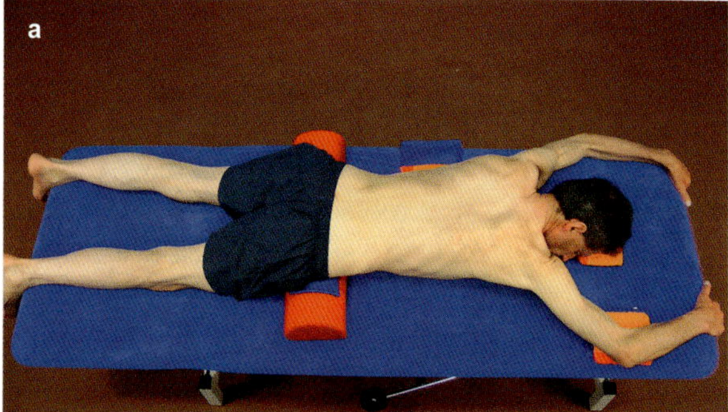

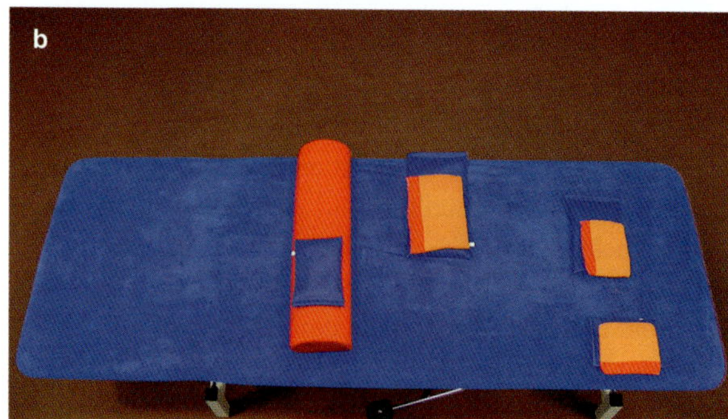

Abb. 8.14 Geordnete Bauchlage: rechtsthorakal [W858]
a. Patientenlagerung
b. Anordnung des Lagerungsmaterials

8

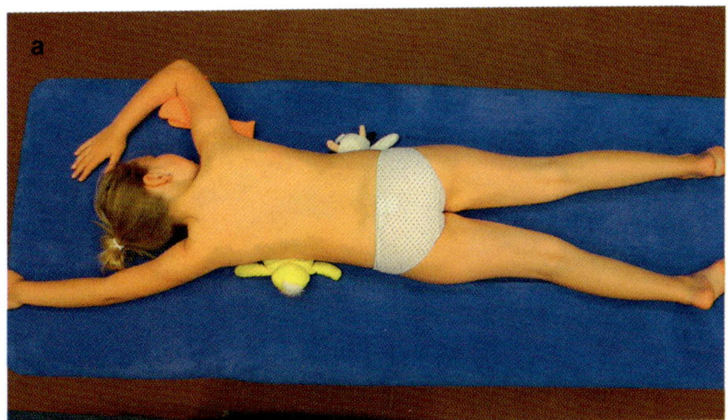

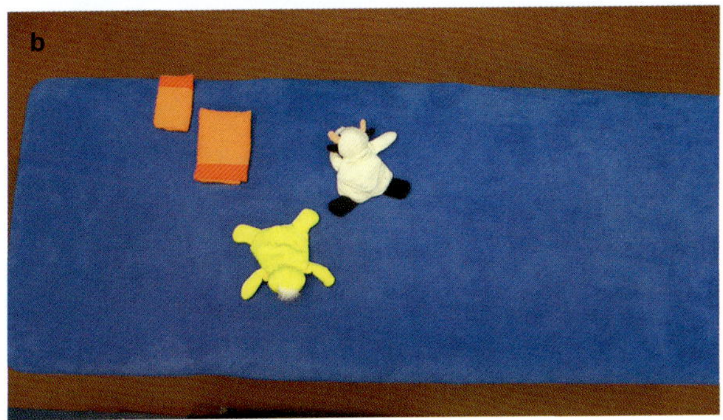

Abb. 8.15 Kindgerechte Bauchlage: rechtsthorakal [W858]
a. Patientenlagerung
b. Anordnung des Lagerungsmaterials

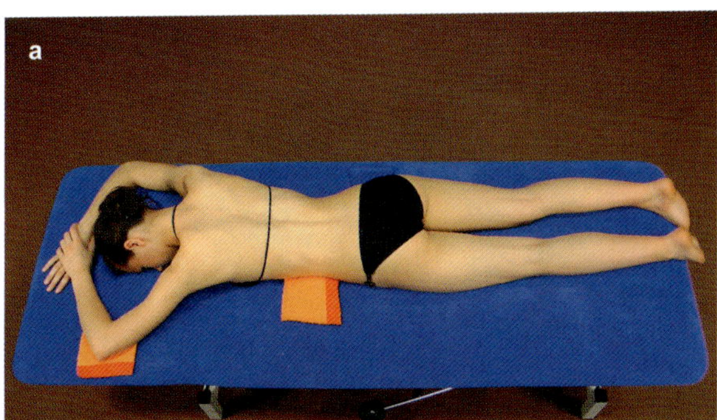

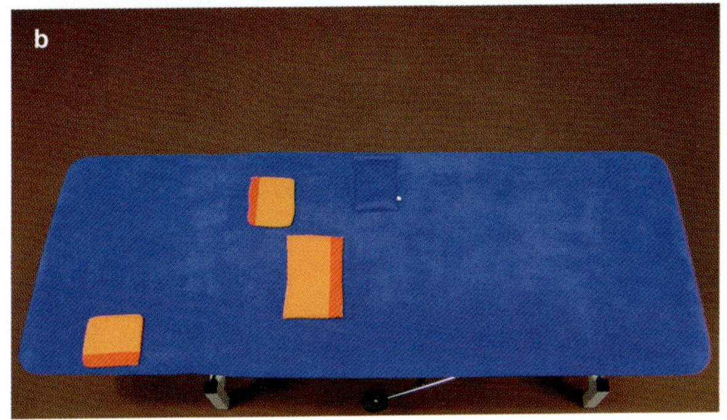

Abb. 8.16 Geordnete Bauchlage: linksthorakal [W858]
a. Patientenlagerung in Überkorrektur
b. Anordnung des Lagerungsmaterials

8.2.3 Seitenlage

MERKE
Nicht auf der Rippenbuckelseite liegen, auch nicht beim Schlafen, weil dadurch die Verdrehung der WS und die Buckelbildung durch den Seitendruck begünstigt werden!

Selbst wenn Bücher oder Kissen unter den seitlichen Rippenbuckel gelegt werden, drücken diese die ohnehin engen seitlichen Rippen weiter zusammen, zumal das Gewicht der oberen konkaven Seite ebenfalls darauf lastet, was schließlich sogar zu einer Knickung der Rippen führt, sodass der Rippenbuckel spitz wird.

- Der Übende soll also **stets auf der dorsalen Konkavseite** liegen, deren Arm ausgestreckt oder nach vorn gelegt wird. Der Kopf liegt auf dem Oberarm oder auf einem Kissen. Wenn die Hüfte dieser Seite nach außen steht, kommt ein Polster unter diese.
- Stehen die Hüften gerade, wird das Kissen etwas höher seitlich unter die Konvexkrümmung der LWS – jedoch nicht unter die konkaven Rippen! – gelegt. Diese müssen vielmehr frei liegen, damit dort die Rippendrehung mittels Korrekturatmung bewirkt werden kann.
- Das Gewicht des Rippenbuckels wirkt jetzt im verbessernden Sinne. Der seitliche Rippenbuckel ist unbelastet. Die korrigierende „Dreh-Winkel-Atmung" ist jetzt möglich (➤ Abb. 8.17a b, ➤ Abb. 8.18a, b).
- Bei Lagerung auf der konkaven Seite strecken sich die WS-Bögen.
- Das Polster unter der Hüfte ist nur bei einer dreibogigen Skoliose mit prominenter Hüfte an der Konkavseite angebracht. Der Boden drückt diese Hüfte ohnehin etwas nach innen. Ein Polster dient der Überkorrektur.
- Bei ausgeprägter Lateralverschiebung des Schultergürtels kommt ein Polster unter diesen.
- Bei starkem Lendenwulst und Wirbeldrehgleiten wird der Lendenwulst manuell nach vorn gedreht und gepolstert. Es werden so viele Polster übereinandergelegt, bis die LWS in der Mitte erscheint. Bei großen Skoliosen ist das oft noch nicht möglich.

ACHTUNG
Anmerkung für die Nachtruhe

Patienten mit einem lumbosakralen WS-Bogen haben meist einen hochsitzenden Lendenwulst. In Seitenlage muss dieser auch während der Nachtruhe durch einen 20 cm langen dünnen **Sandsack** unterpolstert werden, da er sonst durchsinkt. Die Seitenlage ist dann nämlich nicht nur ungünstig, sondern gefährlich, da der LWS-Bogen nach außen quillt und sich noch weiter verdreht.

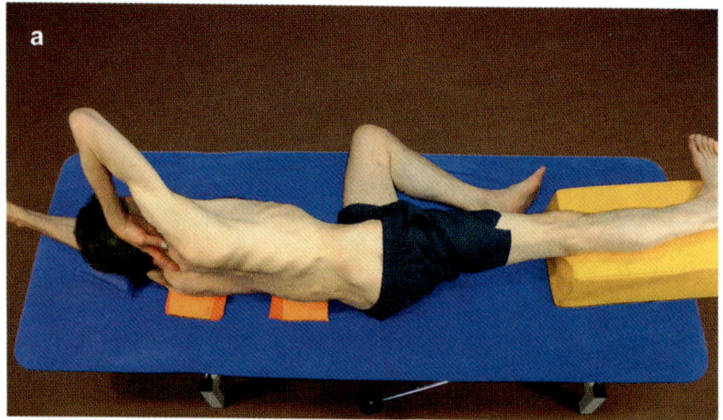

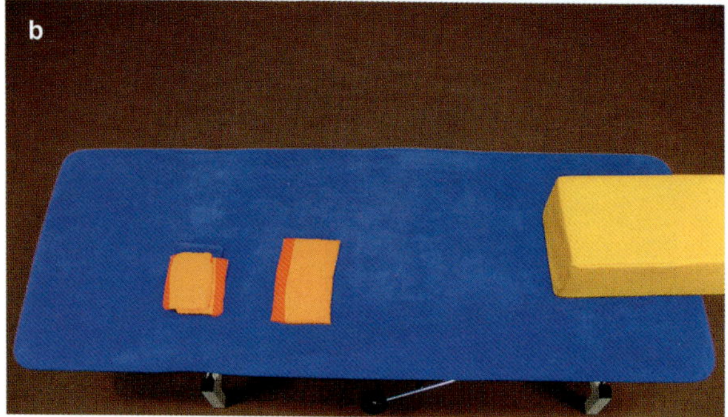

Abb. 8.17 Geordnete Seitenlage: rechtsthorakal [W858]
a. Patientenlagerung
b. Anordnung des Lagerungsmaterials

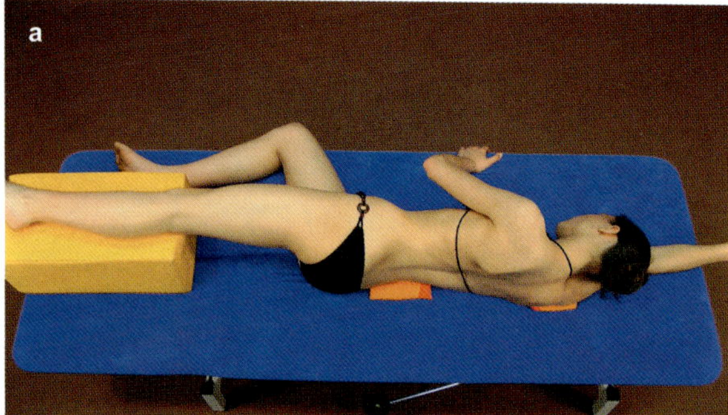

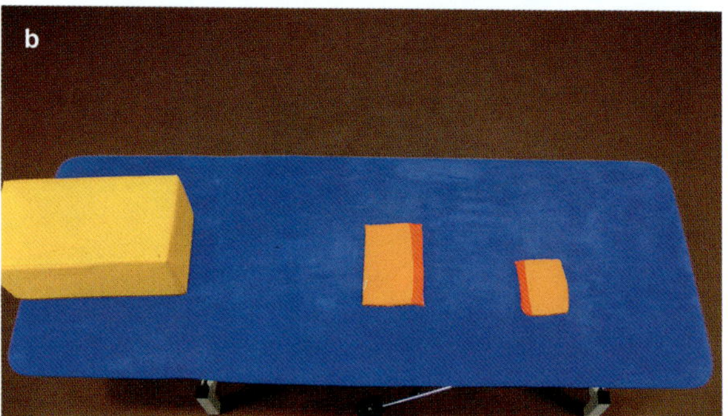

Abb. 8.18 Geordnete Seitenlage: linksthorakal [W858]
a. Patientenlagerung
b. Anordnung des Lagerungsmaterials

Ein Sandsack verrutscht i. d. R. nicht so leicht. Er liegt auch dann noch richtig, wenn sich der Patient auf den Rücken dreht. Wenn dem Patienten die Schrothschen Gedankengänge klar sind, bekommt er ein „Hygienegewissen", das ihn erwachen lässt, wenn er sich im Schlaf auf die „falsche Seite" gedreht hat. Auf diese Weise kann auch die Nachtruhe zu einer Korrekturübung werden.

Seitenlage für 4B

- Der Patient liegt auf der thorakalen Konkavseite. Das untere Bein 90° in Hüfte und Knie angewinkelt, das obere Bein gestreckt in Hüfthöhe lagern (Hocker, Rolle, Quader).
- 2–3 Polster lateral am Lendenwulst. Vorheriges manuelles Entdrehen = Nach-vorn-Ziehen des Lendenwulstes ist dringend erforderlich! Es werden so viele Polster übereinandergelegt, bis die LWS wieder in der Mitte ist. (Polster lateral am Schultergürtel.)
- Die Abduktions- und Außenrotationsstellung des Beins der Lendenwulstseite ist auch bei Übungen im Sitz, Vierfüßlerstand, Rutschhalte o. Ä. angebracht.
- Um der verstärkten Beanspruchung von Knie- und Fußgelenk entgegenzuwirken, sollten allgemeine krankengymnastische Dehn- und Kräftigungsübungen der gesamten Hüft-, Bein- und Fußmuskulatur vorangehen.
- Die Fehlstellung (Verwringung) des Beckens kann zu einer Blockade der Iliosakralgelenke führen. Eine Lösung dieser kann u. U. durch die vorgenannten Hüftkorrekturen oder entsprechende Bein- und Hüftübungen nach Schroth erreicht werden.

MERKE

Die Abduktions- und Außenrotationslagerung des Beins muss immer auch mit gleichzeitiger Mitnahme des Beckens erfolgen, da sich sonst der sakrale Teil des Lumbosakralbogens verstärkt und das Steißbein mitzieht. Immer handelt es sich um eine dreidimensionale Beckenkorrektur.

8.3 Weitere Ausgangsstellungen

8.3.1 Sitzen

MERKE

Immer auf Sitzknorren sitzen, entweder auf einem Stuhl – nicht angelehnt – oder im Türkensitz (Schneidersitz) auf dem Boden, der Unterschenkel der dorsalen Konkavseite wird dabei über den Unterschenkel der Konvexseite geschlagen (➤ Abb. 8.19a, b, ➤ Abb. 8.20a, b, ➤ Abb. 8.21a, b).

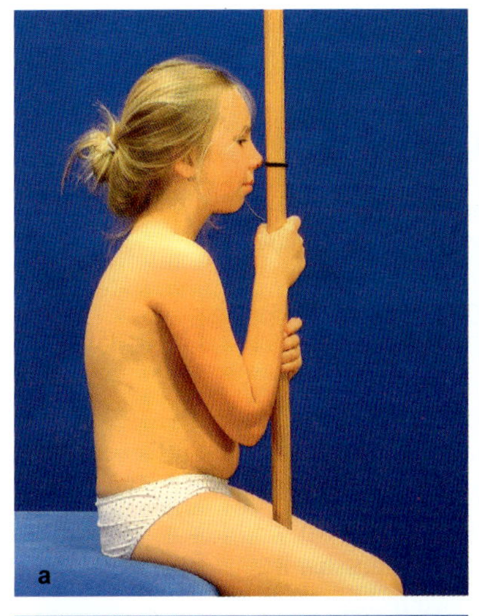
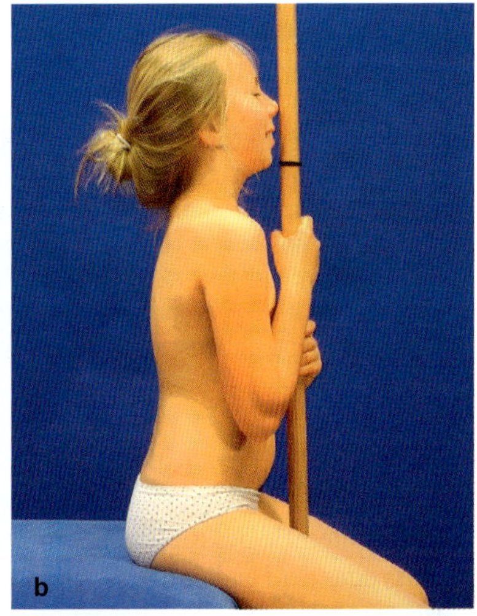

Abb. 8.19 Sitz von seitlich mit Stab [W858]
a. ASTE
b. ESTE

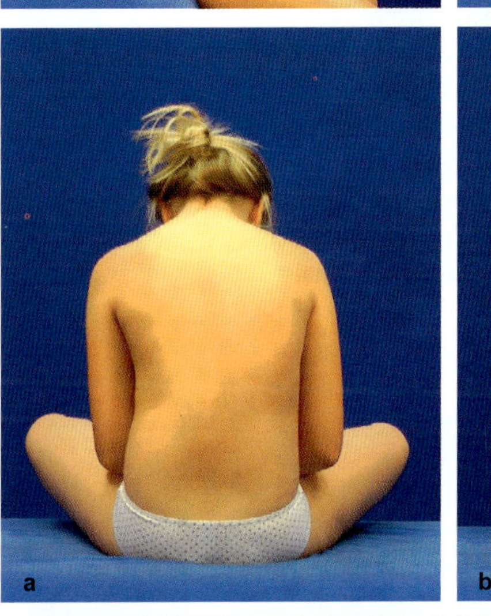
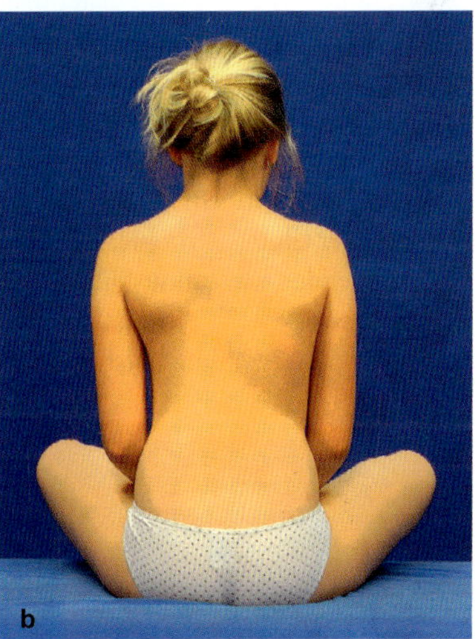

Abb. 8.20 Schneidersitz von dorsal [W858]
a. ASTE
b. ESTE

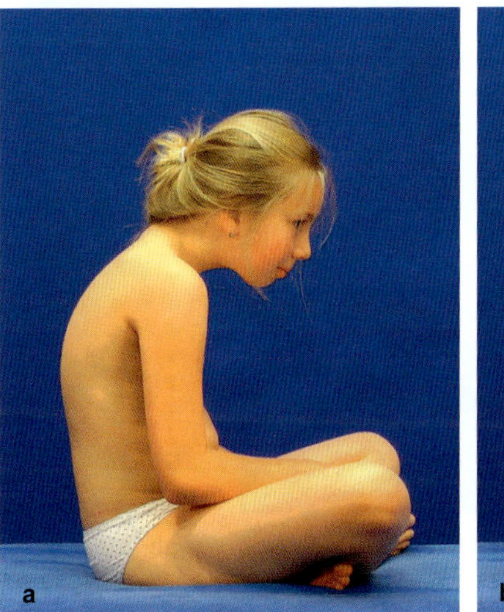
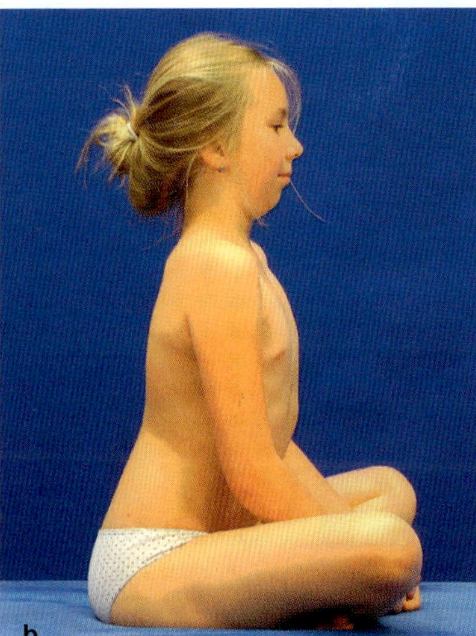

Abb. 8.21 Schneidersitz von lateral [W858]
a. ASTE
b. ESTE

- Wenn der Lumbalbogen übungsmäßig schlecht beeinflusst werden kann, kann man Kissen unter die Hüfte auf der lumbalkonvexen Seite legen (➤ Abb. 5.7a, b, ➤ Abb. 7.6). Das Körpergewicht ruht dabei auf dieser Hüfte. Die Hüfte unterhalb des Rippenbuckels hat Bodenberührung. Sie wird etwas weiter nach hinten geführt, um eine Beckenentdrehung zu bewirken.

ACHTUNG

Manchmal ist der Übende der Meinung, das Kissen gehöre unter die Hüfte der Rippenbuckelseite, um ein besseres Gleichgewicht herzustellen. Dadurch würde aber die „Keilspitze" unterhalb des Rippenbuckels noch weiter verengt und der unterste „Keil" vergrößert. Außerdem würde der Kissendruck gleichsinnig mit der fehlerhaften Beckenstellung wirken und keinen Gegenhalt zur Vorwärtshebelung des Rippenbuckels gewähren.

- Die Polsterung entspricht der 5. Beckenkorrektur für die dreibogige Skoliose und wird nur angewendet, wenn die Hüfte unterhalb des Rippenbuckels abgesenkt werden muss oder der Lendenwulst starr und unbeeinflussbar ist. Die Statik darf durch das Polster nicht nach rechts verändert werden! Bei 4. Bogen entfällt dieses Polster, weil es den alleruntersten WS-Bogen verstärken würde.
- Ein Polster unter der Hüfte der Rippenbuckelseite bewirkt ein Höhertreten dieser Hüfte und vergrößert den Lumbalbogen. Nötig wird ein Polster unter dieser Hüfte nur bei einseitiger Glutäusatrophie, z. B. bei Polio als Ausgleich der fehlenden Glutäalmuskulatur, bis die Horizontalstellung des Beckens erreicht ist. Bei Übungen für die vierbogige Skoliose ist oft ein Polster unter dieser Hüfte nötig, wenn das „Lendenwulstbein" abgespreizt wird, um die Beckenschaufeln horizontal zu stellen.

➤ Abb. 8.22 und ➤ Abb. 8.23 zeigen das Sitzen auf dem Steißbein und auf den Sitzknorren bei Skoliose von hinten.

TIPP

Im Alltag ist es wichtig, dass die Höhe des Tischs, an dem man isst, der jeweiligen Körpergröße angepasst ist, damit auch während der Mahlzeit eine gut aufgerichtete Körperhaltung möglich ist. Aus diesem Grund ist es auch für Kliniken und Rehazentren empfehlenswert, unterschiedlich hohe Tische für die unterschiedlichen Körpergrößen der Patienten zur Verfügung zu stellen.

Fersensitz

Kissen, wenn überhaupt, auf die lumbalkonvexseitige Ferse. Entfällt bei 4. Bogen.

Fernsehsitz – Reitsitz

Reitsitz auf einem Stuhl, Lehne vor dem Körper, Unterschenkel senkrecht, beide Unterarme liegen auf der Lehne, das Becken sitzt weit hinten. Kissen, wenn nötig, unter die lumbalkonvexseitige Hüfte. Diese Haltung verhindert ein Zusammensinken des Oberkörpers bei gespannter Aufmerksamkeit auf andere Dinge; sie ist auch beim Lernen o. Ä. zweckmäßig.

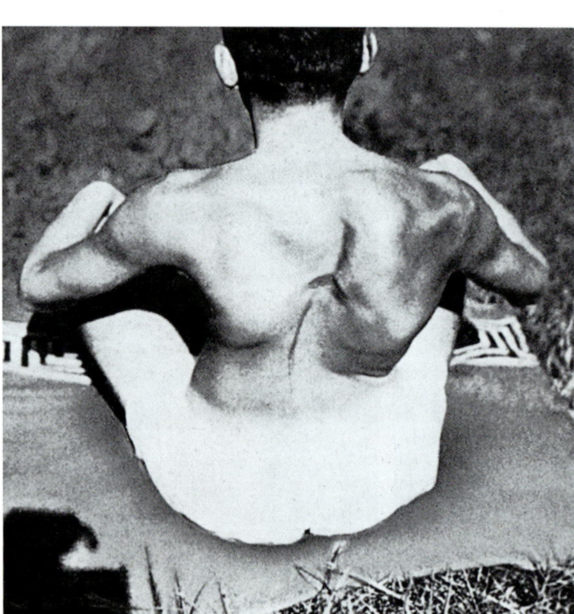

Abb. 8.22 Sitz auf Steißbein: falsch! Bei einem nach hinten hängenden Rippenbuckel verstärken sich auch die seitlichen Wirbelsäulenverbiegungen und Verdrehungen. [M616]

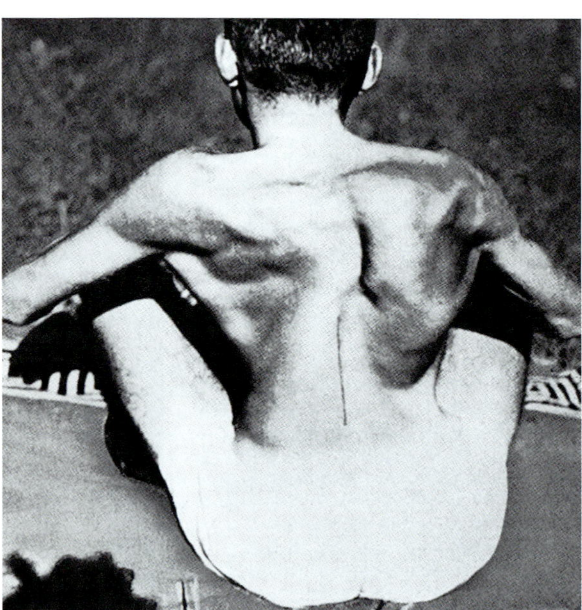

Abb. 8.23 Sitz auf Sitzknorren: richtig! Die Wirbelsäule schwingt senkrechter; die Bogen strecken sich. [M616]

Korrektursitz bei zusammengesunkener Konkavseite

Stuhllehne an der Konkavseite, mit der konvexseitigen Hüfte weit außen sitzen und nach hinten und abwärts ziehen. Konkavseitigen Arm auf die Lehne legen, um die Seite weit zu stützen. Belastung der konkavseitigen Hüfte (➤ Abb. 13.2, ➤ Abb. 13.4).

8.3.2 Vierfüßlerstand

Knie werden hüftbreit auseinandergestellt, Oberschenkel senkrecht, Arme ebenfalls senkrecht gestreckt unter den Schultern aufgestellt. Ein Kissen unter das Knie der Rippenbuckelseite, ein zweites Kissen unter die Hand derselben Seite zwecks passiver Schulter- und Beckenaufdrehung (➤ Abb. 8.24).

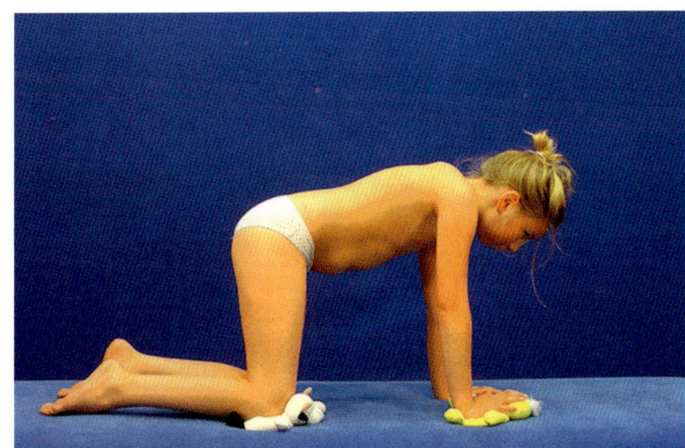

Abb. 8.24 Vierfüßlerstand [W858]

8.3.3 Tiefe Rutschhalte

Wie oben, nur Arme nach vorn ausgestreckt, Schlüsselbeine zum Boden. Kissen unter das Handgelenk und das Knie der Rippenbuckelseite (➤ Abb. 8.25a, b).

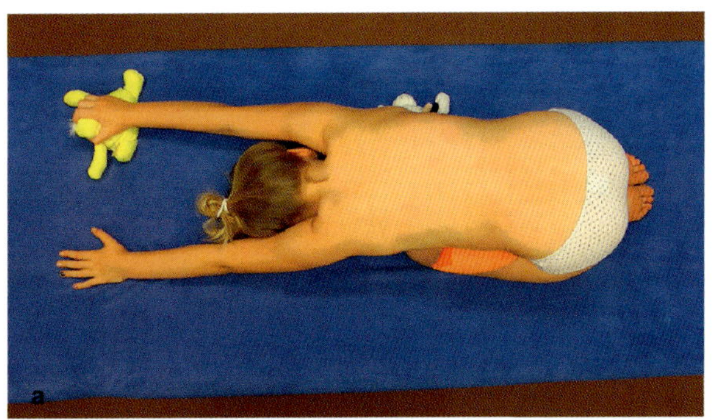

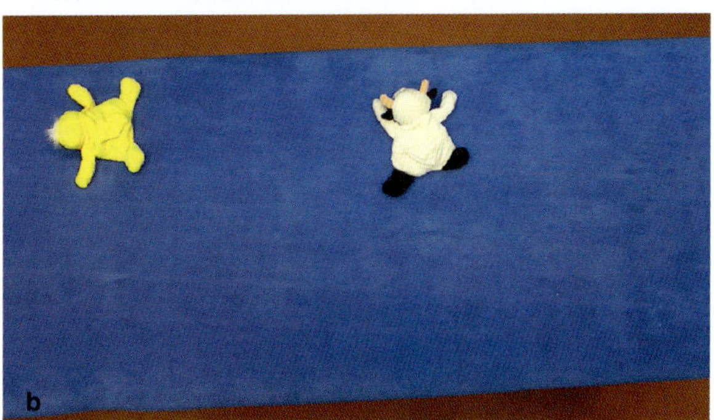

Abb. 8.25 Tiefe Rutschhalte [W858]
a. Patientenlagerung
b. Anordnung des Lagerungsmaterials

8.3.4 Kniestand

Wenn überhaupt ein Kissen nötig ist, kommt es unter das Knie der lumbalen Konvexseite (siehe Schneidersitz).

8.3.5 Stand

MERKE
Bei einseitiger Beinverkürzung muss die ganze Schuhsohle, nicht nur der betreffende Absatz, erhöht werden (Spitzfußgefahr!).

Folgender Unterschied ist zu beachten:
- **Bei senkrechtem Oberkörper** schiebt ein unter den Fuß gelegtes Kissen die Hüfte kranialwärts. Das Becken kommt aus der Horizontalen.
- **Bei nach vorn geneigtem Oberkörper** schiebt dieses Kissen die Hüfte nach dorsal und bewirkt eine Drehung des Beckens.

Immer überlegen: **Was soll das Kissen bezwecken?**

Bei der dreibogigen Skoliose ist das Kissen bei Übungen mit nach vorn geneigtem Oberkörper unter den Fuß der Rippenbuckelseite zu legen, um diese Hüfte nach hinten zu drehen. Die Hand der gleichen Seite fasst z. B. an der Sprossenwand eine Sprosse höher, um den Schultergürtel derselben Seite nach hinten zu drehen.

MERKE
Im Zweifelsfall wird nicht gepolstert!

KAPITEL

9 Übungsstrategien und Übungsvorschläge nach Funktionsbereichen

9.1 Einstieg in die Übungsstrategie nach Schroth

MERKE

Atmungsorthopädie ist zweckmäßige Formberichtigung durch den Atem!

Als Beispiel folgen erste, sehr einfache Einführungsübungen für die Atmungsorthopädie.

Einführungsübung 1:

1. Rückenlage. Die Arme liegen eng an den Körperseiten. Fingerspitzen und Ellenbogen werden fußwärts geschoben – schubweise – immer noch ein bisschen, immer noch ein wenig.
2. Den Hinterkopf mit gestrecktem Hals in gleicher Weise nach oben schieben (sodass eine Gegenbewegung entsteht). Auch die Schubbewegung des Hinterkopfs in kleinen sich steigernden Schüben ausführen.
3. Dasselbe mit Einatmung, die ebenfalls stufenweise erfolgt.
4. Am Schluss der großen Streckung nach oben und nach unten wird gespannt – sowohl Arme als auch Rücken, also auch Hals und Kopf. (Das Kinn muss gesenkt sein, jedoch nicht angepresst, damit hinten der Hals lang ist.) (Genau fühlen, dass der Kopf von der Unterlage „tief unterstützt" wird.)
5. Wenn das alles gut durchfühlt und eingelebt ist, kommt während der Ausatmung die große in sich federnde Spannung des ganzen Rückens. Die Arme und der Kopf bleiben hinten, ebenso beide Schulterkuppen. Nur der Rücken höhlt sich etwas. Das muss geistig geführt werden.
6. Jetzt besondere Aufmerksamkeit auf die Phase nach der Ausatmungsspannung legen: Gar nichts mehr tun, nur beobachten!
   Von selbst atmet es jetzt sehr tief. Die Brust weitet sich ganz energisch, ohne dass wir selbst tief atmen. Ein zweiter Atemzug hat noch einmal die Hälfte dieser Einatmungsweite, die von selbst kommt. Danach sind wir völlig beruhigt und können erneut in diese Übung hineingehen.

TIPP

Es empfiehlt sich, sie in allen kleinsten Teilchen immer wieder von neuem sehr sorgfältig einzuüben und durchzuführen. So schreibt sich die vollendete Übung richtig ins Gehirn ein und wird damit ein wesentliches Handwerkszeug zur Verbesserung des Körpers und auch seiner Haltung.

Das Fühlen-Lernen ist wichtig! So müssen z. B. die Ellenbogen der gestreckten Arme mit tätig sein und im gleichen Maße stufenweise die Unterlage drücken, wie der Rücken sich spannt und die Brust sich herauswölbt.

Einführungsübung 2:

1. Wir führen jetzt in dieser alles einfühlenden Art einen Hand-Ellenbogen-Druck, der auch den Druck der Schulterkuppe mit einschließt, auf der rechten Seite allein aus. Der Hinterkopfschub nach oben muss sofort mit „drin" sein. Wir atmen dabei ein. Wir fühlen, wie sich dabei bevorzugt die rechte Brustseite wölbt und wie sich der Rücken „von selbst" auf der rechten Seite spannt.
2. Das wird verfeinert und ausgewertet, indem wir während der Phase der Ausatmung „alles so lassen" und die einseitige Rückenspannung (und damit zugleich die einseitige Brustweitung) mit den bekannten kleinen immer stärker werdenden Rucken verstärken. Es ist also nicht eine einzige große, glatte Spannung, sondern eine in sich federnde Spannung, die „Federspannung", wie wir sie genannt haben.
3. Jetzt fühlen wir bereits, wie auch die Arme in sich lebendig und warm werden. (Mir fällt dabei immer wieder ein, wie einmal ein Arzt sagte: *„Eine richtige und vollkommene Durchtonisierung erreichen Sie, das muss Ihnen der Neid lassen."*)

TIPP

Man muss bedenken, dass am proximalen Anteil des Humerus fast alle wichtigen großen Brust- und Rückenmuskeln ansetzen. Es ist also sehr angebracht, die Arme in dieser Form mit auszubilden.

4. Diese einseitige Übung – die dann beim normalen Körper auch auf der linken Seite ausgeführt wird – kann zielsicher für den Skoliotiker eingesetzt werden, um seine einseitige flache Brust zu wölben und seinen überhöhten Rücken abzuflachen. Ganz wesentlich dabei ist, dass der Hals hinten sehr gestreckt ist und der Kopf mit drückt, ohne dass der vordere Hals gekrampft wird. Das ist dann schon **Atmungsorthopädie,** deren gezielter Atem speziell zur Formberichtigung hinführt.

Einführungsübung 3:

1. Wir durchfühlen den Armdruck von Übung 1 noch weiter, indem wir uns zuerst beim Drücken völlig auf die beiden Schulterkuppen konzentrieren, etwa dreimal. Wir können zuerst während der Ausatmung völlig loslassen und während der folgenden Male zur Steigerung und energischen Formung der oberen Brust und des hinteren oberen Rückens die Federspannung während der Ausatmung ansetzen.
2. Jetzt konzentrieren wir uns während des Drucks der gestreckten Arme gegen die Unterlage darauf, dass wir uns während der Spannung auf die Ellenbogen einstellen. Dadurch ergibt sich auch eine veränderte Rückenspannung und Brustweitung an anderer Stelle: mehr in der Mitte. Wenn wir durch sehr sorgfältige, immer wieder vorgenommene Einübung während der Ausatmung mit jeder ins Auge gefassten Rückenstelle spielen lernen, so kann es gar nicht anders sein, als dass wir die Form des Rückens und der Brust völlig unter unsere Kontrolle bekommen. Wir sind dann in der Lage, jede einseitige Überhöhung, sofern wir sie erkennen, abzubauen und abzuflachen. Zum Beispiel wird ein Skoliotiker, der seinen Rippenbuckel rechts in der Mitte hat, ganz oben auf der linken Seite noch einen Rippenbuckel besitzen, der ihm und seinem Behandler wahrscheinlich gar nicht zu Bewusstsein kommt, dessen Abflachung aber sehr wichtig ist, um in Kleidern besser auszusehen. In diesem Falle müssten wir während des Ellenbogendrucks des linken Arms die Ausatmungsspannung ganz oben in Höhe der linken Schulterkuppe hinten im Rücken ansetzen. Die Folge wird sein, dass dadurch auch die rechte Schulterkuppe sich ordnend mit zum Boden dreht. In diesem Korrekturstadium ist es jedoch wesentlich, dass auch die Einatmung bewusst formend angewendet wird, indem wir die rechte Schulterkuppe tief und die rechte oberste Brustseite – gleich unter der rechten Schulterkuppe, da wo es eingesunken ist – dagegen hoch atmen. *„Gefühl ist alles"*, wie schon Goethe sagte. Als Belohnung für das sorgfältig geführte Tun spüren wir jetzt eine wunderbare Durchwärmung des Rückens, eine weiche Ausweitung der Brust und eine schöne Durchlüftung der Lunge, wenn wir aufhören zu üben. „Vertrocknet" und ausgeschaltet gewesene Kapillaren haben sich geöffnet; überdehntes, schlaffes, untätiges Gewebe hat sich wieder zur Arbeit bequemt. Die Haut wurde neu durchpulst und verjüngt. Die Belohnung ist größer, als wir ahnen, und kommt der Gesamtgesundung des Körpers zugute.
3. Wir konzentrieren uns jetzt während des Armdrucks besonders auf den Druck der Hände, ohne die Bodenberührung des Ellenbogens und der Schulter außer Acht zu lassen. In gleicher Weise belauschen wir alles, was geschieht. Das ist stets Anleitung und Aufgabe des Übenden, bis es ihm zur wohltuenden und fördernden Gewohnheit wird.
4. Wir können uns nun noch in gleicher Art besonders auf den Druck der gespreizten Finger gegen die Unterlage konzentrieren. Wir fühlen, wie die Bewegung auf höher gelegene Teile entsprechend der Muskelanlage übergreift. Die schnelle Durchwärmung kalter Hände ist frappierend. Der Rücken ist geradezu heiß geworden, durchwellt von pulsendem, heilendem und reinigendem Blut.

TIPP

Auf diese Weise kann auch der Bettlägerige seine Langeweile bannen und sehr Nützliches für sich tun, und wenn es auch, seinen Kräften gemäß, jedes Mal nur ein kleines Portiönchen ist. Viele „Wenigs" machen auch ein „Viel"; und er wird seinen Stoffwechsel anregen und mit großem Gewinn an Form und Schönheit seines Körpers später wieder aufstehen, ganz abgesehen von der erlangten inneren Feinfühligkeit, die ihm bleiben wird.

Einführungsübung 4:

Ebenso können wir das rechte Bein, das linke Bein, beide Beine „gewöhnlich" sowie ein- oder ausgerollt durchfühlen und mit Kontrolle und Ordnung von Hüftstellung und Gegenordnung des Rumpfs verbinden.

1. Wir beginnen also mit einem Fersenschub des gestreckten Beins nach unten. Die Zehen sind dabei angezogen. Gleichzeitig zieht der hinten gestreckte Hals samt Kopf wieder nach oben, und der Atem füllt weich die Lungen. Es ist vorteilhaft, sich dabei vorzustellen, wie viele wichtige und weite Blutgefäße vom oberen Rücken über die Schultern durch den Hals bis in die Mitte des Schädels hinauslaufen. Diese werden alle gestreckt, gestrafft und voll durchsaftet.
   Wir fühlen in den hinteren Beinen zugleich ein Dehnen. Das bezieht sich hauptsächlich auf die verkürzten Stellen der Beugemuskeln, die wieder ihre normale Länge und damit eine eindrucksvolle Durchpulsung mit durchwärmendem Blut in allen ihren z. T. ausgeschaltet gewesenen Gefäßen – auch des Lymphstroms – erhalten.
2. Während des Schubs konzentrieren wir uns gedanklich auf die Taille, die Körpermitte. Auch diese wird durchstreckter, gereckter und schlanker, und die Gegend der unteren Rippen vorn, seitlich und hinten antwortet. Die Atmung wird immer gleichzeitig eingesetzt und kommt hier besonders dem ins Normale veränderten Lungengrund zugute. Eine bewusste Senkung des Zwerchfells müsste gleichzeitig erfolgen, wenn das Letzte aus der Übung herausgeholt werden soll. Während des Schubs, nach dem wir erst die volle Länge erzielt haben, fügen wir den federnden, sich steigernden Spannungsdruck an. Wir durchfühlen auf diese Weise die Gesäßmuskulatur, die Oberschenkel, die Kniegegend, die Unterschenkel, vorn, an der Seite, außen, innen, oben, je nach Lenkung unserer Aufmerksamkeit und Konzentration. Auch das wird zur Formung und Ordnung der Hüftstellung bei Skoliosen mit eingesetzt, natürlich unter Verwendung des entsprechenden Einzelteils der Bewegung. Kalte Füße und Beine gibt es nicht mehr. Es pulst und strömt alles warm.

3. Beim Skoliotiker mit Rechts-Rippenbuckel wäre besonders die linke Gesäßhälfte später durchzuspannen, desgleichen die rechte Beckenseite von oben her. Dadurch kommt die nötige Drehbewegung des Beckens zustande.
4. Ergänzend erfolgt ein rechter Schulter-Arm-Druck mit Einatmungshochwölbung der rechten Brust und Raffung des rechten Rückens während der Ausatmung. Es arbeiten drei Teile gegeneinander.

Einführungsübung 5:

1. Der Druck mit beiden Beinen – man könnte **Schiebedruck** sagen (Schub mit den Fersen nach unten und mit dem Kopf nach oben aus den Schultern heraus) – kann gleichermaßen bei Normalen oder Bettlägerigen angewendet werden. Wenn wir wollen, führt er zu einer ganz leichten Ablösung des Beckens und damit zur Hochspannung sämtlicher Muskeln, nicht nur der Beine, sondern auch des Gesäßes und des unteren und mittleren Rückens.
2. Wenn wir wollen, verlagern wir während der Totalspannung den Schwerpunkt des Raffens auf die vorderen Oberschenkel. Das ordnet nicht nur das verformte Bein, sondern hebt auch den vorderen Beckenrand infolge Durchstraffung der inneren Beckenmuskulatur, die meist überdehnt und ausgeleiert ist und zum architektonischen Verfall der Körpermitte und somit des Gesamtkörpers geführt hat. Ohne diese geordnete Straffung der Körpermitte gibt es keine schöne, ranke, schlanke Aufrichtung und Ausbildung des Körpers.
3. Leicht wird man nunmehr kombinieren können: Die federnde, sich verstärkende Durchspannung der Gesäßmuskeln bis zur leichtesten Ablösung mit angeschlossener Spannung der vorderen Oberschenkelmuskulatur und verstärkter geistiger Hebung des vorderen Beckenrands. Man fühlt plötzlich innere Muskeln, von deren Vorhandensein man gar keine Ahnung hatte. Das Aufhören der Übung führt ein befreites Aufatmen, die große, volle, natürliche Atmung herbei, die wir, wie oben, wiederum ausschwingen lassen, damit es keine Überanstrengung werden kann. Die Lunge erfährt Einbeziehung und Ausbildung vieler bisher ausgeschaltet gewesener Teile, kräftigt und belebt sich und wird auch selbst besser ernährt. Verwindungen hören auf.
4. Nunmehr können wir die Übung noch ein Stück weiterführen: Die Hebung des vorderen Beckenrands durchfühlen wir bis ins Kreuz hinein, das sich – ganz entgegengesetzt dem Hohlkreuz – an den Boden anschmiegt. Dort selbst sind unsere Eingeweide mit Bauchfellfalten angeheftet. Diese Bänder straffen sich; die Eingeweide rutschen an die ihnen zugehörige Stelle; der Bauch wird entlastet. Wir können nun bei der Ausatmung noch den Bauch leicht oder fester, geordnet und vorsichtig steigernd in Spannung bringen. Das wird eine **Hebespannung** sein müssen, die ganz unten ansetzt und bodenwärts und kopfwärts geistig geführt wird. Das ergibt eine feinfühlige, wohlgeführte, zarte und zugleich energische Straffung der überdehnten Bauchdecke, Verkürzung und Raffung des Bauchs mit sehr wohltuender fühlbarer Durchwärmung, Durchblutung und Durchsaftung aller inneren Organe. Bedenken wir, dass dort auch ein großes vegetatives Nervenzentrum, das Sonnengeflecht, liegt! Kein Wunder, dass Gesundheitsimpulse überallhin fließen, bis in Rückenmark und Gehirn hinein, besonders da wir in Sobernheim mit unseren Patienten, die Rückgratverkrümmungen und -verformungen aufweisen, auf unseren großen Terrassen in Südsonne und Tannenschatten täglich viele Stunden in frischer Luft in solcher Weise atmen und arbeiten.
Wenn wir bei dieser letzten Phase der Übung die Hände zur Kontrolle auf die obersten und seitlich oberen Stellen der Oberschenkel legen, spüren wir, wie sich diese überall formend wölben. Das kommt der Schönheit und Form der Beine entgegen, führt aber auch zu einer formrichtigen, gesunden Eigenspannung, dem **Tonus,** den sie eigentlich haben sollten, aber nicht haben. Der Tonus entwickelt sich wieder, so wie ihn sich die Natur anlagemäßig gedacht hat, und damit sind dann Formfehler der Mitte zwangsläufig für immer behoben. Wenn man es nicht ausprobiert hat, ist es kaum denkbar, weder glaubhaft, in welch herrlicher Weise starke Wärme jetzt den gesamten Beckengürtel, das Innere des Beckens und besonders den Leib durchflutet. Wir erwecken die Wärme überall. Der kranke Mensch ist oft kalt von unten her: durch Füße, Beine, Becken bis in Leib und Rücken. Hier wird energisch Abhilfe geschaffen mit allen wohltätigen Folgen. Gleichzeitig wird der Kreislauf gestärkt.

MERKE

Dieser Weg könnte umständlich erscheinen. Jedoch: Die Übungen gleich richtig zu machen ist dennoch der kürzeste Weg, wenn er auch vom Übenden und Lehrenden vollen Einsatz verlangt. Die Ergebnisse ermutigen!

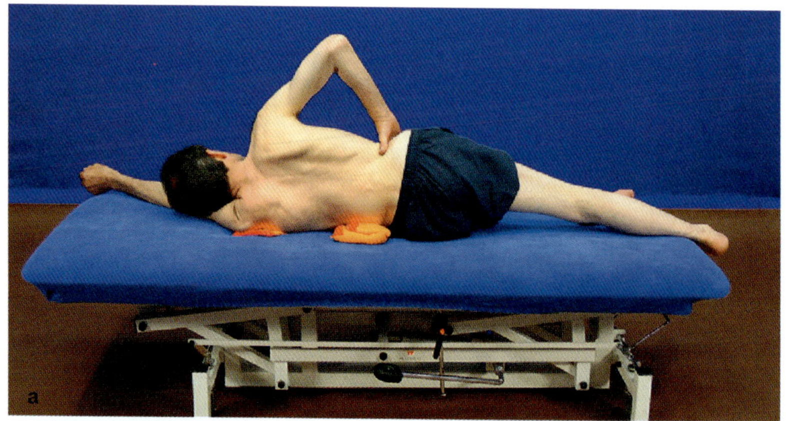

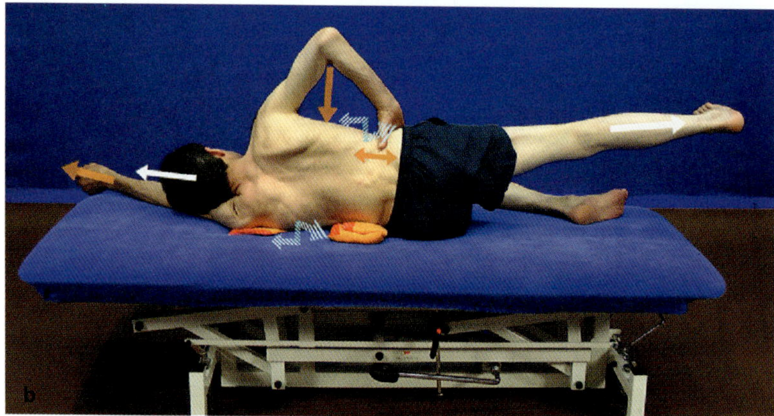

Abb. 9.1 Muskelzylinder in Seitenlage: rechtsthorakal [W858]
a. ASTE
b. ESTE (Erläuterung zur Bedeutung der Pfeile siehe Benutzerhinweise)

9.2 Basisübungen

9.2.1 Der Muskelzylinder

Die Umkehr der statischen Fehlverhältnisse muss im unteren Abschnitt beginnen, indem durch Kräftigung und statische Funktion des rechtsseitigen lumbalen Anteils des **Erector trunci** (M. longissimus dorsi, M. iliocostalis = Rückenstreckmuskeln) umgekehrte Verhältnisse geschaffen werden. Er soll während der Übung mehr anspringen als der gleiche Muskel der Gegenseite. Das bedeutet eine Korrektur über die normale Mittelstellung hinaus. Es soll ein dickes, festes Muskelpolster, ein sog. **Muskelzylinder,** entstehen. Daher hat diese Übung ihren Namen.

Die Übungsbehandlung soll in allen Teilen ein muskuläres Gleichgewicht wiederherstellen. Begonnen wird mit dem Lendenabschnitt. Die oberen Abschnitte folgen der Korrektur dann automatisch (➤ Abb. 9.1a, b, ➤ Abb. 9.2a, b).

Ausgehend von diesem Grundgedanken sind zahlreiche Übungsvarianten möglich.

Bevor die nachfolgende Übung beginnt, sollte sich der Patient die LWS während der Bewegung betrachten. Er muss das **Hinunterbegeben zum Kniestand** sowie das **Wiederhochkommen zum Stand** genau einüben, denn es ist nicht gleichgültig, mit welchem Bein man zuerst kniet und welches Bein das Wiederhochkommen einleitet, weil dadurch oft das vorherige Übungsergebnis wieder zunichte gemacht wird. Ohne Probleme können beide Knie gleichzeitig gebeugt werden und gleichzeitig auf dem Boden ankommen und auf demselben Wege wieder zum Stand gelangen.

Meist geht der Patient jedoch mit dem „bequemen" Knie zuerst hinunter, nämlich mit dem Knie der dorsalen Konkavseite. Das vergrößert aber den Lumbalbogen. Das Gleiche tritt ein, wenn das Bein der Rippenbuckelseite zum Hochkommen zuerst aufgestellt wird. Das während der Übung gestreckt gewesene Bein muss sofort nach der Übung wieder herangenommen werden, wobei der Oberkörper im gleichen Arbeitsgang wieder in die Senkrechte gelangt, um ein neuerliches Abknicken unterhalb des Rippenbuckels zu vermeiden.

➤ Abb. 9.3, ➤ Abb. 9.4 und ➤ Abb. 9.5 zeigen, wie sich eine wirksame Korrektur des lumbalen und damit auch des lumbosakralen WS-Bogens mit einfachen Mitteln erreichen lässt. Die Übung **Muskelzylinder im Kniestand** eignet sich hervorragend zur Einzeltherapie. Die Füße können auch mit einem Riemen fixiert werden. Ganz wichtig ist, dass der Patient, bevor er sich auf das Korrekturpolster legt, zunächst den Lendenwulst nach vorn entdreht. Er liegt also noch mit dem Lendenwulst auf der Unterlage. Wichtig ist ferner, dass er ruhig weiteratmet bzw. die Dreh-Winkel-Atmung in der rechten Taille ausführt und nach und nach die Schwebezeit verlängert.

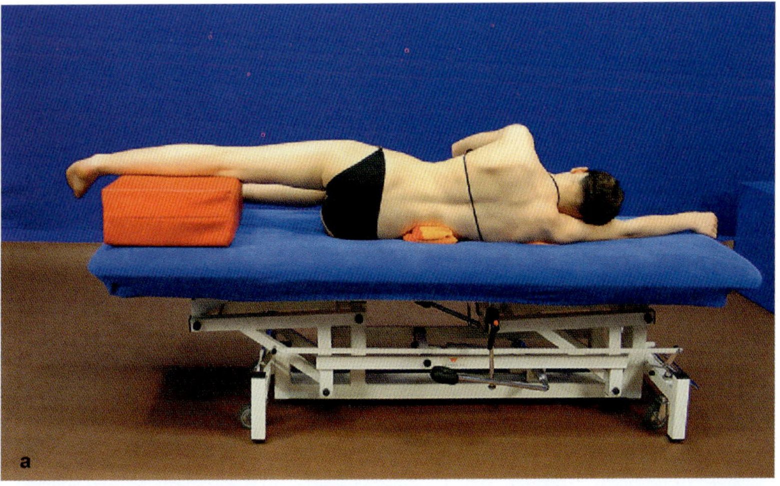

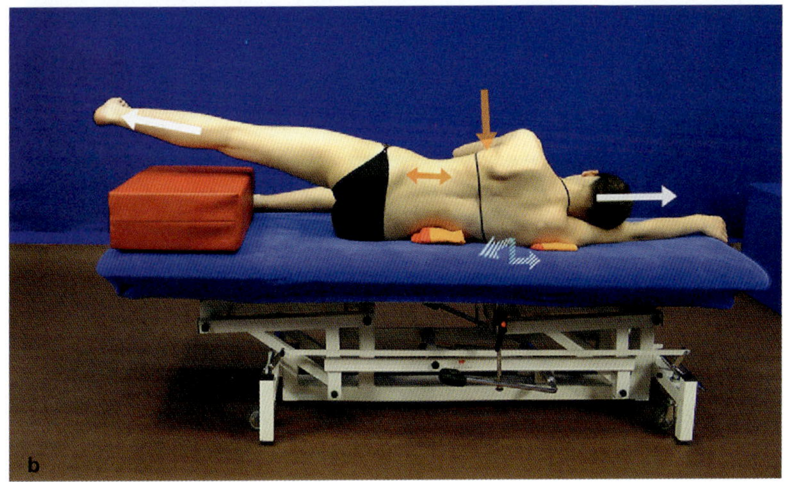

Abb. 9.2 Muskelzylinder in Seitenlage: linksthorakal [W858]
a. ASTE
b. ESTE (Erläuterung zur Bedeutung der Pfeile siehe Benutzerhinweise)

Der Oberkörper hängt an der schwachen rechtsseitigen Lumbalmuskulatur. Am Ende stabilisiert der Patient in der Senkrechten das Übungsergebnis. Der Behandler hilft während des Schwebens durch taktile Reize oder Zug an Kopf oder Armen, die richtige Position zu halten (> Abb. 9.6).

Am Ende der Übung soll sich der Patient in der Senkrechten noch einmal entsprechend auskorrigieren und das Korrekturergebnis mit einem kräftigen Armdruck gegen die Unterlage festigen.

TIPP

Sollte im Röntgenbild ein lumbosakraler WS-Bogen vorhanden sein, im klinischen Bild jedoch die Hüfte der thorakalen Konkavseite nach außen stehen, so wird wie bei dreibogiger Skoliose behandelt.

Der Lendenwulst wird nach vorn oben innen gedreht (und geatmet), sodass auf beiden Seiten wieder gleichmäßige Taillendreiecke entstehen. Ist dies geschehen, wird die gesamte Becken-, Bauch- und Taillenmuskulatur kräftig angespannt (> Abb. 9.7, > Abb. 9.8, > Abb. 9.9).

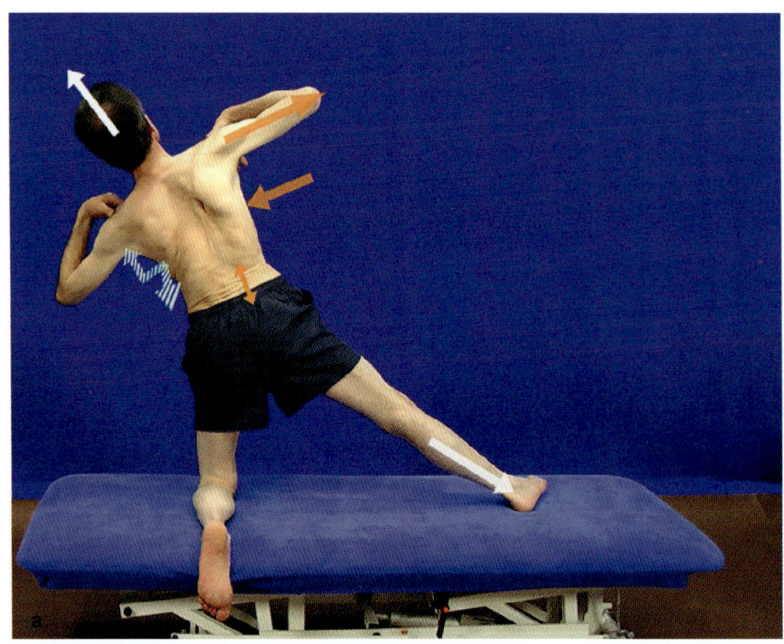

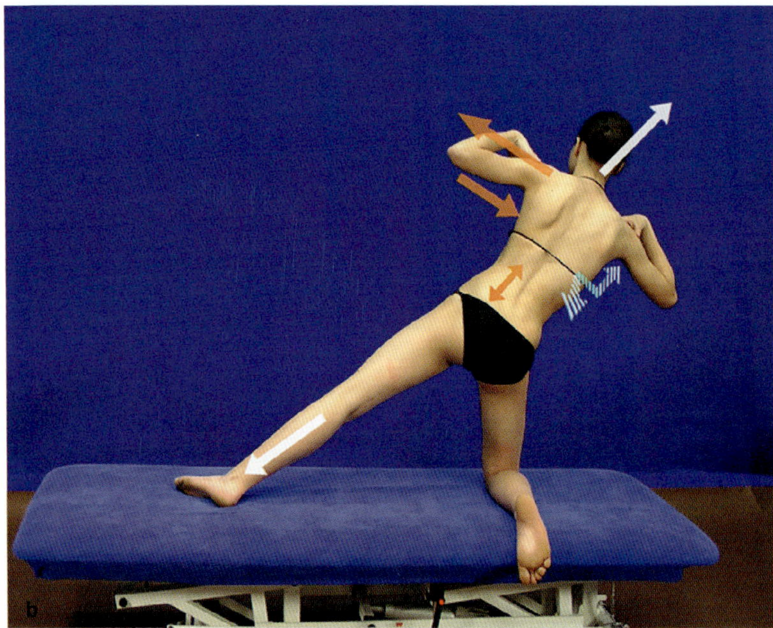

Abb. 9.3 Muskelzylinder im Kniestand (Erläuterung zur Bedeutung der Pfeile siehe Benutzerhinweise) [W858]
a. Rechtsthorakal
b. Linksthorakal

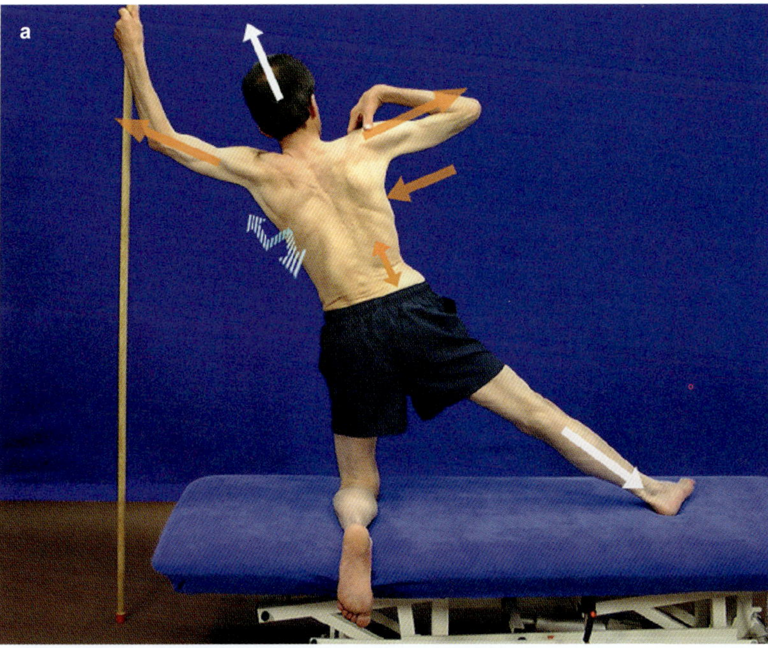

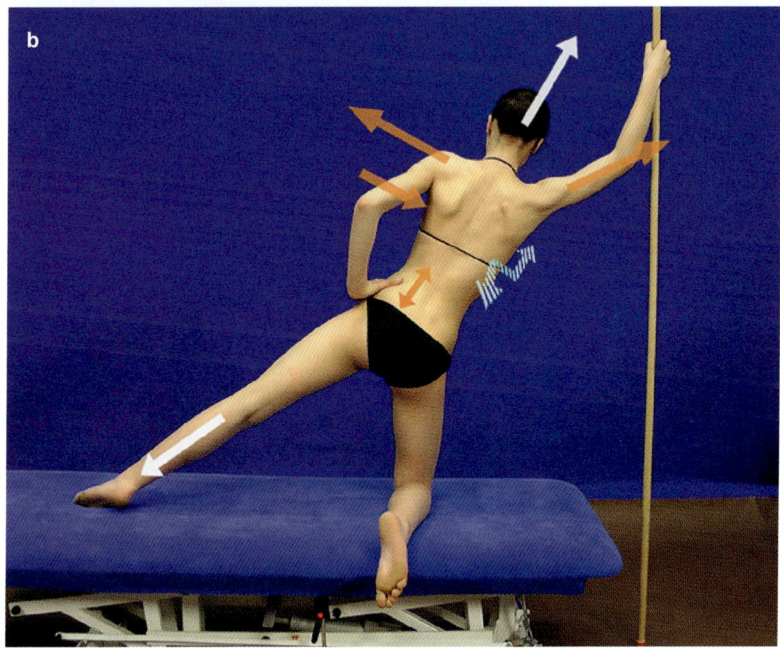

Abb. 9.4 Muskelzylinder im Kniestand mit Stab (Erläuterung zur Bedeutung der Pfeile siehe Benutzerhinweise) [W858]
a. Rechtsthorakal
b. Linksthorakal

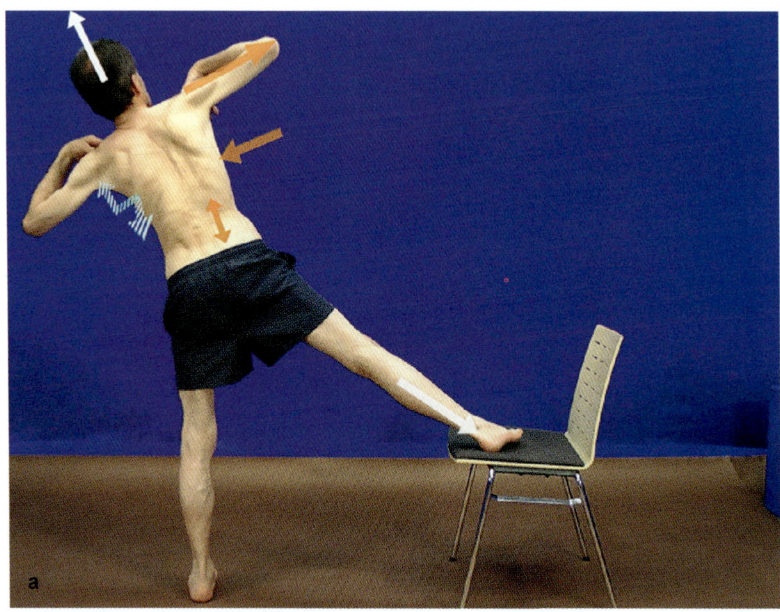

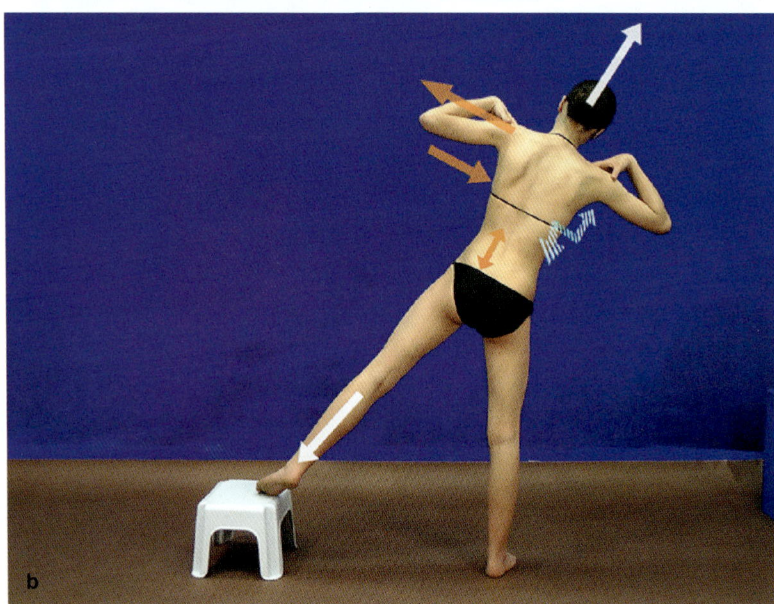

Abb. 9.5 Muskelzylinder im Stand (Erläuterung zur Bedeutung der Pfeile siehe Benutzerhinweise) [W858]
a. Rechtsthorakal
b. Linksthorakal

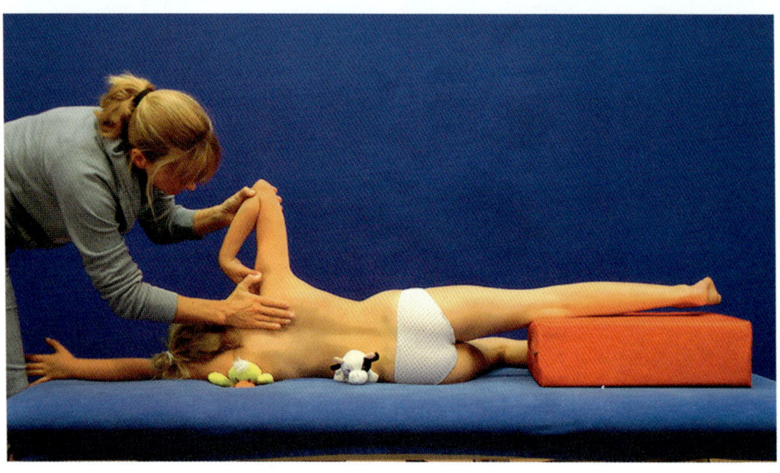

Abb. 9.6 Muskelzylinder in Seitenlage mit Handanlage [W858]

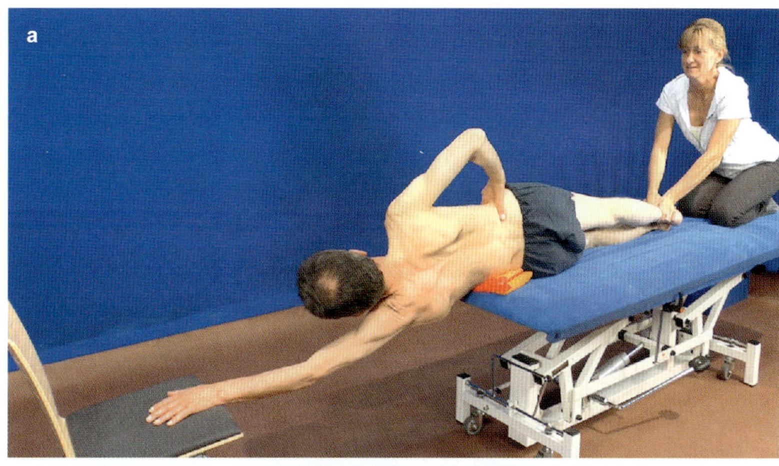

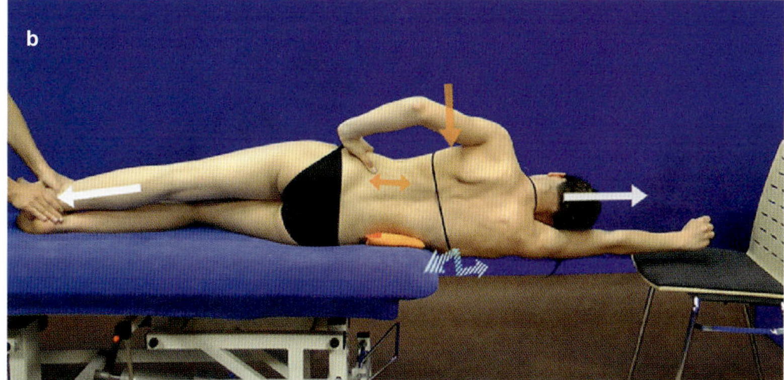

Abb. 9.7 Muskelzylinder im Überhang [W858]
a. Rechtsthorakal
b. Linksthorakal (Erläuterung zur Bedeutung der Pfeile siehe Benutzerhinweise)

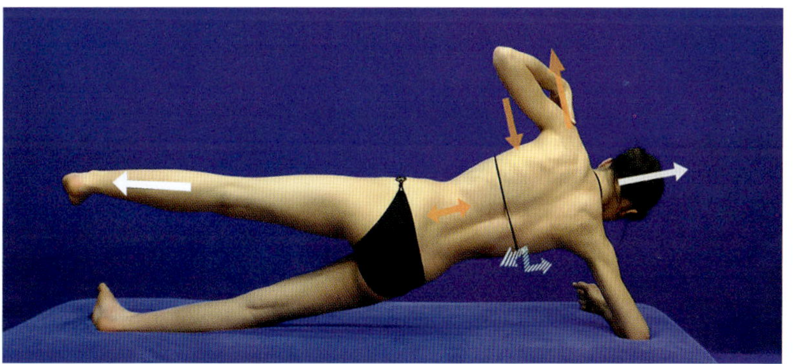

Abb. 9.8 Muskelzylinder im Seitstütz: linksthorakal (Erläuterung zur Bedeutung der Pfeile siehe Benutzerhinweise) [W858]

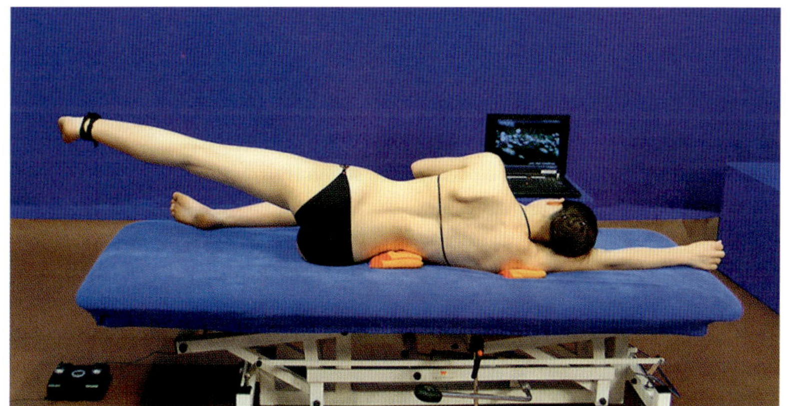

Abb. 9.9 Muskelzylinder in Seitenlage, computerspielunterstützt: linksthorakal. Das Spiel wird über das gestreckte Bein von distal aus mit kleinsten Bewegungen gesteuert. [W858]

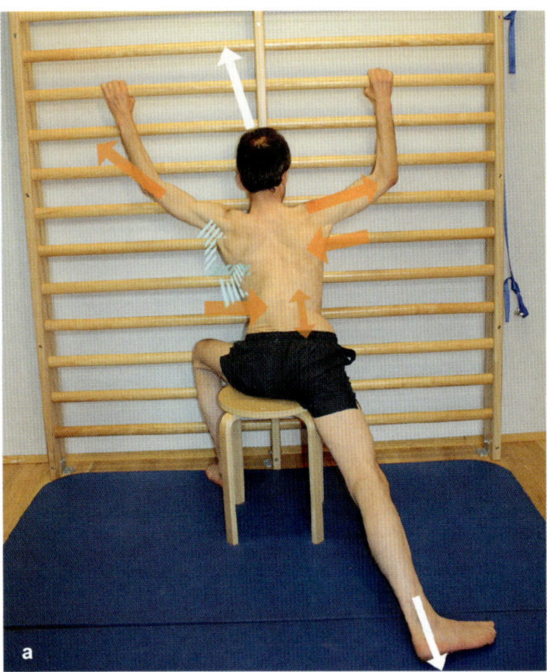

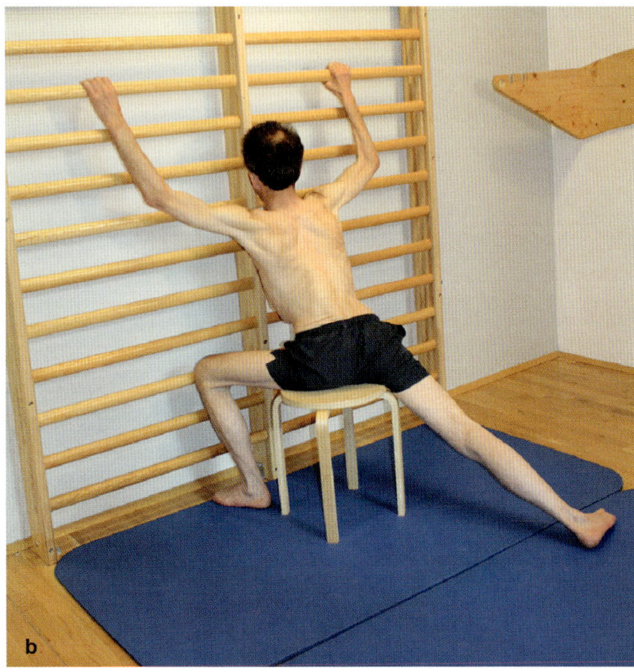

Abb. 9.10 Drehsitz: rechtsthorakal [W858]
a. Von hinten (Erläuterung zur Bedeutung der Pfeile siehe Benutzerhinweise); b. Schräg von seitlich hinten

9.2.2 Drehsitz

MERKE
Der Drehsitz ist eine Übung, die auf alle Abschnitte korrigierend einwirkt (nicht bei viertem Bogen!) (➤ Abb. 9.10a, b).

- Sitz auf Stuhl. Das Bein unterhalb des Rippenbuckels wird nach hinten ausgestreckt und ausgerollt aufgestellt, die Ferse schiebt nach hinten unten.
- Das vordere Bein wird rechtwinkelig aufgestellt. Der Oberkörper neigt (nicht beugt!) sich in Verlängerung des hinteren Beins nach vorn. Das Körpergewicht wird auf die konkavseitige Beckenhälfte verlagert.
- Vor die Hüfte der Rippenbuckelseite wird ein Korrekturkissen gelegt, damit sie automatisch nach hinten gedreht wird (= alle fünf Beckenkorrekturen!).
- Der Oberkörper wird zusätzlich in Schräglage zur Konkavseite gebracht, ohne diese zu verengen (= Kräftigung der inaktiven Muskulatur unterhalb des Rippenbuckels).
- Der Kopf zieht in die gleiche Richtung (= Ausgleich der Zervikalskoliose), das Kinn wird zur Rippenbuckelseite gedreht (= Aktivierung der einseitig schwachen Halsmuskulatur oberhalb des Rippenbuckels – verstärkt durch die tragende Tätigkeit). Wirkt entdrehend auf die HWS.
- Es ist deutlich sichtbar, wie weit sich die LWS von der Mitte entfernt hat. In der Übungsspannung nähert sich die LWS der Mitte und der lumbale Erector trunci springt an.

➤ Abb. 9.11 zeigt eine sehr schwer versteifte 24-jährige Patientin, deren linke Seite vorn, seitlich und hinten völlig atrophiert ist. Der krasse Rippenbuckel drückt die rechte Lumbalmuskulatur sowie die freien Rippen ab, sodass sich eine tiefe Furche bildet. ➤ Abb. 9.12a, b und ➤ Abb. 9.13 zeigen den Erfolg der Behandlungen.

ACHTUNG
Schultergürtel
Der Rumpf muss bei den Übungen immer nach der Konkavseite geneigt und diese gespreizt werden. Dadurch entsteht aber leicht die Gefahr, mit der konkavseitigen Schulter zu ziehen. Das ist nicht nötig und in vielen Fällen falsch, weil durch ein forciertes Heben des Schultergürtels automatisch ein Zervikalbogen entsteht.
Das Spreizen der Konkavseite wird herbeigeführt durch ein Weitstellen der Rippen unter Einatmung und ein Erhalten der Weite beim Ausatmen, wobei man isometrische Kraftarbeit leistet: Beim „Drehsitz" z. B. drückt der konkavseitige Arm, nachdem die Korrektur der drei Rumpfabschnitte vollendet ist, gegen den Sitz oder der Unterarm gegen einen Tisch, ohne die Schulter besonders zu heben; sie muss jedoch nach vorn gebracht werden. Die Schulter wird nur dadurch angehoben, dass die darunter befindlichen Rippen gespreizt und durch die Atmung nach hinten gedrückt werden. Damit bilden die Rippen eine haltende und den Schultergürtel stützende Rückenwand.

Die Übungsbehandlung muss den Muskel auf der Konkavseite zunächst verlängern und im verlängerten Zustand mit Kraft arbeiten lassen. Auf der Rippenbuckelseite muss der **M. latissimus dorsi** in Verbindung mit dem M. serratus lateralis zur Zusammenziehung gebracht werden. Dies ist nur nach der Korrektur der drei Rumpfverdrehungen möglich.

9

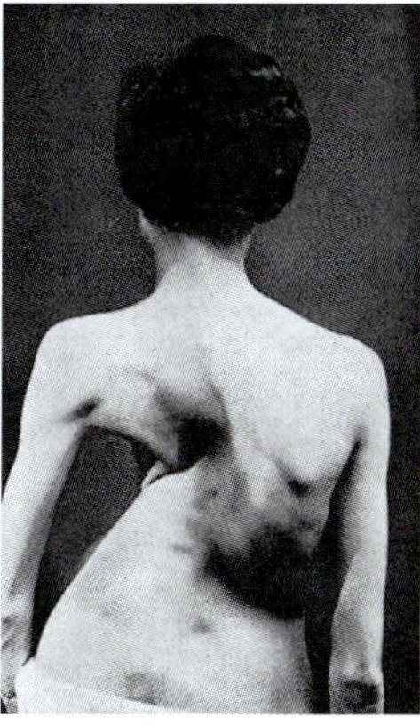
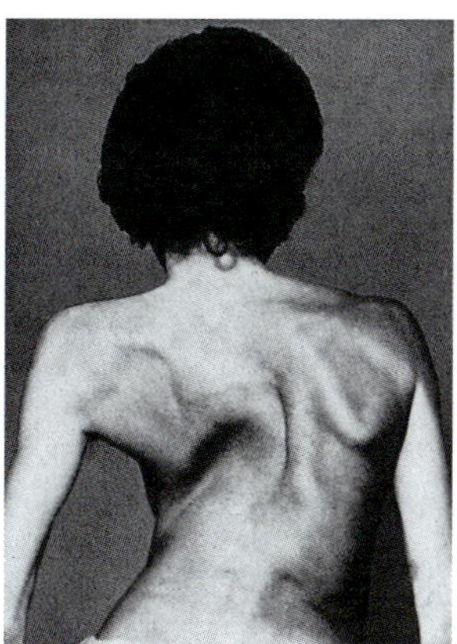
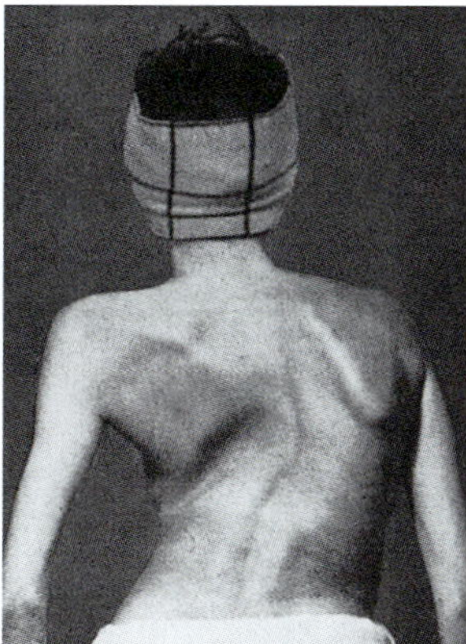
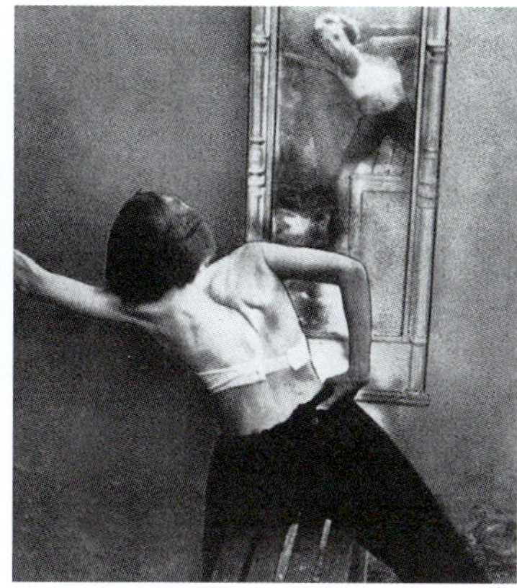

Abb. 9.11–9.13 Patientin (24 Jahre) mit schwerster Skoliose [M616]
Abb. 9.11 (links) Zu Behandlungsbeginn
Abb. 9.12a (Mitte links) Nach drei Heilverfahren von jeweils 3 Monaten Dauer
Abb. 9.12b (Mitte rechts) Nach vier Heilverfahren
Abb. 9.13 (rechts) Patientin in ihrer fünften Behandlungszeit während des Drehsitzes, mit Spiegelkontrolle

9.2.3 Vierfüßler

Diese ursprünglich aus dem Konzept „Funktionelle Bewegungslehre" nach Klein-Vogelbach kommende Übung wird in der Atmungsorthopädie Schroth gern angewendet (➤ Abb. 9.14a, b).

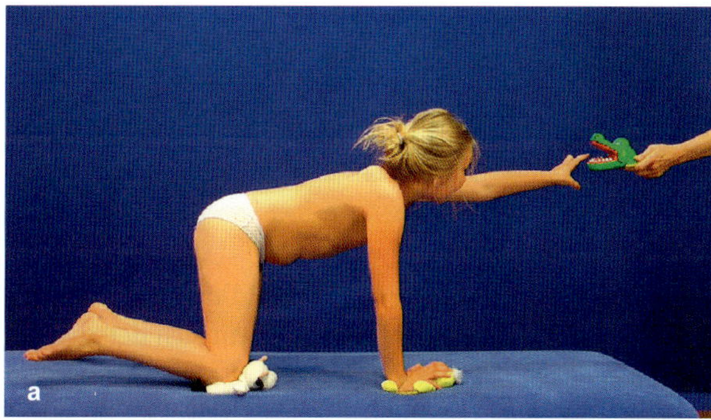
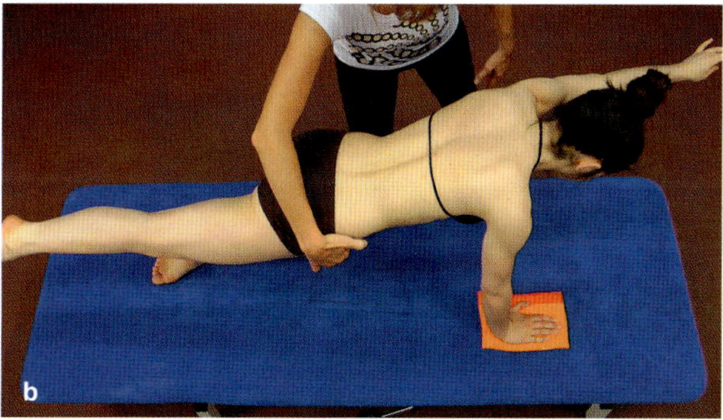

Abb. 9.14 Vierfüßlerstand [W858]
a. Kindgerecht
b. Exakte Beckenpositionierung

9.2.4 Hochrekeln

Übung „Hochrekeln" zwischen zwei Stäben

- Sitzknorrensitz (➤ Abb. 9.15, ➤ Abb. 9.16), ggf. Korrekturpolster.
- Der Oberkörper wird nach vorn und nach der Konkavseite geneigt. Die WS des Übenden wird durch winzige seitschwingende Rekelungen kranialwärts immer besser aufgerichtet, denn ein Entdrehen der einzelnen Rumpfabschnitte gegeneinander ist nur bei Rückenstreckung bzw. Aufrichtung des Rumpfs möglich.
- Während die Schulterordnung beibehalten wird, drückt der Übende die Stöcke, die neben seinen Hüften stehen, gegen den Boden (➤ Abb. 9.15b). Dieses „Hochrekeln" hat langsam zu erfolgen, während der Übende sich geistig auf seine Konkavstellen einstellt.
- Nun erst folgen die verschiedenen Atemübungen „im rechten Winkel", wobei immer ein „rechter Winkel" mit der Einatmung vollzogen und diese Stellung während des Ausatmens beibehalten wird, um sie als ASTE für die folgende Atmung im „rechten Winkel" schon vorzufinden. Der zweite Schenkel des rechten Winkels geht immer kranialwärts.
- Dadurch bekommt die WS die größtmögliche Aufrichtung und Länge, die zusätzlich infolge des steten „Hinterkopfschubs" vergrößert wird. Ist sie erreicht, werden während des Ausatmens beide Stöcke kräftig gegen den Boden gedrückt (➤ Abb. 9.15c). Es kann dabei sogar zum Abheben des Beckens kommen. Gut ist es, wenn die geordnete entdrehte Hüfte unterhalb des Rippenbuckels dabei kräftig gegen den Boden drückt. Wenn dabei der Latissimusrand auf beiden Seiten kräftig anspringt, ist das ein Zeichen, dass die Konkavseite genügend geweitet und der seitliche Rippenbuckelüberhang angespannt bzw. zusammengespannt worden ist.

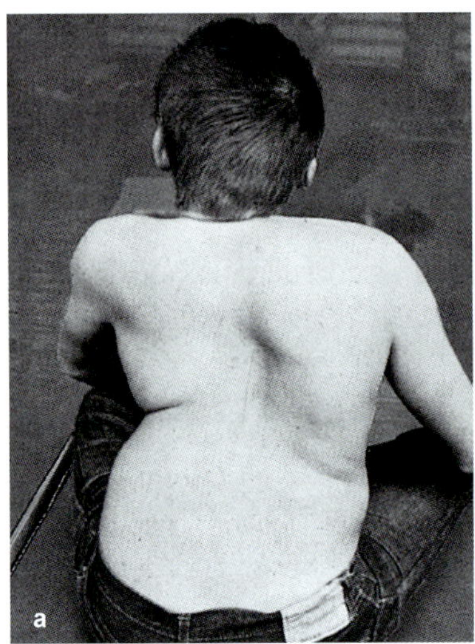

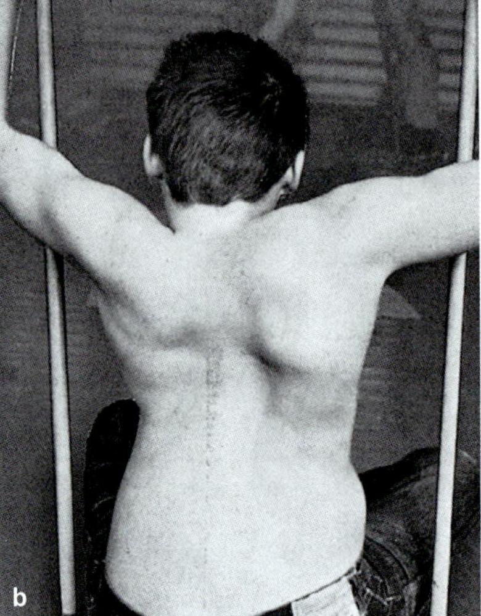

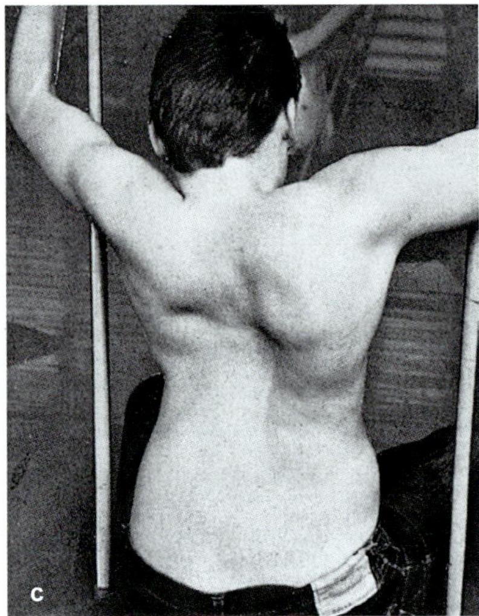

Abb. 9.15 a–c Hochrekeln zwischen zwei Stäben. Der Patient beachtet sehr genau die Hauptregel: Man neige den Kopf zur schwachen Seite und drehe das Kinn mit gleichzeitigem Hinterkopfschub zur Paketseite, um den Halsbogen gleich mit zu begradigen (siehe c). [M616]

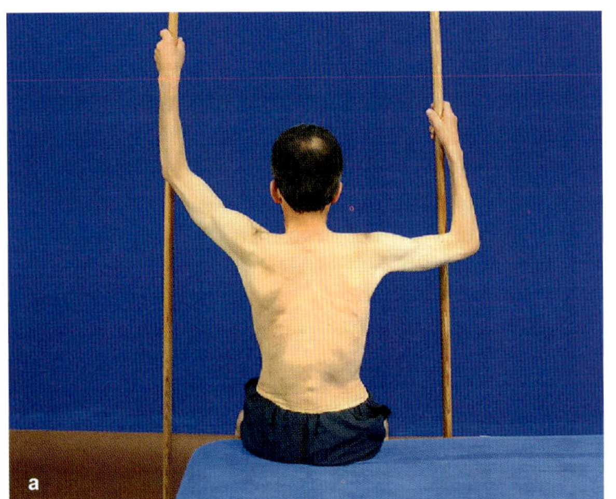

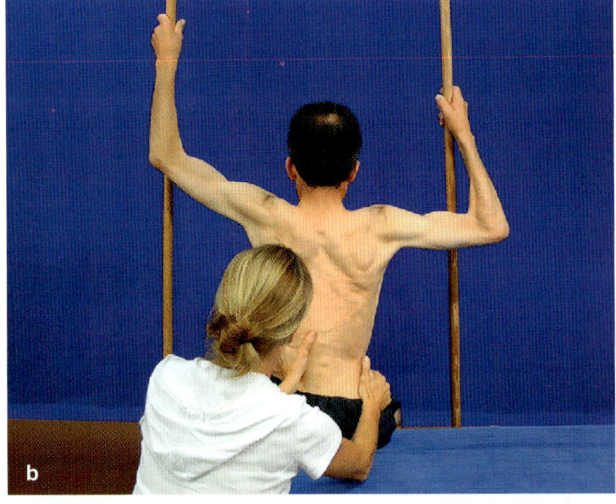

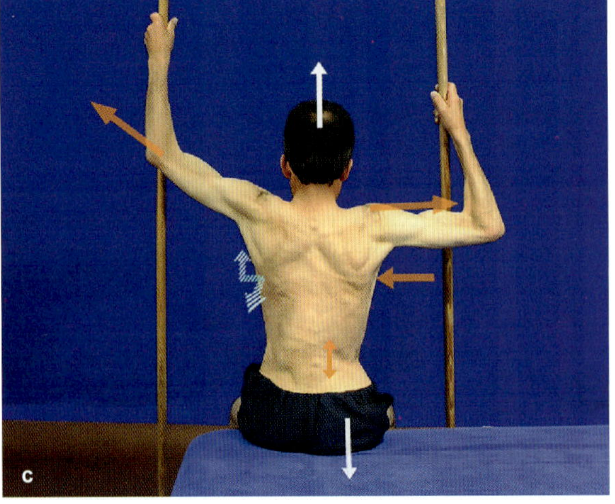

Abb. 9.16 Hochrekeln mit Schultergegenzug: rechtsthorakal [W858]
a. ASTE
b. Handanlage
c. ESTE (Erläuterung zur Bedeutung der Pfeile siehe Benutzerhinweise)

Die Übungsbehandlung muss die **Mm. scaleni** beüben, damit die obere Brust wieder gewölbt und die Lungenspitzen entfaltet werden. Wenn das gelingt, flacht sich der zu stark gewölbte obere Rücken wieder ab.

Übung „Kopfspannbeuge" (isometrische Nackenarbeit)

ACHTUNG
Nicht bei HWS-Kyphose und Flachrücken!

- Rückenlage mit Korrekturpolstern.
- Die hohlen Rückenabschnitte werden nacheinander von unten nach oben an die Unterlage gebracht. Das geschieht mit ganz kleinen kopfwärts strebenden Rekelungen der Wirbelsäule in Verbindung mit gezielten Atembewegungen „im rechten Winkel". Mittels „Hinterkopfschub" wird die HWS gut gestreckt.
- Während des Einatmens zieht sich der Übende noch einmal sehr lang und drückt beim folgenden Ausatmen mit dem Hinterkopf und evtl. mit beiden Ellenbogen kräftig gegen die Unterlage. Der obere Rücken zieht sich dabei so stark zusammen, dass er sich mit dem Schultergürtel von der Unterlage löst. Dabei werden kleinste zusammenziehende „Raffungen" der rückwärtigen (dorsalen) geweiteten Zwischenrippenmuskeln so lange ausgeführt, bis die Ausatmung beendet ist.
- Danach erfolgt eine kleine Ruhepause, nach der die Übung von neuem beginnt.

Variante zur Übung „Kopfspannbeuge"

- Die gleiche Ausgangsstellung wie oben, nur mit zur Seite gedrehtem Kopf, einmal nach rechts, einmal nach links. Der Übende merkt bald, nach welcher Seite er schlechter drehen kann und übt diese besonders oft. Bei Skoliose muss der Kopf immer in Verlängerung der Hauptkrümmung geneigt, das Kinn zur Rippenbuckelseite gedreht sein. Es gibt aber Ausnahmen.

Diese Übung ist eine Hauptübung und wird in Rückenlage, im Sitzen, im Stehen, mit und ohne Wandwiderstand ausgeführt. Im ➤ Kap. 9.6 sind noch einige Halsübungen aufgeführt, welche die einzelnen Muskeln erfassen. Bei allen Übungen sind die hier dargelegten Überlegungen zu beachten. Sie sind sehr wichtig, denn die Haltung des Kopfs ist für die schlechte oder gute Körperhaltung maßgebend. Sie lässt den Rippenbuckel größer oder kleiner erscheinen. Vor allem ist der ungebrochene Übergang von der BWS über die HWS bis zum Hinterkopf von besonderer Bedeutung.

Erst wenn die Brustmuskeln wieder lang genug sind, können sich die oberen Rückenmuskeln zusammenziehen, da an der Vorderseite nichts mehr hemmt.

9.2.5 Tiefe Rutschhalte

(➤ Abb. 9.17a, b)

- Ausgangsstellung, tiefe Rutschhaltung mit Korrekturpolstern: Oberschenkel senkrecht, der Rumpf wird mit gestreckten und gespreizten Armen weit nach vorn über den Boden geneigt
- Das Brustbein beschreibt dabei kleine spiralförmige Kreise am Boden.
- Bei starkem Hohlkreuz wird das Becken etwas fußwärts (kaudal) gezogen.
- Um sämtliche Brustmuskelfasern zu dehnen, werden die gestreckten Arme immer einige Zentimeter weiter seitwärts bis diagonal geführt. Die Armstellung, bei der der größte Dehnreiz entsteht, wird beibehalten. Man arbeitet rekelnd in die Verlängerung hinein.
- Bei Skoliose wird der Oberkörper nach der dorsalen Konkavseite geneigt. Die Hüfte unterhalb des Rippenbuckels zieht dagegen kaudal. Die Kreise werden mit der engen Vorderseite bzw. den Achselhöhlenrippen ausgeführt. Die Übung entfällt bei Flachrücken.

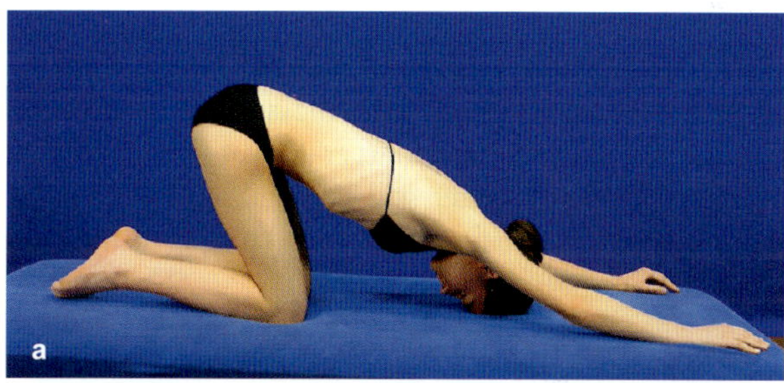

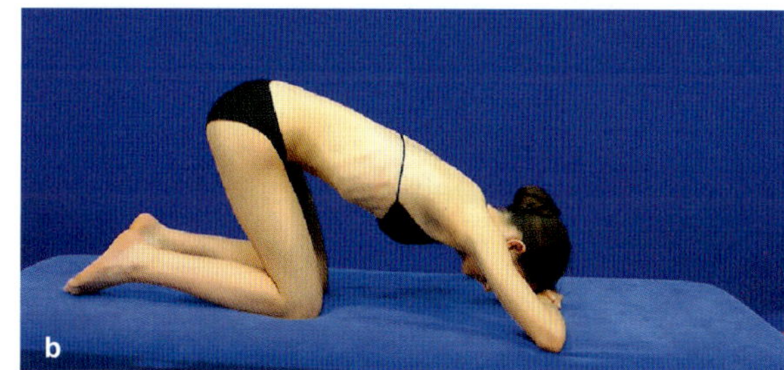

Abb. 9.17 Tiefe Rutschhalte: linksthorakal [W858]
a. Variante 1
b. Variante 2

9.2.6 Die „freien" oder „unechten" Rippen

MERKE

Die Übungsbehandlung muss die weggesunkenen Rippen wieder an ihren Platz bringen, damit sie helfen, das Taillenstück unterhalb des Rippenbuckels auszufüllen und zu stützen.

Die steil aufgestellten Finger drücken seitlich und schräg hinten in die Falte unterhalb des Rippenbuckels, bis sie die Rippen fühlen. Dort geben sie etwas Widerstand, gegen den nun diese unteren Rippen seitwärts und kopfwärts „geatmet" werden, wobei sich das Zwerchfell gleichzeitig zu senken hat. Dadurch strecken sich die beiden WS-Bögen.

9.2.7 Bauchmuskeln

Erste Übung zur Dehnung der Linie c–d aus ➤ Abb. 4.6

- Rückenlage mit Korrekturpolstern.
- Der Behandler steht an der Rippenbuckelseite des Übenden und hält dessen Hüfte nach hinten (➤ Abb. 9.18a) (oder er belastet sie mit einem Sandsack).
- Mit seiner anderen Hand führt er den vorderen Rippenbuckel mit einem sanften schiebenden Dreh-Hebe-Griff nach außen oben (lateral und kranial) und zusätzlich nach hinten oben (dorsal und kranial) (➤ Abb. 9.18b).
- Der Übende versucht, atmend mitzudrehen und die hohle Rückenseite zu spreizen, damit die rückwärtigen Rippen Platz zum Einordnen finden. Die LWS bleibt – ebenso wie die geordnete Hüfte – am Boden.

Zweite Übung zur Dehnung der Linie c–d aus ➤ Abb. 4.6

- Rückenlage mit Korrekturpolstern.
- Der Behandler hebt, an der Konvexseite stehend, die konkavseitige Hüfte des Übenden nach vorn und zieht sie gleichzeitig nach innen.
- Mit der anderen Hand drückt er sanft federnd den vorderen Rippenbuckel nach außen oben (lateral-kranial) und nach hinten oben (dorsal und kranial) = 2 „rechte Winkel".
- Der Übende atmet während des Drehens ein und versucht, beim Ausatmen das Ergebnis so lange wie möglich zu halten.
- Wenn oberhalb der konkavseitigen Hüfte ein Lendenwulst vorhanden ist, zieht der Behandler auch diesen mit nach vorn innen.

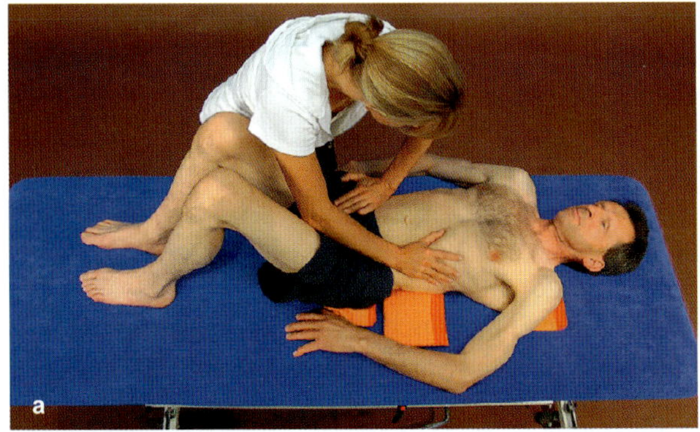

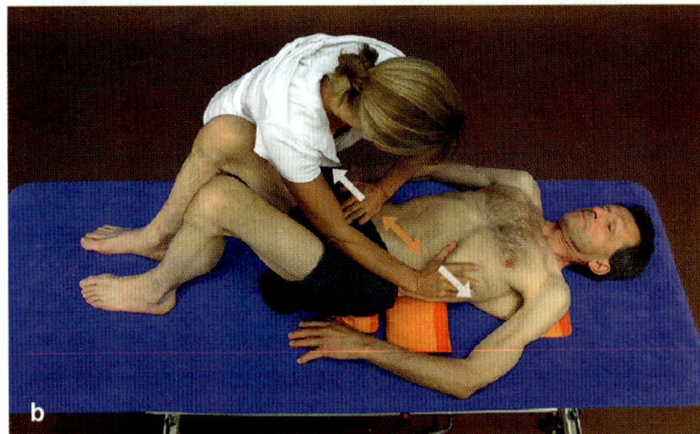

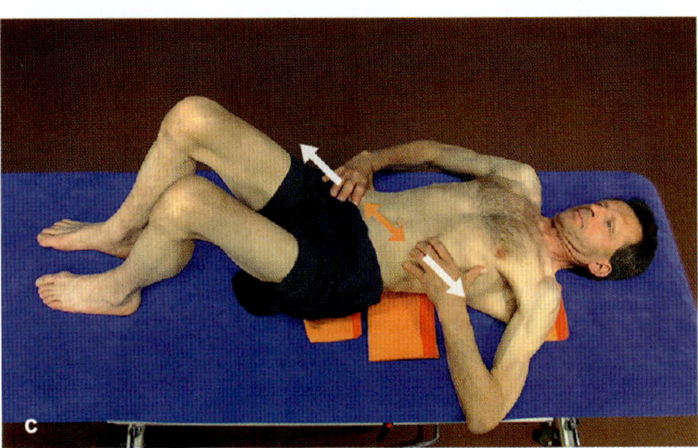

Abb. 9.18 Bauchmuskelanschulung (Erläuterung zur Bedeutung der Pfeile siehe Benutzerhinweise) [W858]
a. ASTE
b. ESTE
c. Heimübung

Dritte Übung (Heimübung) zur Dehnung der Linie c–d aus ➤ Abb. 4.6

- Rückenlage mit Korrekturpolstern (➤ Abb. 9.18c).
- Der Übende führt mit einer Hand die Hüfte unterhalb des Rippenbuckels nach außen (lateral), hinten (dorsal) und unten (kaudal).
- Mit der anderen Hand hebt er seinen vorderen Rippenbuckel nach außen (lateral), nach oben (kranial) und führt ihn dann nach hinten (dorsal) und zwar sanft federnd bei gleichzeitiger Korrektureinatmung. Dabei hat er innerlich

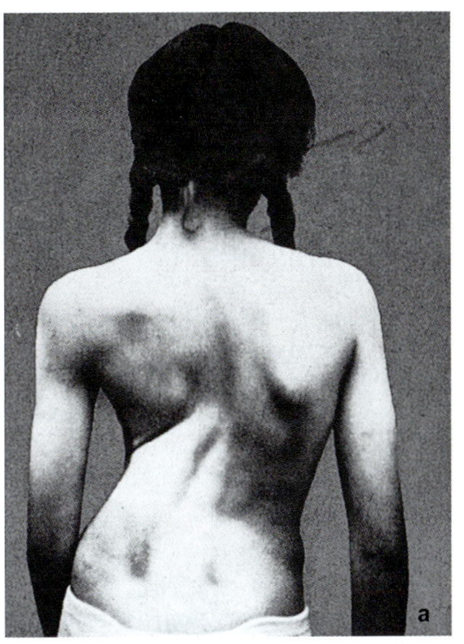
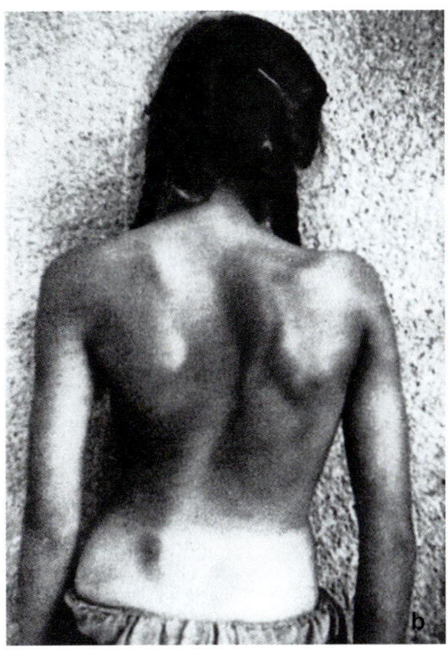
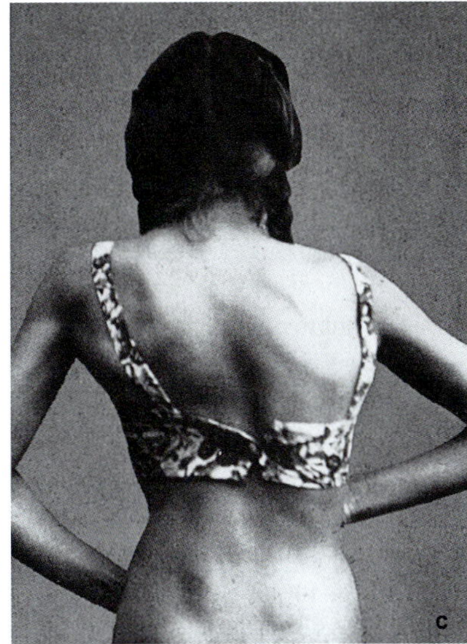

Abb. 9.19 Autokorrektur im Stand [M616]
a. Zu Beginn
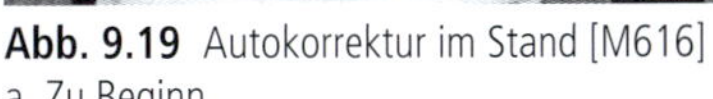
b. Nach 8 Wochen
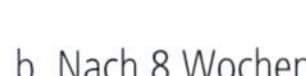
c. In Übung

einen schrägen Zug zu spüren. (Notfalls haken die Finger dabei auch von vorn unter den Rippenbogen.)

- Während des Ausatmens entspannt sich der Übende, um mit neuer Korrektureinatmung die Übung zu wiederholen.
- Als Steigerung kann während der folgenden Ausatmung das Korrekturergebnis jeweils gehalten werden.

Vierte Übung zur Verkürzung der Linie a–b aus ➤ Abb. 4.6

- Rückenlage mit Korrekturpolstern.
- Zunächst wird mit manueller Eigenhilfe geübt. Die eine Hand setzt hoch oben am seitlichen Rippenbuckelüberhang an, wo dieser seitlich abzuweichen beginnt.
- Die andere Hand liegt an der seitlich herausstehenden (lumbal-konvexseitigen) Hüfte und hebt sie nabelwärts, also nach vorn innen oben, während zur gleichen Zeit die andere Hand den seitlichen und hinteren Rippenbuckelüberhang nach vorn innen oben dreht

Diese Autokorrektur kann auch im Stand erfolgen (➤ Abb. 9.19).

MERKE

Diese Bewegung ist nur anfangs manuell auszuführen, weil die obere Hand die enge Vorderseite drückt und verengt. Die Hände gleiten deshalb später nur noch richtunggebend auf dem Brustkorb. Noch später genügt das bloße Daran-Denken, um die verlängerte Diagonale zu verkürzen.

Fünfte Übung zur Entdrehung von a–d aus ➤ Abb. 4.6

- Rückenlage mit Korrekturpolstern.
- Der Behandler steht an der Konkavseite des Übenden und schiebt die unterhalb des Rippenbuckels befindliche Hüfte von sich weg nach außen, nach hinten und zieht sie außerdem nach unten. Der Übende macht dabei mit.
- Gleichzeitig bewegt die andere Hand des Behandlers den Rippenbuckelüberhang nach vorn innen oben.
- Der Übende merkt sich das Körpergefühl während der Aufdrehung und versucht, das gleiche Gefühl bei selbstständiger Übung wiederzufinden.

9.2.8 M. quadratus lumborum und die tiefer liegende Haltemuskulatur

Zu allererst ist zwischen zwei Spiegeln einzuüben, wie man in die Übungsstellung gelangt und wie die Übung wieder beendet wird.

1. Herunter in den Kniestand: zuerst mit dem Bein der Rippenbuckelseite.
2. Das Bein seitwärts wegstrecken, Oberkörper gleichzeitig in Verlängerung des Beins zur Konkavseite neigen.
3. Nach der Übung das Bein wieder heranehmen und zugleich den Oberkörper wieder aufrichten.
4. Hinauf in den Stand: zuerst das Bein der Konkavseite aufstellen.

Die Übungsbehandlung muss die verkürzte Muskulatur unterhalb des Rippenbuckels wieder aktivieren, indem sie nach Einnahme der Korrekturstellung zur Arbeit gezwungen wird.

Übung zur Tonisierung des M. quadratus lumborum und der tiefer liegenden Haltemuskulatur bei dreibogiger Skoliose (= „Muskelzylinder")

- Kniestand oder stehend.
- Hände in die Hüften. Becken aufgerichtet. Oberkörper nach der dorsalen Konkavseite neigen (nicht beugen!).
- Das Bein unterhalb des Rippenbuckels wird ausgestreckt und ausgerollt zur Seite gestellt. Bein und Rumpf bilden eine ungebrochene Linie.
- Die konkavseitige Hüfte wird nach innen gespannt (= 3. Beckenkorrektur) und nach vorn gedreht (= 4. Beckenkorrektur), zusätzlich schiebt das ausgerollte Bein unterhalb des Rippenbuckels die Hüfte kaudalwärts (= 5. Beckenkorrektur).

Mittels dieser Beckenkorrekturen wird der M. quadratus lumborum zur Arbeit gezwungen. Dabei geschieht Folgendes:

1. Der vorher atrophische Teil der Lendenmuskulatur beginnt wieder zu arbeiten und bildet sich kräftig aus.
2. Die LWS rückt, weil die Konkavstelle entlastet wird, wieder zur Mitte.
3. Die lumbalen Querfortsätze, an denen der M. quadratus lumborum ansetzt, drehen sich wieder an die Seite, in leichteren Fällen sogar etwas nach hinten.
4. Diese Muskulatur und alle anderen (infolge der skoliotischen Verdrehung atrophisch gewordenen Muskeln) werden gezwungen, die Schwere des Oberkörpers zu halten. Sie arbeiten jetzt, sodass sich eine **Längen- und Kraftzunahme** ergibt.

Nun werden noch kleinste Wippbewegungen mit dem Oberkörper, der sich in einer gewissen diagonalen Schräglage befindet, ausgeführt, um die inaktiven lumbalen Muskeln spezifisch zu stimulieren. In jedem Fall ist es besser, sehr kleine Bewegungen auszuführen, als große bestechend aussehende, die falsch sind.

Beim Blick in den Spiegel wird sofort klar, dass nun noch der sogenannte „Schultergegenzug" (➤ Abb. 9.3a) ausgeführt werden muss.Die oben beschriebenen Schritte sind allerdings nur die Ausgangsstellung. Nun erfolgen die **Dreh-Winkel-Atembewegungen** mit der jeweils bewusst auszuführenden **Zwerchfellsenkung.**

Am Ende jeder Kräftigungsübung wird eine Erholungspause angefügt.

MERKE

Patienten mit *vier*bogiger Skoliose beüben diese inaktive Taillenmuskulatur anders (Übungen zur Korrektur des lumbosakralen Wirbelsäulenbogens ➤ Kap. 9.8), um die Beckenfehlstellung mit zu korrigieren und die inaktive Taillenmuskulatur trotzdem arbeiten zu lassen.

Diese Übung bringt schnell einen guten muskulären Ausgleich der gesamten atrophischen Muskulatur unterhalb des Rippenbuckels.

Diese **geordnete Beckenstellung** wird nun als Ausgangsstellung für die in den „Keilspitzen" ansetzenden verschiedenen orthopädisch wirkenden Atemführungen „im rechten Winkel" benutzt. Dabei werden gleichzeitig die darunter und darüber befindlichen Rumpfabschnitte dagegengehalten und der Schultergegenzug angebracht (➤ Abb. 9.3b, ➤ Abb. 9.4a, ➤ Abb. 9.5a, b).

ACHTUNG

Ausnahme (➤ Abb. 9.20a, b): Sitzt der Hauptkrümmungsbogen sehr tief, sodass er in die Lendenregion reicht, so befindet sich unterhalb des Rippenbuckels keine atrophische Muskulatur. Deshalb brauchen diese Muskeln auch nicht besonders zum Arbeiten herangezogen zu werden. Es wird ihnen deshalb die Arbeit durch einen **Stock,** den die **Hand der dorsalen Konkavseite** gegen den Boden drückt, abgenommen. Dadurch wird die konkave Seite gut auseinandergezogen, um Platz für die korrigierende Rippenbewegung zu schaffen.

Bei unseren orthopädisch-isometrischen Übungen benutzen wir Muskeln, die in Länge Kraftarbeit leisten, wie z. B. hier der M. quadratus lumborum beim Muskelzylinder. Das hebt wahrscheinlich die Hyperlordosierung der Taillengegend unterhalb des Rippenbuckels auf. Diese Gedankenmodelle können den Korrektureffekt leider nicht schlüssig erklären. Aber schließlich gibt es keinen besseren Lehrmeister als die Tatsachen.

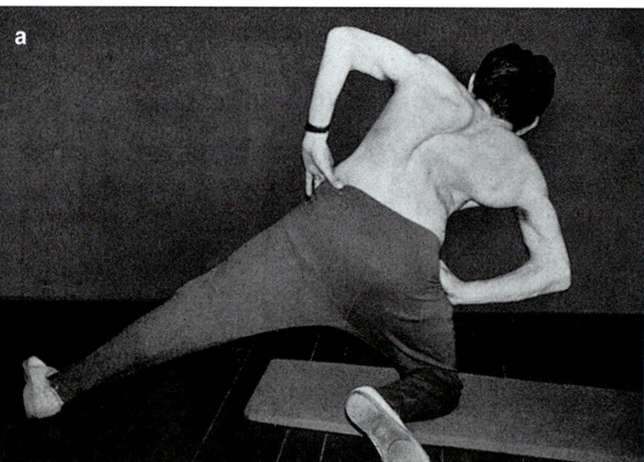

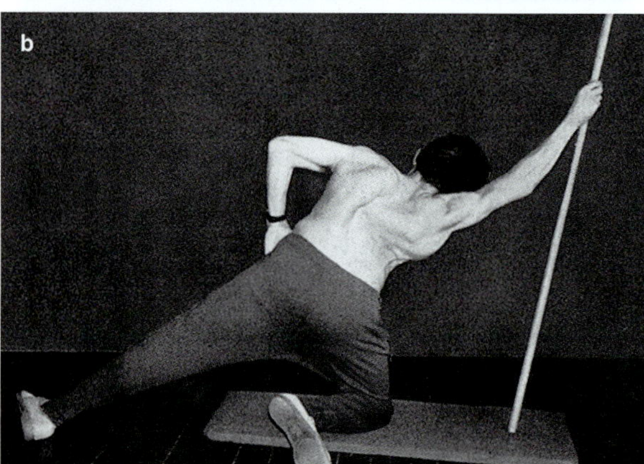

Abb. 9.20 Muskelzylinder im Kniestand [M616]
a. Ohne Stab
b. Mit Stab

9.3 Sprossenwandübungen

Sie wirken vor allem auf den passiven Bewegungsapparat der WS (Kapsel-Band-System) und schaffen damit die Voraussetzungen für physiologische Muskelarbeit. Diese ist erst nach entsprechender Korrektur des passiven Bewegungsapparats wirkungsvoll.

ACHTUNG

Patienten mit operativ versteifter WS sollen, um das Implantat nicht zu gefährden, keine Übungen machen, bei denen sie hängen.

9.3.1 Andreaskreuz

Kyphose Wechselseitige Ausführung.

Skoliose

- Seitlich – Konkavseite zur Sprossenwand – auf der 2. oder 3. Sprosse stehen und mit der gleichseitigen Hand eine Sprosse in Kopfhöhe fassen:
- Abspreizen des „äußeren" Arms und des nach außen gedrehten Beins, wobei die Hüfte unterhalb des Rippenbuckels nach hinten und abwärts geführt wird, sodass Arme und Beine zwei gekreuzte Diagonalen bilden. Einige Zeit unter Dreh-Winkel-Atmung verharren.
- Wenn die konkavseitige Hüfte nach außen steht, wird sie vom Oberschenkel her nach vorn und innen gespannt (= 3. und 4. Beckenkorrektur). Entfällt bei viertem Bogen (➤ Abb. 9.21a, b).

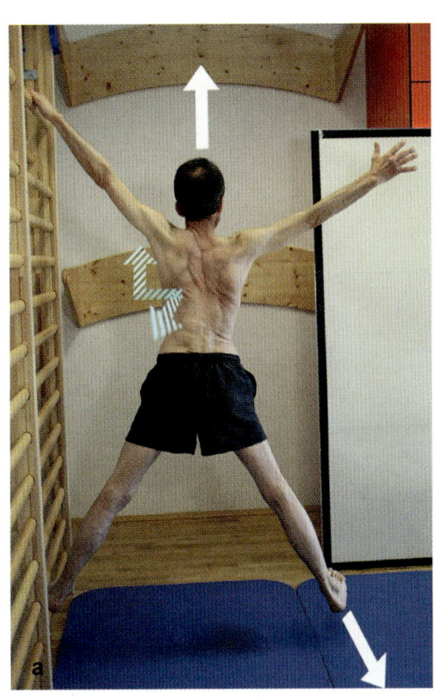

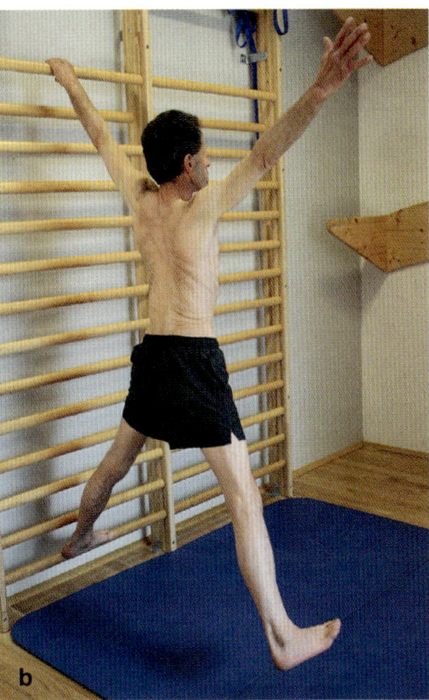

Abb. 9.21 Andreaskreuz (Spreizhang) [W858]
a. Ansicht von dorsal (Erläuterung zur Bedeutung der Pfeile siehe Benutzerhinweise)
b. Ansicht von lateral

9.3.2 Wippübungen

- Immer eine Sprosse tiefer bzw. höher greifen.
- Spreizstand auf der untersten Sprosse. Hände greifen bei gespreizt gehaltenen Armen eine Sprosse in Schulterhöhe.

Kyphose

- Bei gestreckten Beinen mit dem Gesäß während des Armstreckens abwärtswippen und sogleich wieder zurück in die Ausgangsstellung.
- Handwechsel zur nächsttieferen Sprosse, Fortsetzung dieser Übung, bis das Gesäß bodennah kommt (Kissen als Schutz!).
- In gleicher Weise erfolgt das allmähliche Wiederhocharbeiten.
- **Steigerung:** Gleiche Übung bei Stand auf der 2. Sprosse.

Skoliose

- Die Hüfte unterhalb des Rippenbuckels nach außen, hinten und erdwärts führen, Kopf in Verlängerung des 2. Bogens.
- Auch das Hochkommen erfolgt in dieser Korrekturhaltung.

TIPP

Bei viertem Bogen mit Lendenwulst nicht so tief wippen! Becken gerade lassen.

9.3.3 „Radeln"

- Mit geschlossenen Füßen auf der unteren Sprosse stehen, in Schulterhöhe anfassen.
- Becken bei gestreckten Beinen nach hinten führen.

Kyphose Im Wechsel rechtes und linkes Knie beugen und nachwippen, während das andere Knie jeweils gestreckt bleibt. Das fördert die Drehbeweglichkeit des Beckens.

Skoliose Das Knie der Konkavseite nur einmal strecken, dafür aber drei-, vier- oder fünfmal mit dem gestreckten Bein der Rippenbuckelseite in die gleichseitige Hüfte hineinwippen (= 3., 4. und 5. Beckenkorrektur). Nicht bei viertem Bogen.

9.3.4 Diagonales Rumpfkreisen dicht vor der Sprossenwand

Ausgangsstellung: Spreizstand an der ersten Sprosse. Die Hände breit gefasst in Schulterhöhe (➤ Abb. 9.22a–c).

Kyphose Aus dem Stand die Hüfte nach rechts zum Pfosten, Hocke, Hüfte nach links zum Pfosten, Ausgangsstellung. Das Gleiche in anderer Richtung. Der Oberkörper darf sich dabei nicht verdrehen.

Skoliose Die Hüfte unterhalb des Rippenbuckels zieht vom Stand aus bis zum Pfosten – hier abwärts in die Hocke – die Seitbewegung zur konkaven Seite mit den gespreizten konkavseitigen Rippen ausführen, Kopf zieht mit in die Richtung – hoch zur Ausgangsstellung.

Entfällt bei viertem Bogen. Dann den Oberkörper senkrecht lassen. Geradeaus kreisen. Hüftordnung beachten.

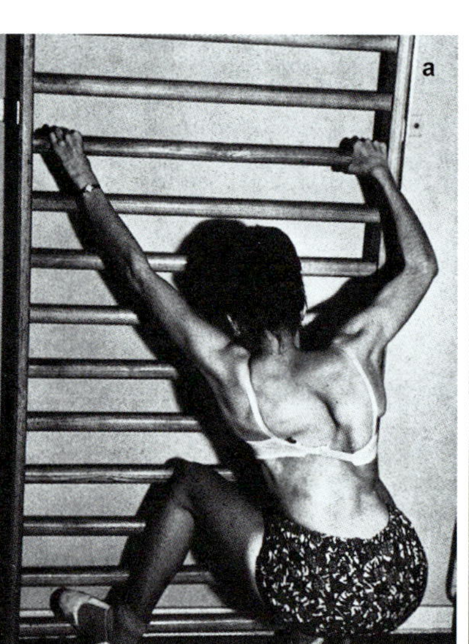

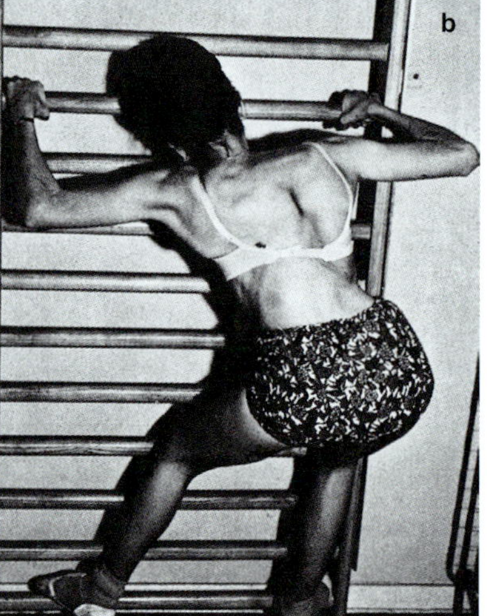

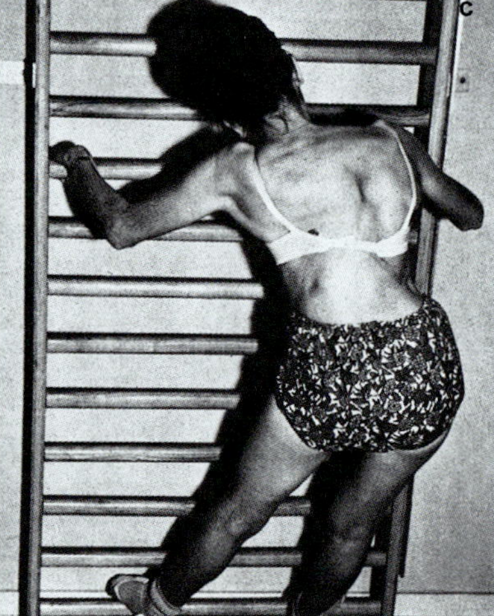

Abb. 9.22 a–c Diagonales Rumpfkreisen dicht vor der Sprossenwand [W858]

9.3.5 Weitere Sprossenwandübungen

(➤ Abb. 9.23a, b, ➤ Abb. 9.24a, b)

- Durch Zug mit dem Kopf wird der Rumpf über ein verstärktes Strecken des Rückens an die Sprossenwand geführt. Auf gleichem Weg zurück in die Ausgangsstellung. Atmung nicht pressen.
- Atmung: Bei entspannter Haltung einatmen, während des Kopfzugs ausatmen. Vorn korrigierend einatmen, während des Beckenzugs ausatmen.
- Auch in der Widerstandsübung den Halbkreis bodenwärts ausführen. Die Halbkreisbewegung wird mit der engen Vorderseite und/oder den Achselhöhlenrippen der Rippenbuckelseite beschrieben, sodass eine Brustkorbgegendrehung erfolgt.
- Der Kopf ist dabei in Drehstellung: zur Konkavseite geneigt, Kinn zur Rippenbuckelseite gedreht. Er macht außerdem eine Gegenbewegung zur Halbkreisbewegung nach hinten (➤ Abb. 9.25a, b).

Kyphose Wechselseitige Ausführung.

Skoliose Konkavseite seitlich zur Sprossenwand.

Kniestand, Unterschenkel parallel zur Sprossenwand, Zehen strecken. Arm der Konkavseite rechtwinklig gebeugt mit Untergriff an der entsprechenden Sprosse:

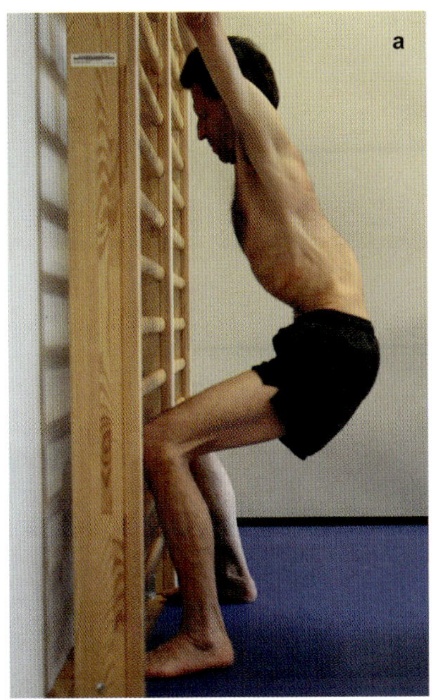

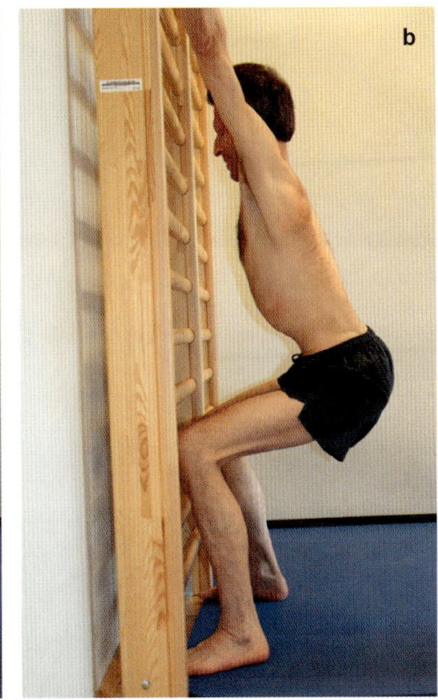

Abb. 9.23 Hockhang [W858]
a. ASTE
b. ESTE

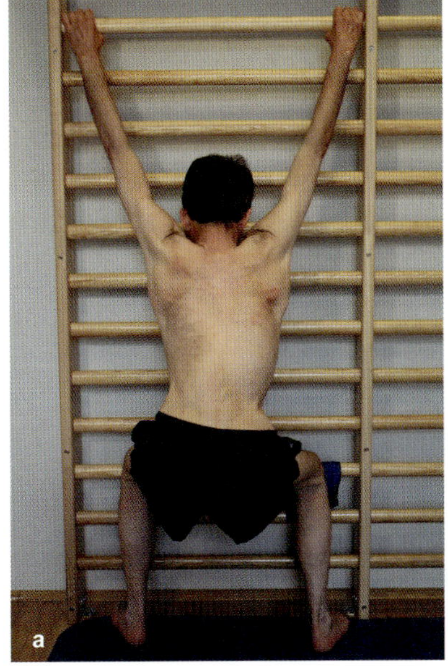

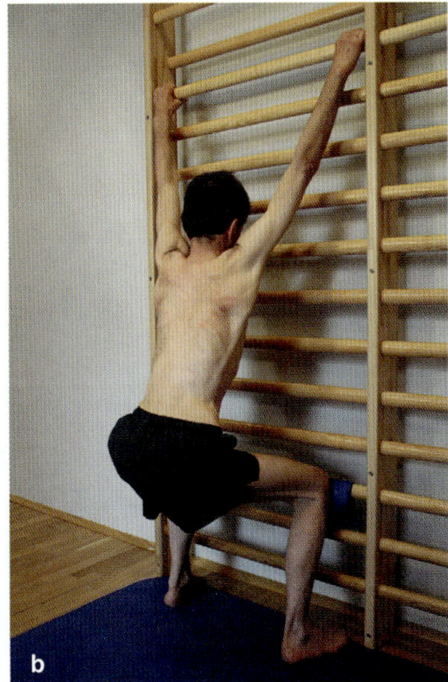

Abb. 9.24 Heranarbeiten im Hockhang [W858]
a. Ansicht von dorsal
b. Ansicht von lateral

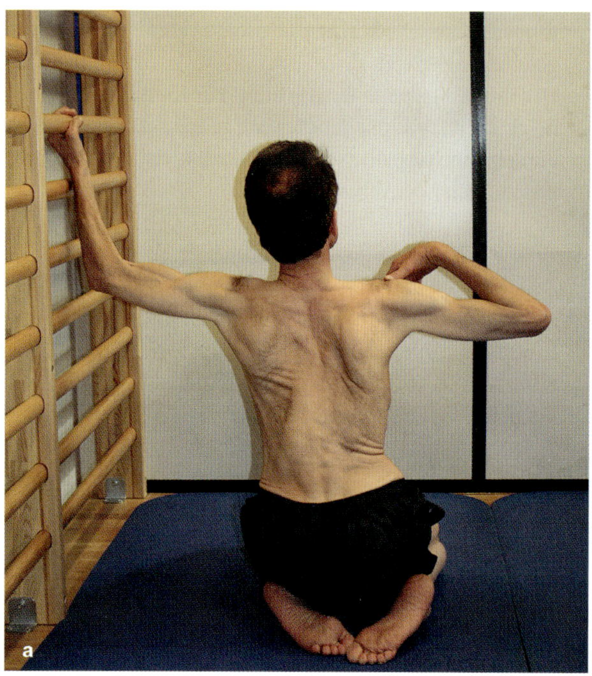

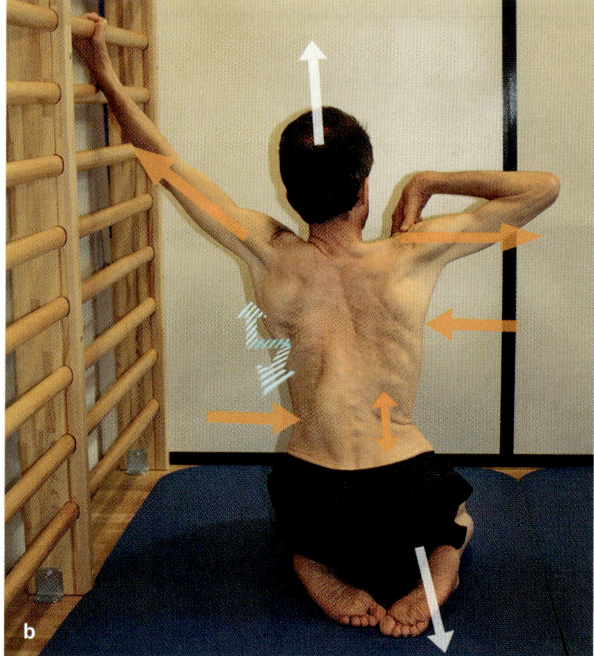

Abb. 9.25 Türklinkenübung (Schrägzug) [W858]
a. ASTE
b. ESTE (Erläuterung zur Bedeutung der Pfeile siehe Benutzerhinweise)

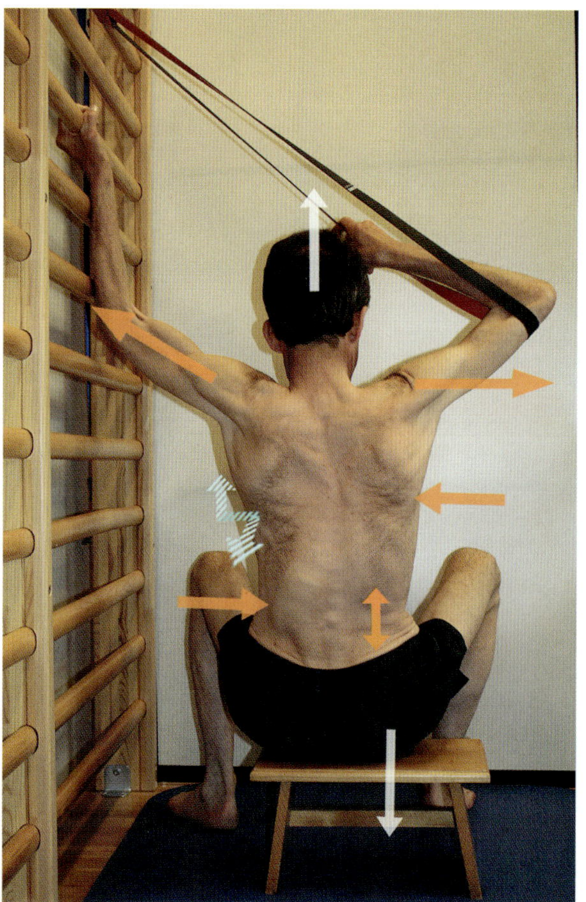

- Auf der sprossenfernen Seite (Rippenbuckelseite) wird die Hüfte nach außen, hinten und abwärts geführt, bis die konkavseitige Gesäßhälfte auf der Ferse der Rippenbuckelseite ankommt.
- Der konkavseitige Arm gibt gegen diese Bewegung Widerstand. Beim Hochziehen gibt die „äußere" Hüfte dem Arm, der den Körper wieder in den Kniestand zieht, Widerstand.
- Der Kopf wird in Verlängerung des zweiten Wirbelsäulenbogens gehalten, das Kinn entgegengesetzt gedreht. Es gibt zwei Möglichkeiten für die Atembewegung:
  - Während der Bewegung nach oben oder nach unten sich unter „Dreh-Winkel-Atmung" (➤ Kap. 4.1.3) formen. Kein Hohlkreuz! Im Kniestand bzw. Fersensitz ausatmen.
  - In der Ausgangsstellung (Kniestand oder Fersensitz) sich durch „Dreh-Winkel-Atmung" formen; beim Widerstandgeben (Kraftarbeit!) die Bewegung ausatmend in der zu haltenden festen Form ausführen (➤ Abb. 9.26, ➤ Abb. 9.27a, b, ➤ Abb. 9.28a, b).

Abb. 9.26 Schultergegenzug mit dem Deuserband; diese Übung ist ähnlich wie die Türklinkenübung, nur sitzt der Patient hier auf einem niedrigen Hocker (statt im Fersensitz) (Erläuterung zur Bedeutung der Pfeile siehe Benutzerhinweise). [W858]

9

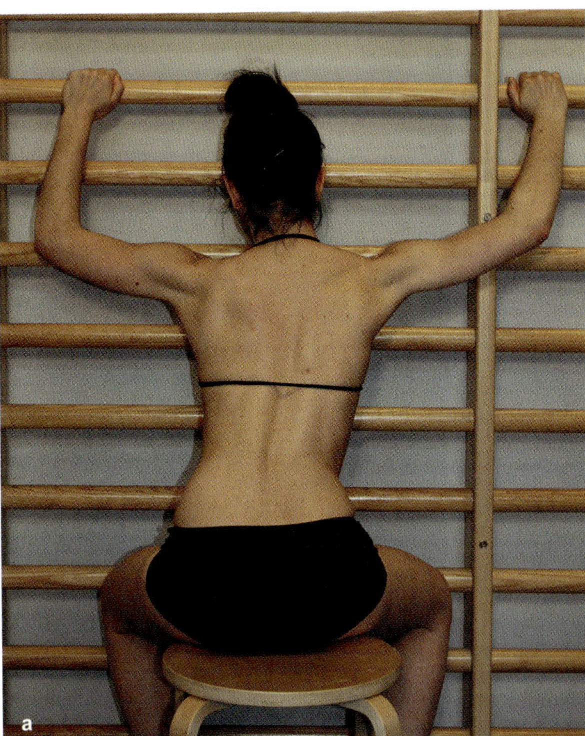

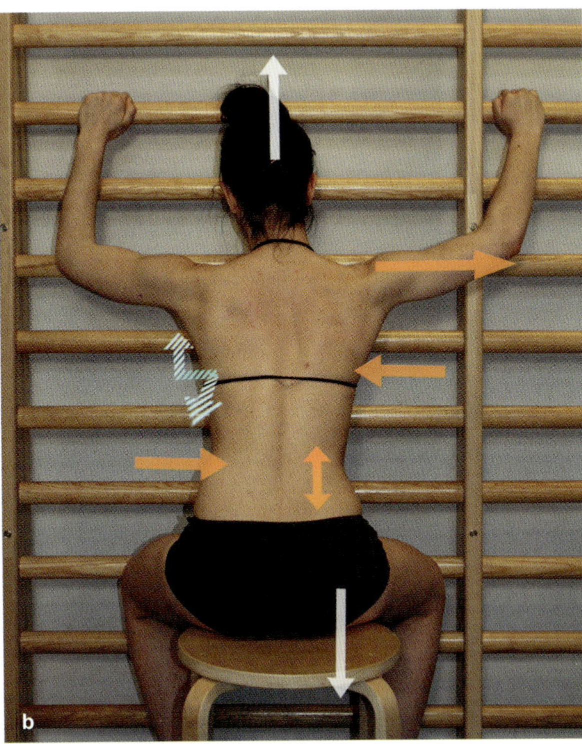

Abb. 9.27 50x-Übung [W858]
a. ASTE ; b. ESTE (Erläuterung zur Bedeutung der Pfeile siehe Benutzerhinweise) – Die Wurzel des Rippenbuckels wird senkrecht gestellt und ähnelt damit bereits beschriebenen Aufrichtungsübungen. Diese Übung sollte zum motorischen Umlernen mindestens 50x nacheinander ausgeführt werden, daher der Name.

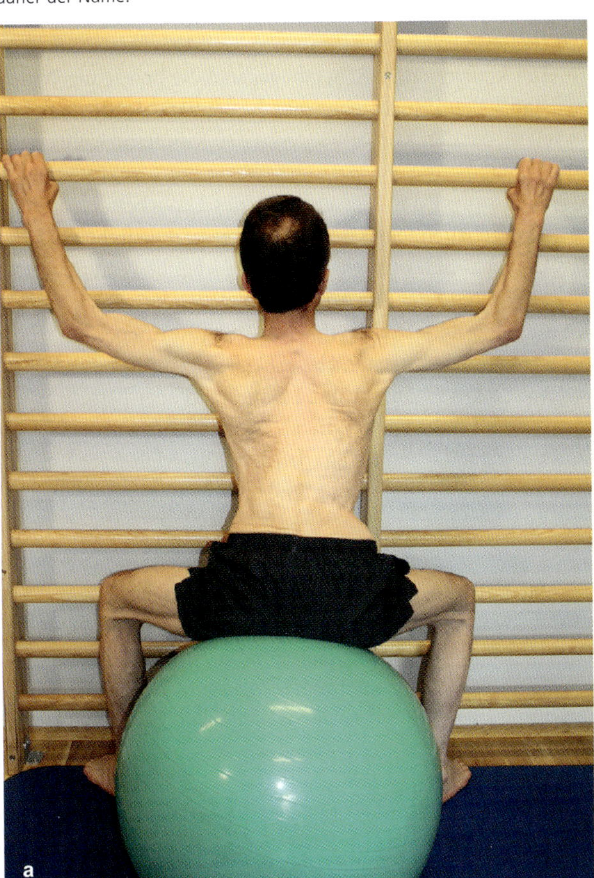

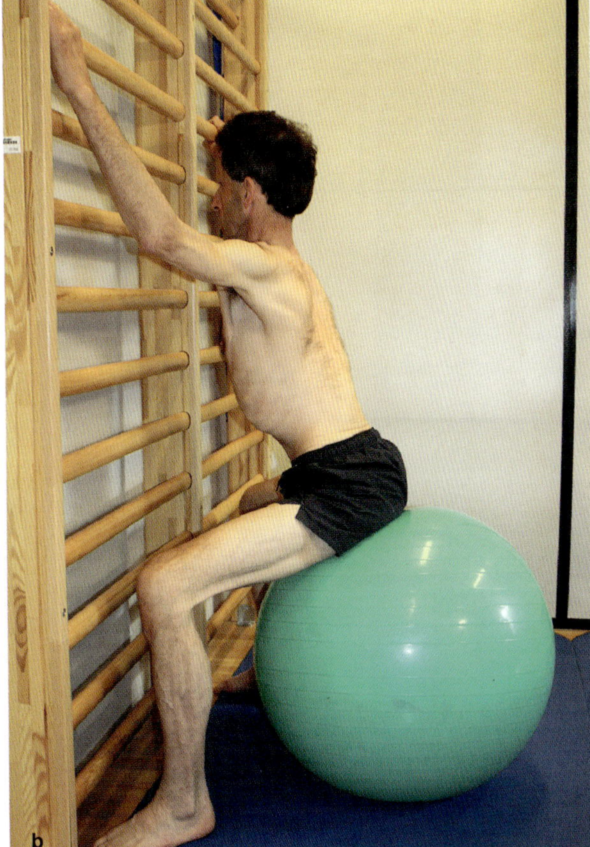

Abb. 9.28 50x-Übung am Gymnastikball [W858] a. Ansicht von dorsal; b. Ansicht von lateral

9.4 Formende Übungen

9.4.1 „Großer Bogen"

(➤ Abb. 9.29)
- Leichter Spreizstand, eine Schrittlänge von der Sprossenwand entfernt.
- Gesicht zum Gerät, Füße parallel, Hände an der noch eben greifbaren Sprosse anlegen.

Kyphose
- Sich mit aufgerichtetem Becken und kyphosierter LWS unter Rekeln „im rechten Winkel" einatmend nach hinten bewegen, wodurch die LWS-Rundung noch verstärkt wird.
- Die nun folgende Ausatembewegung soll mit starkem Zusammenziehen der Bauchmuskeln auch „im rechten Winkel nach hinten und oben" erfolgen, wobei die unteren Rippenbögen einzubeziehen sind.
- Kopf gut aufgerichtet halten! (Nicht bei Sitzkyphose!).

Skoliose
- Zunächst die Beckenkorrekturen einstellen.
- Der vordere Rippenbuckel wird während der Einatmung von hinten her nach außen oben und hinten geführt und während der Ausatmung kräftig zusammengezogen. Dabei soll der Kopf mit kräftiger Gegenspannung gut aufgerichtet gehalten werden.
- Die Arme bleiben immer gestreckt!

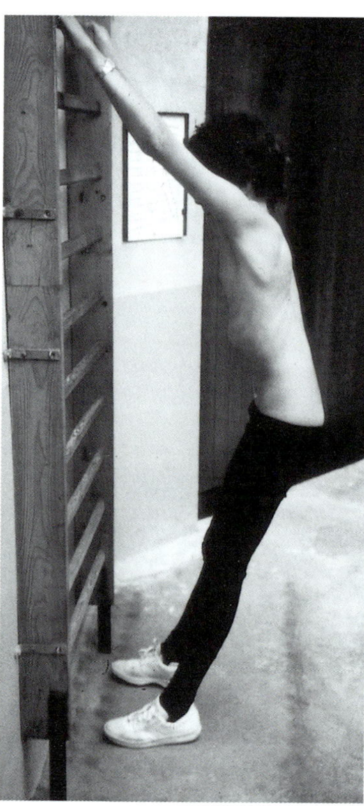

Abb. 9.29 Großer Bogen [M616]

TIPP
Die gleiche Übung ist auch im Schneidersitz möglich, wobei die Hüfte unterhalb des Rippenbuckels weiter nach hinten gerückt werden muss.
Entfällt bei überstarkem Lendenwulst.

9.4.2 „Schrägzug"

(➤ Abb. 9.25a, b)

Bei **hoch sitzender Skoliose** auszuführen. Entfällt bei viertem Bogen.

Kyphose Wechselseitige Ausführung.

Skoliose Konkavseite seitlich zur Sprossenwand. Kniestand, Unterschenkel parallel zur Sprossenwand, Zehen strecken. Arm der Konkavseite rechtwinklig gebeugt mit Untergriff an der entsprechenden Sprosse:
- Auf der sprossenfernen Seite (Rippenbuckelseite) wird die Hüfte nach außen, hinten und abwärts geführt, bis die konkavseitige Gesäßhälfte auf der Ferse der Rippenbuckelseite ankommt.
- Der konkavseitige Arm gibt gegen diese Bewegung Widerstand. Beim Hochziehen gibt die „äußere" Hüfte dem Arm, der den Körper wieder in den Kniestand zieht, Widerstand.
- Der Kopf wird in Verlängerung des 2. Wirbelsäulenbogens gehalten, das Kinn entgegengesetzt gedreht.
- Es gibt zwei Möglichkeiten für die Atembewegung:
  a. Während der Bewegung nach oben oder nach unten sich unter „Dreh-Winkel-Atmung" formen. Kein Hohlkreuz! Im Kniestand bzw. Fersensitz ausatmen.
  b. In der Ausgangsstellung (Kniestand oder Fersensitz) sich durch „Dreh-Winkel-Atmung" formen; beim Widerstandgeben (Kraftarbeit!) die Bewegung ausatmend in der zu haltenden festen Form ausführen.

MERKE
Bei nicht hängender konkavseitiger Schulter ist der **Schultergegenzug als Ausgleich** nötig.
Bei sagittaler Haltungsstörung wird diese Übung beidseitig ausgeführt, um durch die Seitwärtsbewegung einschließlich Wirbelsäulendrehung Einfluss auf die versteifte Wirbelsäule zu bekommen.

9

9.4.3 „Körperheben"

(➤ Abb. 9.30a–c)

- Spreizstand auf einer Sprosse.
- In Schulterhöhe und breit eine Sprosse mit Obergriff fassen.
- Becken mit gestrecktem Rücken nach hinten führen.

Kyphose

- Während der Einatmung wird der Rumpf lang gemacht.
- Beim Ausatmen werden beide Ellenbogen abgespreizt angewinkelt. Der Rücken bleibt dabei gestreckt, keine Halslordose.
- Der Kopf trifft an die Sprosse, an der die Hände fassen. Auf dem gleichen Wege in die Ausgangsstellung zurücksenken.

Skoliose Mit Beckenordnung den Oberkörper und Kopf zur Konkavseite geneigt anheben, gleichzeitig mit der Hüfte unterhalb des Rippenbuckels dagegen ziehen, während die flache Brustseite vorwärts aufwärts gedreht und die Konkavseite gespreizt gehalten wird.

9.4.4 Nackenübung im Schneidersitz

- Schneidersitz, Rücken zur Sprossenwand.
- Hände greifen hoch und breit bei leicht gebeugten Ellenbogen.
- Lenden- und Halslordose gestreckt. Kopf liegt gegen ein Brettchen.

Kyphose

- Während der Einatmung erfolgt ein kräftiger Zug mit beiden Händen abwärts und mit dem Kopf aufwärts. Die Seiten strecken.
- Während der Ausatmung drückt der Kopf nach hinten, wobei sich der obere Rücken von der Sprossenwand löst und der Brustkorb durch intermittierendes Spannen der Rückenmuskeln nach vorn gehoben wird.

Skoliose

- Das Becken wird nach der Rippenbuckelseite verlagert, Korrekturpolster hinter und, wenn nötig, unter die konkavseitige Hüfte.
- Oberkörper und Kopf in Schräglage zur Konkavseite bringen.
- Atmung: Rippenbuckelseite vorwärts aufwärts, Konkavseite seitwärts aufwärts (Dreh-Winkel-Atmung), das Ergebnis halten und bei der Ausatmung durch Dreh-Kopfdruck den Thorax mit intermittierender Rückenspannung von der Sprossenwand lösen.

Entfällt bei Flachrücken und HWS-Kyphose.

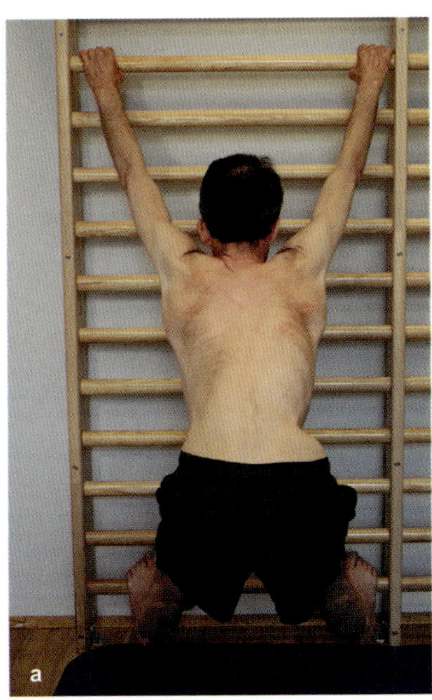

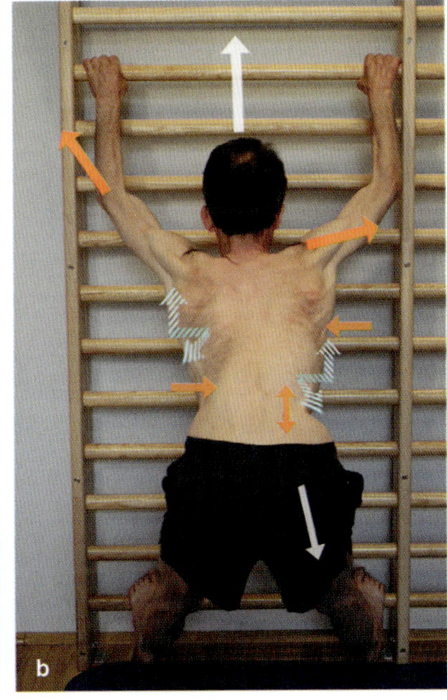

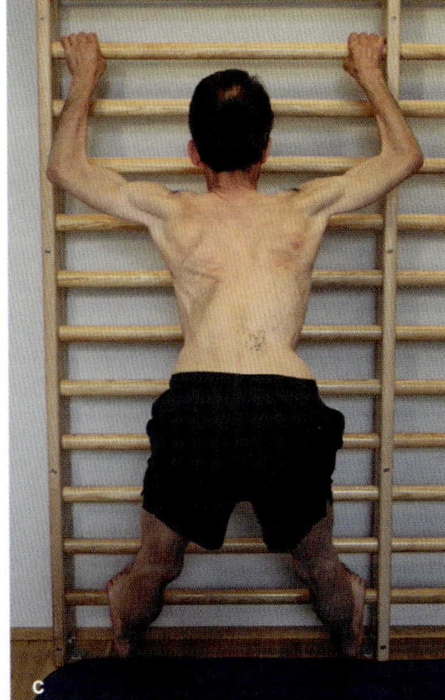

Abb. 9.30 Körperheben [W858]
a. ASTE
b. Während der Übung (Übungsrichtungen sind durch Pfeile angegeben; Erläuterung zur Bedeutung der Pfeile siehe Benutzerhinweise)
c. ESTE: Das Übungsergebnis wird stabilisiert.

9.4.5 Spannbeuge aus Rückenlage

Kopf zur Sprossenwand, Beine angestellt, die 2. oder untere Sprosse oder die Stuhlbeine breit greifen.

Kyphose

- Beim Einatmen wird das Becken fußwärts geschoben (LWS an den Boden!).
- Beim Ausatmen werden Kopf und Schultergürtel vom Boden abgehoben. Stuhlbeine „in den Boden drücken".

Skoliose

- Korrekturpolster, Rumpfschräglagerung zur Konkavseite, vorbereitende „Dreh-Winkel-Atmung".
- Bei der Ausatmungsspannung alle Korrekturen beibehalten.

TIPP

Zur **Steigerung** beide Knie noch über die Brust ziehen, um die Lendenlordose besser auszugleichen.

Entfällt bei Sitzkyphose, überstarkem Lendenwulst oder bei Flachrücken.

9.4.6 Drehsitz

Entfällt bei viertem Bogen.

Kyphose Wechselseitige Ausführung.

Skoliose Sitz auf dem Stuhl, Bein der Rippenbuckelseite nach hinten gestreckt und ausgerollt. Der Oberkörper wird in Verlängerung des hinteren Beins schräg nach vorn geneigt. Der vordere Unterschenkel steht rechtwinklig.

1. Entweder ist die Stuhllehne vorn. Die Hände liegen einwärtsgedreht auf der Lehne. Beide Ellenbogen streben schräg nach außen oben. Der Kopf zieht sich aus dem Schultergürtel heraus.
2. Oder die Lehne befindet sich an der Rippenbuckelseite. Die Hüfte wird dann an der Lehne fixiert, sodass das Becken in der Entdrehung gehalten werden kann. Die Hand der gleichen Seite liegt auf der Lehne. Der Arm führt den Schultergegenzug aus.
3. Zwei Stöcke werden vorn aufgestellt. Der Oberkörper wird durch Druck derselben gegen den Boden aus dem Becken gehoben (➤ Abb. 9.31a, b).

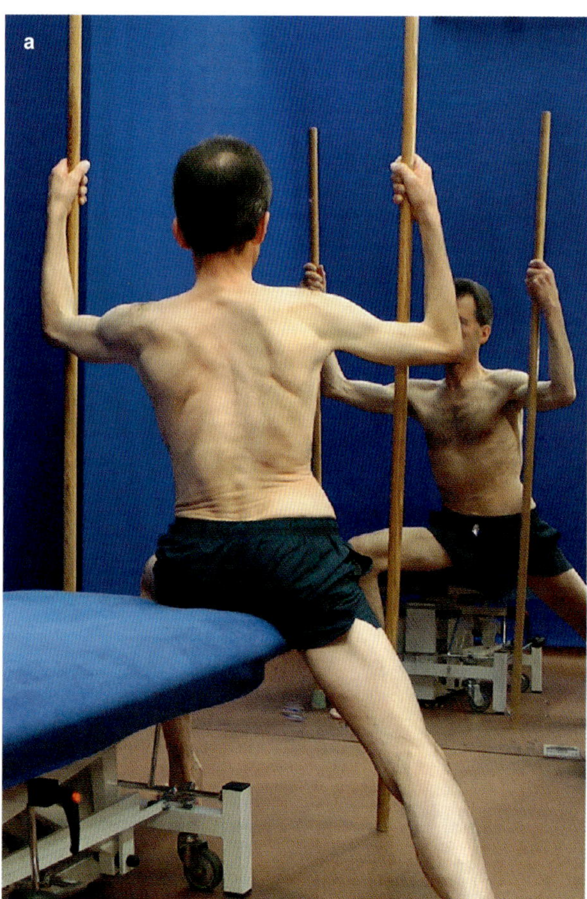

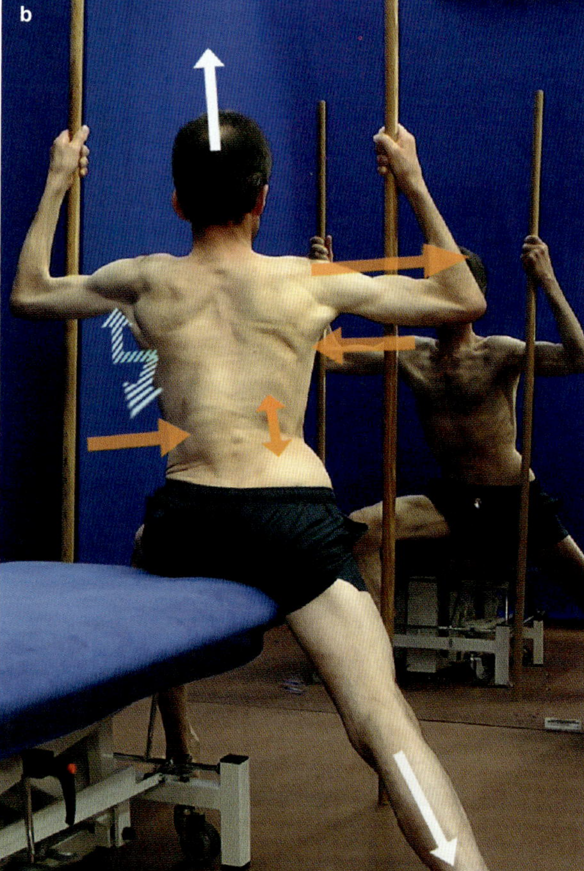

Abb. 9.31 Drehsitz: Spiegelkorrektur [W858]
a. ASTE; b. ESTE (Erläuterung zur Bedeutung der Pfeile siehe Benutzerhinweise)

9

Atmung

- Unechte Rippen (= 11. und 12. Rippe) seitwärts aufwärts + Zwerchfellsenkung
- Unechte Rippen rückwärts aufwärts + Zwerchfellsenkung
- Konkavseite seitwärts aufwärts + Zwerchfellsenkung
- Konkavseite rückwärts aufwärts + Zwerchfellsenkung
- Enge Vorderseite vorwärts aufwärts + Zwerchfellsenkung
- Achselhöhlenrippen vorwärts aufwärts + Zwerchfellsenkung
- Nacken rückwärts aufwärts + Zwerchfellsenkung

Ist die größtmögliche Höhe erreicht, wird während des Ausatmens ein fester Muskelmantel gebildet, der das Zusammensinken des Körpers verhindern soll. Dabei wird gleichzeitig eine Kopfspannbeuge ausgeführt.

9.4.7 Seitliches „Schweben" am Tisch mit Helfer

- Becken und Beine liegen bis zu den Hüften in Seitenlage auf dem Tisch (> Abb. 9.7a).
- Füße sind angeschnallt.

Kyphose
- Der Übende faltet seine Hände im Nacken, Ellenbogen nach hinten. Er versucht, den Oberkörper ganz gerade und gestreckt in der Schwebe zu halten.
- Der Behandler greift ziehend zu, wobei sich der Übende ordnet: Becken aufrichten, Brust vorwölben, Nacken und Kopf nach hinten führen.
- Beim Ausatmen lässt der Behandler los, um bei der nächsten Einatmung sogleich wieder zuzugreifen und die Länge zu regulieren.
- Das Gleiche auf der anderen Seite.

Skoliose Konkavseite ist unten. Darauf achten, dass die Schulter oberhalb des Rippenbuckels hinten ist, jedoch die Brustseite nach vorn geatmet und gespannt bleibt.

TIPP
Variation: Ein zweiter Behandler hilft manuell beim entdrehenden Einatmen und fixiert das Ergebnis, während der Übende ausatmet.

9.4.8 Das „Federn" und die Hilfsgriffe des Therapeuten

- Kniestand, Oberschenkel steil.
- Oberkörper mit gestreckten Armen in die tiefe Rutschhaltung (> Kap. 9.2.5) bringen. Arme etwas über Schulterbreite auflegen. Schlüsselbeine zum Boden.

TIPP
Diese Ausgangsstellung ist auch zur **Erholung zwischen zwei Übungen** zweckmäßig, weil sich dadurch eine orthopädische Übung wie von selbst tut, allein schon durch die Schwere des Rippenbuckels, der den Oberkörper nach vorn schiebt. Es entsteht dadurch ein Zusammenziehen auf dem Höhepunkt des Rippenbuckels. Bei Hohlkreuzgefahr wird das Becken etwas nach hinten gebracht, sodass die Oberschenkel zum Boden im spitzen Winkel stehen.

Kyphose
- Das Brustbein bzw. die enge Vorderseite führt spiralförmige Kreisbewegungen bodenwärts aus, wodurch sich das Raffgefühl noch verstärkt.
- Der Behandler fixiert das Becken des Übenden mit seinen Unterschenkeln und hebt gleichzeitig vorwärts kopfwärts schiebend den Oberkörper aus dem Becken heraus, wobei seine Hände unterhalb der Rückenerhöhung ansetzen (> Abb. 9.32).
- Der Behandler setzt nun seinen Daumen rechts und links neben den Querfortsätzen der LWS an und schiebt jeden einzelnen Wirbel zart federnd vorwärts aufwärts. Entfällt bei Flachrücken.
- Nach vollzogener bester Ordnung, die aus aller Weichheit mit bewusster Zwerchfellsenkung und Hinterkopfschub heraus entsteht, kommt abschließend eine kraftvolle Zwölferspannung. Dabei drückt der Übende während der Ausatmung beide Hände kräftig gegen den Boden und bringt Kopf und Nacken in Verlängerung des geraden Rückens. Es entsteht ein Muskelmantel, der das gute Übungsergebnis Form werden lässt.
- Beim Einatmen den Oberkörper strecken bzw. drehen. Beim Ausatmen mit beiden Händen etwas von dem Boden abstoßen und den Oberkörper mit gestreckten Armen horizontal anheben. Füße durch Behandler oder unter einem Möbelstück evtl. fixieren.

Skoliose
- Korrekturpolsterung. Schräglage des Oberkörpers in Richtung Konkavseite, Hüftschub unterhalb des Rippenbuckels. Gedrehte Kopfhaltung.
- Einseitiges spiralförmiges Kreisen mit der engsten Vorderseite.
- Das entstehende Raffen auf dem Höhepunkt des Rippenbuckels empfinden. Fühlen, wie er sich einebnet, statt dass er nach hinten lastet.

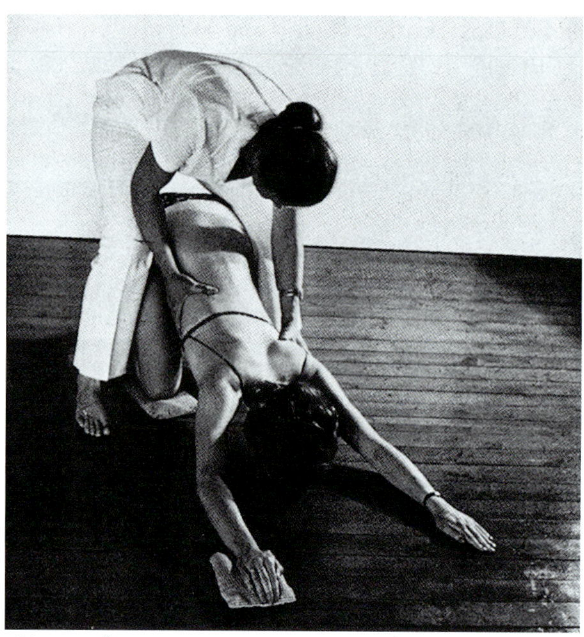

Abb. 9.32 Übung „Federn" bei Skoliose, Hilfsgriffe des Behandlers [M616]

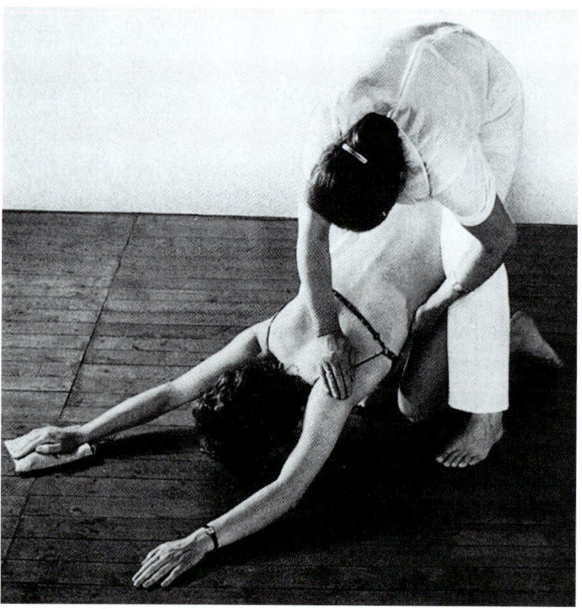

Abb. 9.33 Übung „Federn" bei Skoliose, Hilfsgriffe des Behandlers bei der Gegendrehung [M616]

TIPP

Verschiedene Hilfsgriffe des Behandlers

1. Daumen links und rechts der WS ansetzen und jeden einzelnen Wirbelquerfortsatz von unten nach oben erdwärts/kopfwärts schieben.
2. Gegendrehung: Rippenbuckel vorwärts aufwärts, konkave Seite seitwärts aufwärts nach hinten.
3. Gegendrehung: Konkave Seite seitwärts aufwärts nach hinten, Schulter oberhalb derselben nach vorn (➤ Abb. 9.33).
4. Selektives drehendes Drücken mit dem Daumen, der auf der gewünschten nach vorn zu drehenden Rippe liegt. Die andere Hand beschwert den Daumen und gibt einen gewissen Ruck in die gewünschte Drehrichtung.

9.4.9 Hochrekeln im Schneidersitz zwischen zwei Stäben

- Aufrechter Sitz, am besten vor dem Spiegel.
- Zwei Stäbe werden rechts und links neben den Hüften auf den Boden gestellt.
- Hände fassen in Kopfhöhe, Ellenbogen weit auseinander (➤ Abb. 9.15a, b, ➤ Abb. 9.34a, b).

Kyphose

- Die WS wird mit winzigen Seitschwingungen in die Höhe gerekelt. Der Kopf zieht auch mit nach oben und „schraubt sich oben ein". Der Oberkörper hebt sich aus dem Becken, das sitzen bleibt, heraus.
- Ist die höchste Höhe erreicht, werden die verengten Körperteile im „rechten Winkel" und in Verbindung mit dem Zwerchfellsenken weitgeatmet: Lende nach hinten und kopfwärts, die Seiten nacheinander seitwärts kopfwärts.
- Während des Ausatmens wird das Ergebnis jeweils gehalten bzw. soll sich während der nächsten Einatmung noch verbessern.
- Bevor die Übung beendet wird, werden beide Stäbe kräftig gegen den Boden gedrückt und der Muskelmantel gespannt.

ACHTUNG

Schultern breit und unten lassen, Kopf und Nacken nach hinten bringen, weil das Spannen nur gemacht werden darf, wenn der Körper seine derzeit bestmögliche Haltung erreicht hat!

Skoliose

- Körpergewicht auf die konkavseitige Hüfte, Becken- und Schulterentdrehung.
- Das Rekeln immer im Dreh-Atem-Sinn ausführen. Darauf achten, dass die schwache Muskulatur unterhalb des Rippenbuckels in Aktion ist. Kopfhaltung!
- Bevor der Muskelmantel gespannt wird, soll die Konkavseite weit über die Hüfte hinweg gewölbt und nach hinten gedreht worden sein.
- Die Ausatmungsspannung kann bis zum Abheben des Beckens erfolgen (➤ Abb. 9.34a, b).

9

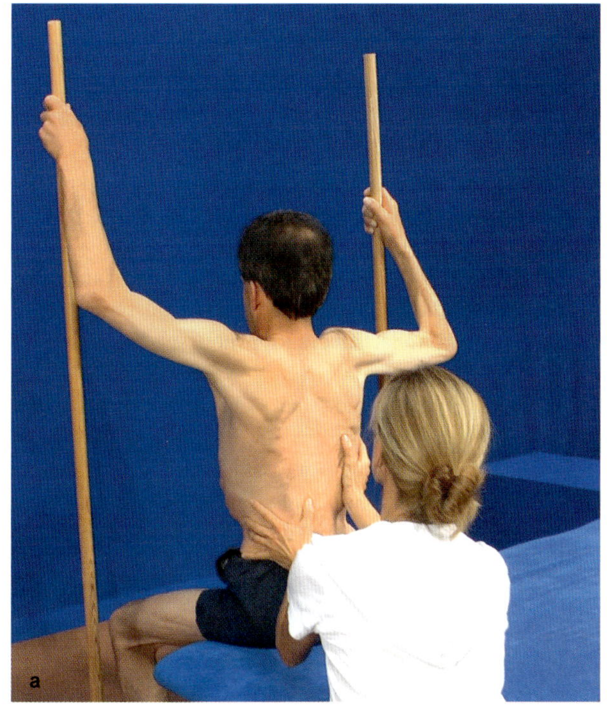

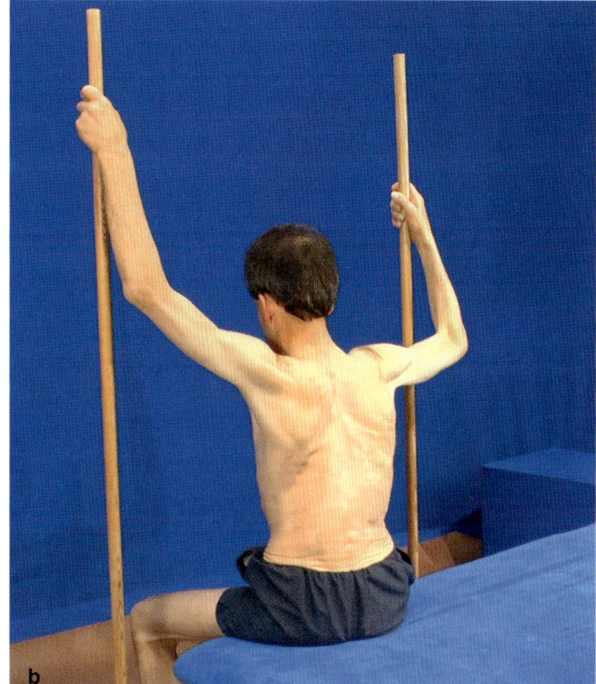

Abb. 9.34 Hochrekeln mit zwei Stäben [W858]
a. Handanlage und Korrektur durch die Therapeutin
b. Autokorrektur

9.5 Streckende Kräftigungsübungen

9.5.1 Erüben des Steißbein- und Sitzknorrensitzes mithilfe von zwei Stäben im Schneidersitz

Ausgangsstellung wie oben.

Kyphose

- Das Becken wird durch kräftigen Druck mit beiden Stäben zum Abheben gebracht. Während das Becken schwebt, wird es um seine frontale Achse gedreht und wieder aufgesetzt.
- Man kommt einmal „rundkreuzig" auf dem Steißbein und einmal „hohlkreuzig" auf den Sitzknorren nieder.
- Man achte gleichzeitig auf die veränderten Gefühle im Rücken und darauf, dass man „umdenken" muss, denn im Stehen soll der vordere Beckenrand gehoben sein, um das Becken in die Horizontale zu bringen, und jetzt (im Sitzen) soll er gesenkt werden, um das Gleiche zu erreichen.

Skoliose

- Während der rollenden Beckenbewegung muss das Becken gleichzeitig noch um seine longitudinale Achse gedreht werden = Hüfte unterhalb des Rippenbuckels nach hinten drehen und dort lassen. Trotzdem muss das Körpergewicht auf der konkavseitigen Gesäßhälfte ruhen! Fühlen, dass die atrophischen Lendenmuskeln unterhalb des Rippenbuckels dabei arbeiten!

9.5.2 Beckenausheben in Seitenlage

Entfällt bei viertem Bogen!

Seitenlage, Unterarm quer aufgestellt, Oberarm senkrecht. Hüfte mit Rolle gepolstert. Beine gestreckt (➤ Abb. 9.8).

Kyphose

- Beim Einatmen streckt sich der ganze Körper, Kopf zieht mit.
- Beim Ausatmen wird das Becken von der Unterlage abgehoben, mehrmals nachfedernd nach oben bewegt und anschließend langsam gesenkt.
- Nach dreimaliger Ausführung Seitenwechsel.

Skoliose

- Konkavseite ist unten. Diese wird zunächst beim Einatmen drehend erweitert und bleibt lang, während das Becken ausgehoben wird.
- Die obere Hüfte wird dabei nach hinten gedreht und die Brust nach vorn gespannt.

9.5.3 Isometrische Widerstandsübungen mit Riemen und Haltegurt

- Wenn keine Sprossenwand vorhanden ist, wird ein Stück Holz durch die Schlaufe des Gurts geführt und diese unter der Tür durch nach hinten gelegt (als Knebel). Die Stäbe stemmen gegen die Tür (➢ Abb. 9.35a, b).
- Füße stehen zur Wand, Rolle unter die Hüften.
- Mit einem Gürtel um die Hüften und einem Gurt, der hinten in der Mitte ziehen soll, an einer Sprosse der Sprossenwand oder Türklinke oder Haken befestigen.
- Zwei Stäbe werden rechts und links gegen die Wand gestemmt und der Oberkörper dadurch aus den Hüften herausgezogen.
- Die Stöcke müssen rechtwinklig zur Wand stehen, damit sie seitlich nicht wegrutschen. Sie sollen ganz oben gefasst werden, damit eine bessere Hebelwirkung entsteht.

Kyphose

- Die WS macht während der Einatmung kleine seitschwingende Rekelbewegungen.
- Die Schlüsselbeine bleiben am Boden, Fersenschub verhindert Hohlkreuz.
- Kopf wird abgehoben.
- Beim Ausatmen werden die Stöcke mit Kraft gegen die Wand gestemmt.

Skoliose

- Korrekturpolster. Der rückwärtige Haltegurt wird ein wenig nach der Rippenbuckelseite geschoben, damit diese Hüfte besonders nach unten gezogen wird (Dehnung der engen Taillenmuskulatur).
- Oberkörperschräglage. Beide Beine etwas zur Konkavseite legen.
- Beim Einatmen Dreh-Atmung.
- Beim Ausatmen mit Kraft die Stäbe gegen die Wand drücken, wobei die Schultern unten bleiben müssen. Es soll auch bis zum Abflachen des Rippenbuckels kommen (Kopfspannbeuge).
- Wenn das Becken gerade steht, d. h. also, wenn weder die rechte noch die linke Hüfte seitwärts nach außen steht, wird der Gurt genau über der Gesäßfalte angebracht. Das Gleiche gilt auch für **Skoliosen mit lumbosakralem WS-Bogen** (viertem Bogen), bei denen die Hüfte der thorakalen Konvexseite nach außen steht.

TIPP

Bei **Sitzkyphose** und überstarkem Lendenwulst verwendet man zwei Gurte, die rechts und links am Becken ziehen, damit die LWS-Kyphosierung verhindert bzw. nicht begünstigt wird.
Bei **Wirbeldrehgleiten** übt man ohne Gurt.

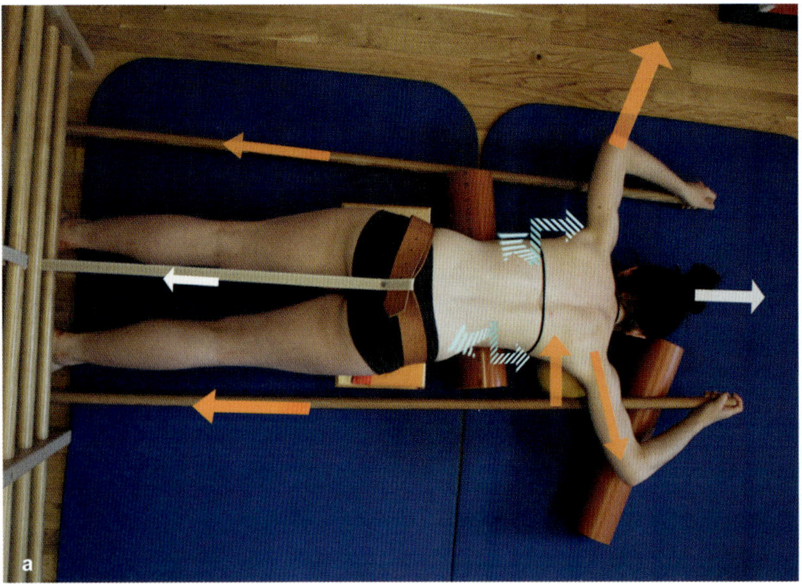

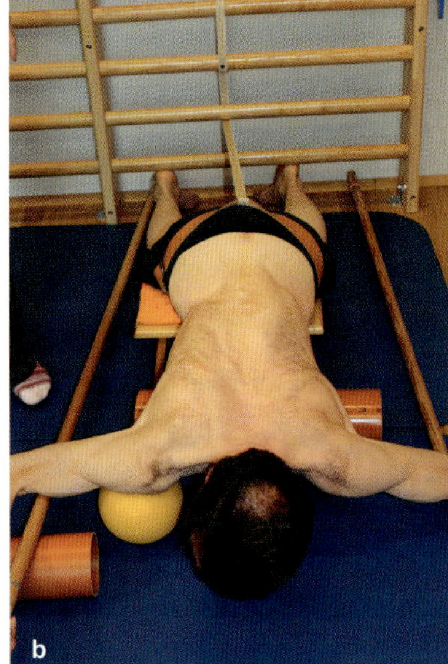

Abb. 9.35 Geordnete Bauchlage mit Gurt und 2 Stäben [W858]
a. Ansicht von dorsal (Erläuterung zur Bedeutung der Pfeile siehe Benutzerhinweise)
b. Ansicht von kranial

9.5.4 Isometrische Widerstandsübung in Rückenlage mit Haltegurt

- Der Gurt wird an der unteren Sprosse der Sprossenwand befestigt.
- Zwei Stäbe werden rechts und links rechtwinklig gegen die Wand gestemmt, der Oberkörper wird aus dem Becken herausgezogen. Die Schultern bleiben breit und tief.
- Die Stäbe werden am oberen Ende festgehalten. Sie liegen auf den etwas gebeugten Ellenbogen.
- Die Beine sind angewinkelt (➢ Abb. 9.36a, b).

Kyphose

- Lende und HWS an den Boden reiben, den Kopf aus dem Schultergürtel ziehen und die Wirbelsäule rekelnd verlängern.
- Beim Ausatmen drücken die Stäbe gegen die Wand, der Kopf gegen den Boden, der Rücken löst sich mit intermittierenden Spannungen vom Boden.
- Das Becken wird nach unten fixiert, wodurch sich die Taille streckt.

Skoliose Korrekturpolster.

- Zwecks Beckenentdrehung wird das konvexseitige Knie angewinkelt zum Boden geführt (nicht bei viertem Bogen!).
- Alle hohlen Rumpfteile einschließlich Nacken beim Einatmen an den Boden bringen, „Dreh-Winkel-Atmung" einbauen. Der etwas nach der Rippenbuckelseite gezogene Gurt hält die Hüfte unterhalb des Rippenbuckels fußwärts und dehnt die engen Taillenmuskeln an dieser Stelle, wodurch dort Luft einströmen kann.
- In der Ausatmungsphase drückt der Ellenbogen der Rippenbuckelseite besonders gegen den Boden, was den Rippenbuckel nach vorn hebelt. Die Konkavseite muss dabei weitgestellt bleiben.

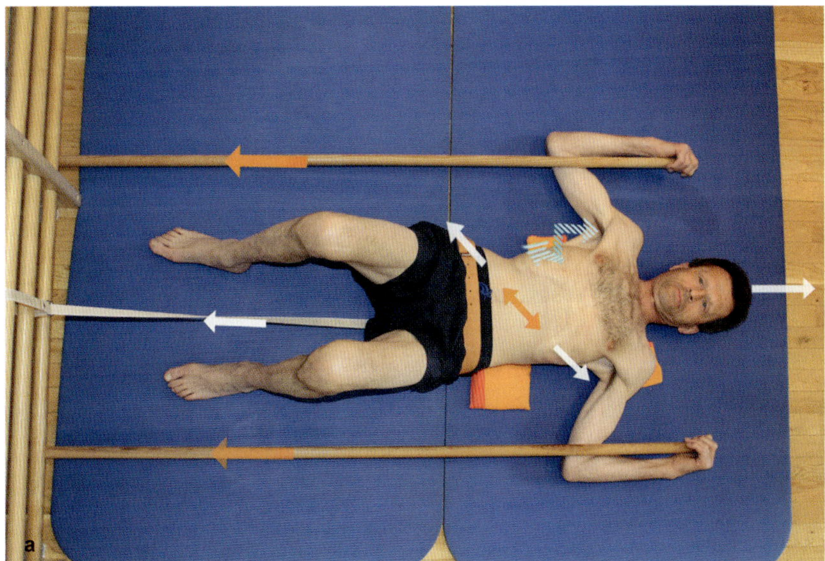

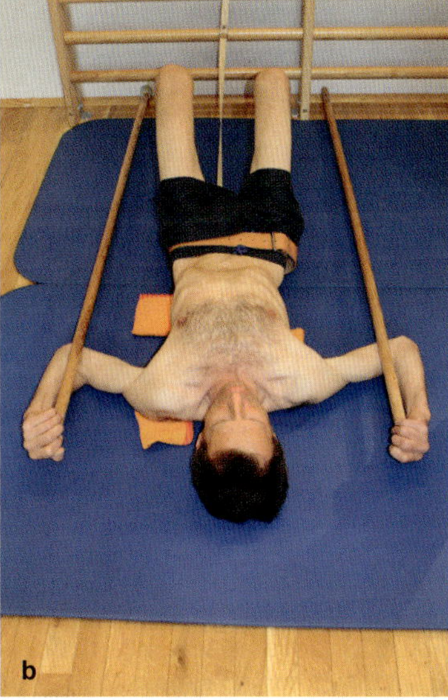

Abb. 9.36 Geordnete Rückenlage mit Gurt und 2 Stäben [W858]
a. Ansicht von ventral (Erläuterung zur Bedeutung der Pfeile siehe Benutzerhinweise)
b. Ansicht von kranial

9.5.5 Isometrische Widerstandsübung in Seitenlage mit Haltegurt

- Der Gurt ist an der unteren Sprosse der Sprossenwand befestigt. Korrekturpolster (➤ Abb. 9.37a–d).
- Das untere Bein ist angewinkelt, das obere etwas ausgerollt gestreckt.
- Der untere Arm liegt geradeaus, der Kopf liegt darauf. Der Oberkörper liegt in leichter Vorlage.
- Die obere Hand erfasst einen rechtwinkelig zur Wand gestellten Stock und stemmt damit gegen die Wand.
- Der Stab soll so aufgestellt werden, dass er vor der oberen Hüfte vorbeigeführt wird und diese durch Zug am Stab nach hinten dreht.

Kyphose Alle folgenden Bewegungen nach dreimaliger Übung auch auf der anderen Seite ausführen.

Skoliose (➤ Abb. 9.38a–c, ➤ Abb. 9.39)

- Korrekturpolster legen. Konkavseite liegt unten und wird durch ein Ziehen mit dem Arm verlängert und dem Boden genähert.
- Es erfolgen kleine Rekelungen mit der Wirbelsäule und Zug mit dem Kopf bei gleichzeitigem Druck der oberen Hand mit dem Stab gegen die Wand. Dabei werden die Konkavseite nach hinten oben und die enge Brust vorwärts aufwärts geatmet. Durch Rückwärtszug am Stab werden Schulter und Hüfte der gleichen Seite nach hinten geordnet.
- Während der Ausatmungsphase wird alles durch isometrischen Druck gefestigt.
- Bei viertem Bogen Gurt in der Mitte, oberes Bein auf dem Stab gelagert (➤ Abb. 9.37c).

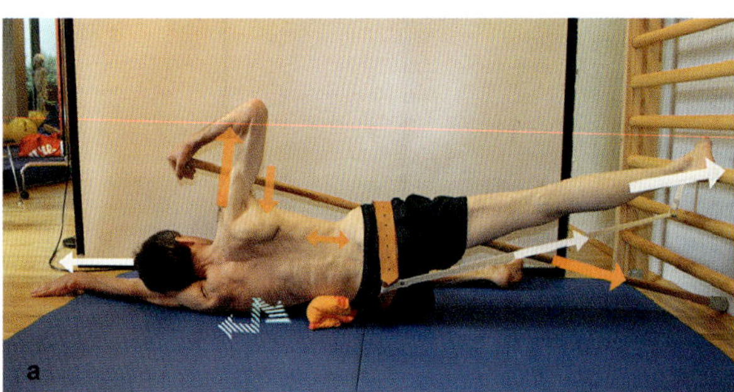

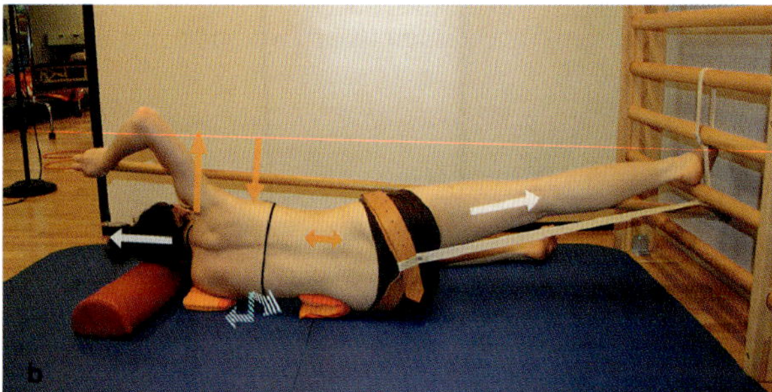

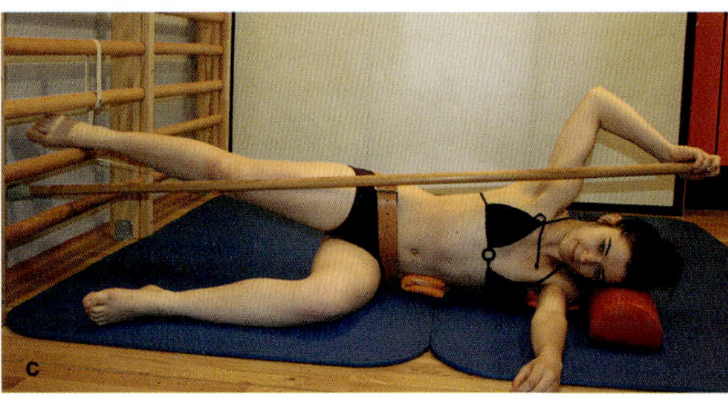

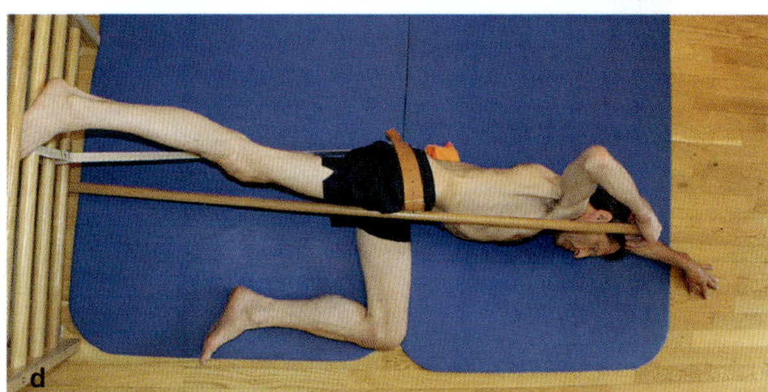

Abb. 9.37 Geordnete Seitenlage mit Gurt und Stab (Erläuterung zur Bedeutung der Pfeile siehe Benutzerhinweise) [W858]
a. Ansicht von dorsal: Lagerungsvariante 1
b. Ansicht von dorsal: Lagerungsvariante 2
c. Ansicht von der Seite: Lagerungsvariante 1
d. Ansicht von der Seite: Lagerungsvariante 2

9

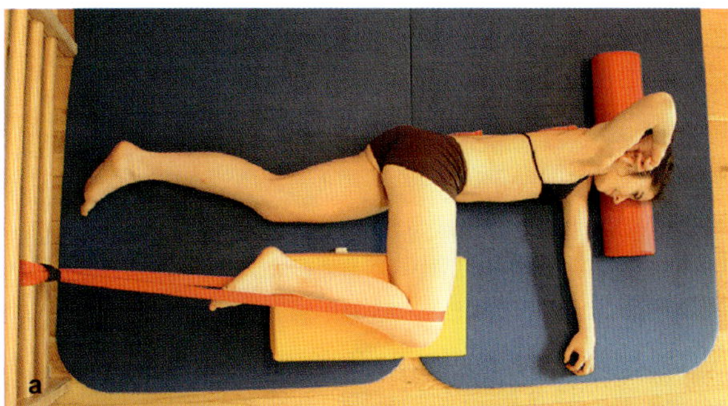

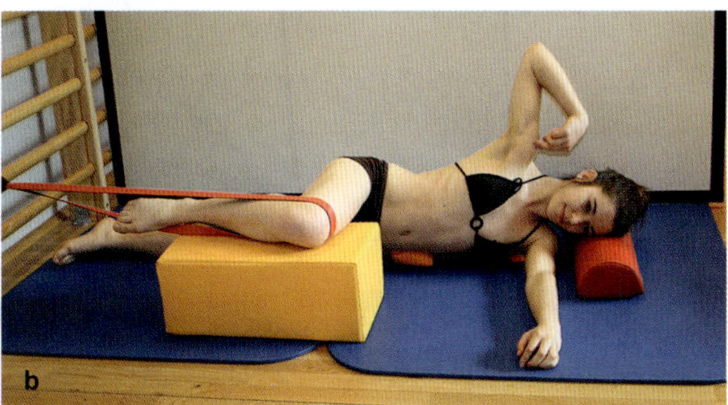

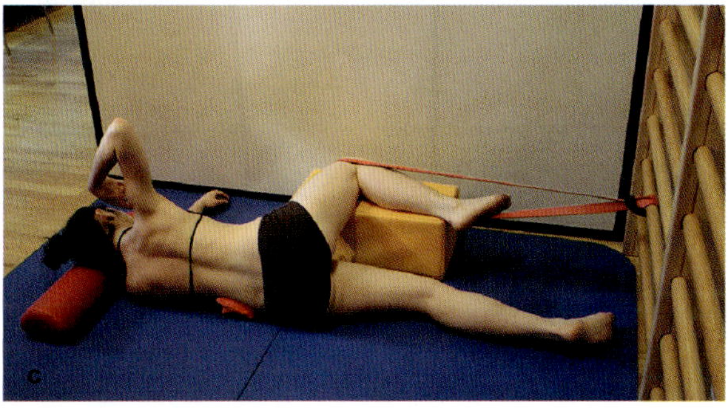

Abb. 9.38 Psoasaktivität in geordneter Seitenlage [W858]
a. Ansicht von der Seite
b. Ansicht von ventral
c. Ansicht von dorsal

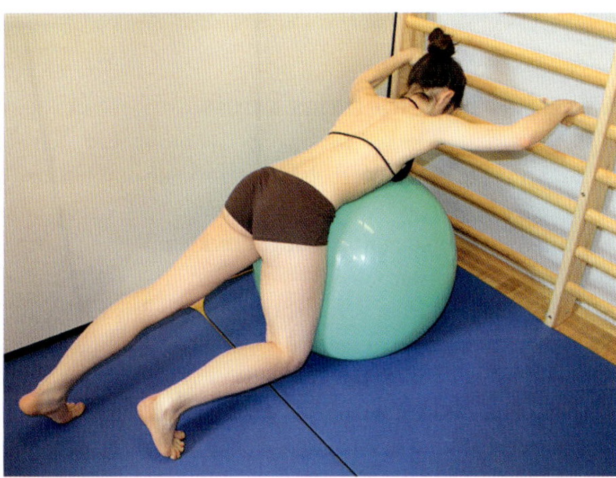

Abb. 9.39 Variante: Psoasaktivität mit dem Gymnastikball [W858]

9.5.6 Im Vierfüßlerstand zur tiefen Rutschhalte

Vierfüßlerstand, Füße zur Sprossenwand, kräftiger Gürtel um die Hüften, Arme mehr als schulterbreit auseinandergestreckt nach vorn legen. Oberkörper zum Boden neigen, Kopf wird getragen.

Kyphose

- Die Hände ziehen nach vorn, sodass beide Seiten gestreckt sind. Der Haltegurt verhindert das gleichzeitige Nach-vorn-Gleiten des Beckens.
- Die Oberschenkel sollen steil stehen bleiben, während der Oberkörper kleine schlängelnde Bewegungen macht.
- Atmung: Beim Strecken der Seiten einatmen. Während des Ausatmens wird der Brustkorb bodenwärts bewegt und so lange wie möglich gehalten. Bei Flachrücken nur geradeaus üben.

Skoliose

- Der Haltegurt liegt über der Gesäßhälfte der Rippenbuckelseite (um die Keilspitze zu weiten). Der Oberkörper zieht schräg zur Konkavseite hin. Knie und Handgelenk der Rippenbuckelseite werden gepolstert (Becken- und Schultergürtelentdrehung!). Bei viertem Bogen zieht der Gurt in der Mitte.
- Atmung: Beim Ziehen zur Konkavseite wird dieselbe seitwärts aufwärts und nach hinten geatmet. Beim vierten Bogen geschieht dies nur ab oberhalb des Lendenwulstes, der vorwärts aufwärts gerafft bleibt. Das Ergebnis wird während der Ausatmung belassen. Die nächste Einatmung führt die enge Brustseite vorwärts und aufwärts (Rippenbuckelüberhang raffen!). Auch das wird bei der nächsten Ausatmung beibehalten oder noch verstärkt. Einige Male tief durchatmen, während der Körper in der geordneten Lage ist.

9.6 Halsübungen

- Auch bei Skoliose können die Halsübungen vorerst rechts wie links ausgeführt werden. Der Körper muss jedoch von unten herauf bis zu den Schultern korrigiert aufgerichtet sein.
- Ausgangsstellung am besten auf einem Stuhl oder auf dem Boden im Schneidersitz auf Sitzknorren sitzend vor dem Spiegel. Die richtige Übungskopfhaltung lässt das Nackenband anspringen (➤ Abb. 9.40).

ACHTUNG

Vorsicht bei HWS-Kyphose bzw. bei HWS-Steilstellung! Dann schiebt der Kopf in Mittelstellung hoch.

9

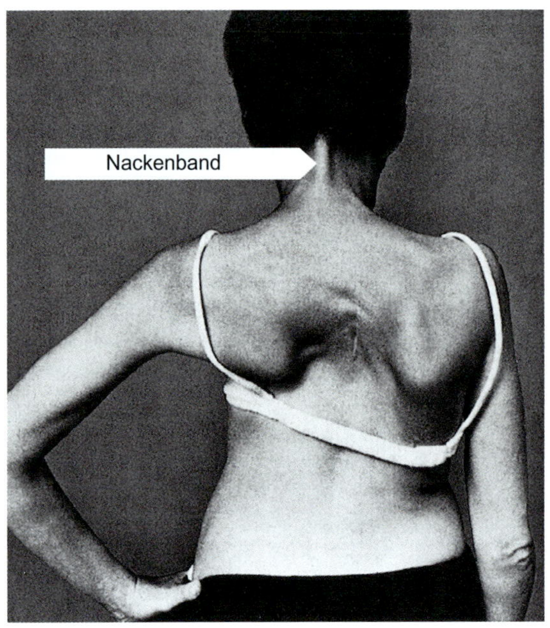

Abb. 9.40 Nackenband [M616]

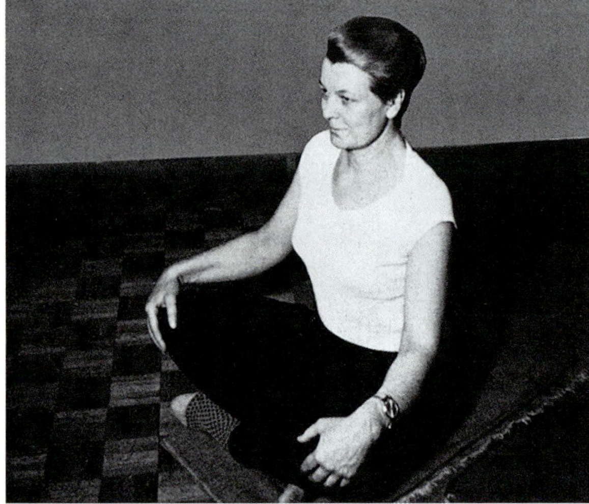

Abb. 9.41 Nackenübung: ASTE [M616]

9.6.1 Das Erfühlen der falschen und der richtigen Kopfhaltung

- Das Kinn wird horizontal weit nach vorn geschoben und anschließend wieder herangenommen. Der Übende beobachtet dabei seine Nacken- und Brustkonturen. Rasch ausgeführt ergibt es eine Lockerung der HWS.
- Mit Atmung: Beim Einatmen Kinn herannehmen, Nacken nach hinten und aufwärts führen. Beim Ausatmen das Kinn wieder nach vorn (➢ Abb. 9.41).

9.6.2 Seitneigen des Kopfs

(➢ Abb. 9.42)

- Beim Einatmen strebt der Kopf nach oben, es streckt sich die WS. Diesen Zug möglichst bis in den Lendenbogen fühlen und halten.
- Während des Ausatmens neigt sich der Kopf auf die Schulter, ohne dass er sich dabei dreht. Fühlen, wie sich die entgegengesetzte Halsseite dehnt.
- Während der nächsten Einatmung zieht der Kopf wieder senkrecht nach oben und wird bei der nächsten Ausatmung nach der anderen Seite geneigt.
- Wenn es auf einer Seite schlechter geht, wird diese bevorzugt, etwa fünfmal nach links und dreimal nach rechts o. Ä. Bei Schiefhals nur einseitig.
- Darauf achten, dass die Schultern horizontal bleiben! Die Seiten nie einknicken lassen.

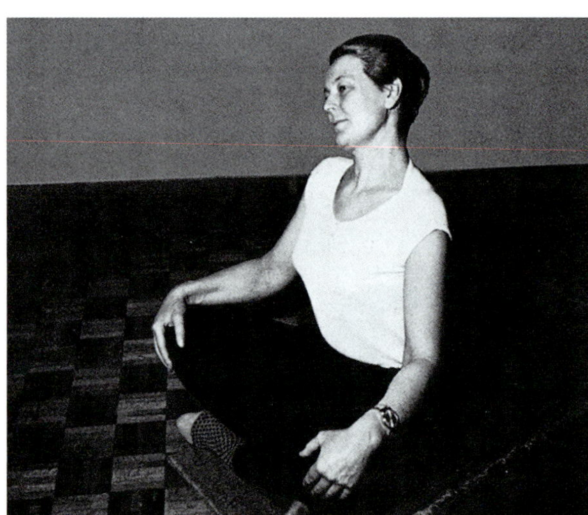

Abb. 9.42 Seitneigen des Kopfs zur Dehnung der verengten Mm. scaleni (➢ 4.3.7): ESTE. (Die Übung kann auch mit Neigung des Kopfs nach schräg hinten durchgeführt werden (➢ 9.6.3)). [M616]

9.6.3 Schrägneigen des Kopfs

- Zunächst die größte Wirbelsäulenstreckung durch Hinterkopfschub erreichen, dabei einatmen.
- Beim Ausatmen den Kopf mit gestrecktem Nacken schräg nach hinten führen.
- Die Schultern dürfen sich nicht mitdrehen. Die Hände können dieselben fixieren. Der Oberkörper bleibt ebenfalls gerade.
- Das Schräg-Rückneigen des Kopfs muss verbunden werden mit einem Vorwärts-aufwärts-Atmen der flachen Brustseite.

Bei Flachrücken nur bis Mittelstellung.

9

Kopfwenden

- Bei der Einatmung Hinterkopfschub. Bei der Ausatmung das Kinn seitwärts über die Schulter drehen, ohne den Schultergürtel oder den Rumpf mitzudrehen.
- Das Kinn während der Ausatmung mit vier Rucken über die Schulter drehen. In der Einatmungsphase zieht der Kopf wieder senkrecht nach oben. Bei der folgenden Ausatmung wird das Kinn mit vier Rucken über die andere Schulter gedreht.
- Nach dem Drehen wird noch eine Kopfspannbeuge darangesetzt, indem der Kopf hinten gegen eine gedachte oder tatsächliche Wand drückt (= Dreh-Kopfspannbeuge zwecks Festigung). Entfällt bei Flachrücken.

9.6.4 Die seitliche Kopfspannbeuge: „Fächerübung"

Ausführung bei atrophischem oder überdehntem Trapezmuskel an der Konkavseite. Wirksame Übung gegen fehlerhafte Kopfhaltung = Neigung des Kopfs zur Rippenbuckelseite.

- Lage: auf der Konkavseite mit Rolle und Korrekturpolstern (> Abb. 9.43). Das untere Bein wird angewinkelt, das Knie sehr hochgezogen. Das obere Bein wird gestreckt und ausgerollt nach hinten geführt und der untere Arm waagerecht nach vorn gelegt. Der Kopf kommt über die konkavseitige Schulter hinweg auf den Boden. Falls noch nicht möglich, wird ein Kissen unter den Kopf gelegt.
- Während der Einatmung wird nun die Konkavseite gespreizt und nach hinten gedreht.
- Während der Ausatmung drückt der Kopf seitlich gegen die Unterlage, die gespreizte Handinnenfläche hilft durch Druck nach, sodass die konkavseitige Schulter zum Schweben kommt. Dabei spannt sich der konkavseitige Trapezmuskel fächerförmig an, woher die Übung ihren Namen hat. Der Trapezmuskel entwickelt sich schließlich zu einer prallen Muskelplatte, welche die Konkavität mit auffüllen hilft.

9.7 Übungen mit dem Gummiband

9.7.1 Allgemeines

Die von dem Masseur Deuser entwickelten und in Sportgeschäften erhältlichen sogenannten **Deuserbänder** eignen sich vorzüglich für die unten angeführten Übungen der dreidimensionalen orthopädischen Stabilisationsgymnastik nach Schroth für Haltungsschäden, Kyphosen und Skoliosen.

TIPP

Die Übungen lassen sich auch mit **einem oder mehreren Therabändern** ausführen.
Notfalls kann man auch einen **Gurt** benutzen, dann wirken diese Übungen als korrigierende isometrische Spannungsübungen, während sie mit Band Widerstandsübungen darstellen. Am besten kauft man sich zwei Bänder.

Auch hier gilt folgender Grundsatz:

MERKE

Formungsübungen werden während der Einatmungsphase, Kraftübungen immer während der Ausatmungsphase ausgeführt.

- Man soll sich Zeit lassen, damit die richtige Übungsausführung gelingt. Am besten kontrolliert man sie im Spiegel.
- Zwischen den einzelnen Übungen erfolgen Erholungspausen in Rücken-, Bauch- oder Seitenlage mit Korrekturkissen, wobei die WS lang gerekelt wird.
- Patienten mit Haltungsverfall oder Morbus Scheuermann führen alle Übungen rechts und links gleichmäßig aus bzw. üben geradeaus, während Patienten mit Skoliose sich an nachstehende Anweisungen halten.
- Man verwendet als kleine Hilfsmittel zwei auf Brettchen befestigte Korrekturkissen, die an jede beliebige Sprosse gehängt werden können. Zwecks Beckenentdrehung wird z. B. in der Hocksitzhaltung das Knie der Rippenbuckelseite gegen dieses Kissenbrettchen gestellt. Das andere Knie steht direkt an der Sprosse.

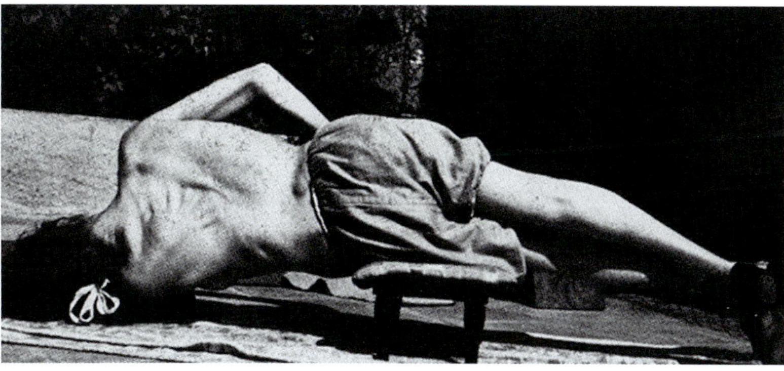

Abb. 9.43 Fächerübung: Der linksseitige Trapezmuskel erscheint wie ein Fächer, woher die Übung ihren Namen hat. [M616]

TIPP

Am besten befestigt man hinter der Sprossenwand einen Spiegel, damit man sich während der Übungen genau beobachten kann. Zwischendurch die Augen schließen und das Übungsergebnis gefühlsmäßig wieder hervorrufen.

9.7.2 „Straßenbahnschlaufen-Übung"

Gesicht zur Sprossenwand. Füße parallel, leicht gegrätscht. Korrekturkissen vor das Knie der Rippenbuckelseite an eine Sprosse hängen (➤ Abb. 9.44a, b).

- Hände greifen rechts und links in die Schlaufen. Kniebeuge. Das ganze Gewicht des Körpers zieht nach unten und dehnt beide Seiten.
- Zum Lockern jeweils viermal mit dem Gesäß nach unten wippen und viermal bei gebeugten Ellenbogen mit der engen Brustseite zur Sprossenwand wippen. Flachrücken in Mittelstellung bleiben!

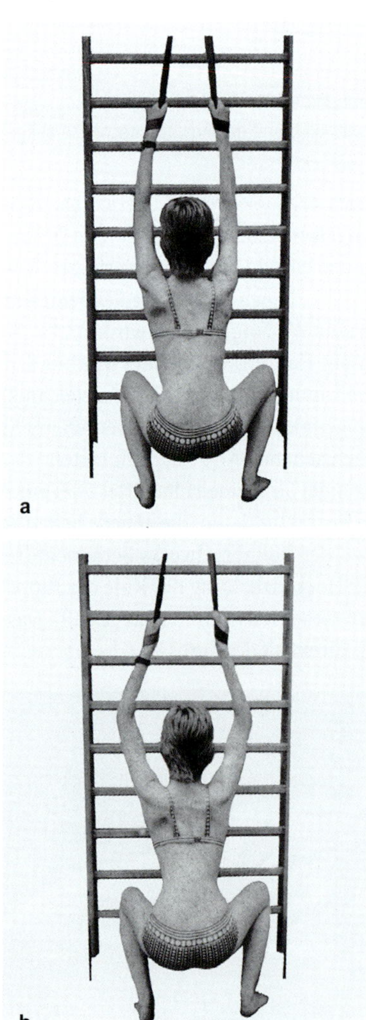

Abb. 9.44 Straßenbahnschlaufen-Übung [M616]
a. ASTE; b. ESTE

9.8 Übungen zur Korrektur des lumbosakralen Wirbelsäulenbogens und der Beckenfehlstellung

Die nachfolgenden Erklärungen nehmen Bezug auf die Abbildungen, weshalb der Einfachheit halber von rechts bzw. links gesprochen wird.

1. Ausgangsstellung: leichte Grätsche, stehend zwischen zwei Spiegeln, linken Oberschenkel nach außen drehen. Mit einem kräftigen Druck der rechten Hand am seitlichen Oberschenkel (Gegend des Trochanter major) wird das Becken nach innen (= über den Schwerpunkt) gedrückt. Die linke Hand drückt dagegen den linken Lendenwulst drehend nach vorn oben innen (➤ Abb. 9.48). Das gleiche Ziel wird durch einen seitlichen isometrischen Widerstand (Tisch oder Hüftholz am linken äußeren Oberschenkel) und einen manuellen Gegenzug an der LWS (➤ Abb. 9.49) erreicht. Wir benutzen das Hüftholz (➤ Abb. 9.45, ➤ Abb. 9.46, ➤ Abb. 9.47), das in die Sprossenwand eingehängt wird, auch als Widerstand für die nach außen zu übende Hüfte. Im Spiegel hinter der Sprossenwand verfolgt der Patient seine Korrektur und festigt sie mit einer isometrischen Muskelmantelspannung.
2. Obiges als Ausgangsstellung beibehalten. Nun folgt die **Atemführung:** Die rechten freien Rippen seitwärts kopf-

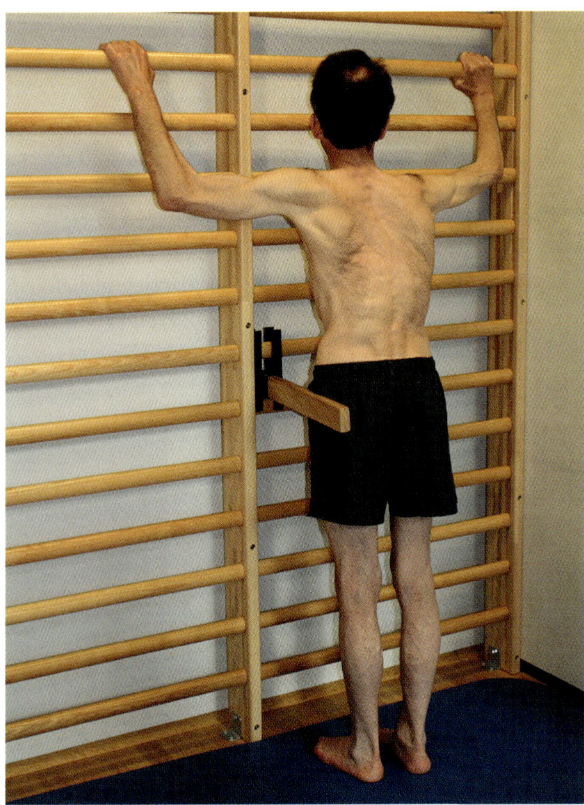

Abb. 9.45 Beckenkorrektur mit dem Hüftholz [W858]

9

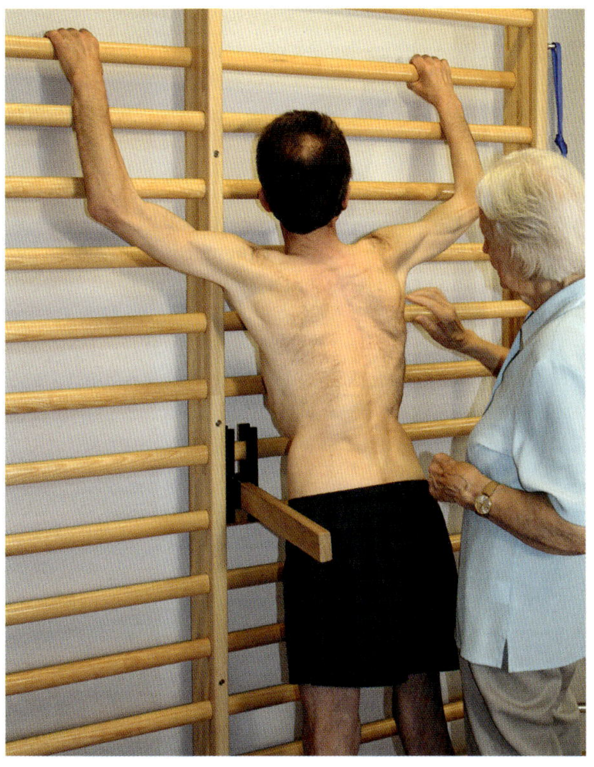
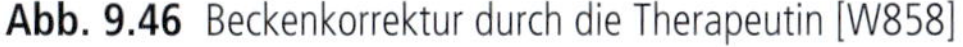

Abb. 9.46 Beckenkorrektur durch die Therapeutin [W858]

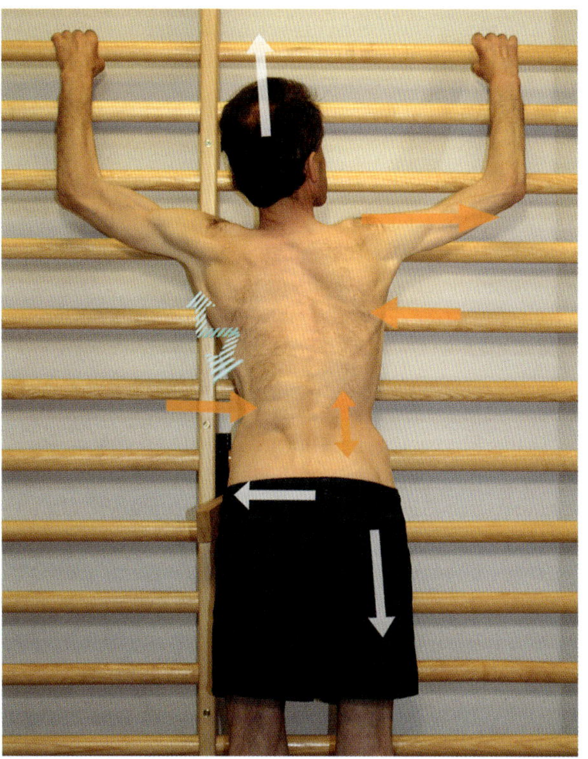

Abb. 9.47 Beckenkorrektur: ESTE [W858]

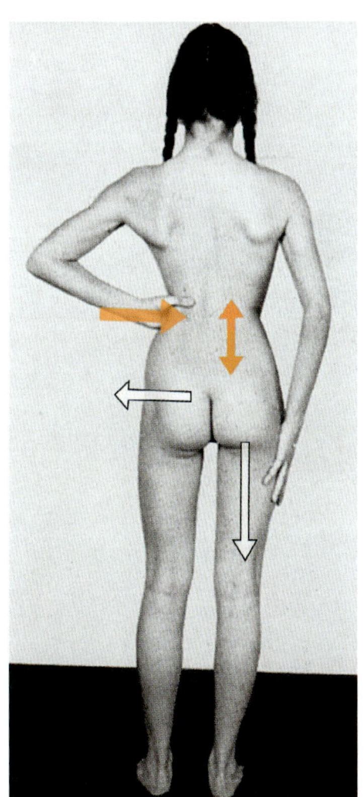

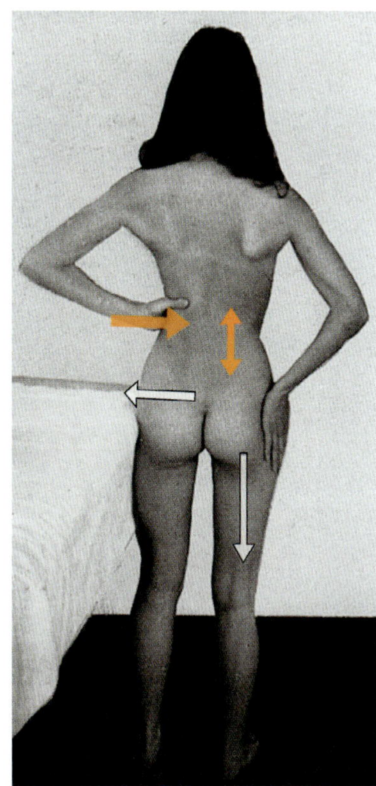

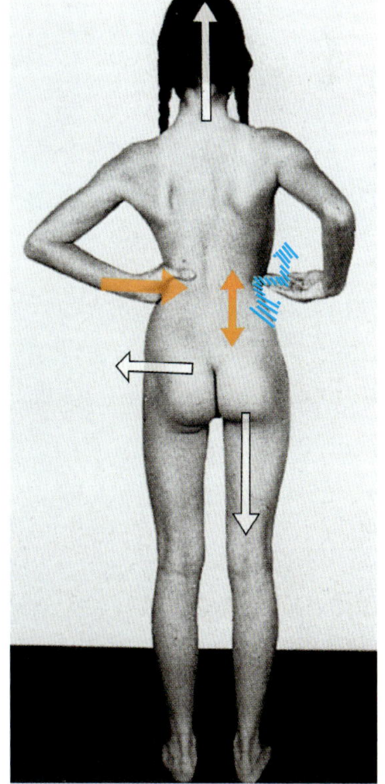

Abb. 9.48 (links) Übung mit manueller Hilfe: Gegenbewegung zwischen Becken und Taillenstück (Erläuterung zur Bedeutung der Pfeile siehe Benutzerhinweise) [M616]

Abb. 9.49 (Mitte) Ausführung wie ➤ Abb. 9.48, jedoch noch mit isometrischem Widerstand am linken äußeren Oberschenkel gegen den Tisch zwecks intensiver Beckenkorrektur. Dabei erscheint der Beckenschiefstand ausgeglichen (Erläuterung zur Bedeutung der Pfeile siehe Benutzerhinweise). [M616]

Abb. 9.50 (rechts) Atemübung „im rechten Winkel" für die rechtsseitigen unechten Rippen unter manueller Führung (Erläuterung zur Bedeutung der Pfeile siehe Benutzerhinweise) [M616]

wärts plus bewusst einseitig gelenktes Zwerchfellsenken rechts mit der Vorstellung der Weitung der rechten Taille (➤ Abb. 9.50).
Gegenbewegung dazu: Rechte Hüfte nach innen raffen. Nach erfolgter Korrektur wird der gesamte Becken- und Taillengürtel in der Ausatmungsphase fest gespannt.

3. Manuelle Gegenbewegungen zwischen den beiden kaudalen WS-Bögen: Die rechten Finger auf die Dornfortsätze des lumbalen Bogens, während die linken Finger auf den Dornfortsätzen des lumbosakralen Bogens ruhen. Der lumbale Bogen wird nun mit der rechten Hand nach rechts gezogen, während der lumbosakrale Bogen mit der linken Hand nach links gezogen wird, und zwar beides flächig. Mit beiden Händen wird anschließend noch eine Bewegung „kopfwärts" angefügt; sie leitet die Rumpfstreckung ein, die dann aktiv bis in den sogenannten „Hinterkopfschub" hinauf fortgesetzt wird. Der Patient denkt geistig mit in diese Richtungen und verfolgt im Spiegel, was dabei geschieht. Während der Hebebewegung der Hände hat sich das Zwerchfell zu senken.
Diese Handführung dient zum besseren übungsmäßigen Erfassen der erforderlichen Gegenbewegung (➤ Abb. 9.50).

TIPP

Derart fein abgegrenzte Übungen werden zunächst zwischen zwei Spiegeln eingeschult. Der Patient hat dann das, was er sieht, mit dem was er fühlt, in Einklang zu bringen. Es kommt dabei auf das Erwerben der zugehörigen Muskel- und Gelenkempfindungen an.

Am Ende der Korrektur erfolgt während der Ausatmungsphase wieder die kräftige Muskelmantelspannung von Becken- und Taillenmuskeln mit gleichzeitiger isometrischer Beinspannung, so als ob beide Füße, besonders aber rechts, in den Boden hineingedrückt werden sollen. Diese Beinspannung sollte im Anschluss an jede Übung im aufrechten Stand angeschlossen werden.

4. Besonders nötig ist die Kräftigung der inaktiven seitlichen Lumbalmuskulatur. Damit der lumbale WS-Bogen dabei nicht in die Fehlrichtung gezogen wird, entdreht der Patient seinen Lendenwulst manuell nach vorn oben und innen. Das rechte Bein wird dabei ziemlich hoch gelegt, im Stand etwa auf die Stuhllehne oder eine entsprechende Sprosse, um einen Schub gegen den lumbosakralen WS-Bogen auszuüben (➤ Abb. 9.53). Im Kniestand kommt das Bein auf eine Fußbank. Der Oberkörper wird idealerweise in Verlängerung des gestreckten Beins gehalten. Die LWS entdreht sich und rückt gleichzeitig mehr in die Mitte (➤ Abb. 9.51, ➤ Abb. 9.52).

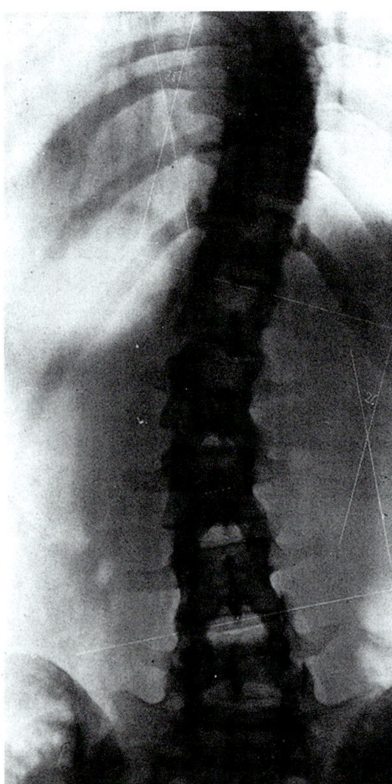

Abb. 9.51 Das Röntgenbild einer 21-jährigen Patientin mit geringer idiopathischer Skoliose. Die Dornfortsatzreihe der LWS zeigt nach rechts, zur bogeninneren Seite. [M616]

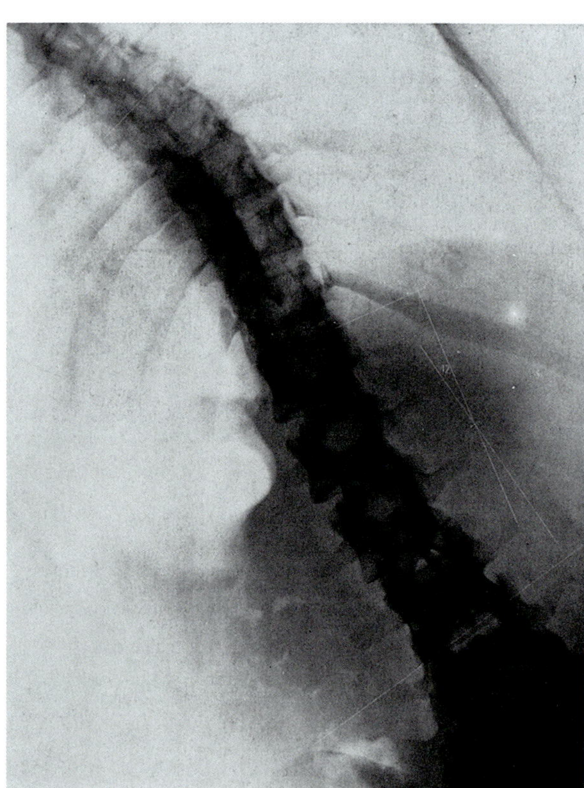

Abb. 9.52 Übung nach Schroth zur Kräftigung der schwachen Lumbalmuskulatur rechts. Streckung der LWS. Hebung der rechten freien Rippen. Weitung der eingefallenen Taille (Übung ➤ Abb. 9.53). Die Dornfortsatzreihe der LWS ist in der Mitte, d. h. sie hat sich entdreht. [M616]

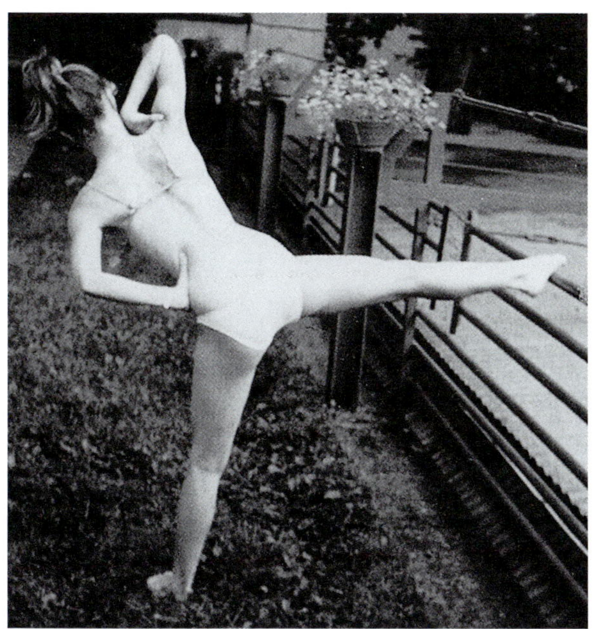

Abb. 9.53 Muskelzylinder im Stand: Rechtes Bein hüfthoch seitlich aufstellen, damit die rechte Hüfte nicht nach außen tritt, sondern hereingehalten wird. Das Gewicht des gesamten Oberkörpers wird von der atrophischen rechtsseitigen Lumbalmuskulatur getragen, die dadurch erstarkt. Entdrehung und Beatmung des entsprechenden Körperabschnitts unter Eigenhandnachhilfe. [M616]

5. Keinesfalls darf der Oberkörper an der Hüfte hängen. Vielmehr soll er von der schwachen Lendenmuskulatur getragen werden, die jetzt in Länge und Kraft arbeitet. Der Patient muss herausfinden, wie weit er den Oberkörper noch zusätzlich diagonal nach vorn neigen soll, damit auch die sich mehr dorsal befindliche Lendenmuskulatur einen Stimulationsreiz bekommt bzw. zur kraftvollen Entwicklung gezwungen wird.
   Beim manuellen Entdrehen des Lendenwulstes kann der Oberschenkel dieser Seite in Außenrotation gebracht werden, um den nach ventral und kaudal gestellten Beckenteil i. S. einer Beckenentwringung wieder anzuheben und als Gegenbewegung zum Lendenwulst zu entdrehen.
   Am Ende der Korrektur erfolgt eine kräftige Spannung des rechten Beins aufwärts bis zur Taille durch Druck des Fußes gegen die Unterlage (➤ Abb. 9.53).

TIPP

Ein ganz besonderer Kräftigungsreiz ergibt sich, wenn der Oberkörper diagonal nach vorn seitlich getragen wird, damit eine gewisse Instabilität erzeugt wird. Innerhalb dieser erst kommt eine reflektorische Muskelspannung unterhalb des Rippenbuckels zustande, die einen Kraftzuwachs bringt. An der konkaven Seite werden diese Lendenwulstmuskeln dann völlig weich.

Weitere Kräftigung durch noch mehr Instabilität wird erzeugt, wenn weder der rechte noch der linke Arm (Hand) stützt. Zu einer zusätzlichen Steigerung kommt es, wenn das gestreckte Bein noch angehoben wird, sodass der Patient nur mehr auf dem Bein der Konkavseite steht.
   Variation: Der Oberkörper macht nun kleinste Bewegungen (½ cm!) nach schräg vorn und leicht zurück. Erzeugt weitere Kräftigung unterhalb des Rippenbuckels.
6. Die **Kräftigung der schwachen seitlichen Lumbalmuskulatur in Seitenlage** (Muskelzylinderübungen):

ACHTUNG

Niemals auf die Rippenbuckelseite legen, etwa in der Annahme, dass sich dadurch die Falte unterhalb des Rippenbuckels weitet und die herausstehende Hüfte hineingedrückt wird. Man würde dadurch nur den thorakalen Rippenbuckel vergrößern. Die Lagerung auf der thorakalen Konkavseite ist nur günstig, wenn der Lendenwulst vorher entdreht wurde, ehe er auf die Unterpolsterung gelegt wird.

Das rechte Bein ist erhöht zu lagern. Ein Sandsack auf dem Fußgelenk erhöht die Arbeitsleistung der lumbalen Muskulatur.

a. Patient liegt auf der linken Seite. Zwei oder drei Korrekturkissen liegen unter der lumbalen Konvexschwingung. Der Lendenwulst wird erst nach vorn gedreht, bevor er auf die Kissenunterlage gelegt wird, um den Lumbalbogen weitgehend passiv zu begradigen. Das linke Bein ist 90° angewinkelt, das rechte liegt gestreckt auf einer Erhöhung (Sprosse, Fußbank). Durch diese Lagerung wird die laterale Hüftverschiebung begradigt und die Taillengegend normalisiert; die thorakale Konkavität wird geweitet, die BWS kann nach links sinken.
b. Nun erfolgt die Atmung „im rechten Winkel“ rechts oberhalb der Hüfte. Der Patient kontrolliert, dass sich dort etwas tut. Durch das bewusste gegenseitig geführte Senken der Zwerchfellkuppel und das gedankliche Weiten dieser Taillengegend füllt sich diese SchwSt auf.
c. Während der folgenden Ausatmung wird das obere Bein 1–2 cm angehoben, wodurch diese schwachen Muskeln einen Kräftigungsreiz erfahren. Man kann das obere Bein während der Ausatmung auch gegen die Unterlage drücken lassen. Es kann auch seitwärts abgespreizt von unten gegen eine Sprosse drücken.
d. Bauchlage mit Gurt und Riemen, Beckenerhöhung. Linkes Bein abspreizen und außenrotieren, Hüftunterpolsterung rechts. Korrekturkissen am rechten Ellenbogen und am linken Rippenbogen. Der Gurt soll direkt in der Mitte – zwischen den Gesäßhälften – ziehen. Durch den Druck beider Stäbe gegen die Wand hebt sich der Oberkörper aus dem Becken heraus, und zwar in gerader Richtung kranialwärts. Die Atemführung ist die gleiche wie sonst auch = rechte freie Rippen sowie Konkavseite nach lateral-kranial sowie dorsal-kranial mit gedanklicher Abwärtsbewegung der Zwerchfellkuppel.
   ➤ Abb. 9.54 zeigt eine 24-jährige Patientin mit einer idiopathischen Skoliose thorakal 71°, lumbal 58° und lumbosakral 22°.

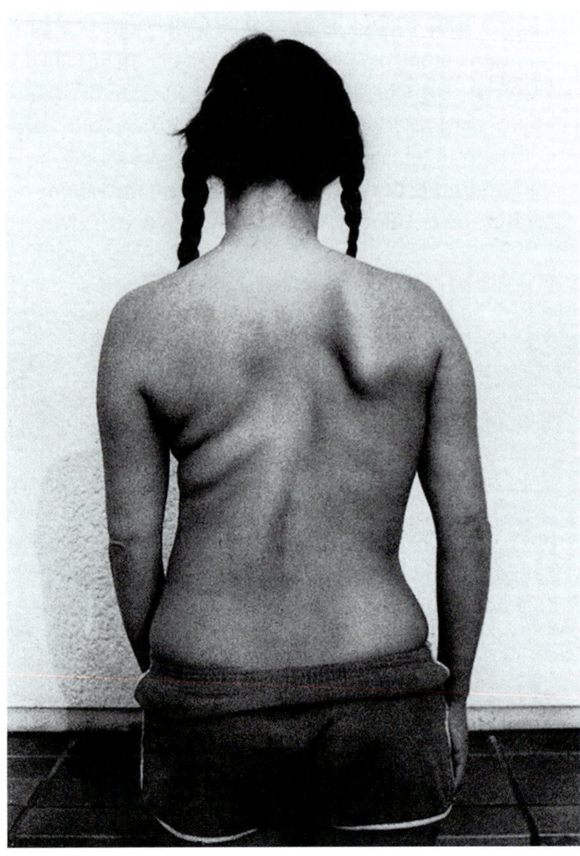

Abb. 9.54 Klinisch lässt sich der lumbosakrale WS-Bogen nicht feststellen. Doch während der Übungen tritt die rechte Hüfte nach rechts außen. Das ist ein Symptom für das Vorhandensein dieses WS-Bogens. Er beginnt bei dieser Patientin bei L4 und hat trotzdem 22°. [M616]

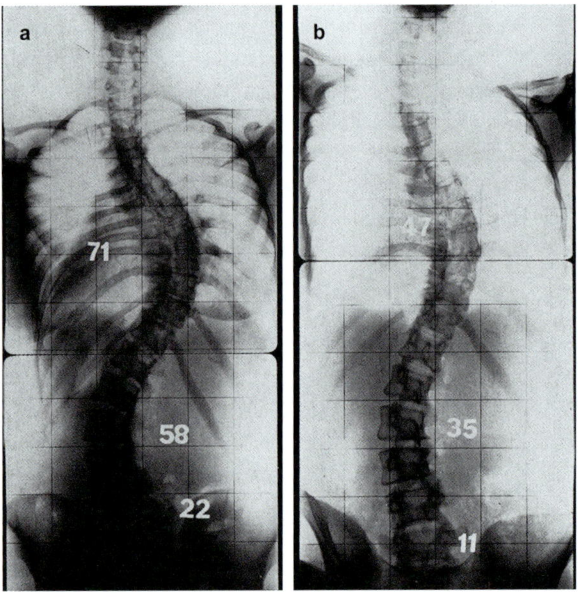

Abb. 9.56 Röntgenvergleich [M616]
a. Patientin im aufrechten Stand
b. Während der oben beschriebenen Übung: Abflachung thorakal von 71° auf 47°, lumbal von 58° auf 35°, lumbosakral von 22° auf 11°

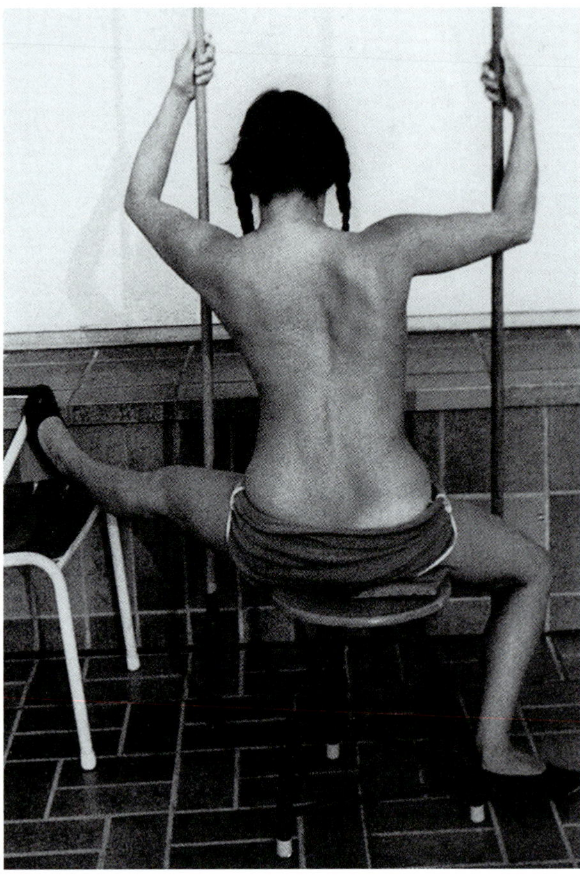

Abb. 9.55 Zum Ausgleich des nach rechts schwingenden lumbosakralen WS-Bogens wird das linke Bein waagerecht seitwärts weggestreckt. Durch einen kräftigen Schub nach außen (nach links) soll das Becken von rechts nach links und damit auch den alleruntersten WS-Bogen mit zur Mitte rücken. Der Druck mit den Stäben sorgt für eine optimale Streckung beider Seitenkonturen sowie der WS. Das ermöglicht eine bessere Füllung der eingesunkenen Rumpfabschnitte. Nun wird der Oberkörper über den linken Lendenwulst hinweg nach links gehebelt. Das entlastet die SchwSt unterhalb des Rippenbuckels. Die dortigen atrophierten Muskeln springen an und erhalten eine Tragefunktion. Die in die Skoliose ziehende Kraft wird aufgehoben. [M616]

MERKE

In den Ausgangsstellungen Bauchlage, Rückenlage, Rutschhalte und Sitzen wird das Bein der Lendenwulstseite abgespreizt und außenrotiert. Das gesamte Becken wird im kaudalen Abschnitt in der frontalen Ebene zur Konkavseite (Lendenwulstseite) verschoben.
Je höher das Bein liegt, desto stärker komprimiert sich der Lendenwulst. Beim manuellen Entdrehen des Lendenwulstes kann die Hüfte dieser Seite als Gegenbewegung dazu in Rückenlage etwas nach hinten gegen den Boden federn oder drücken. Die Unterpolsterung am Becken fällt in normaler Rückenlage aufgrund des angestellten Beins weg.

e. Bei abgespreiztem „Lendenwulstbein“ muss in Bauchlage auf die Horizontalstellung des Beckens geachtet werden. Evtl. kommt dann ein Korrekturpolster zum Ausgleich vor die Hüfte der Rippenbuckelseite.
Um das Becken horizontal zu belassen, wird im Sitzen u. U. ein Kissen unter das Gesäß der Rippenbuckelseite gelegt (➤ Abb. 9.55).

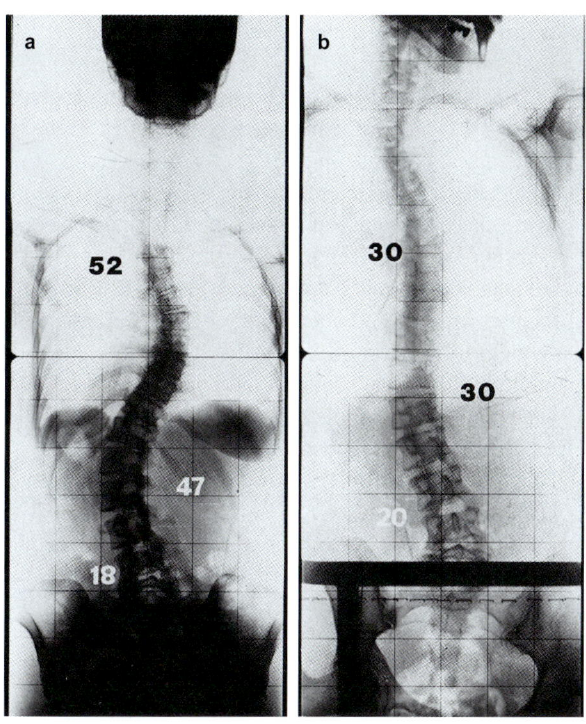

Abb. 9.57 37-jährige Patientin mit vierbogiger Skoliose, Röntgenvergleich [M616]
a. Ausgangsstellung
b. Dieselbe Patientin während einer Übung in Bauchlage mit abgespreiztem „Lendenwulstbein". Der lumbale WS-Bogen flacht sich von 47° auf 30° ab. Der thorakale WS-Bogen streckt sich von 52° auf 30°. Der zervikale Bogen wäre nicht nötig, wenn die Patientin die vorschriftsmäßige Kopfhaltung eingenommen hätte: Kopf entlang des thorakalen Bogens zur konkaven Seite neigen, Kinn zur Rippenbuckelseite drehen.

f. Das Wegstrecken des linken Beins *allein* hat keinen Zweck. Das Bein muss vielmehr durch zusätzliche Außenrotation Becken, Kreuzbein und die unterste WS *mit* sich ziehen. In dieser günstigen Ausgangsstellung werden nun die bekannten Atembewegungen im sog. rechten Winkel ausgeführt, die auch die höher gelegenen WS- und Rumpfabschnitte entdrehen und zur Mitte rücken. Am Ende sorgt die allseitige Muskelmantelspannung für das Stabilisieren des Erreichten.

TIPP

Mit etwas Fantasie kann diese Beinstellung z. B. auch bei Übungen im Kniestand oder Hang an der Sprossenwand angewandt werden.

➤ Abb. 9.56 zeigt die Röntgenbilder einer Patientin im Vergleich.

➤ Abb. 9.57 zeigt eine 37-jährige Patientin mit einer vierbogigen Skoliose.

Dass die Prinzipien der Übungsmethode richtig sind, beweisen die Kontrollfotos (➤ Abb. 9.58, ➤ Abb. 9.59, ➤ Abb. 9.60).

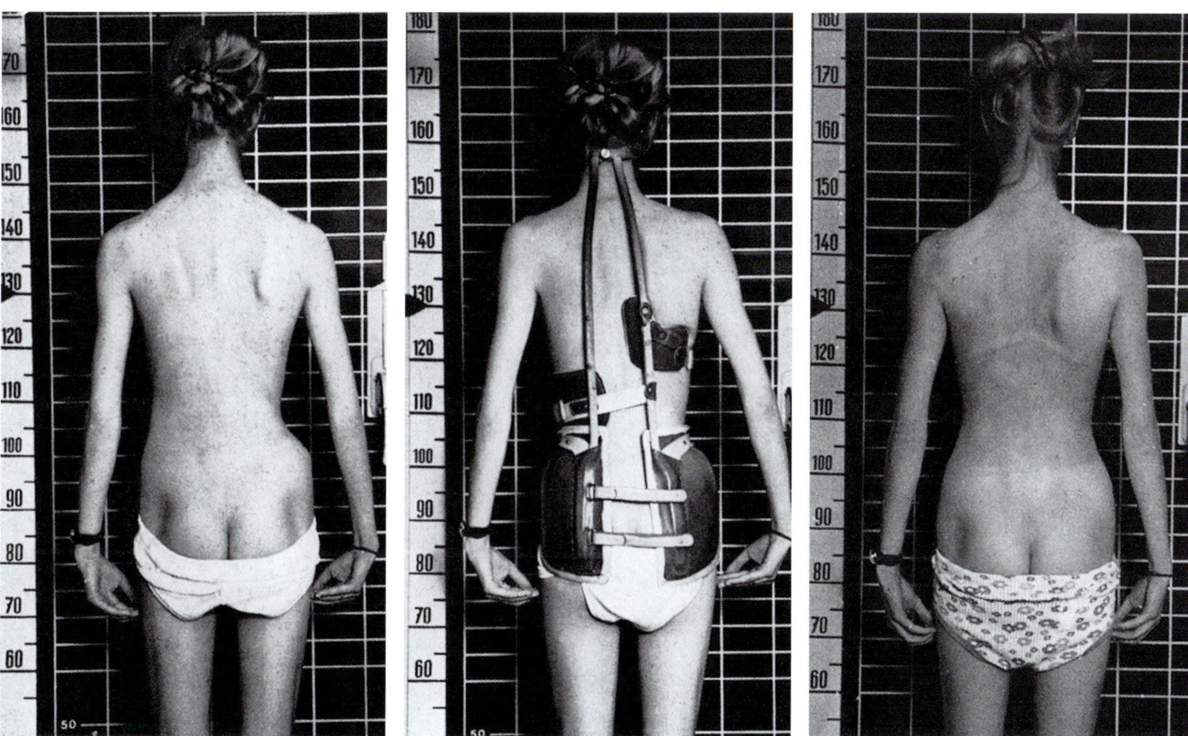

Abb. 9.58–9.60 14-jähriges Mädchen mit idiopathischer Skoliose [M616]
Abb. 9.58 (links) Zu Behandlungsbeginn
Abb. 9.59 (Mitte) Zu Behandungsbeginn im mitgebrachten Milwaukee-Korsett, das während der übungsfreien Zeiten getragen wurde.
Abb. 9.60 (rechts) Nach 5-wöchiger aktiver Intensivbehandlung nach Schroth. Die Korsettbehandlung sollte den Schroth-Prinzipien ebenfalls Rechnung tragen: Beim Anpassen des Beckenkorbs soll die Hüfte gerade stehen und genügend Platz zum Auffüllen der rechtsseitigen Taillenmuskulatur vorhanden sein.

9.9 Füße und Beine: Übungen für eine stabile Basis

Wenn auch die Form der Füße in vielen Fällen nicht zu beeinflussen ist, so ist doch beim niedrigen Gewölbe (Knick-, Senk- und Spreizfuß) Beschwerdefreiheit zu erreichen. Im täglichen Leben ist darauf zu achten, dass die Füße parallel stehen, denn beim Stehen und Gehen mit auswärts gestellten Fußspitzen wird das Absinken des Längsgewölbes und seine rasche Ermüdung und Schmerzhaftigkeit begünstigt (➤ Abb. 9.61a–d).

Übung zur Kräftigung des Fußgewölbes (bei Knick-, Senk-, Spreizfuß)

Hüftbreit stehen, Füße parallel. Der Innen- sowie der Außenrand werden an beiden Füßen gleichzeitig angehoben und wie folgt tonisiert:

- Während die Zehen auf den Boden drücken, wird die Sohle mit kleinen „Raffungen", d. h. durch intensive und auch schubweise Anspannungen hebend zusammengezogen. Diese federnden Spannungen können mit kurzen oder längeren Atembewegungen verbunden werden.
- Im Sitzen wird das Hereinholen der Ferse geübt. Diese wird zunächst angehoben, danach etwas nach innen geführt und wieder aufgesetzt, wobei die Zehen gespreizt auf dem Boden bleiben müssen. Der Spann (Rist) wird dadurch höher. So oft üben, bis diese Korrekturbewegung gelingt.
- In dieser Korrekturstellung wird der ganze Fuß (alle Zehen und die Ferse) isometrisch gegen den Boden gedrückt. Die gesamte Fußspannung beeinflusst auch das Längs- und Quergewölbe sowie die Unterschenkelmuskeln.
- Das wird verstärkt durch Nachraffen, als ob sich der Fuß zur Faust schließen sollte. Bei jeder Raffung wird der Spann höher und der Fuß kürzer. Die seitlich am Großze-

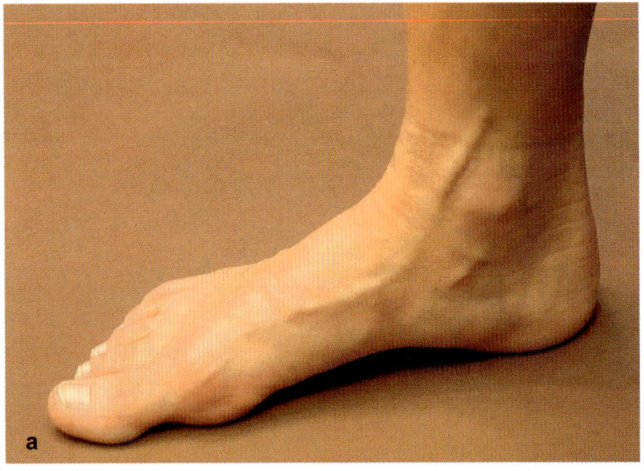

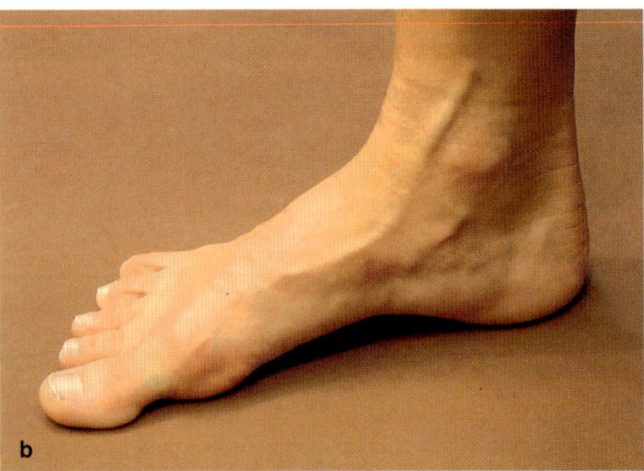

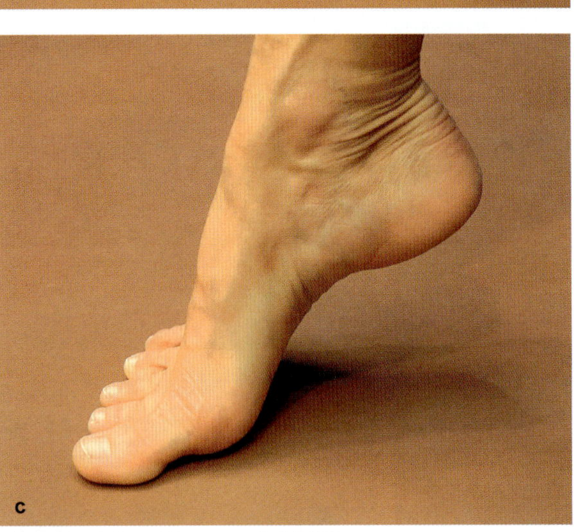

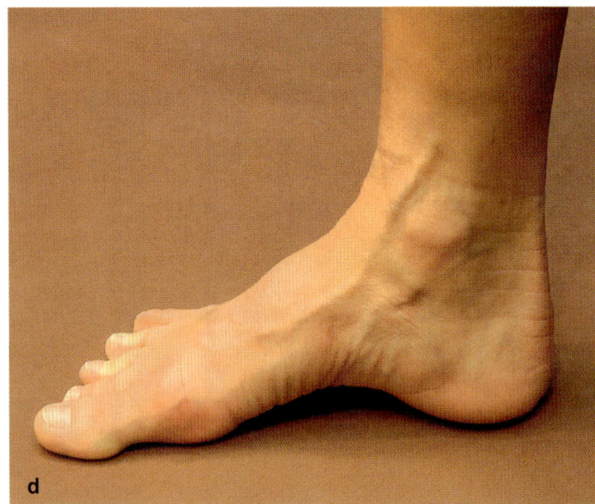

Abb. 9.61 Fußgewölbegymnastik [W858]
a. ASTE
b. ESTE: Mit angehobenem Innenrand
c. Zehenballenstand
d. Pronatorische Verschraubung: Die Ferse drückt in gehobenem Zustand nach innen-unten, um ein gutes Fußgewölbe zu erarbeiten.

9

henballen befindliche Muskulatur zieht sich zusammen. Das ist eine eindrucksvolle normalisierende und den Fuß verschönernde Übung, besonders wenn noch keine Hallux-valgus-Bildung vorhanden ist.

- Der Daumen drückt nun den Ballen von außen, der Zeigefinger drückt die Großzehe von innen – dagegen – in die gerade Korrekturlage. In dieser Lage müssen nun sämtliche Fußmuskeln kraftvoll isometrische Spannungen – bis zur Zwölferspannung kommend – ausführen. Danach werden die Füße entspannend geschüttelt.
- Im Anschluss daran hat man im Fuß die Empfindung einer guten Durchblutung und während des Gehens ein anderes, belebteres Fußsohlengefühl.

TIPP

Die beschriebenen federnden kleinen Spannlösungen bzw. intermittierenden Spannungen mit kürzendem Effekt kann man (Blick in den Spiegel) von den Füßen beginnend über die Unterschenkel (hinten, außen, innen), über das Springenlassen der Kniescheibe, das Tonisieren des M. quadriceps (vorn), des M. tensor fasciae latae (seitlich), des M. biceps femoris (hinten) und der Adduktoren (innen) – bis zum Beckenboden, der hinteren und seitlichen Gesäßmuskulatur bis zum Unterbauch fortsetzen.
Dabei sollte die Ausatmung im Vordergrund stehen, um ein Pressen des Kehlkopfs und ein Rückstauen des Blutes zu vermeiden.

Wenn auf solche Weise alle Bein- und Beckenmuskeln bearbeitet wurden, steht automatisch die Beinachse wieder in der Senkrechten, das Becken ist aufgerichtet, die Haltung ist gut.

9.10 Zusammenfassung des Korrekturaufbaus nach Schroth

9.10.1 Dreibogige Skoliosen (3B, 3BH)

Die Bezeichnung **dreibogig** richtet sich nach den drei verschobenen Rumpfblöcken, da diese die WS jeweils mit nach ihrer Seite ziehen. Grundlage ist immer das geordnete **Becken** und die Ordnung der Körperstatik in allen drei Ebenen.

- **Erste Beckenkorrektur:** Das gesamte Becken kommt nach hinten = Korrektur der Statik in der Sagittalebene.
- **Zweite Beckenkorrektur:** Vorderen Beckenrand heben, Becken aufrichten = Entlordosieren der LWS = Korrektur in der Sagittalebene um die frontale Achse.
- **Dritte Beckenkorrektur:** Hereinraffen der prominenten Hüfte an der thorakalen Konkavseite = Kontraktion der Muskulatur in der Gegend des Trochanter major = Lateralverschiebung des Beckens = Korrektur der Statik in der frontalen Ebene. (Falls das Becken in der frontalen Ebene nicht verschoben ist, entfällt die dritte Beckenkorrektur.)
- **Vierte Beckenkorrektur:** Hüfte der thorakalen Konvexseite nach hinten drehen, Hüfte der thorakalen Konkavseite nach vorn drehen = Korrektur der Beckenverdrehung und der torquierten LWS = Korrektur in der transversalen Ebene um die longitudinale Achse.
- **Fünfte Beckenkorrektur:** Fersenschub auf der thorakalen Konvexseite = Senken der Hüfte auf derselben Seite = Deflexion der LWS mit begleitender Derotation der LWS = Korrektur um die sagittale Achse.

MERKE

Im Stand ist es erforderlich, diese Beckenkorrekturen bei Belastung des Beins der thorakalen Konkavseite auszuführen. Nur bei dieser einseitigen Belastung kann eine befriedigende Korrektur der Körperfehlstatik in der frontalen Ebene erfolgen.

Vom korrigierten Becken aufwärts sollte besonderer Wert primär auf **aktive WS-Elongation** gelegt werden. Sie wird i. S. einer lateralen Deflexion der BWS-Krümmung zur thorakalen Konkavseite hin ausgeführt. Daran schließt sich die **aktive Derotation des BWS-Bereichs** an. Sie wird unterstützt durch Kontrahieren der konvexseitigen Interkostalmuskulatur. Die Korrekturrichtungen für die unterstützende Dreh-Winkel-Atmung an der Rippenbuckelseite sind ventral-kranial und medial-(kranial)wärts und an der konkaven Seite lateral-kranial sowie dorsal-kranial.

Als Gegenrotation i. S. der Korrektur muss der **Schultergürtel** (genau wie das Becken!) auf der thorakalen Konkavseite nach vorn und auf der thorakalen Konvexseite nach hinten gehalten werden. Zusätzlich nötig ist die Lateralverschiebung des gesamten Schultergürtelblocks zur thorakalen Konvexseite (**Schultergegenzug**), die einerseits eine Korrekturwirkung auf den oberen WS-Bogen hat, andererseits eine Korrektur der Fehlstatik in der frontalen Ebene bewirkt.

Die Vollendung des gesamten Korrekturaufbaus liegt in der **geordneten Kopfhaltung,** die in logischer Folge zur Deflexion der HWS eine Seitneigung des Kopfs zur thorakalen Konkavseite und zur Derotation der HWS ein Drehen des Kopfs zur thorakalen Konvexseite erforderlich macht, und zwar in Verlängerung zum thorakalen WS-Bogen.

Erst dieser gesamte Korrekturaufbau bringt die bestmögliche Voraussetzung für die Korrekturatmung. Er stellt also gewissermaßen die Basis für die **Dreh-Winkel-Atmung** nach Schroth dar:

Durch eine gezielte Atemführung werden die freien (unechten) Rippen der dorsalen Konvexseite, die in Fehlstellung analog zum Becken gedreht sind, nach lateral-kranial und weiter nach dorsal-kranial unter bewusster Zwerchfellsenkung geführt; ebenso die eingesunkenen Rippen der thorakalen Konkavseite.

Die Wirkung dieser Atemmechanik stellt nicht nur eine Korrektur des deformierten Brustkorbs dar, sondern gleichzeitig eine gezielte WS-Korrektur. Aufgrund biomechanischer Verhältnisse werden die einzelnen Wirbel in annähernd horizontaler Stellung nach medial gezogen und weiter dann über den dorsalen Zug der Rippen an den Querfortsätzen derotiert. Das ist gleichzeitig eine wichtige Korrektur für den Flachrücken. Nach Ausführung des Korrekturaufbaus in entsprechender Übungsausgangsstellung erfolgt die **Stabilisierung des** gesamten **korrigierten Gefüges** mittels

- isometrischer Spannung und/oder
- reflektorischer Haltearbeit und/oder
- isotonischer Spannung.

Die genannten Korrekturen werden dabei von Patient und Behandler ständig mittels **Körpergefühl und Spiegelkontrolle** überwacht, kontrolliert und bei Bedarf nachkorrigiert.

In den Ausgangsstellungen Bauchlage, Rückenlage, Seitenlage lässt sich der Korrekturaufbau durch **Korrekturpolster** (ca. 200 g schwere Reissäckchen in Postkartengröße) unterstützen. Es werden verwendet:

- Für die **Bauchlage** (ASTE: Beine geradeaus oder 5–10° zur thorakalen Konkavseite = Dehnung der Konkavität unterhalb des Rippenbuckels):
  - Ein Hocker (Fußbank) unter das Becken (nicht unter die Oberschenkel!) = 1. Beckenkorrektur in der sagittalen Ebene.
  - Ein Polster vor die Hüfte der thorakalen Konvexseite = 4. Beckenkorrektur, Detorquierung der LWS = Korrektur in der transversalen Ebene.
  - Ein Polster vor den nach ventral gedrehten Brustkorbanteil (vorderer Rippenbuckel) an der thorakalen Konkavseite zwecks Derotation des mittleren Rumpfabschnitts mit WS = Korrektur in der transversalen Ebene.
  - Ein Polster vor den Schultergürtel bzw. Ellenbogen der thorakalen Konvexseite = Derotation des Schultergürtels und des oberen WS-Bogens = Korrektur in der transversalen Ebene.
- Für die **Rückenlage** (ASTE: grundsätzlich mit angestellten Beinen = Entlordosierung der LWS = Unterstützung der 2. Beckenkorrektur = sagittale Ebene):
  - Ein Polster unter die Hüfte der thorakalen Konkavseite (dorsal) = vierte Beckenkorrektur und Detorquierung der LWS = transversale Ebene.
  - Ein keilförmiges Polster an der dorsalen Konvexität (unterer Schulterblattwinkel der Rippenbuckelseite) zwecks Derotation des thorakalen Abschnitts mit WS, Korrektur in transversaler Ebene sowie Unterstützung der Korrektur in sagittaler Ebene, passive Dehnung der ventralen Brustkorbanteile. Bei Flachrücken weglassen.
  - Ein Polster unter (dorsal) das Schulterblatt der thorakalen Konkavseite zwecks Derotation des Schultergürtels, Unterstützung der Korrektur in der sagittalen und transversalen Ebene bei evtl. „Schulterbuckel“. Korrigierender Einfluss auf die Rotation des oberen WS-Bogens.
  - Ein keilförmiges Polster evtl. am Lendenwulst zwecks Aufhebung der lumbalen Konvexität i. S. der Derotation = transversale Ebene und Deflexion = frontale Ebene.
- Für die **Seitenlage** (ASTE: grundsätzlich auf der thorakalen Konkavseite liegend = Korrektur der Körperstatik in frontaler Ebene = Deflexion sämtlicher WS-Bögen):
  - Ein Polster lateral an der Hüfte = 3. Beckenkorrektur.
  - Ein Polster lateral am Schultergürtel zwecks Deflexion des oberen WS-Bogens und Lateralverschiebung des Schultergürtels (Schultergegenzuganteil). Mit dem Polster ist gleichzeitig der Becken- und Schultergürtel nach ventral zu entdrehen und der Oberkörper in eine kleine Schräglage nach vorn zu bringen.
  - Die Korrekturpolster wirken primär derotierend und deflektierend auf die einzelnen Rumpfabschnitte und sekundär auf die entsprechenden WS-Verbiegungen, ähnlich wie dieses Prinzip später auch von Korsettbauern zur Korrektur in Form von Mahnpelotten übernommen wurde.

Es sei nochmals erwähnt, dass der Patient die beschriebenen Fehlstellungen seines Rumpfs erkennen muss, damit er die entsprechenden Korrekturbewegungen willig und gezielt durchführen kann. Hier werden an den Behandler besondere Anforderungen gestellt. Daher sollte immer der Hinweis, vor dem Spiegel oder besser zwischen zwei Spiegeln zu arbeiten, ernst genommen werden. Das Einüben einer neuen Korrekturstellung, die sich auf einem ganz gegenteiligen Haltungsmuster aufbaut, das ein neues Gelenkempfinden, ein anderes Dehnungs- bzw. Verkürzungsgefühl vermittelt, erfordert vom Patienten das Mitarbeiten in völliger Konzentration. Im Sinne der Neurophysiologie werden dabei die veränderten Ist-Soll-Werte wieder normalisiert.

9.10.2 Vierbogige Skoliosen (4B, 4BH)

Im klinischen Bild der **vierbogigen Skoliose** steht in sagittaler Ebene das Becken als Ganzes nach vorn. Der vordere Beckenrand ist gesunken. In frontaler Ebene steht die Hüfte unterhalb der thorakalen Konvexschwingung nach lateral und etwas nach kranial. Die Hüfte der Gegenseite steht kaudal. In transversaler Ebene steht die Hüfte unterhalb der thorakalen Konvexschwingung nach dorsal, die der anderen Seite nach ventral. Daraus resultiert eine Verwringung des Beckens um die frontotransversale Achse.

Eine anatomische Beinlängendifferenz ist in den seltensten Fällen festzustellen. Das Becken steht in einem funktionellen Schiefstand mit kompensatorischen Gegenbewegungen bzw. Gegenhalten, die die WS mit sich ziehen:

- Hüfte zum Lendenwulst = sehr stark
- Lendenwulst zum Rippenbuckel = weniger stark
- Rippenbuckel zum Schultergürtel = gering
- Schultergürtel zum Kopf = minimal.

ACHTUNG

Es hat keinen Zweck, diese funktionelle Beckenschiefstellung etwa durch eine Absatzerhöhung ausgleichen zu wollen, da diese die bestehenden Beckenfehlstellungen und damit auch den lumbosakralen WS-Bogen verstärken kann.

Beim Prüfen der Hüfthöhe im Stand mit der Beckenwasserwaage erkennt man, dass sich während der Hüftkorrekturübungen nach Schroth die Höhendifferenz der Hüftknochen meist ausgleicht.

➤ Abb. 3.10 zeigt, dass u. a. Lenden- und Beckenabschnitt entgegengesetzt verdreht und verschoben sind und demzufolge auch entgegengesetzt stehende „Rumpfkeile" aufweisen.

Das klinische Bild dokumentiert nicht nur eine Drehung in der transversalen Ebene, sondern ebenfalls eine gegenseitige Drehung der beiden Beckenschaufeln um die frontotransversale Achse bei gleichzeitiger Verlagerung nach lateral infolge fehlgeleiteter Statik in frontaler Ebene. Das Bein steht an der thorakalen Konkavseite in Innenrotation mit Knickfußstellung. Dadurch entsteht kompensatorisch ein lumbosakraler WS-Bogen.

Unser Ziel muss es sein, diese mehrfach vorhandenen dreidimensionalen Gegendrehungen aufzulösen und wieder einen rechteckigen Gesamt-Lenden-Becken-Block herzustellen.

Dazu dienen die fünf Beckenkorrekturen:

- **Erste Beckenkorrektur:** Stand, Füße hüftbreit und parallel. Gleichmäßige Beinbelastung. Fußgewölbe anheben. Das gesamte Becken wird nach hinten geführt = Korrektur der Statik in der sagittalen Ebene.
- **Zweite Beckenkorrektur:** Außenrotationsbewegung des Oberschenkels der thorakalen Konkavseite = Auflösung der Gegenrotation der Hüftknochen um die frontotransversale Achse (Beckenverwringung). Die Hüfte der thorakalen Konkavseite kommt dadurch automatisch nach oben hinten, die der thorakalen Konvexseite nach vorn unten. Sie steht aber noch nach lateral. Deshalb:
- **Dritte Beckenkorrektur:** „Hereinraffen" der Hüfte an der thorakalen Konvexseite = Kontraktion der Muskulatur in der Gegend des Trochanter major = Korrektur in der Frontalebene. Eine reine Lateralverschiebung vor Auflösung der Gegenrotation der Hüftknochen führt aufgrund der einer Beckenverwringung ähnlichen Beckenstellung nicht zum gewünschten Korrekturergebnis. Deshalb muss die zweite mit der dritten Beckenkorrektur gemeinsam ausgeführt werden. Jetzt sind Lenden- und Beckenblock wieder ein Ganzes, jedoch noch keilförmig, insbesondere wenn bei der Auflösung der Beckengegenrotation um die transversale Achse die Hüfte der thorakalen Konvexseite zu weit nach ventral tritt.

Nun wird dieser so gedrehte Block als Ganzes gedreht, um so auf die SchwSt unterhalb des Rippenbuckels weitend sowie auf den Lendenwulst entdrehend bzw. derotierend einwirken zu können. Dazu dient besonders die

- **Vierte Beckenkorrektur:**
  a. Lenden-Becken-Block konvexseitig nach hinten (es springt die schwache Lumbalmuskulatur an), thorakal konkavseitig nach vorn (einschließlich Lendenwulst). Korrektur in der transversalen Ebene. (Die Nullstellung in der frontalen Ebene ist dabei anzustreben.)
  b. Gleichzeitiges Anheben des vorderen Beckenrands (beide Spinae) = Entlordosierung der LWS = Korrektur in der Sagittalebene.

  Die Beckenaufrichtung kann nur bei vorhergehender gleichzeitiger Entdrehung der LWS erfolgreich sein.
- **Fünfte Beckenkorrektur:** „isometrischer Fersenschub" des thorakal konvexseitigen Beins (gegen Widerstand). Es soll nicht zu einem Absenken der Hüfte kommen.

In den Ausgangsstellungen Bauchlage, Rückenlage, Sitz und Vierfüßlerstand wird eine Abduktions- und Außenrotationsstellung des Beins der thorakalen Konkavseite zwecks Aufrichtung der LWS und Auflösung der Beckengegendrehung angefügt. Dabei muss jedoch auch hier das Becken als Ganzes mitgenommen, also „hereingerafft" werden.

Die kranialwärts nötigen Korrekturen – einschließlich der Dreh-Winkel-Atmung – schließen sich nahtlos an die Basisarbeit des Beckens an. Da bei der vierbogigen Skoliose meist der lumbale WS-Bogen der größere ist, kann es sein, dass kranialwärts nur kleine bis minimale Bögen vorhanden sind. In diesem Fall ist die Übungsrichtung geradeaus.

Ist der thorakale WS-Bogen größer, erfolgt auch die Übungsrichtung dafür nach der thorakalen Konkavseite, allerdings nicht ab der Hüfte, sondern erst ab oberhalb des Lendenwulstes.

Die geneigte und entdrehende Kopfhaltung ist auch dann nur nötig, wenn ein Zervikalbogen besteht und die HWS verdreht ist. Ansonsten wird der Kopf geradeaus gehalten.

KAPITEL

10 Fallbeispiele

10.1 Behandlungsverläufe

10.1.1 Die „Insel"

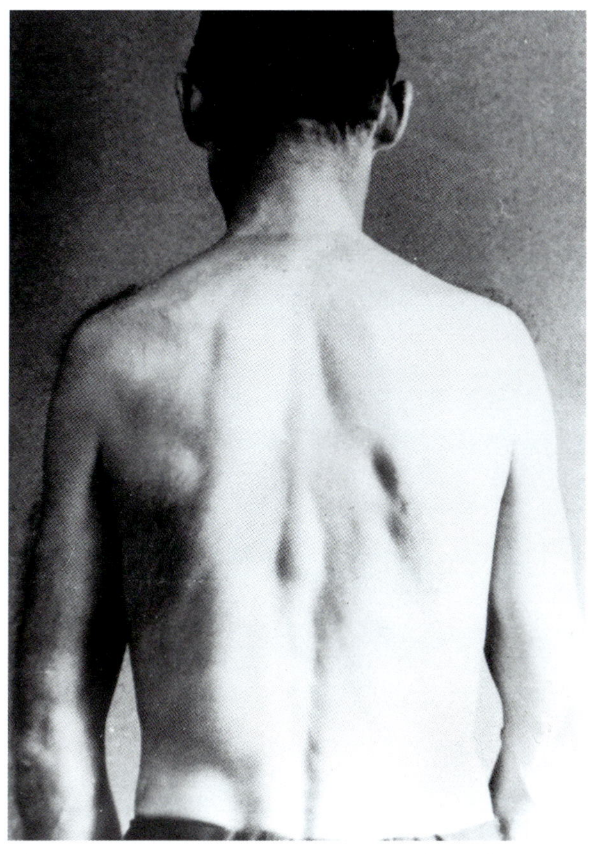

Abb. 10.1 57-jähriger Mann mit sog. Insel: Neben der Dornfortsatzreihe findet sich eine Vertiefung infolge muskulärer Insuffizienz. [M616]

Bei Haltungsverfall oder Morbus Scheuermann mit Neigung zum skoliotischen Abweichen der Wirbelsäule findet man oft neben dem gefährdeten Wirbelsäulenabschnitt eine Vertiefung infolge muskulärer Insuffizienz, sodass die in der Mitte befindliche kurze Dornfortsatzreihe wie eine Insel zwischen zwei Flussarmen hervorkommt (➤ Abb. 10.1). Eine Wirbelsäule kann auch mehrere solcher „Inseln" haben. Wir betrachten das als ein Signal des Körpers, der schief zu werden droht. Umgekehrt können wir beobachten, dass manche Skoliose während unserer Übungen wieder eine Insel zeigt, was besagt, dass die Skoliose wieder rückläufig ist.

10.1.2 29-jährige Patientin mit idiopathischer Skoliose

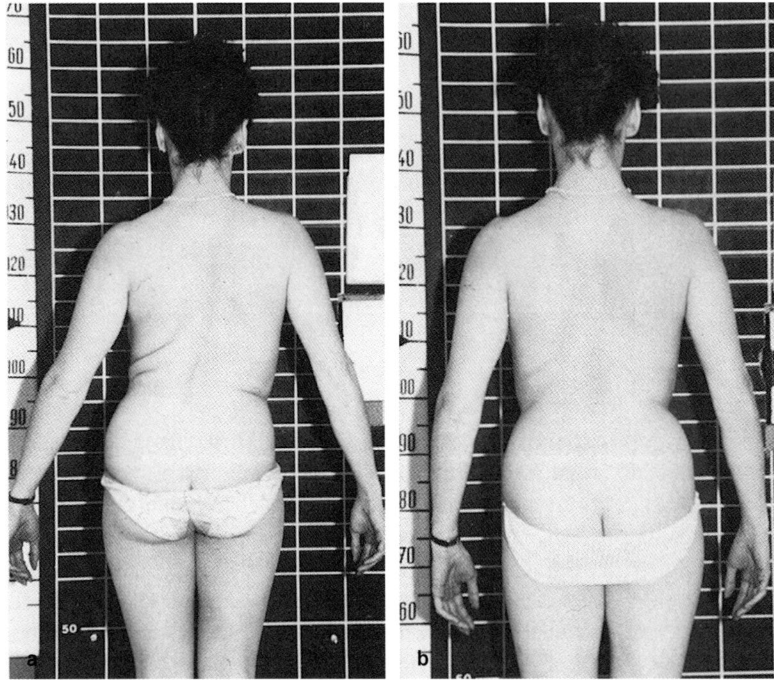

Abb. 10.2 29-jährige Patientin mit idiopathischer Skoliose [M616]
a. Zu Behandlungsbeginn
b. Nach 4 Wochen Intensivbehandlung

10.1.3 13-jähriges Mädchen mit Morbus Scheuermann

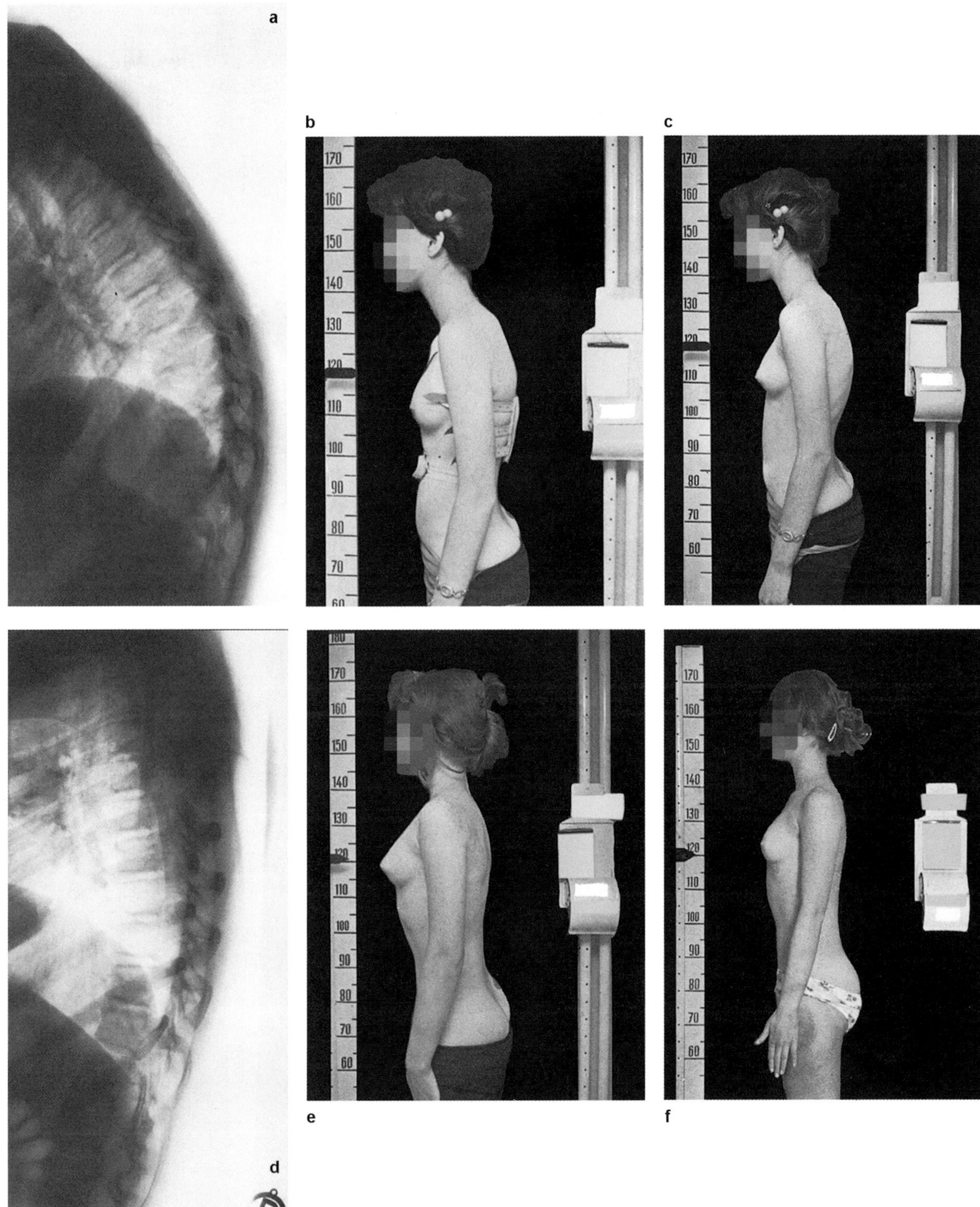

Abb. 10.3 13-jähriges Mädchen mit Morbus Scheuermann [M616]
a. Röntgenbild
b und c. Im Alter von 13,1 Jahren zu Beginn der Schroth-Behandlung.
d und e. Im Alter von 13,5 Jahren. Dazwischen liegen 6 Wochen Schroth-Behandlung.
f. Im Alter von 16,4 Jahren. Dazwischen liegen weitere zwei Behandlungen von jeweils 4 und 3 Wochen Dauer.

10.1.4 14-jähriges Mädchen mit idiopathischer Skoliose

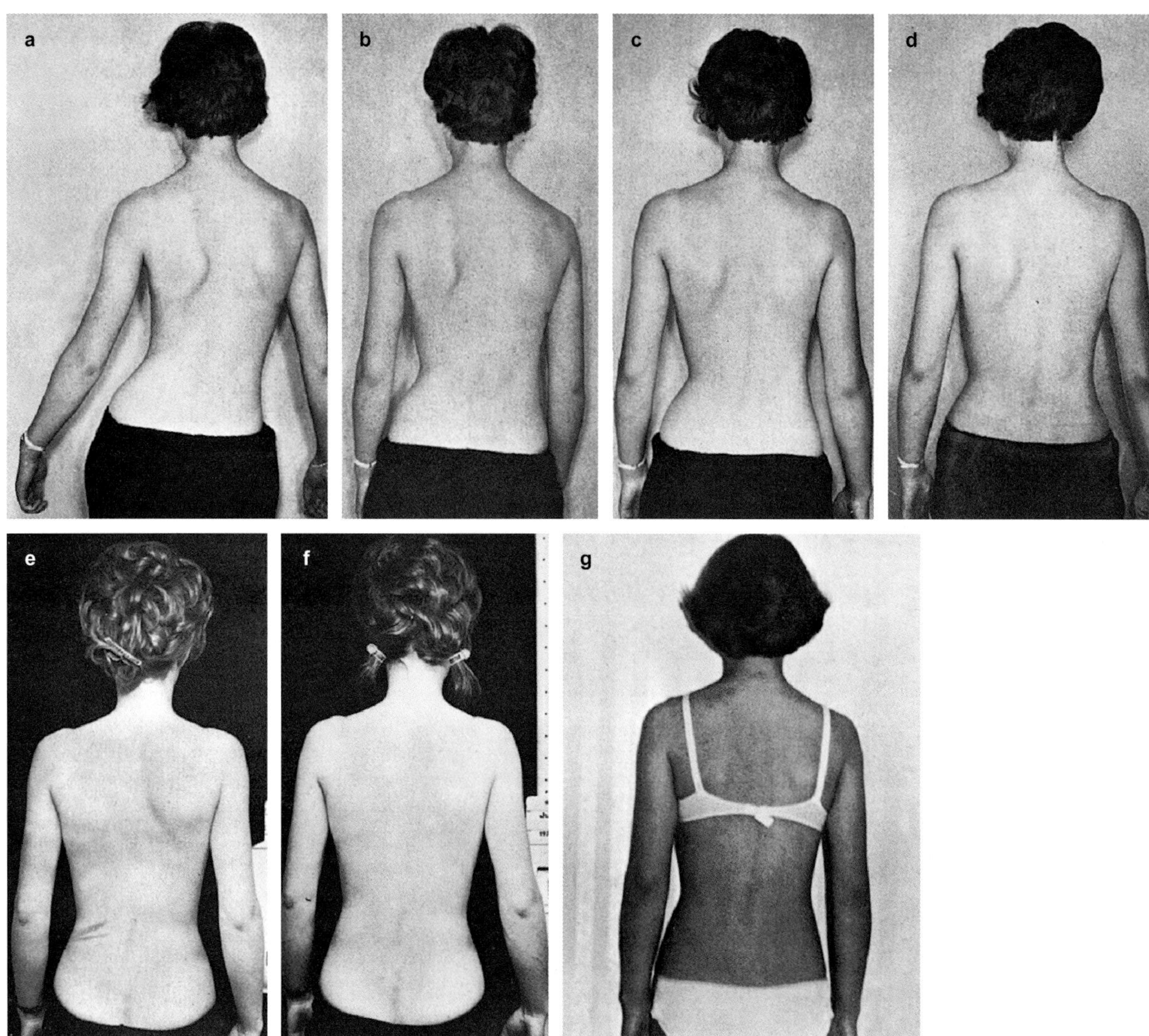

Abb. 10.4 14-jähriges Mädchen mit idiopathischer Skoliose [M616]
a. Zu Beginn der Schroth-Behandlung
b–d. Innerhalb der ersten 2-monatigen Behandlung nach Schroth. Im Röntgenbild ist diese gute Aufrichtung nicht so deutlich sichtbar: Verringerung von 30° auf 15°.
e. 2 Jahre später, nach weiteren 2 Monaten Schroth-Behandlung
f. 7 Jahre später im Alter von 23 Jahren
g. Kontrollfoto, von zu Hause geschickt

Es war kein weiteres Heilverfahren nötig, da die Patientin – neben einem anstrengenden Studium – daheim allein nach der gleichen Methode weitergeübt hat.

10.1.5 17-jähriger Patient mit Morbus Scheuermann

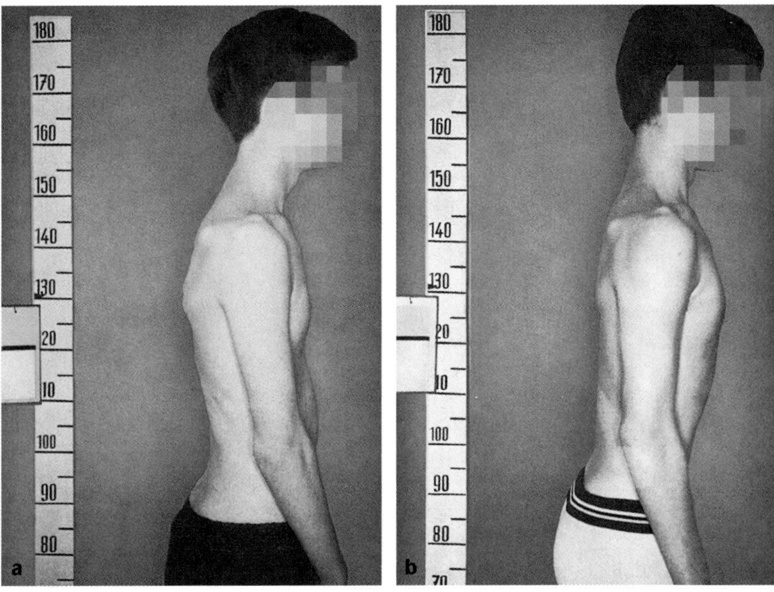

Abb. 10.5 17-jähriger Patient mit Scheuermann-Krankheit [M616]
a. Brustkorbasymmetrie unter der Brust
b. Nach 5 Wochen Schroth-Behandlung. Der vordere Brustkorb hat sich normalisiert.

10.1.6 10-jähriges Mädchen mit beginnender linksthorakaler Skoliose

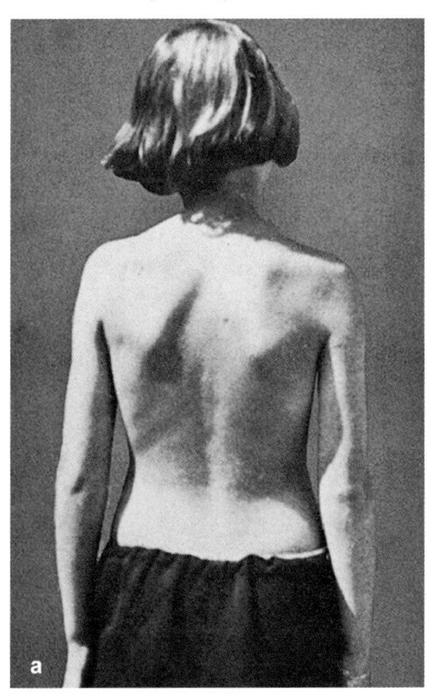

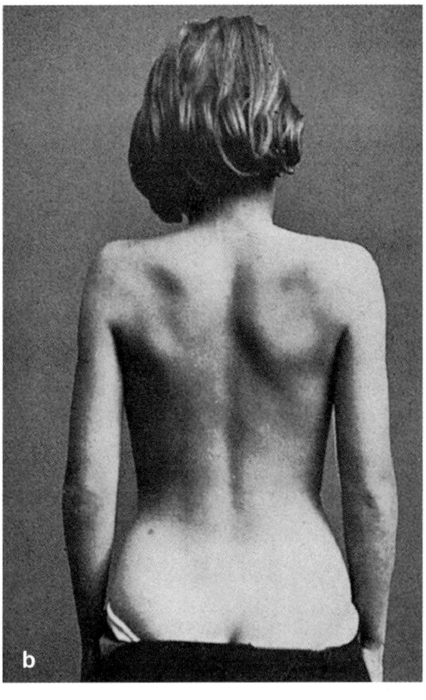

Abb. 10.6 10-jähriges Mädchen mit beginnender linksthorakaler Skoliose [M616]
a. Zu Behandlungsbeginn
b. Nach 8 Wochen Schroth-Behandlung

An diesem Beispiel ist erkennbar, wie wichtig es ist, eine beginnende Skoliose bzw. eine skoliotische Haltung sofort zu behandeln, noch ehe strukturelle Veränderungen eingetreten sind. Eine frühzeitige Behandlung erspart später weitere Behandlungen, die bei schweren Skoliosen meist erforderlich werden. Die Behandlung kann also nie als zu früh angesehen werden. Diese Patientin brauchte später kein weiteres Heilverfahren. Das Mädchen stellte sich 18-jährig noch einmal vor. Es ist gerade geblieben.

10.1.7 16-jähriges Mädchen mit rechtskonvexer Skoliose

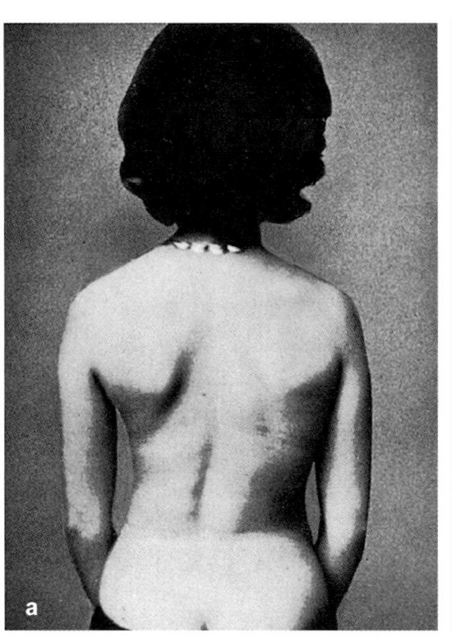

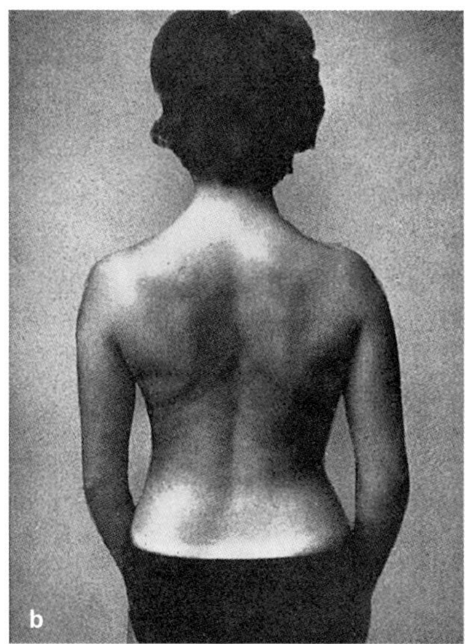

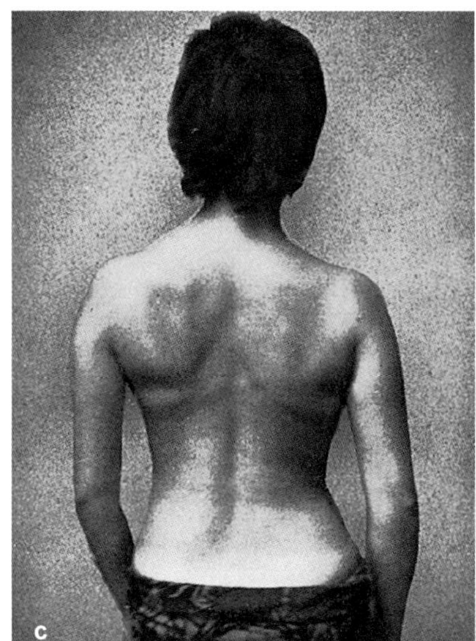

Abb. 10.7 16-jähriges Mädchen mit rechtskonvexer Skoliose [M616]
a. Zu Behandlungsbeginn
b. Nach 3 Monaten Schroth-Behandlung
c. Nach 5 Monaten Schroth-Behandlung

10.1.8 9-jähriges Mädchen mit linkskonvexer Skoliose

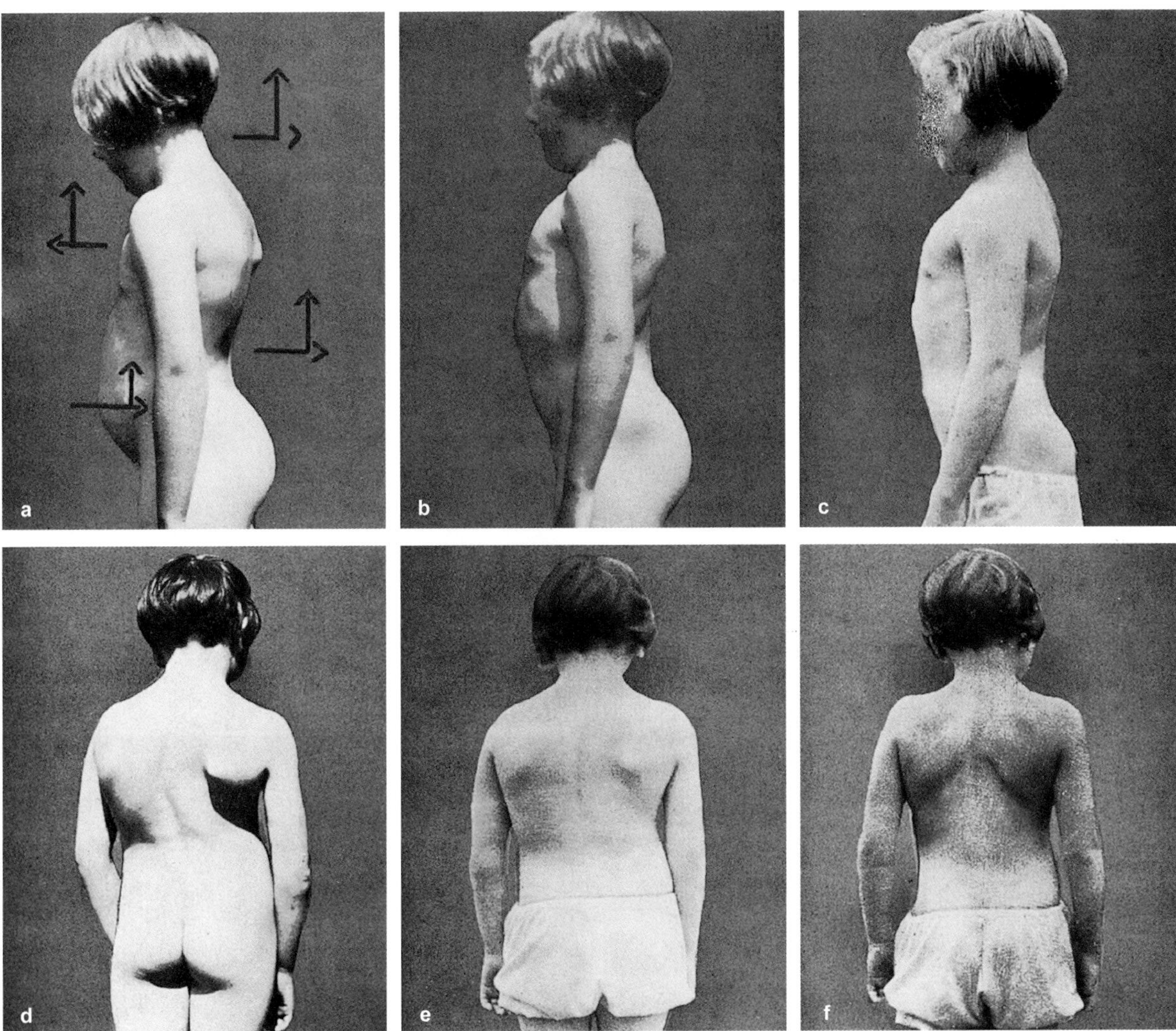

Abb. 10.8 9-jähriges Mädchen mit linkskonvexer Skoliose [M616]
a. Zu Behandlungsbeginn, von lateral
b. Nach 6 Wochen Schroth-Behandlung
c. Nach 13 Wochen Schroth-Behandlung
d. Zu Behandlungsbeginn, von dorsal
e. Nach 6 Wochen Schroth-Behandlung
f. Nach 13 Wochen Schroth-Behandlung

10.1.9 Rechtsthorakale Skoliose

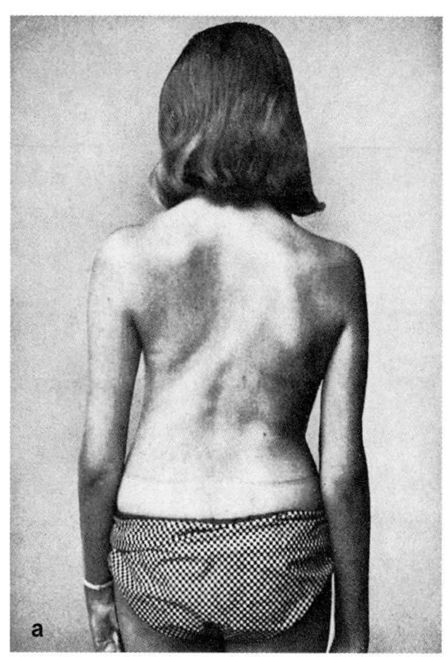

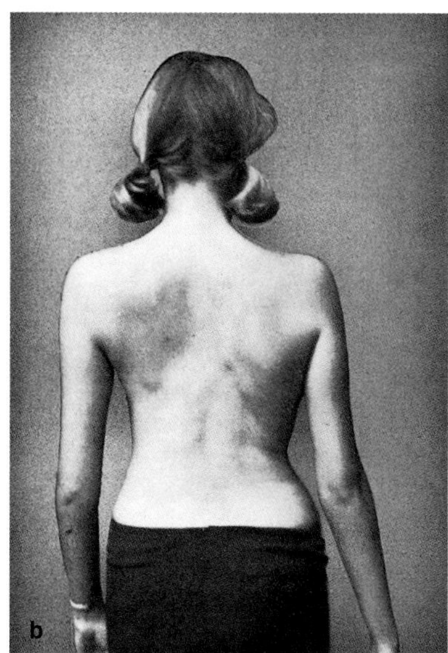

Abb. 10.9 Rechtsthorakale Skoliose [M616]
a. Zu Behandlungsbeginn
b. Nach 8 Wochen Schroth-Behandlung

10.1.10 19-jährige junge Frau mit rechtsthorakaler Skoliose

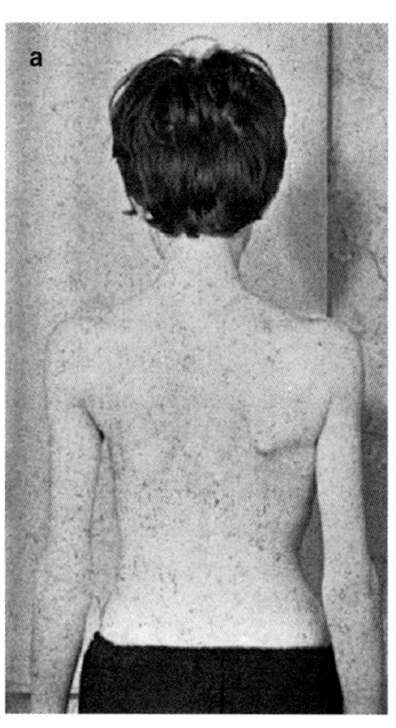

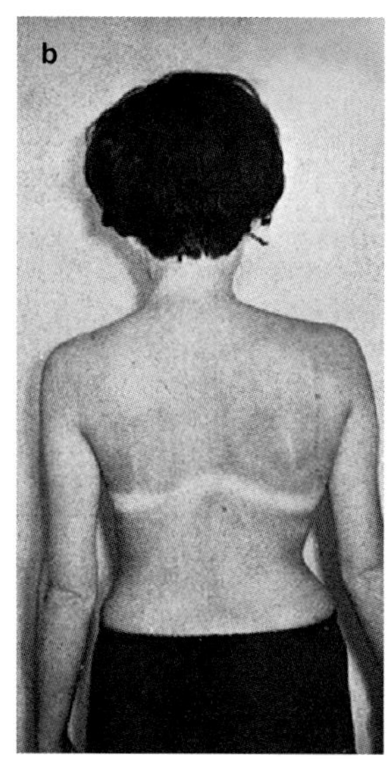

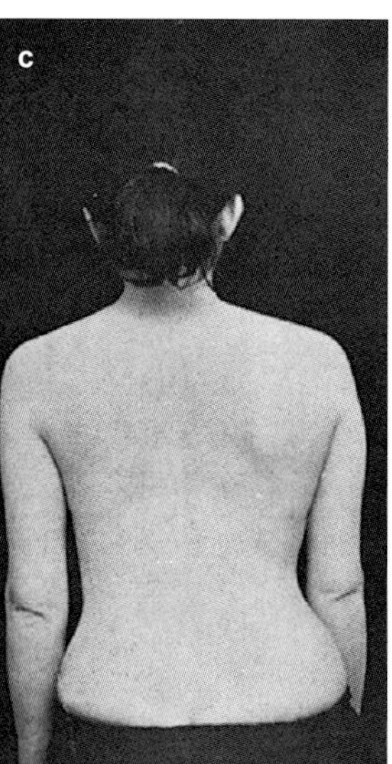

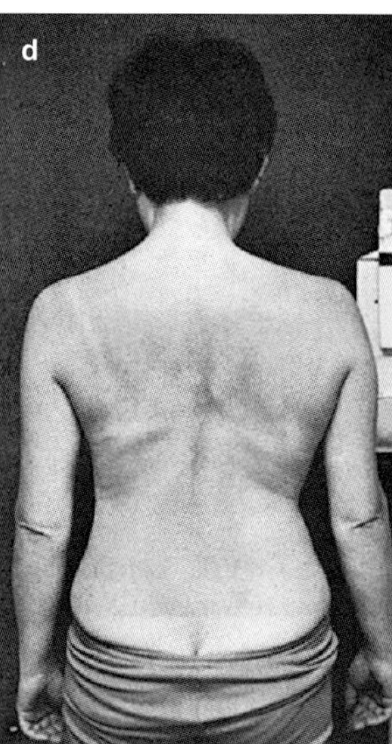

Abb. 10.10 19-Jährige mit rechtsthorakaler Skoliose [M616]
a. Mit 19,4 Jahren: Beginn der Behandlung
b. Mit 21,1 Jahren: Dazwischen liegen 2 Behandlungskuren von je 3½ Wochen.
c. Mit 23,5 Jahren: Die Patientin hat außer einer 2-wöchigen Behandlung allein weitergeübt.
d. Mit 29,7 Jahren: Außer dem häuslichen Alleinüben absolvierte die Patientin noch ein 6-wöchiges Heilverfahren bei uns.

10.1.11 16-jähriges Mädchen mit thorakolumbaler Skoliose

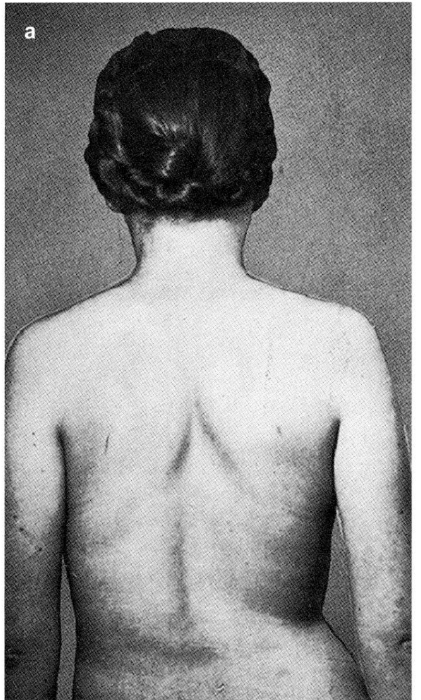
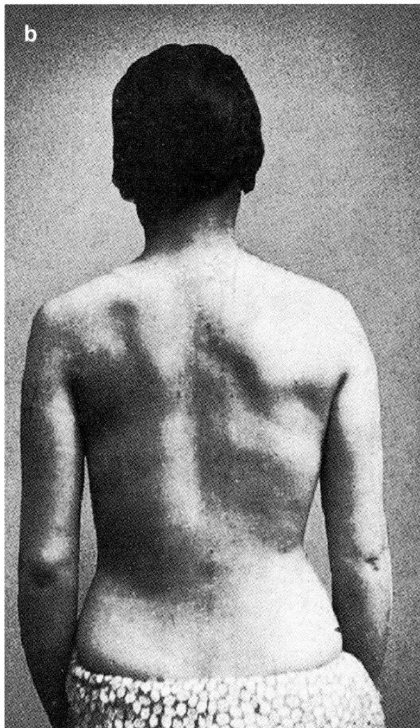
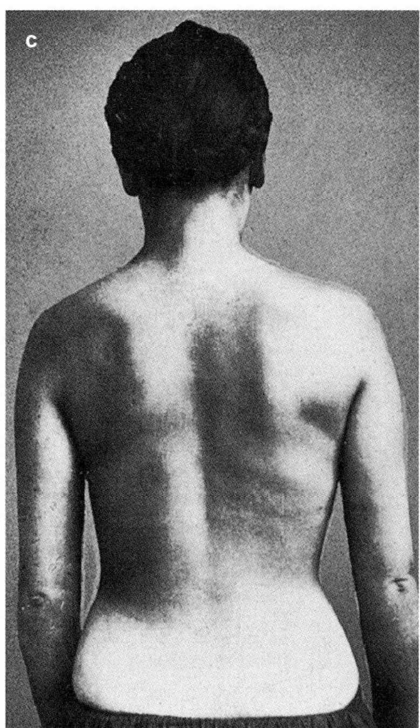

Abb. 10.11 16-jähriges Mädchen mit thorakolumbaler Skoliose, links, und prominenter Hüfte rechts. [M616]
a. Zu Behandlungsbeginn
b. Nach 6 Wochen Schroth-Behandlung
c. Im darauffolgenden Jahr zu Beginn der Behandlung. Das vorjährige Ergebnis war geblieben.

10.1.12 14-jähriges Mädchen mit rechtsthorakaler Skoliose

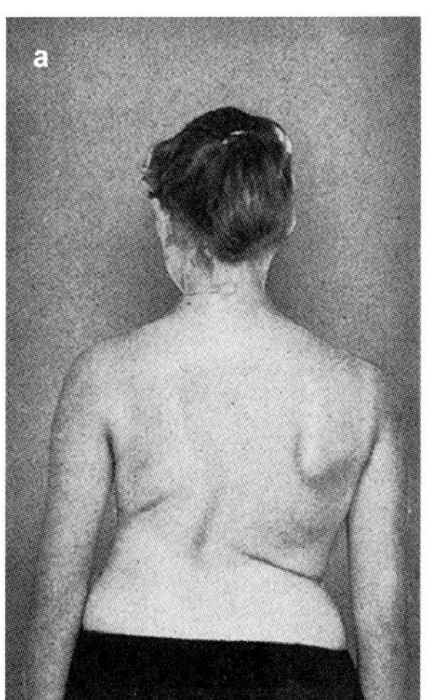
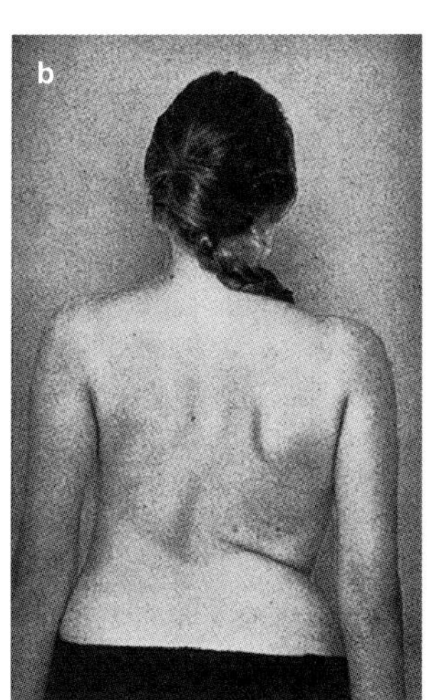
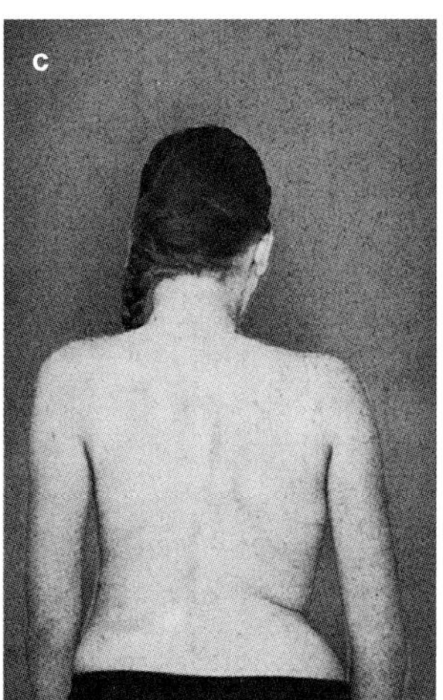
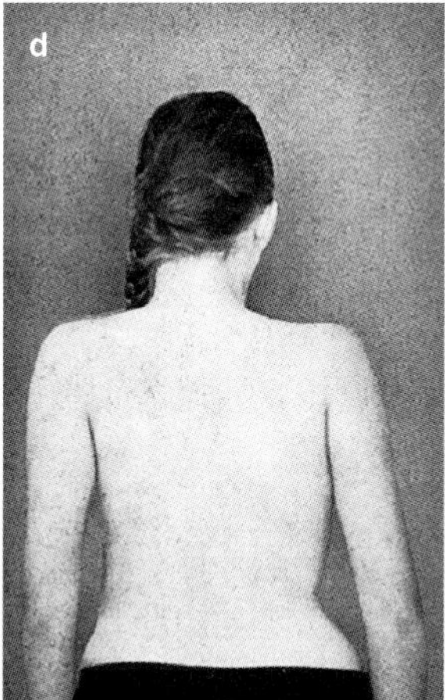

Abb. 10.12 14-jähriges Mädchen mit rechtsthorakaler Skoliose [M616]
a. Zu Behandlungsbeginn
b. Nach 3-wöchiger Schroth-Behandlung
c. Nach einer weiteren Behandlung von 4 Wochen im folgenden Jahr
d. Nach einer weiteren Behandlung von 4 Wochen im übernächsten Jahr

10.1.13 10-jähriges Mädchen mit Milwaukee-Korsett

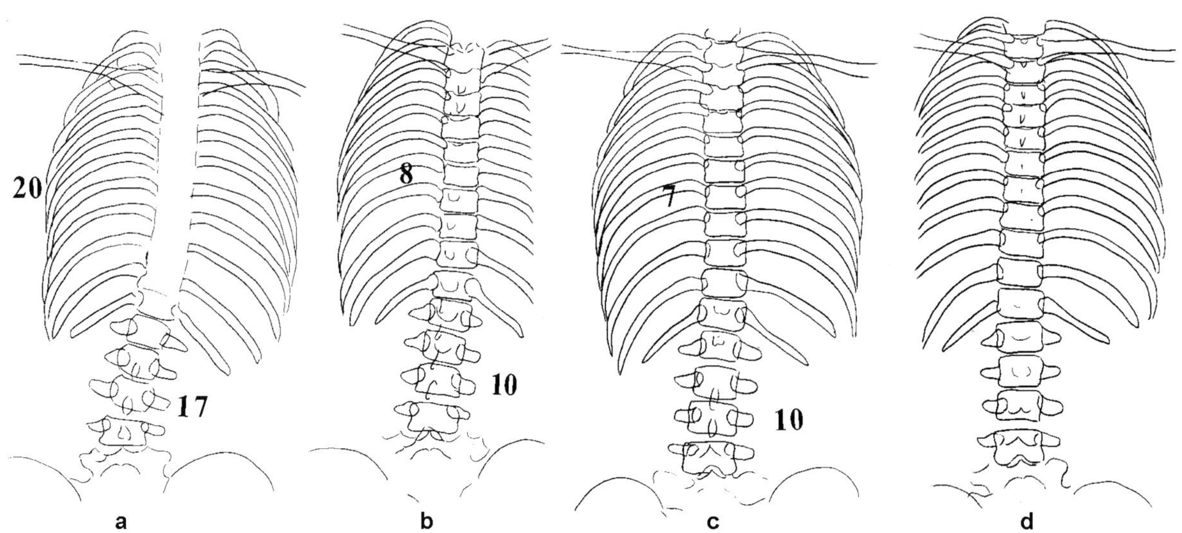

Abb. 10.13 Nachzeichnungen der Röntgenbilder eines 10-jährigen Mädchens [M616]
a. ½ Jahr vor Behandlungsbeginn: 20° und 17°
b. Mit 10,5 Jahren: Dazwischen liegt eine 4-wöchige Intensivbehandlung nach Schroth (8° und 10°).
c. Mit 11,1 Jahren nach einer weiteren 3-wöchigen Behandlung (7° und 10°). Das Milwaukee-Korsett wurde weiter getragen.
d. Mit 12,1 Jahren nach einer weiteren 6-wöchigen Schroth-Behandlung

10.1.14 Rechtsthorakale Skoliose

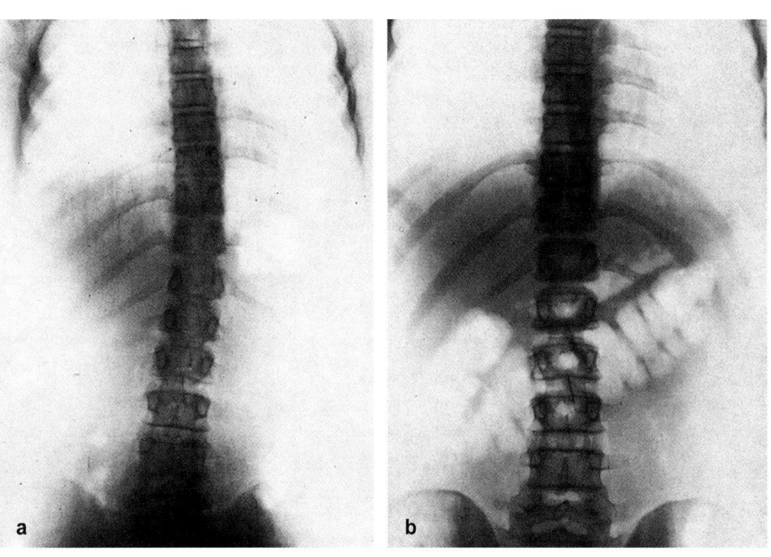

Abb. 10.14 Rechtsthorakale Skoliose [M616]
a. Zu Behandlungsbeginn
b. 1 Jahr nach Schroth-Behandlung durch eine externe Physiotherapeutin

10.1.15 13-jähriges Mädchen mit rechtsthorakaler Skoliose

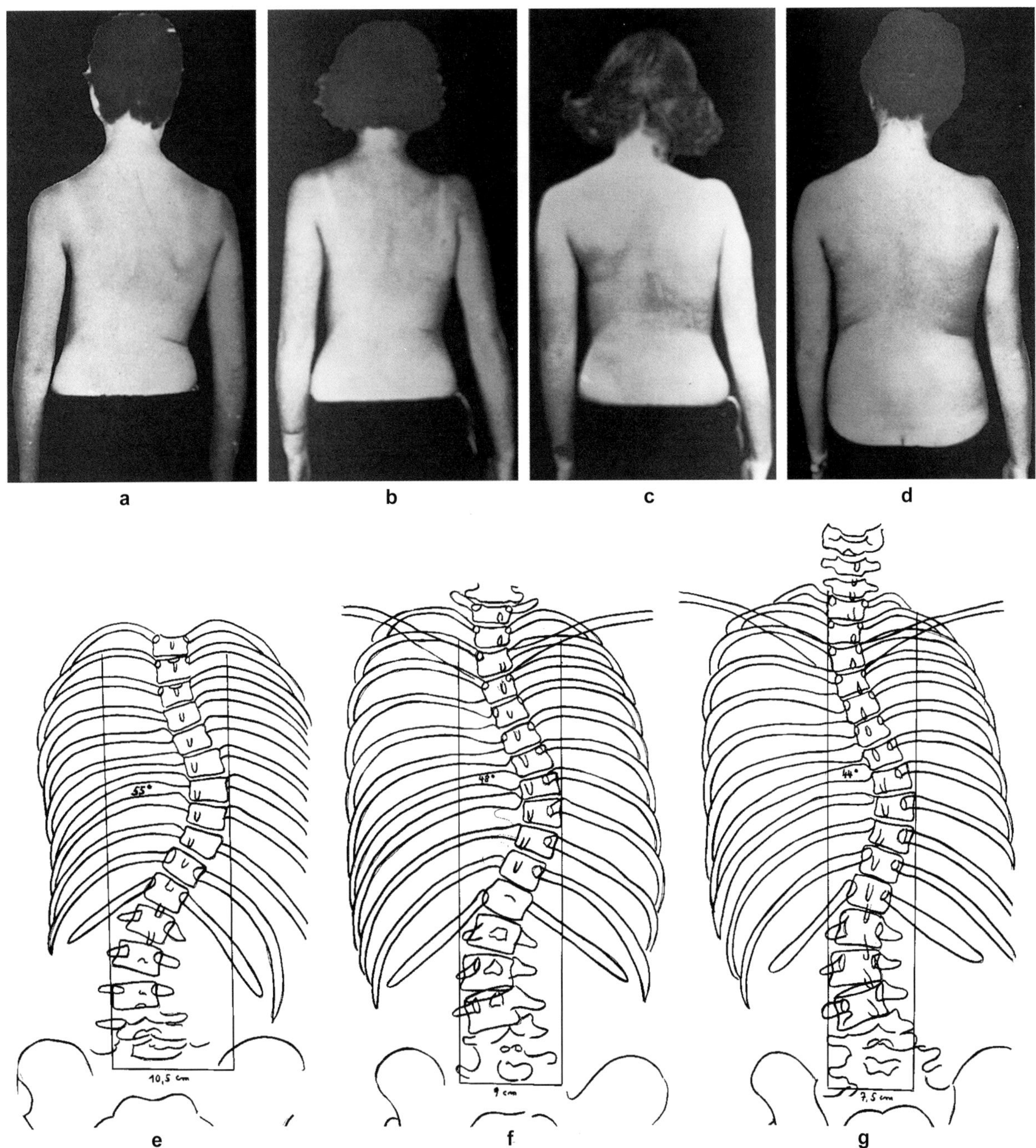

Abb. 10.15 13-jähriges Mädchen mit rechtsthorakaler Skoliose [M616]
a. Behandlungsbeginn mit 12,9 Jahren: 2.150 ccm VK, 2,5 cm Atemhub
b. Mit 13,11 Jahren: 2.600 ccm, 4,5 cm Atemhub, insgesamt 9 Wochen Behandlung
c. Mit 15,4 Jahren: 2.800 ccm, 11 cm Atemhub, weitere 7 Wochen Behandlung
d. Mit 18,1 Jahren: 2.900 ccm, 12 cm Atemhub, nochmals 11 Wochen Behandlung. Zwischenzeitlich übte die Patientin allein nach der Methode Schroth weiter.
e. Mit 13,3 Jahren: 2½ Monate nach der ersten 6-wöchigen Behandlung: 55°, WS-Bogenbreite 10,5 cm (Nachzeichnung des Röntgenbilds)
f. Mit 17,3 Jahren: nach insgesamt 23 Wochen Behandlung: 48°, WS-Bogenbreite 9 cm = 1,5 cm verschmälert (Nachzeichnung des Röntgenbilds)
g. Am selben Tag wie in f innerhalb einer Atemstreckübung aufgenommen: 44°, WS-Bogenbreite 7,5 cm = weitere 1,5 cm verschmälert (Nachzeichnung des Röntgenbilds)

10.1.16 10-jähriges Mädchen mit Skoliose bei Poliomyelitis

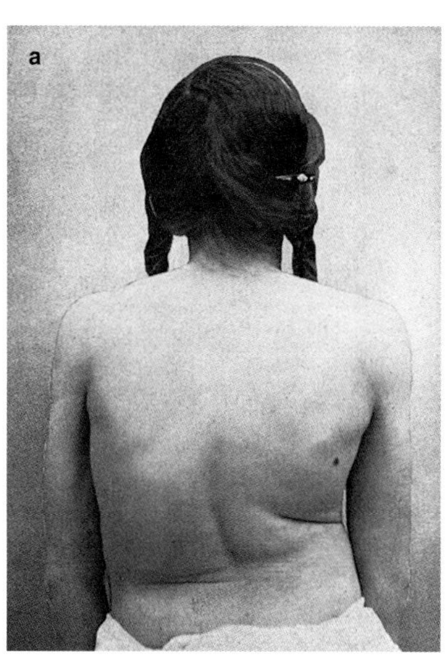

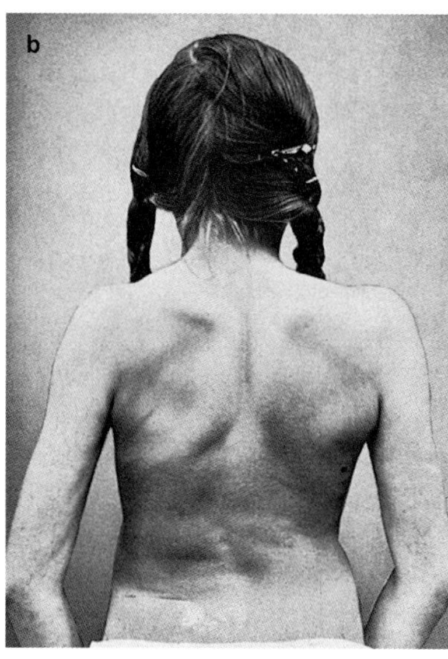

Abb. 10.16 10-jähriges Mädchen mit Skoliose bei Poliomyelitis [M616]
a. Zu Behandlungsbeginn
b. Nach 6 Monaten

10.1.17 16-jähriges Mädchen mit idiopathischer Skoliose

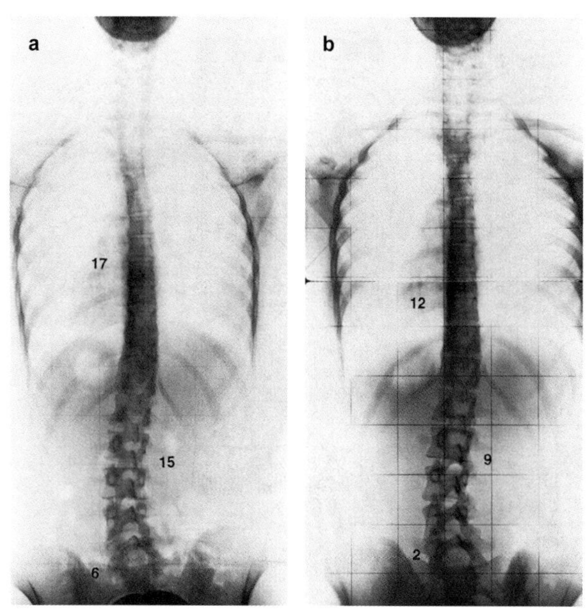

Abb. 10.17 Röntgenbilder eines 16-jährigen Mädchens mit idiopathischer Skoliose, deren jüngere Schwester ebenfalls an Skoliose leidet. [M616]
a. Zu Behandlungsbeginn
b. Dasselbe Mädchen mit 17 Jahren: Dazwischen liegen zwei 3- und eine 2-wöchige Intensivbehandlung nach Schroth. In der Zwischenzeit übte das Mädchen nach derselben Methode allein weiter. Der thorakale WS-Bogen flachte von 17° auf 12° ab, der lumbale von 15° auf 9°, der lumbosakrale von 6° auf 2°. Die Verbesserung erfolgte in der Pubertät.

10.1.18 15-jähriges Mädchen mit lumbosakralem Bogen

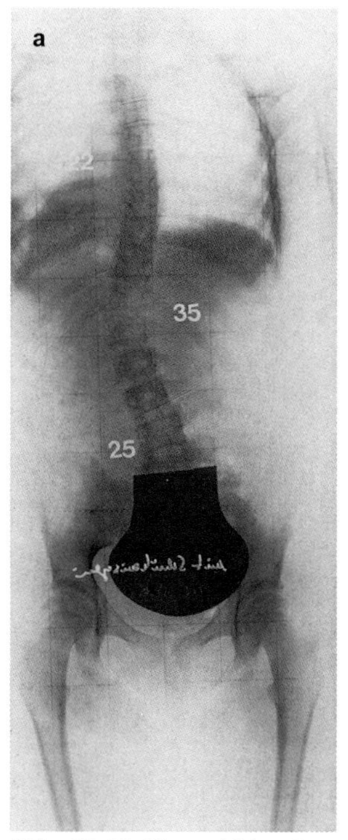

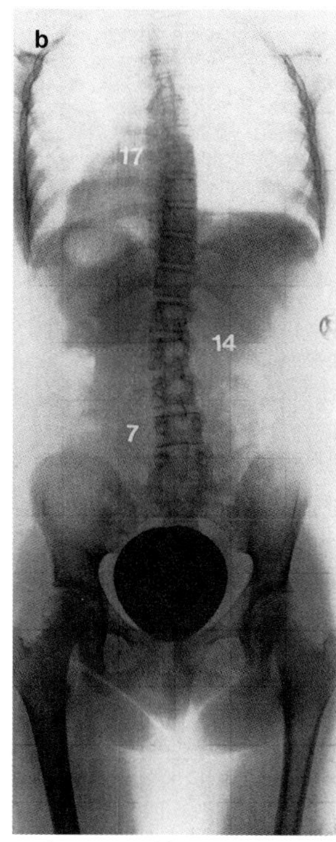

Abb. 10.18 Röntgenbilder eines 15-jährigen Mädchens mit geringer thorakaler Rechtskrümmung. [M616]
a. Zu Behandlungsbeginn: Die lumbale Krümmung nach links ist deutlich ausgeprägter. Es besteht außerdem noch eine lumbosakrale WS-Krümmung nach rechts. Bei den meisten Skoliosen mit einem lumbosakralen WS-Bogen mit nach außen getretener Hüfte ist der lumbale Bogen größer als der thorakale.
b. In der 6-wöchigen Intensivbehandlung nach Schroth wurde die thorakale Krümmung von 22° auf 17°, die lumbale Krümmung von 35° auf 14° und die lumbosakrale Krümmung von 25° auf 7° reduziert.

10.2 Problemfälle von A bis Z

10.2.1 Fall A: LWS-OP wegen Drehgleitens

(Zu diesem Patienten s. a. ➢ Abb. 7.17, ➢ Abb. 7.18)

Das Übungsergebnis beweist, dass sich bei richtiger Anwendung der Schroth-Übungen auch im Alter von über 60 Jahren noch Korrekturen erreichen lassen (➢ Abb. 10.20–10.21). Das Wichtigste ist und bleibt, dass der Lumbalbogen zur Mitte rückt bzw. sich begradigt. Deshalb muss mit der Korrektur auch ganz unten begonnen werden.

Steht der lumbosakrale WS-Bogen senkrecht, zieht er auch den kaudalen Teil des lumbalen WS-Bogens zur Mitte. Das nach links weggestreckte Bein, welches das Becken nach links zieht, bewirkt ein passives Zusammenziehen des lateralen Lendenwulstes, der während der Übung zusätzlich nach vorn oben innen gedreht und „geatmet" werden muss, notfalls mit Unterstützung des Behandlers. Ist der Lumbalbogen gestreckter, steht auch sein kranialer Anteil senkrecht. Das bewirkt wiederum, dass der kaudale Teil des thorakalen Bogens mit zur Mitte rückt. Der Hinterkopfschub zieht bis in den kranialen Anteil des thorakalen Bogens.

MERKE

Wichtig ist und bleibt immer, dass das gute Korrekturergebnis während der Ausatmungsphase lange und intensiv unter Muskelmantelspannung erhalten bleibt, um neue Bewegungsmuster einzuschleifen.

Wir haben vergleichende Röntgenaufnahmen anfertigen lassen (➢ Abb. 10.19a, b), um zu ergründen, ob die Muskelzylinder-Übung für den Patienten vorteilhaft ist.

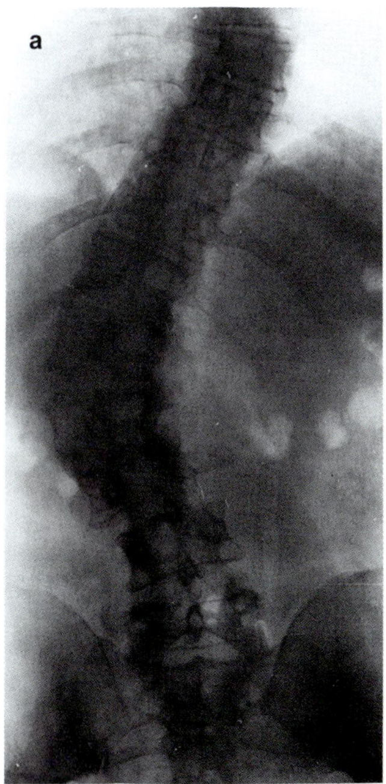

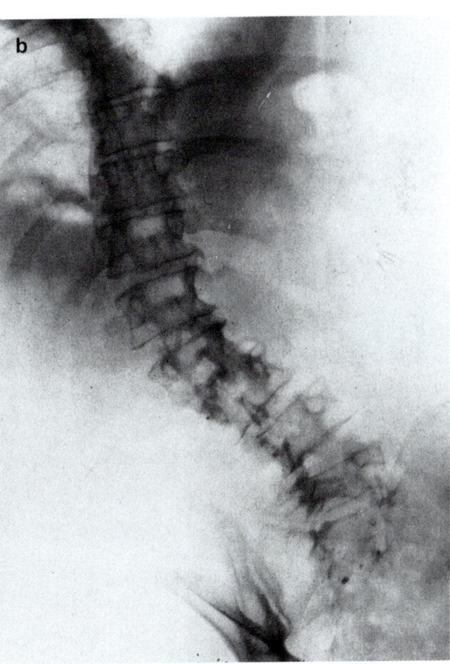

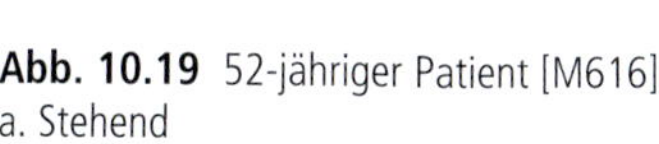

Abb. 10.19 52-jähriger Patient [M616]
a. Stehend
b. In der Übung: Man erkennt, dass bei einer Seitneigung des Oberkörpers nach links L4 und L5 weiter in die Fehlstellung nach rechts gezogen werden und sich außerdem stark verdrehen, was im aufrechten Stand nicht der Fall ist. Wäre kein Röntgenbild vorhanden, wäre der Patient nicht geneigt, dieser Übung zu entsagen. Dieser Fall macht verständlich, dass bei einem derart verdrehten LWS-Bogen, noch dazu nach einer LWS-Versteifungsoperation, die Muskelzylinder-Übung entfallen muss, auch wenn sie optisch sehr gut erscheint, denn die darunter und die darüber liegenden versteiften Wirbel gehen dabei in die Fehlrichtung.

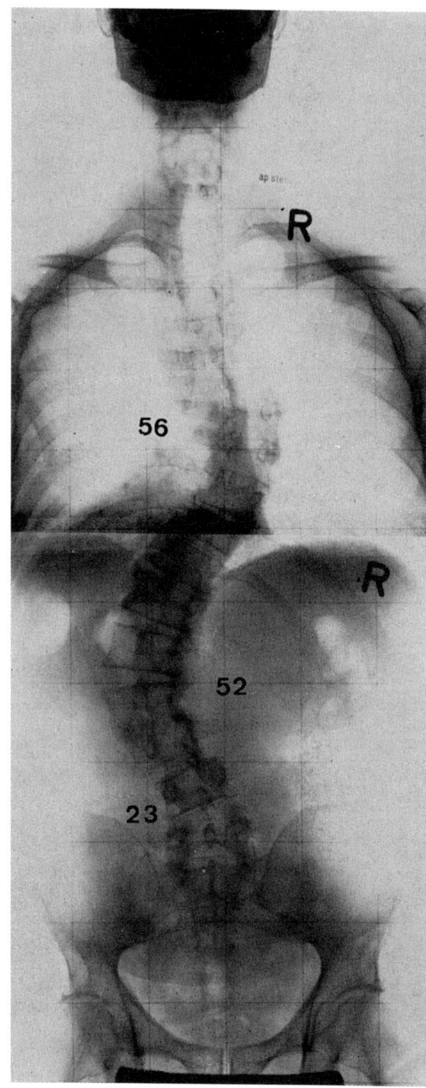

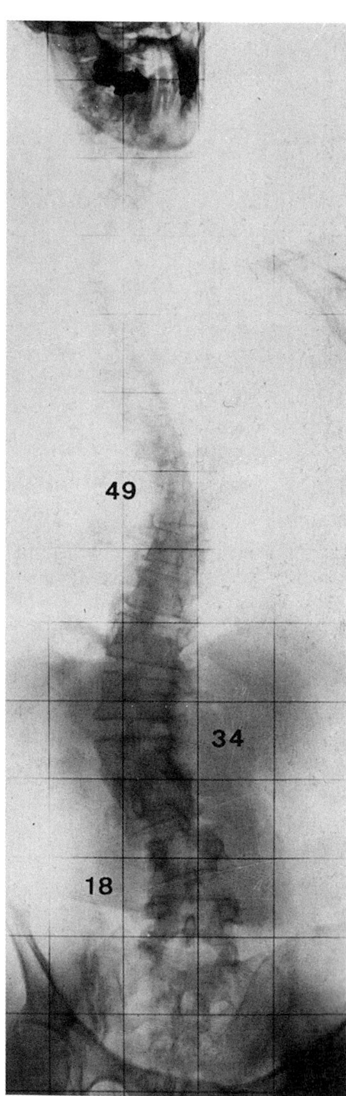

Abb. 10.20–10.21 Die Röntgenbilder des inzwischen 63-jährigen Patienten aus Abb. 10.19 [M616]

Abb. 10.20 (links) Im Stehen thorakal 56°, lumbal 52° und lumbosakral 23°

Abb. 10.21 (rechts) Während einer Übung in Bauchlage mit links abduziertem Bein: Der Oberkörper wird oberhalb des Lendenwulstes nach links geneigt. Ausführung mit Hinterkopfschub und Korrekturatmung. Dabei sind die Krümmungsbögen thorakal um 7°, lumbal um 8° und lumbosakral um 5° abgeflacht.

10.2.2 Fall B: Ergebnis konträrer Übungsbehandlung und Wiedergutmachung

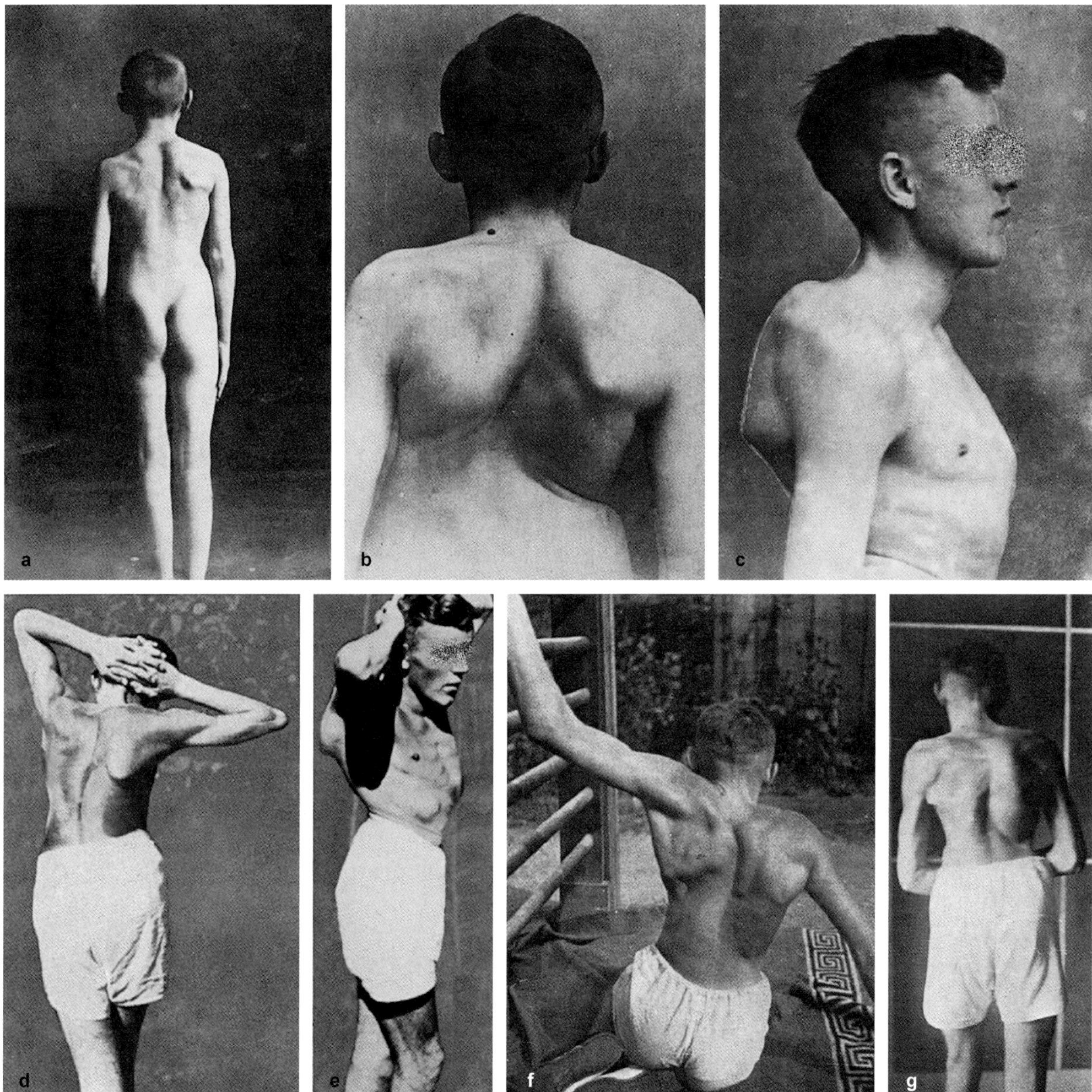

Abb. 10.22 12-jähriger Patient [M616]
a. Durch die Methode Schroth innerhalb von 2 Monaten in seiner Muskulatur weitgehend gekräftigt und gebessert
b/c. Mit 16 Jahren: Dieses Ergebnis entstand unter Behandlung mit den damals gängigen Methoden (schwedische Umkrümmungsübungen)
d/e. Der Patient demonstriert eine sogenannte Schwedische Umkrümmungsübung, wobei der Oberkörper gegen das Becken seitwärts gebeugt und verdreht wird.
f. Eine Schroth-Übung zur Wiederherstellung des Körpergleichgewichts. Sie zeigt weitere Möglichkeiten günstiger Entwicklung. Der isometrische Muskelzug mit dem linken Arm darf erst *nach* der atmungsorthopädischen Entdrehung des Thorax erfolgen.
g. Derselbe Patient nach einer 10-wöchigen Schroth-Behandlung. Annähernd gut erreichte Berichtigung des fehlerhaften Gleichgewichts.

10.2.3 Fall C: Bending-Aufnahmen zur Erklärung der Wirkung von Seitbiegungen des Oberkörpers gegen das Becken

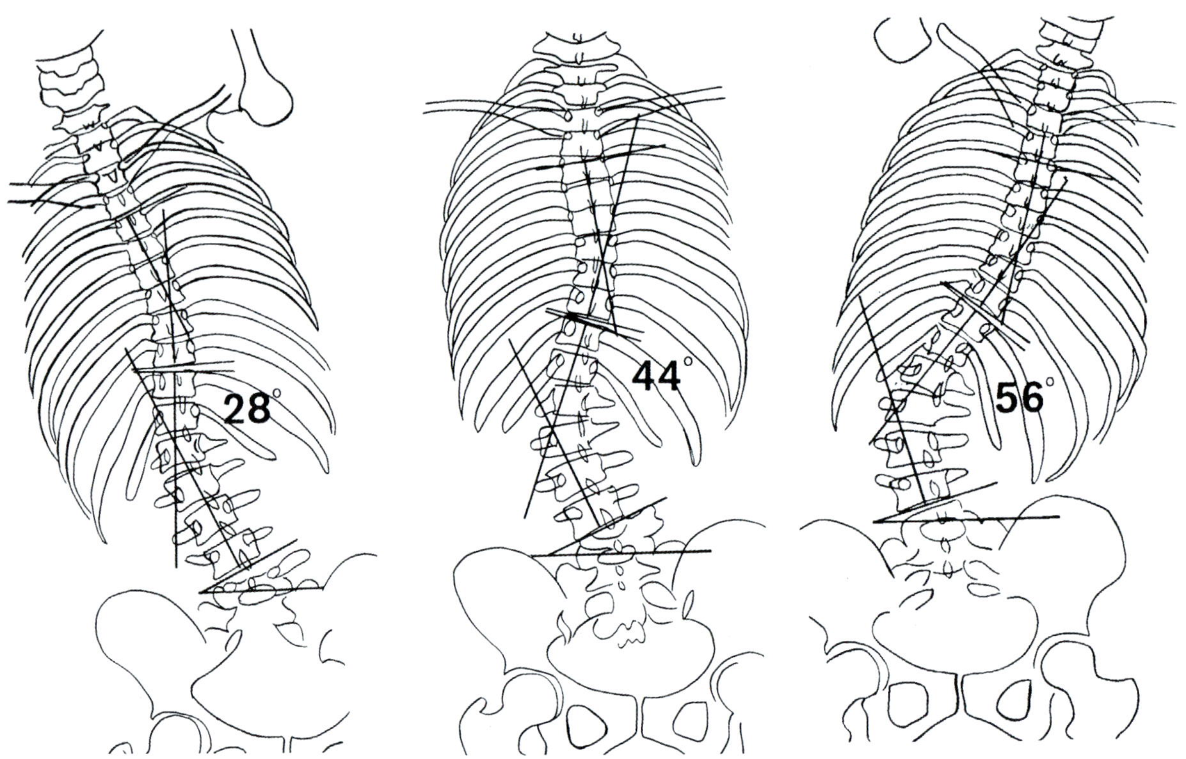

Abb. 10.23–Abb. 10.25 Nachzeichnung von Röntgenbildern eines 16-jährigen Mädchens mit idiopathischer Skoliose thorakal rechts, lumbal links [M616]

Abb. 10.23 (links) Neigung des Thorax nach links verringert die lumbale sowie die thorakale Krümmung, derotiert die LWS.

Abb. 10.24 (Mitte) Aufrechter Stand

Abb. 10.25 (rechts) Beugung des Thorax nach rechts streckt die thorakale Krümmung, vergrößert und verdreht jedoch die LWS-Krümmung weiter (➤ Kap. 7).

10.2.4 Fall D: Angeborene Skoliose mit statischer Ursache

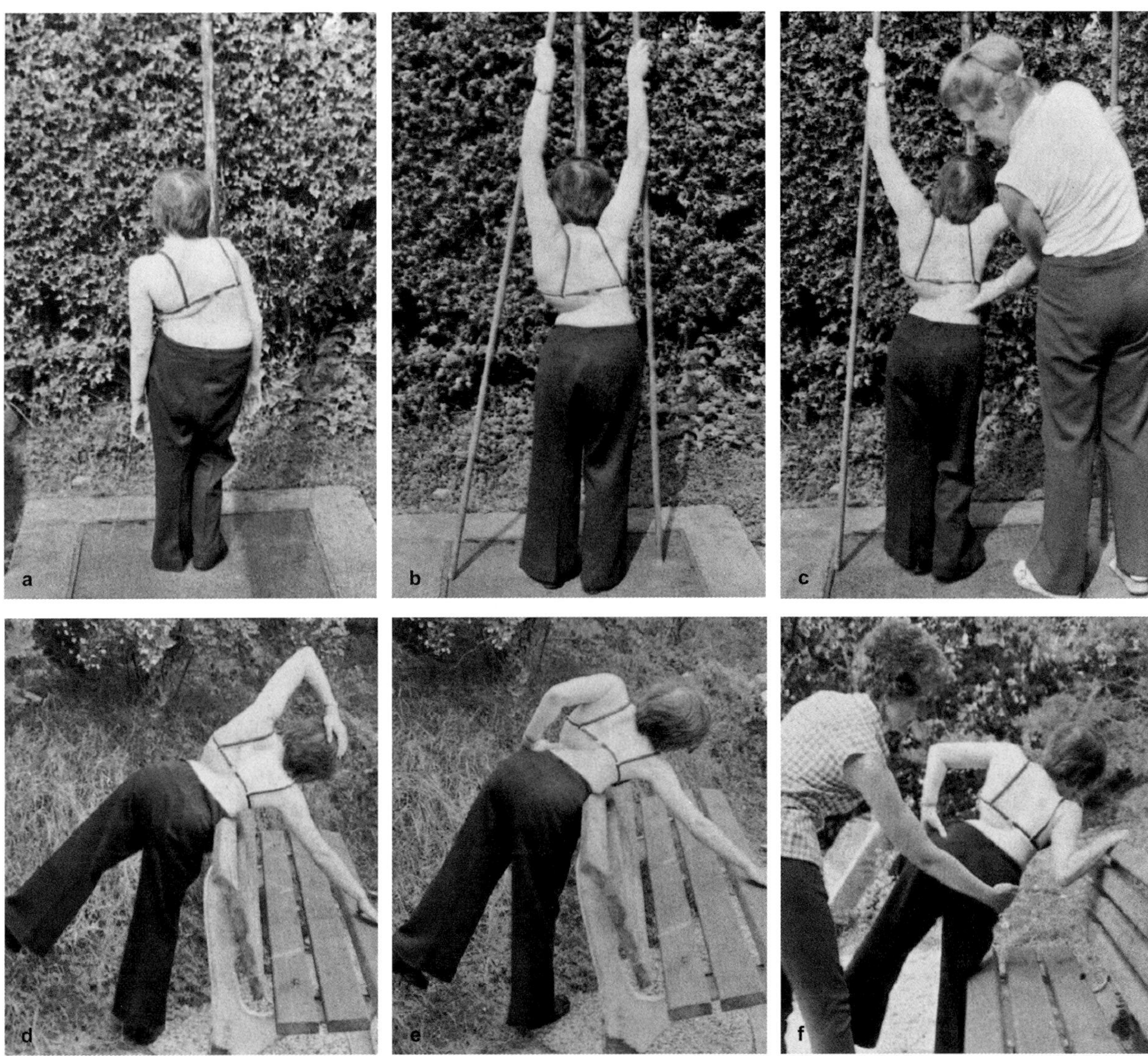

Abb. 10.26 25-jährige Patientin mit angeborener Skoliose und 4 cm Beinverkürzung links, die durch orthopädische Schuhe ausgeglichen wird. Trotz allem besteht ein sogenanntes „skoliotisches Gleichgewicht" des Körpers. [M616]
a. Bei der Eingangsuntersuchung war nicht klar ersichtlich, ob die Patientin eine Rechts- oder Linksskoliose hat. Das konnte erst während der Übungen festgelegt werden.
b. Die Patientin hebt sich durch einen kräftigen Druck mit den Stöcken gegen den Boden mit dem Oberkörper aus dem Beckengürtel heraus. Es wird nun eine reine linksthorakale Skoliose mit herausstehender konkavseitiger Hüfte und einem tiefen Knick unterhalb des Rippenbuckels sichtbar.
c. Das Körpergewicht wird auf das rechte Bein verlagert und damit das fehlerhafte Gleichgewicht berichtigt. Die lumbale Rechtskrümmung wird durch einen manuellen Drehgriff nach vorn innen entdreht, wobei die Patientin die Atmung in die linke Lendenregion lenkt.
d. Das mithilfe des Therapeuten erlangte Körpergefühl wird nun in selbstständiger Arbeit reproduziert. Die Lehne der Bank fixiert das Becken. Die Last des Oberkörpers hängt an der schwachen linken Lumbalmuskulatur und zwingt sie, in Länge und Kraft zu arbeiten.
e. Variation 1: Die linke Hand schiebt die linke Hüfte nach hinten und unten. Der Daumen kontrolliert gleichzeitig, ob die gewünschte Muskulatur anspricht.
f. Variation 2: Es erfolgt noch ein aktiver Zug mit dem rechten Arm, wodurch die rechte Schulter diagonal nach außen oben gezogen wird. Die manuelle Hilfe erinnert die Patientin, dass die rechte Hüfte „hereingerafft" werden muss. Am Ende jeder einzelnen Einatmungskorrektur erfolgt während der Ausatmungsphase das sogenannte „Einsteinen" – eine starke isometrische Muskelmantelspannung, um das Ergebnis nach und nach zu erhalten.

10.2.5 Fall E: Nach Gipsbettkorrektur

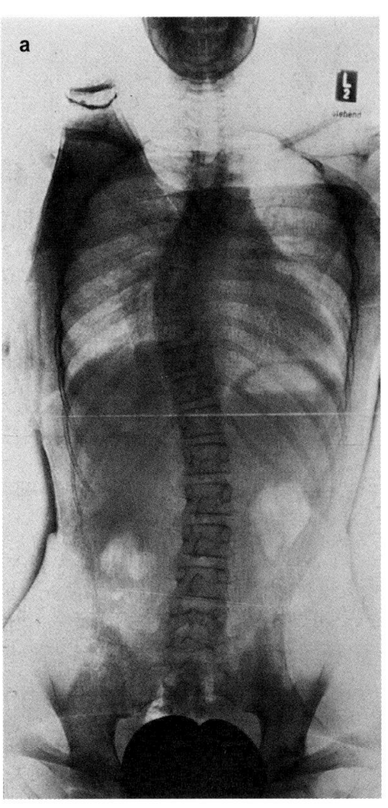

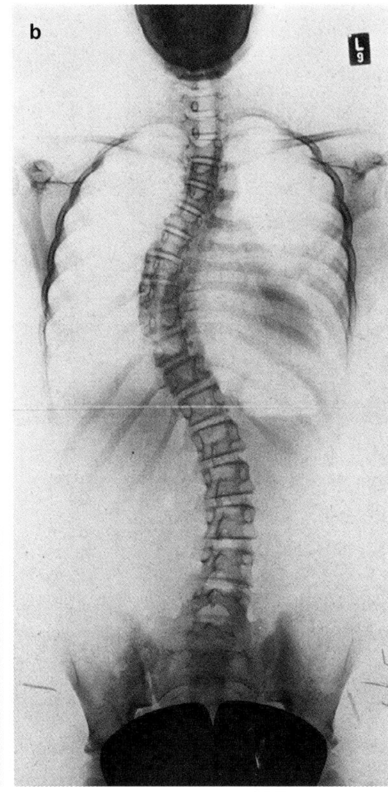

Abb. 10.27 12,8 Jahre altes Mädchen [M616]
a. Zustand nach Gipsbettkorrektur
b. 5 Monate später sichtbare Verschlechterung: zervikal von 21° auf 29°, thorakal von 32° auf 52°, lumbal von 18° auf 36° und lumbosakral von 7° auf 7°.

Diese Aufnahmen machen deutlich, dass sich die Krümmungen nach Abnahme des Korrekturgipses wieder vergrößern, wenn keine Korsettversorgung bzw. Übungsbehandlung erfolgt. Am zweckmäßigsten wäre es, wenn die Patienten bereits während der Gipskorrekturbehandlungen isometrische Spannungsübungen i. S. Schroths durchführen, damit sie bei Abnahme des Gipses über eine arbeitsbereite Muskulatur verfügen, mit der sie die Besserung der Gipsbehandlung erhalten und wenn möglich noch steigern können.

10.2.6 Fall F: Verlagerung der LWS infolge der thorakalen Aufrichtung

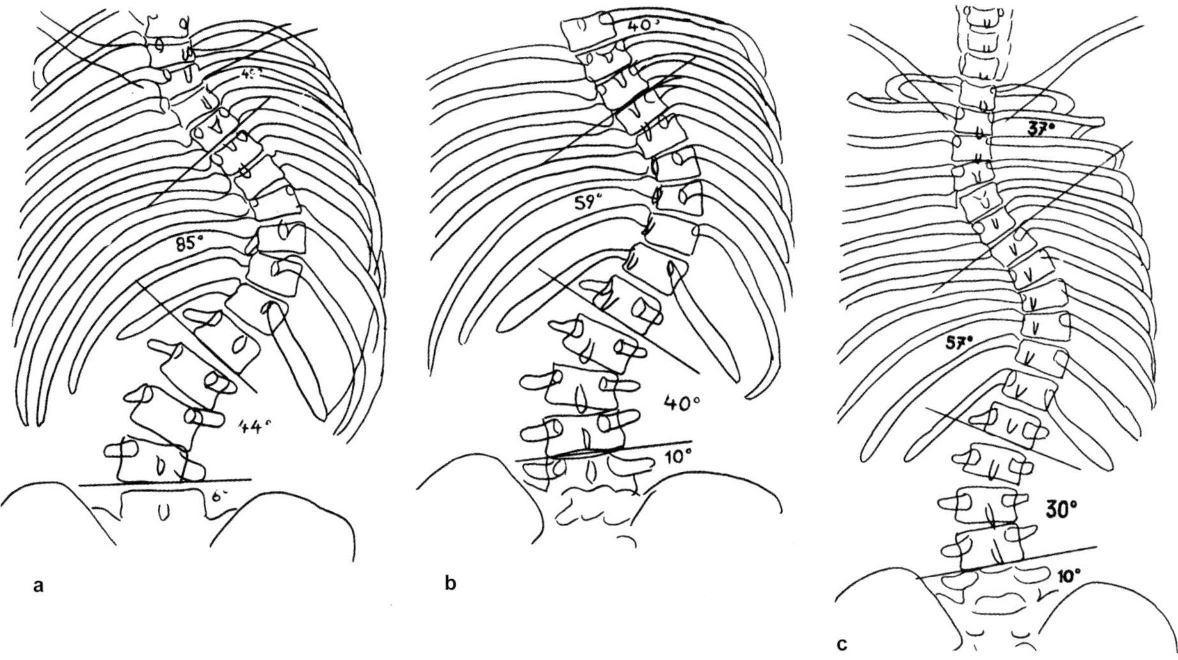

Abb. 10.28 Nachgezeichnete Röntgenbilder eines 20,10 Jahre alten Mannes [M616]
a. 6 Monate vor Beginn der Schroth-Behandlung: 45°, 85°, 44°, 6°.
b. 14 Monate später: 40°, 59°, 40°, 10°. Dazwischen liegt eine 6-wöchige Intensivbehandlung nach Schroth. Danach übte der Patient allein weiter. Der LWS-Bogen hat sich nur um 4° verbessert und sich infolge der Aufrichtung des thorakalen Bogens leicht nach links verlagert. L4 hat nun eine Schrägstellung von 10°, was uns und den Patienten irritierte.
c. Weitere 5 Monate später: 37°, 57°, 30°, 10°. Das Röntgenbild zeigt den Patienten in seiner dritten Intensivbehandlung während einer Atem-Streckübung, wobei sich der Lumbalbogen um weitere 10° verringert, die Schrägstellung von L4 jedoch geblieben ist. Man erkennt eine gewisse Kippbewegung zwischen L5 und S1.

10.2.7 Fall G: Vorpubertäre instabile Skoliose

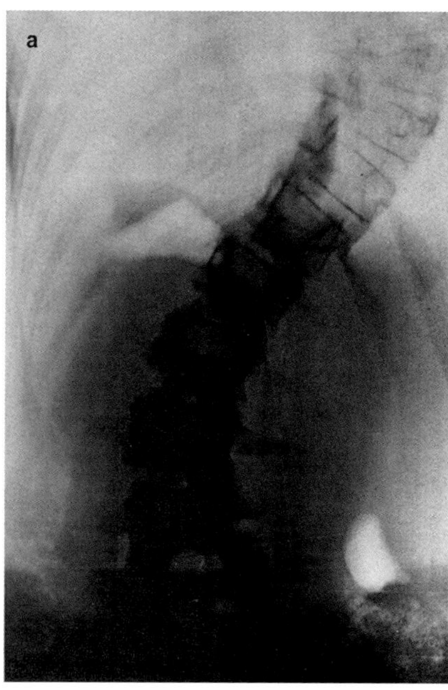

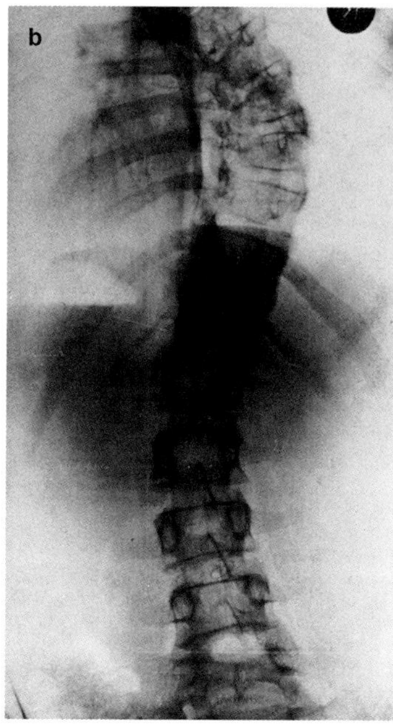

Abb. 10.29 11,3 Jahre altes Mädchen mit instabiler Skoliose [M616]
a. Zu Behandlungsbeginn
b. Während einer atmungsorthopädischen Übung mit Berücksichtigung des sogenannten „skoliotischen Gleichgewichts" (der statischen Dekompensation): Verbesserung thorakal von 74° auf 51°, lumbal von 48° auf 27°.

Die Patientin – noch vor der Pubertät – hat eine ganz erhebliche instabile Skoliose, statisch dekompensiert.

Im Rahmen der Schroth-Übungen erzielt sie eine gute Aufrichtung der skoliotischen Krümmungen, die jedoch im Alltag nicht allein gehalten werden kann. Deshalb wurde ihr von uns das Tragen eines Korsetts empfohlen, das während der bestmöglichen aktiven Körperkorrekturen nach Schroth angepasst und später immer wieder auf die neuen korrigierten Verhältnisse eingestellt werden musste. Das Korsett sollte noch weit über das Ende der Pubertät hinaus getragen werden.

Nur mit dieser kombinierten Behandlung – Schroth-Gymnastik plus Korsett – war hier ein Erfolg zu erwarten.

10.2.8 Fall H: Versteifte Kyphoskoliose mit gleichzeitiger Scheuermann-Krankheit

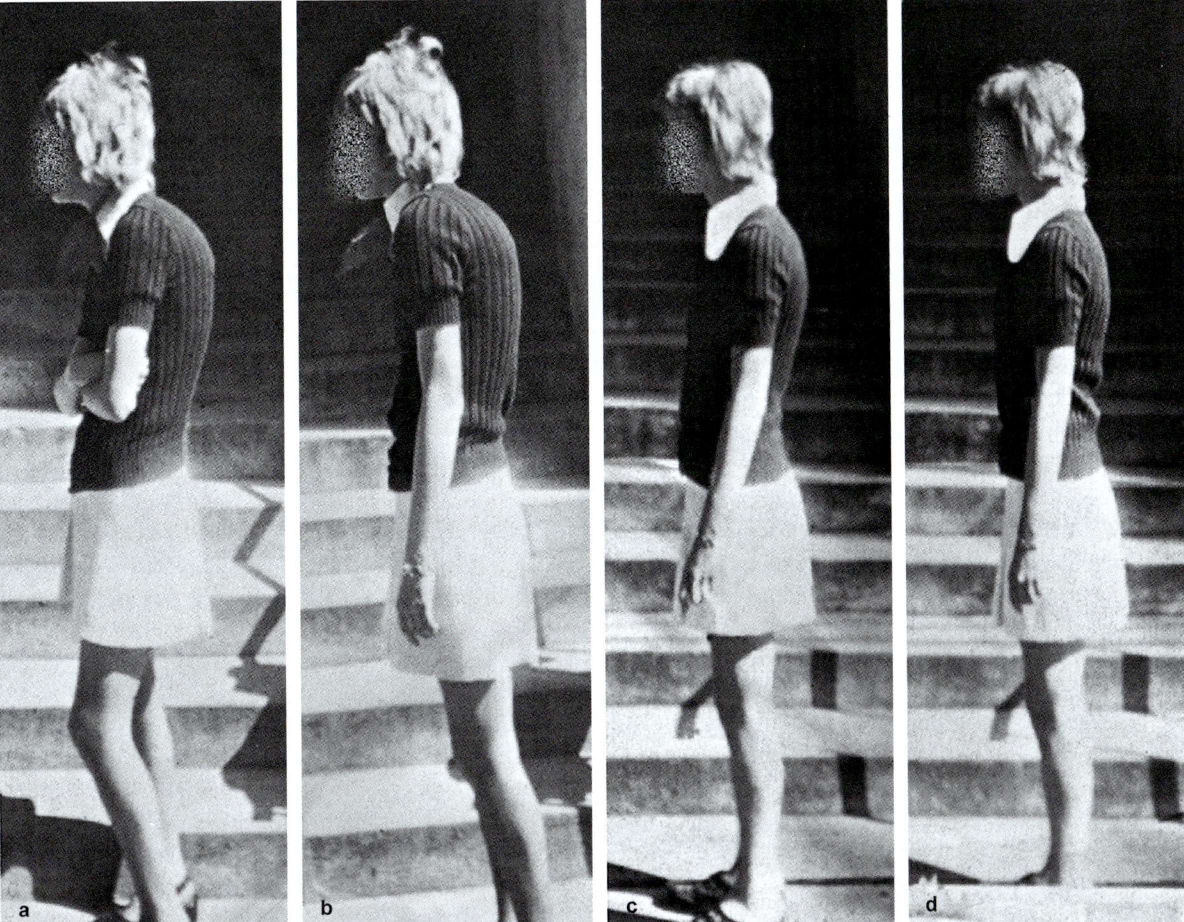

Abb. 10.30 Versteifte Kyphoskoliose [M616]
a. Gewohnheitsmäßige unzweckmäßige Haltung und starre Verformung vor der Schroth-Behandlung
b. Bestmögliche Haltung vor der Behandlung
c. Gewohnheitsmäßige Haltung nach der 12-wöchigen atmungsorthopädischen Behandlung
d. Bestmögliche Haltung nach der 12-wöchigen atmungsorthopädischen Behandlung

10.2.9 Fall I: Gedanken über die Aussage von Röntgenkontrollen bei der Übungsbehandlung nach Schroth

Die Skoliosebehandlung macht die Befunderhebung durch das Röntgenbild nötig. Die Krankengymnastin kann viel zielsicherer arbeiten, wenn sie das Röntgenbild zur Behandlung heranziehen kann.

Für den Patienten ist es ebenfalls zweckmäßig, wenn er seine Verformung in Lebensgröße sieht und die entsprechenden Übungen an seinem Röntgenbild erklärt bekommt. So kann er seine Röntgenbilder mittels Transparentpapier durchzeichnen und seine Fortschritte verfolgen.

Man sollte jedoch nicht allzu starr nur auf das Röntgenbild schauen, sondern sich auch nach dem äußeren Erscheinungsbild richten, das die Fotografie zeigt. Oft werden größere Knochendefekte durch die Muskulatur von außen verdeckt. In einem solchen Fall wird der Patient weniger irritiert, wenn er sein Röntgenbild zunächst nicht sieht.

In ihren ersten Berufsjahren – ab 1921 – hat die Begründerin der Methode, Frau Katharina Schroth, nur vereinzelt ein Röntgenbild von Orthopäden zur Verfügung gestellt bekommen. In den meisten Fällen musste sie deshalb nur aufgrund des äußeren Erscheinungsbilds und ihrer Erfahrung behandeln. Erst in der Zeit von 1947 bis 1951, in der die Sozialversicherungsanstalt Sachsen jeden ihrer Patienten mit Röntgenaufnahmen prüfte, bekam sie ausreichend Röntgenbilder zu sehen.

Betrachtet man z. B. die Röntgenzeichnung einer 37-jährigen Patientin (➢ Abb. 10.31), könnte man theoretisieren: Die konkavseitigen Rippen befinden sich, wie man sieht, in Inspirationsstellung und die konvexseitigen in Exspirationsstellung.

Dies ergibt sich aus der Bogenform des Rückgrats sowie der Verformung der kostovertebralen Gelenke und scheint eine Notregulation des Körpers zu sein, damit er nicht vollends in sich zusammenrutscht. Gelänge es, die Verfestigungen der betreffenden Wirbelgelenke geschmeidig zu machen und damit die Wirbelsäule durch aktive Streckung in Richtung nach links wieder aufzurichten, würden auch die konkavseitigen Rippen wieder abwärts zeigen.

Die 11. und 12. Rippe links haben sich bei dieser Patientin beträchtlich verlängert, wahrscheinlich um der linken Rückenseite Halt zu verleihen. Die rechten freien Rippen hingegen wurden durch die Schwere des Rippenbuckelüberhangs und weil sie bereits gegen den Beckenkamm stoßen, nach kaudal und ventral abgedrängt und deformiert. Oft ragen diese freien Rippen unterhalb des Rippenbuckels senkrecht in den Leib hinein und reizen besonders die Leber. Äußerlich entsteht dort die Falte, der Knick.

Diese beiden letzten freien Rippen gehören nach Schroth bei der dreibogigen Skoliose therapeutisch gesehen zum Beckengürtel, da sie gleichsinnig mit ihm verdreht sind. Sie müssen Schroth zufolge deshalb auch gleichsinnig mit ihm entdreht werden. Das geht nur, wenn dort Platz geschaffen wird, indem der Oberkörper nach links geneigt (nicht gebeugt, sondern abgeschert!) wird, vorerst als Übung, später für dauernd. Die Übung für diese Patientin muss also aus vielfältigen Gründen zweckmäßigerweise mit der Behandlung des Lumbalbogens beginnen:

- Nach-innen-Rücken der linken Hüfte
- Körpergewicht im Stand auf das linke Bein bzw. im Sitzen auf die linke Gesäßhälfte
- Dadurch Verlagerung des Oberkörpers nach links, was die Entlastung der rechtsseitigen Taillengegend zur Folge hat.

Nun erst ist die Möglichkeit geschaffen, die freien Rippen rechts aus der Tiefe herauszuheben, und zwar durch eine gezielt einseitig angesetzte und gedanklich rechts einseitig ausgeführte Zwerchfellatmung, die in manchen Fällen sogar im Röntgenbild nachweisbar ist. Unter der Eingeweideverdrängung von innen her oder durch das gefüllte Luftkissen des Lungengrunds heben sich bei diesem Vorgang diese letzten Rippen nach außen (= lateral und dorsal) und nach oben (= kranial). Es gibt keine andere Möglichkeit, außer über die Atmung. Das ergibt sich zwangsweise. Wodurch könnten diese freien Rippen sonst angehoben werden?

Klinisches und röntgenologisches Bild

Obwohl die konkavseitigen Rippen links im Röntgenbild horizontal stehen, muss man dennoch bei der bewährten Technik bleiben, diese Rippen mit der Einatmung seitwärts und kopfwärts zu spreizen sowie rückwärts und kopfwärts zu weiten bei gleichzeitigem Abstieg der Zwerchfellkuppel. Dieses Geschehen muss der Patient auch geistig verfolgen und *erfühlen.*

Diese kostodiaphragmale Atembewegung, in Korrektur- bzw. Überkorrekturstellung des Thorax und Beckens ausgeführt, aktiviert gleichzeitig die geschwächten atrophischen lumbalen Muskeln rechts. Dadurch rückt der Lumbalbogen mehr nach der Mitte. Der ganze Taillenraum wirkt nun weniger keilförmig, normaler. Da sich der Oberkörper gleichzeitig nach der konkaven Seite *neigt,* zwingt er seinerseits die rechten lumbalen Muskeln zur Arbeit bzw. haltenden Tätigkeit. Das bedeutet, sie werden *lang* und *kräftig.* Vorher waren sie kurz, abgequetscht und inaktiv und deshalb atro-

(Fortsetzung der Legende zu Abb. 10.31)

e. Vorstellungsbild der gewünschten Übungsrichtung = Geradestellung der LWS, maximale anatomisch noch mögliche Streckung der WS sowie der konkaven Thoraxabschnitte „im rechten Winkel". Dadurch Aufhebung des Reibungsschmerzes unterhalb des Rippenbuckels. Oberhalb des Rippenbuckels wird noch der sogenannte „Schultergegenzug" erforderlich, der durch einen Zug mit dem rechten Arm horizontal aus der Konkavität des oberen WS-Bogens nach außen unter gleichzeitigem Entdrehen und Zusammenspannen des hinteren sowie des seitlichen Rippenbuckelüberhangs erfolgt. [L143]
f. Foto zu Behandlungsbeginn [M616]
g. Ergebnis nach der 6-wöchigen Behandlung, während der obige Gesichtspunkte angewandt wurden. [M616]
h. Bei einer Beugung des Oberkörpers zur Konvexseite vergrößert sich der Lumbalbogen. Das Erscheinungsbild wird zerrissen. Der LWS-Bogen wird nach lateral gedrängt. Damit verstärkt sich auch die Verdrehung, was sich ebenfalls auf die höher gelegenen Krümmungen auswirkt. [M616]
i. Bei einer Beugung des Oberkörpers zur Konkavseite vergrößert sich der Thorakalbogen. Die Beckenstellung steht jetzt korrigierter. Von da aus erfolgt die aktive Korrektur nach den Schroth-Grundsätzen, welche die Weitung „im rechten Winkel" und die Beatmung der weiter kranial liegenden Konkavitäten erzwingen, wodurch die Nachteile in Vorteile verwandelt werden. Bei Skoliosen dürfen niemals Rumpfseit**beugen** gemacht werden. Nur die **Neigung** zur thorakalen Konkavseite, bei der weder rechts noch links Verengungen entstehen, können die Formverschiebungen des Rumpfs günstig beeinflussen. [M616]

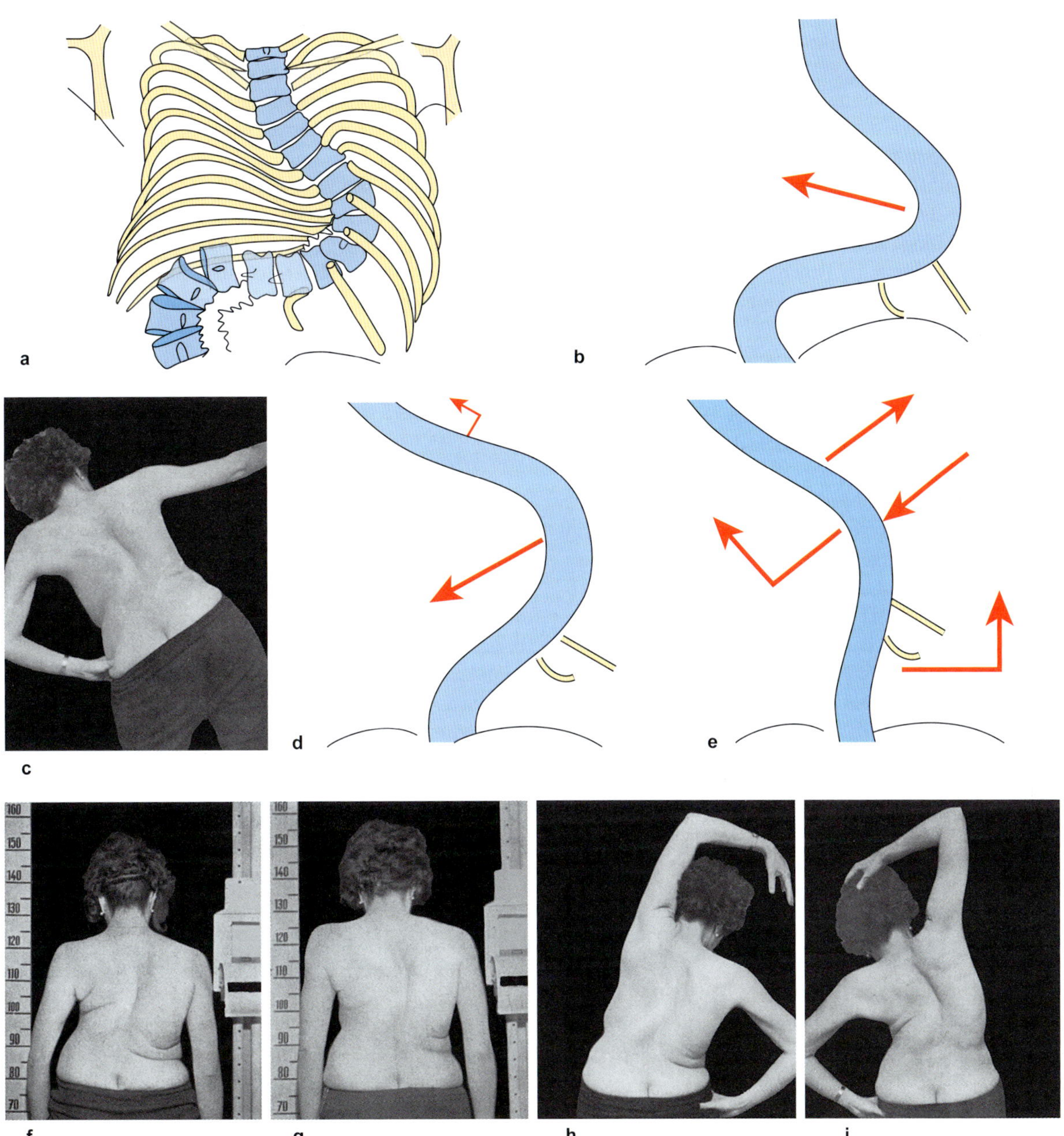

Abb. 10.31 37-jährige Patientin

a. Nachzeichnung eines Röntgenbilds [L143]

b. Linienführung der WS sowie der 11. und 12 Rippe, rechts = extreme Exspirationsstellung. Die 12. Rippe ist deformiert, sie reibt am Beckenkamm (vgl. hierzu h). Der Pfeil zeigt die Richtung der konkavseitigen Rippen an, die in maximaler Inspirationsstellung stehen. [L143]

c. Übung nach Schroth: Der Oberkörper wird über die aktive Elongation nach links geneigt, sodass die rechtsseitige lumbale Konkavität entlastet und gedehnt wird. Die unechten Rippen können nun nach lateral und kranial gehoben werden. Die inaktive Lumbalmuskulatur wird zum Halten und damit zur Kräftigung gezwungen. Der Lumbalbogen wirkt gestreckter. Die linke Konkavseite wird ebenfalls entlastet, sodass diese Rippen nach lateral und kranial geweitet und nach dorsal gedrängt werden können.

Auch der Hals zeigt infolge der Verdrehung eine gewisse Buckelbildung sowie eine konkave Stelle auf, obwohl dort keine Rippen vorhanden sind. Diese geringe Bogenschwingung kann sehr einfach durch den sogenannten „Hinterkopfschub" rückgängig gemacht werden, wobei der Kopf in Verlängerung des thorakalen Wirbelsäulenbogens getragen und das Kinn zur Rippenbuckelseite gedreht wird. [M616]

d. Die Richtung der konkavseitigen Rippen ist innerhalb der Übung infolge der Wirbelsäulenstreckung nach kaudal gerichtet, weshalb die Rippen im obigen Sinne gehoben werden dürfen und müssen, obwohl sie auf dem Röntgenbild waagerecht stehen. Infolge der LWS-Aufrichtung wirkt nun der obere Teil des thorakalen Bogens sowie der HWS-Bogen größer. Deshalb muss in dieser Region eine Gegenbewegung nach rechts mit „Hinterkopfschub" und Drehneigung von Kopf und Hals erfolgen. [L143] (*Fortsetzung S. 166*)

phisch. Schon die Tatsache, dass diese Thoraxpartie nun entlastet ist, zwingt Luft in diese Region. Gleichzeitig kommen auch die konkavseitigen Rippen, die auf dem Röntgenbild in Inspirationsstellung stehen, mehr in Normalstellung – auf der Konvexseite umgekehrt – da die WS ebenfalls mitgeht. Deshalb ist es trotz allem richtig, die konkavseitigen Rippen „seitwärts aufwärts zu atmen". Erfolg und Misserfolg der Behandlung hängen vom Wissen und Praktizieren dieser Dinge ab. Die Behandlung ist hier eine stete Lehrtätigkeit, wodurch der Patient motiviert wird, daheim in diesem Sinne über Wochen, Monate oder Jahre allein weiter zu üben.

Das Röntgenbild zeigt nur die knöchernen Skelett-Teile, die oft starke strukturelle Veränderungen aufweisen und deren Winkelgrade man – zweidimensional – (nach Cobb o. Ä.) ausmessen kann. Die Größe und Tiefe des Rippenbuckels ist auf der Röntgenaufnahme nicht zu messen. Die Falten in Haut und Muskulatur und deren Struktur und Durchblutung, besonders an den konkaven Stellen sowie das Dreidimensionale sind auf dem Röntgenbild ebenfalls nicht zu erkennen.

Für den Patienten ist letztlich sein Erscheinungsbild maßgebend. Deshalb sieht Schroth den ganzen skoliotisch verunstalteten Körper mit all den vielen Form- und Funktionsveränderungen des Rumpfs einschließlich des Kopfs und Beckengürtels ausgehend von den Füßen über den Hallux valgus, die Außenfußausladung, den X-Knöchel, die seitliche „Säbelwade", das X-Knie bis zur schiefen Hüfte.

MERKE

Die Haltungskorrektur muss also von ganz unten her in Angriff genommen werden. Deshalb behandeln wir grundsätzlich die Füße und Beine bei der Skoliosebehandlung von Anfang bis Ende mit.

Die Atem-Brustkorb-Bewegungen, die durch die sogenannte Dreh-Winkel-Atmung entstehen, bewegen die kostovertebralen Gelenke und sind in der Lage, die WS teilweise zu entdrehen und den Rippenbuckel tatsächlich zu verkleinern, was auch optisch erkennbar wird.

Es ist durchaus vorstellbar, dass durch die Derotation des gesamten Thorax gegen das Becken einerseits und gegen den Schultergürtel andererseits andere pulmonale Druckverhältnisse entstehen und das Zwerchfell, das die Verwindungen mitgemacht hat, nun normaler steht und seine Funktion besser erfüllt. Das gilt auch für die Brust- und Bauchorgane. So wird auch verständlich, dass sich die Form des Brustkorbs derart ausgleichen kann, wie in ➤ Abb. 10.4 a–g ersichtlich, obwohl die Röntgenkontrolle keine signifikante Verbesserung der Winkelgrade aufweisen mag. Dieses Ergebnis wurde erzielt:

1. durch das Rückgängigmachen der Körperfehlstatik (= des „skoliotischen Gleichgewichts") von Skelett und Muskulatur, was letztlich *entscheidend* ist;
2. durch eine Überkorrektur während der Übungen, denn nur in der Überkorrektur
3. werden die vorher atrophischen Muskeln zum Arbeiten gezwungen,
4. werden dadurch die Konkavstellen des Thorax derart entlastet, dass Luft einströmen kann. Alles geht
5. über die Elongation, d. h. die *aktive* Streckung der WS-Bögen und der Thoraxaußenteile, weil erst danach
6. die Derotation von WS und der Rippen möglich wird,
7. erfolgt in diesem Korrekturzustand die orthopädisch-isometrische Spannung des gesamten Muskelmantels mit der größtmöglichen Intensität unter Beibehaltung sämtlicher Korrekturen (sonst würde man nur die Skoliose weiter verfestigen).

MERKE

Auf keine andere Weise lassen sich die vielfältigen Formverschiebungen bei vorwiegend idiopathischen Skoliosen auf konservativem Wege wieder normalisieren.

Ein Therapeut, der sich mit Skoliosebehandlung befasst, muss obige Gesichtspunkte erkennen, sich zu eigen machen und auch seinen Patienten erklären können. Beide müssen durchdrungen sein vom Wissen einer auf solche Weise herbeigeführten Besserung zunächst der äußeren Form, der dann später auch die Verringerung der Winkelgrade – gemessen am Röntgenbild – in Verbindung mit einer allgemeinen Verbesserung des Gesundheitszustands folgen wird.

10.2.10 Fall J: Wirbelsäulenaufrichtung auf Kosten des lumbosakralen WS-Bogens

Die 15-jährige Patientin (➤ Abb. 10.32) absolvierte ein 6-wöchiges Heilverfahren in unserem Haus (➤ Abb. 10.33), wobei u. a. alle passiven Korrekturkissen-Hilfen sowie die fünf aktiven Beckenkorrekturen zur Anwendung kamen.

Nach ½ Jahr zeigt die Röntgenkontrolle bei der Patientin eine bedeutende Aufrichtung sowohl des thorakalen als auch des lumbalen WS-Bogens (➤ Abb. 10.34). Jedoch wurde der lumbosakrale WS-Bogen infolge des Übens der 4. und 5. Beckenkorrektur (= „Hüfte unterhalb des Rippenbuckels nach hinten drehen und senken") verstärkt. Beckenschiefstand von 5°. Diese Beckenkorrekturen wirken offensichtlich auf den Lumbalbogen günstig. Sitzt jedoch der kaudale WS-Bogen sehr hoch, wie in diesem Falle, sollten diese beiden Beckenkorrekturen besser entfallen.

Die Patientin übte zu Hause 7 Monate weiter. Sie legte keinen besonderen Wert mehr auf die Beckenentdrehung. Der lumbosakrale Bogen hat sich nun wieder aufgerichtet. Das wirkt sich aber auf die höher gelegenen WS-Bögen ungünstig aus. Hier erhebt sich nun die Frage, was vorteilhafter ist: einen geraden Beckenstand und größere WS-Bögen in Kauf zu nehmen oder einen leichten Beckenschiefstand und geringere WS-Bögen?

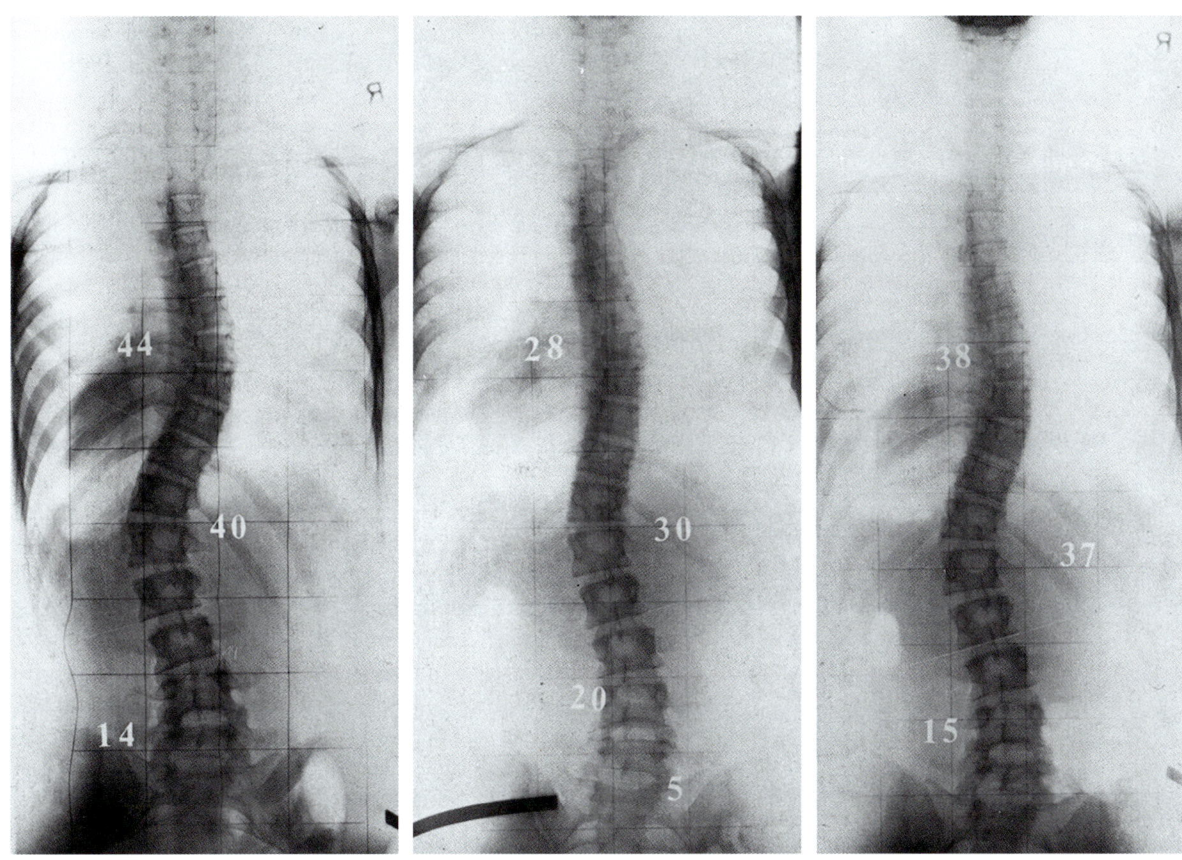

Abb. 10.32–Abb. 10.34 Serie von Röntgenbildern über ca. 1¼ Jahren [M616]
Abb. 10.32 (links) Patientin im Alter von 15¼ Jahren mit idiopathischer Skoliose und einem Lumbosakralbogen von 14°, nach rechts zur Rippenbuckelseite schwingend. Beckengeradstand. Vor unserer Behandlung: thorakal 44°, thorakolumbal 40° und lumbosakral 14°.
Abb. 10.33 (Mitte) Patientin im Alter von 15¾ Jahren
Abb. 10.34 (rechts) Patientin im Alter von 16,5 Jahren

10.2.11 Fall K: Begleitrotation bei Lateralflexion des Oberkörpers

Zeichnung a in ➤ Abb. 10.35 zeigt das Kreuzbein und die unteren drei Lendenwirbel im Lot. Die Wirbel kann man als Gesicht betrachten: den Dornfortsatz als Nase, die Gelenkfortsätze als Augen, die Querfortsätze als Ohren.

Zeichnung b zeigt die Seitbiegung bei einer nichtskoliotischen Person mit der Begleitrotation nach Lewit (1987). Das „Gesicht" schaut zur bogeninneren Seite und abwärts.

Zeichnung c zeigt zwei Lendenwirbel inkliniert (kyphotisch), Zeichnung d zeigt dieselben Lendenwirbel rekliniert (lordotisch). Die mit Kreuzen gekennzeichneten Stellen bedeuten vermehrte Beweglichkeit. An den zusammengedrückten Stellen ist die Bewegung der Wirbel nicht möglich.

Bei einer **physiologischen LWS-Lordose mit Seitverbiegung** haben die Wirbelkörper (hauptsächlich der in der Bogenmitte befindliche Apexwirbel) die Tendenz, nach lateral auszuweichen.

Da der Wirbelbogenbereich infolge der Gelenkfortsatzverbindungen relativ fixiert und der Wirbelkörperbereich relativ frei beweglich ist, kann eigentlich nur der Wirbelkörperbereich der Seitwärtstendenz nachfolgen. Das bedeutet, es erfolgt eine Drehung der Wirbel. Die Wirbelkörper drehen sich dabei zur bogenäußeren Seite. Das erfolgt schon bei einer ganz physiologischen Lateralflexion (Seitbeugung) eines gesunden Menschen. Bei einer **echten Skoliose** wirken diese Kräfte umso stärker, da die Skoliose bereits manifest ist und der Rumpf einschließlich Kopf von oben auf der WS lastet und so die einmal begonnene WS-Krümmung bis zur Torsion verstärkt – besonders in der entstandenen WS-Fehlstatik.

Betrachten wir die Übung „Muskelzylinder", so merken wir, dass bei Streckung der bogeninneren Seite, d. h. bei Aufbiegung des LWS-Bogens, eine Entdrehung resultiert, die natürlich auch noch durch die dort ansetzenden Muskelzüge erfolgt. Die Übung „Muskelzylinder" richtet die Lateralflexion auf und verringert somit die Tendenz, die Wirbelkörper zur Konvexseite ausbrechen zu lassen. Auf diese Weise haben wir einige Drehkräfte. Das mindert die Rotation.

Im **BWS-Bereich** besteht eine physiologische Kyphose von ca. 30°. Im thorakalen Bereich sind die Wirbel ganz eng mit den Rippen verknüpft, also fixiert. Außerdem sind die

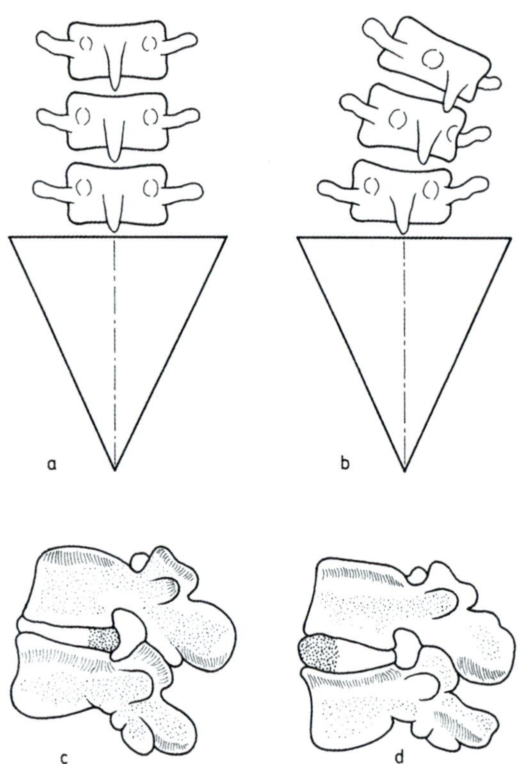

Abb. 10.35 Schematische Darstellung der Wirbelsäulenfehlstatik **[M616]**

Zwischenwirbelscheiben niedriger. Deshalb brechen die Wirbelkörper bei Lateralflexion ebenfalls aus, und zwar wieder nach der konvexen Seite. Wir bekommen eine analoge Wirbelrotation zur LWS: Die Dornfortsätze drehen sich zur bogeninneren Seite.

Nach Dickson et al. (1984) und Tomaschewski (1987) ist die BWS im Hauptkrümmungsbogen lordosiert. Das ist jedoch erst zu erkennen, wenn der Strahlengang beim Röntgen so erfolgt, dass die Wirbel, die den Hauptkrümmungsbogen bilden, direkt von lateral aufgenommen werden können. Dabei muss der Körper schräg gedreht stehen. Dann ist – auch bei schweren Skoliosen – eine Lordose zu erkennen, die im seitlichen Strahlengang nicht sichtbar ist.

Unsere **Derotationskorrektur,** die enge Vorderseite (an der Rippenbuckelseite) nach ventral und kranial „zu atmen", um anschließend die laterale Zwischenrippenmuskulatur zusammenzuspannen, muss trotz bestehender BWS-Lordose eingehalten werden; denn das „Vorwärts-Aufwärts" ist nicht als aktive Aufrichtung in der sagittalen Ebene, sondern als Drehung in der transversalen Ebene zu verstehen und auszuführen.

Theoretisch könnte man als kraniale Fortsetzung zum BWS-Bogen die HWS als lordotisch beschreiben, ähnlich der LWS. Analog drehen sich nun wieder die Dornfortsätze zur bogeninneren Seite. Dem wirkt die Korrekturkopfhaltung nach Schroth (Kopf zur konkaven Seite neigen, Kinn zur Rippenbuckelseite drehen) korrigierend entgegen. Beim Neutralwirbel (Übergang von einem WS-Bogen in den anderen) findet auf jeden Fall keine Rotation statt. Er steht nur schief.

10.2.12 Fall L: Das Pubertätsalter

Ein ganz besonderes Problem sind immer wieder die Kinder im Pubertätsalter, bei Mädchen besonders vor Eintritt der Menarche. Während dieser Zeit ufert manche Skoliose aus, selbst wenn die Patienten vorher einen recht guten Behandlungserfolg hatten. Durch die entwicklungsbedingte Körperschwäche in Verbindung mit der Schulbelastung etc. können sie das Ergebnis allein nicht halten. Manche Mutter berichtete, dass sie mit ansehen musste, wie sich die Skoliose der Tochter innerhalb von 6 Wochen von Tag zu Tag verschlimmerte, obwohl täglich eine Stunde lang geübt wurde. Diese jungen Patienten sind während dieser Zeit meist körperlich und seelisch überfordert. Sie brauchen deshalb unbedingt zum inneren auch einen äußerlichen Halt. Am zweckmäßigsten hat sich bei uns in solchen Fällen ein gut sitzendes Chéneau-Überkorrekturkorsett erwiesen, das den neu erarbeiteten Körperformen immer wieder angepasst werden kann.

Es gibt natürlich auch Patienten, denen alles egal ist, die keine Lust zum Üben haben und auch kein Korsett tragen wollen, die also aus Nachlässigkeit rein gar nichts für ihren Rücken tun. Denen ist kaum zu helfen. Wenn dann sehr spät doch noch die Einsicht kommt, ist in vielen Fällen die Chance vertan. Gerade über die Pubertätszeit hinweg muss den jungen Patienten geholfen werden. Wir sind zu der Überzeugung gekommen, dass ein 14-, 15- oder 16-jähriges Mädchen, das noch keine Periode hat und Winkelgrade von 30° oder 40° aufweist, ein entsprechendes Korsett bekommen muss, da sich eine solche Skoliose ohne zusätzlichen Halt verschlimmert.

Es ist allgemein bekannt, dass Skoliosen über 50° eine Operationsindikation darstellen. Nun gibt es aber Patienten, die sich nicht operieren lassen wollen oder dürfen. Diesen ist unter der Voraussetzung eines steten treuen Eigeneinsatzes über Jahre hinweg konservativ noch zu helfen. Stures Üben kann hier wenig nützen. Diese Patienten müssen ganz besonders den Geist mit Wunschdenken und Vorstellungskraft füttern und gleichzeitig ein starkes Durchsetzungsvermögen entwickeln.

10.2.13 Fall M: Korrektur des verschobenen Brustbeins (➤ Abb. 5.16)

Das Brustbein bildet die Mitte des vorderen Brustkorbs. Es kann sich bei Skoliose nach der Seite verschieben. Bei dreibogigen stark dekompensierten Skoliosen mit herausstehender Hüfte an der Konkavseite z. B. verschiebt es sich meist nach der Rippenbuckelseite (➤ Abb. 3.8b), während es sich bei Skoliosen mit gerade stehenden Hüften oder bei vierbogigen Skoliosen mit kleineren WS-Schwingungen über die Mitte hinaus nach der Konkavseite verschiebt. In diesem Falle muss sehr diffizil gearbeitet werden. Der Patient prüft mit seinen Fingerkuppen die Stellung des Brustbeins und betrachtet das auch im Spiegel. Er rückt nun den Brustkorb so zurecht, dass das Brustbein in die Mitte kommt, und behält die Hand- und Spiegelkontrolle während der Übung bei. Die Brustkorbbewegung „vorwärts aufwärts" wird beibehalten, da sie den Rippenbuckel von dorsal nach ventral bewegen soll. Diese Atem-Brustkorb-Bewegung muss so energisch ausgeführt werden, dass die zurzeit beatmete Brustseite so weit nach vorn gedreht wird, dass sie, im Spiegel von der Seite aus gesehen, die andere Brustseite verdeckt, selbstverständlich immer unter Gegenhalt von Hüft- und Schultergürtel. Die Richtung „nach innen" wird in „nach schräg-außen oben" umgekehrt (= im Falle von ➤ Abb. 5.16c nach rechts diagonal außen oben). Das dazugehörige „Nach-Innen" erfolgt nur durch das Zusammenziehen der lateralen Interkostalmuskeln, wobei das Rückgrat zur Mitte gedrückt bzw. **geschoben** wird, während es durch die Drehatmung von der Konkavseite aus entdrehend herüber**gezogen** wird.

Die beschriebenen Dreh-Winkel-Atembewegungen müssen ganz präzise **hinten** (dorsal) angesetzt werden, da sich die dorsale Konkavseite ja **hinten** befindet und nur die hinteren Rippenteile an der WS ziehen und hebeln können. Mit Eigenhandkontrolle einerseits am Brustbein und andererseits in der rückwärtigen Konkavität bei visueller Kontrolle zwischen zwei Spiegeln erarbeitet sich der Patient nun eine gewisse Schrägatmung (rechts vorn + links hinten). Ist die Phase „seitwärts aufwärts" gelungen, wird durch das Rückwärts-aufwärts-Spreizen der Rippen plus Aufpumpen des Brustkorbs von innen her die Rückenkonkavität nach hinten ausgewölbt. Der Patient hat dabei das Gefühl, als platze die Muskulatur, vorausgesetzt, dass Hüft- und Schultergürtel dagegen nach vorn gehalten werden und der Lendenwulst stark nach vorn gepolstert wird. Ein kräftiger Schultergegenzug rechts vollendet das Ergebnis.

10.2.14 Fall N: Korrektur des Schultergürtels

Beim Nach-vorn-Führen der konkavseitigen Schulter ist darauf zu achten, dass das gesamte Schulterblatt bzw. der gesamte Schultergürtel dieser Seite nach vorn genommen wird, also nicht nur die Schulterkuppe, da sich sonst leicht ein Schulterbuckel oberhalb der dorsalen Konkavität bildet.

Deshalb ist das Korrekturkissen für diese Schulter in Rückenlage so zu platzieren, dass es das gesamte Schulterblatt nach ventral hebt. Läge es höher, würde der Schultergürtel nicht entdreht, sondern gekippt, was falsch wäre. Ganz wichtig: Keinesfalls ziehe man nur mit dem konkavseitigen Arm als sogenanntem „Zieharm", um die konkavseitige Schulter von den Rippen zu heben, denn das würde in den meisten Fällen den Zervikalbogen vergrößern.

Der Schultergürtel ist also nicht nur nach frontodorsal gedreht. Er ist auch in lateraler Richtung verschoben, schon allein dadurch, dass der Patient versucht, durch einen Zug mit der thorakal konkavseitigen Schulter zu ziehen, um die Konkavseite zu strecken. Dadurch bildet sich aber ein thorakozervikaler WS-Bogen aus, und der gesamte Schultergürtel verschiebt sich nach dieser Seite.

Da es schwierig ist, diese Schulter wieder „nach innen" zu ziehen, beginnt Schroth mit einem Zug des Arms und damit des Schultergürtels der anderen Seite, d. h., Schulter bzw. Arm der thorakalen Konvexseite diagonal nach schräg außen oben ziehen oder schieben. Das zieht den Schulter-Hals-Bogen wieder zur Mitte, wenn der Kopf in Korrekturstellung mitzieht.

Das allein würde aber den thorakalen WS-Bogen vergrößern. Deshalb muss dieser dagegen nach innen gebracht werden (= eine Gegenbewegung an dieser Seite mit Kontraktur der lateralen Interkostalmuskeln).

Aber auch das genügt noch nicht, weil die Schulter meist mit nach vorn gezogen wird. Deshalb erfolgen noch weitere Korrekturen:

- Zu „Schulter diagonal nach außen oben" muss die Schulter zusätzlich nach hinten.
- Zu „seitlichen Rippenbuckel nach innen" muss der Rippenbuckel zusätzlich nach vorn oben.

Das hört sich alles kompliziert an, doch ist es selbstverständlich, wenn man sich das Ergebnis der Übung ansieht (➤ Abb. 9.5a, ➤ Abb. 9.6).

10.2.15 Fall O: Korrektur des vorderen Rippenbuckels

Der sogenannte vordere Rippenbuckel darf nicht einfach manuell nach hinten oder nach innen gedrückt werden, auf dass er vorn verschwindet, denn durch das manuelle Drücken gegen diese Rippen von vorn her erfolgt eine schräge Schubbewegung in Richtung zum hinteren Rippenbuckel, was diesen vergrößert. Der vordere Rippenbuckel ordnet sich vielmehr von selbst ein, wenn die gleichen Rippen, welche die Konkavität an der Rückseite bilden, „rückwärts aufwärts gedreht und geatmet" worden sind. Hilfsgriffe an der Vorderseite (➤ Abb. 9.18a, b, c) müssen hier zugunsten von manuellen Hinweisen zum Spreizen der dorsalen Konkavität oft entfallen.

10.2.16 Fall P: Flachrücken

Beim Flachrücken (➤ Abb. 3.11e) sind die drei physiologischen WS-Schwingungen stark verringert bzw. so gut wie aufgehoben. Dadurch fällt auch die physiologische Abfederung der WS weg. Der Patient neigt zu Rückenschmerzen. Die drei Rumpfabschnitte sind kaum gegeneinander verschoben und stehen in Seitenansicht rechteckig übereinander. Oft ist der Flachrücken mit einem Hohlkreuz kombiniert. Dabei werden die Rippenbögen nach vorn gedrängt. Das ergibt eine unschöne Haltung. Der obere Thorax hängt nach hinten, der Kopf schwingt nach vorn. Da der Durchmesser des Brustkorbs von vorn nach hinten reduziert ist, ist durch die räumliche Enge auch die Vitalkapazität geringer.

Nach Tomaschewski (1987) besteht beim Flachrücken eine Anteflexionseinschränkung einiger Segmente der BWS. Die Rückenstrecker sind verkürzt. Die vorerst symmetrische Kontraktur der Rückenstrecker kann bei abnehmender Stabilität in eine asymmetrische Kontraktur umschlagen, die zur pathologischen Rotation (Skoliose) führt. Der Anlass kann eine Blockierung sein.

Tomaschewski misst die Flachrücken in der sogenannten Päckchenstellung und röntgt sie in dieser Stellung von der Seite. Eine BWS-Lordose ist im Stand röntgenologisch oft nicht ohne weiteres nachweisbar. Die Wirbel werden im Röntgenbild, das in der Päckchenstellung angefertigt wurde, nach bestimmten Winkeln vermessen. Je größer diese Winkel sind, desto physiologischer ist die Rückenrundung. Je kleiner sie sind, desto unphysiologischer ist die BWS. Tomaschewski untersuchte diesbezüglich ganze Schulklassen und sonderte die Kinder mit Anteflexionshemmung heraus. Die Beobachtung zeigte, dass sich bei diesen Kindern in den meisten Fällen zusätzlich eine Skoliose entwickelte.

Ein Flachrücken ist also ebenso unphysiologisch wie eine Kyphose. Die meisten unserer Patienten mit idiopathischen Skoliosen weisen einen Flachrücken auf. Manchmal besteht ein Flachrücken auch im Verein mit einer LWS-Kyphose oder einer HWS-Kyphose.

Der sagittale Durchmesser des Brustkorbs ist bei Flachrücken gering und die Atmung wird dadurch behindert. Der Brustkorb ist nach vorn verzogen, der Rippenbuckel kaum sichtbar. In der Kleidung fällt eine „besonders aufrechte Haltung“ auf.

Der Flachrücken kann im späteren Alter zu Rücken- und Kreuzbeschwerden führen.

Schaut man dem skoliotischen Rücken von der Seite in den thorakalen Krümmungsbogen, wird deutlich, dass dort, wie früher angenommen, durchaus keine Kyphose besteht, sondern eher eine Lordose. Die Kyphose wird meist auch bei größeren Skoliosen nur durch den Rippenbuckel vorgetäuscht.

Bei Flachrücken ist die **Dreh-Winkel-Atmung** umso mehr von Bedeutung, als sie besonders im thorakalen Bereich i. S. einer Anteflexionsmobilisation wirkt. Mit der Dreh-Winkel-Atmung wird nämlich eine Vergrößerung des sagittalen Thoraxdurchmessers angestrebt. Sie ist ein günstiges Instrument bei der Behandlung höhergradiger Skoliosen.

Katharina Schroth hat dies bereits in ihrer Anfangszeit beobachtet, obwohl damals die Kyphoskoliosen vorherrschten. Sie legte deshalb besonderen Wert auf Übungen, die dem „großen Bogen“ (➤ Abb. 9.29a–c) ähneln, da sie eine gute Wirkung in Verbindung mit der Dreh-Winkel-Atmung in Bezug auf die Rückdrehung der Wirbel zeigen. Daher nannte sie diese Phase ihrer Dreh-Winkel-Atmung „**Wirbelrückdrehungsatem**“. Bei der Übungsbehandlung des Flachrückens soll besonderes Augenmerk auf Bewegungen gelegt werden, welche die Füllung und Weitung der dorsalen Konkavität bewirken.

Im Übrigen sollte bei Übungen in Richtung nach vorn darauf geachtet werden, dass sich der Rücken nicht nach vorn durchbiegt, sondern eine gute Mittelstellung hat, in der dann auch die abschließende Korrekturspannung ausgeführt wird.

Bei BWS-Lordose entfällt in Rückenlage das Korrekturpolster am hinteren Rippenbuckel. Bei Hohlrücken ohne Skoliose werden die Korrekturpolster in Rückenlage rechts und links der Schulterblätter sowie am untersten Teil des Gesäßes platziert. Letzteres gilt auch für die LWS-Hyperlordose. Die kyphosierenden Elemente sind hier besonders wichtig. Vorteilhaft ist auch die Übung über dem Ball. Der Patient legt sich mit Bauch und Becken über einen großen Ball und formt die Brust dem Ball an. In dieser Lage ist die Rückenatmung besonders gut durchführbar. Mit nach vorn gestreckten Armen wird nun zwischen den Schulterblättern eine Muskelspannung aufgebaut.

Während dieser Übung kann der Behandler die Fingerkuppen auf den Dornfortsatz jedes anteflexionseingeschränkten Segments des jeweils unteren Wirbels legen. Der Patient rekelt und atmet intensiv dagegen. Der Behandler kann auch zirkelnde Atemreizgriffe vom Hauptkrümmungsbogen aus im Interkostalraum nach außen ausführen, gegen die der Patient anatmet.

Die gleiche Technik ist auch in alle anderen Übungen, nicht nur für Flachrücken, einzubauen.

Auch die Übung mit nach vorn hängendem Oberkörper (➤ Abb. 5.1a, b) wirkt bei Flachrücken günstig. Das Gewicht des Kopfs bewirkt eine Verlängerung der WS, wodurch die Derotation der Wirbel während der Dreh-Winkel-Atmung besonders gut gelingt.

10.2.17 Fall Q: Verkürzungsausgleich

ACHTUNG

Eine Absatz- bzw. Schuherhöhung sollte nur in Frage kommen, wenn eine anatomische Beinverkürzung vorliegt, denn der Verkürzungsausgleich (VA) kann, wenn die Lateralverschiebung und Verdrehung und Verwringung des Beckens bestehen bleiben, u. U. eine Vergrößerung des Lumbalbogens bewirken.

Es ist fast unmöglich, durch eine Schuherhöhung das Aufrichten des nach lateral abgesackten Oberkörpers zu erreichen, weil sich die LWS zur entgegengesetzten Seite verlagert. Dies vergrößert den Knick unterhalb des Rippenbuckels (➤ Abb. 10.36a–d, Abb. 10.37a–f).

Wir sind der Meinung, dass ein Verkürzungsausgleich in solchen Fällen entfallen muss und dass vielmehr Länge unter-

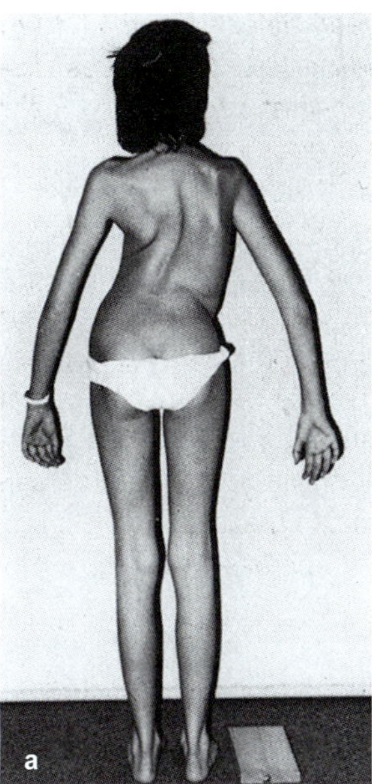

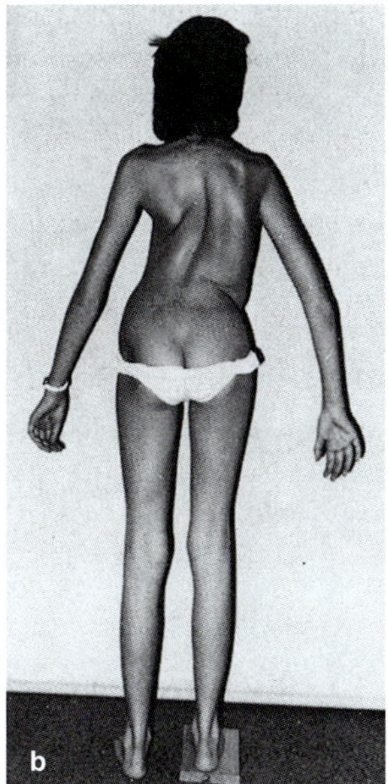

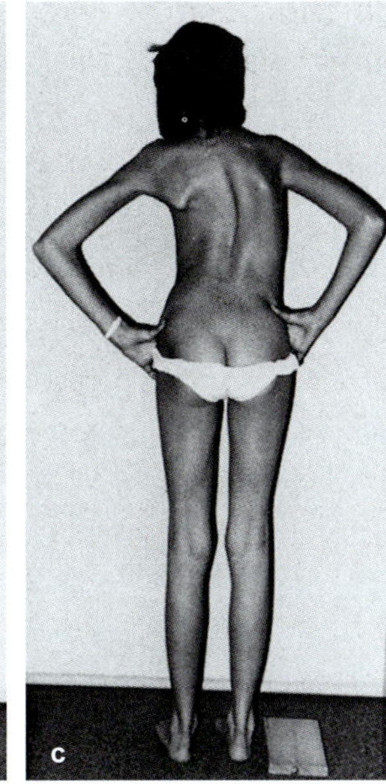

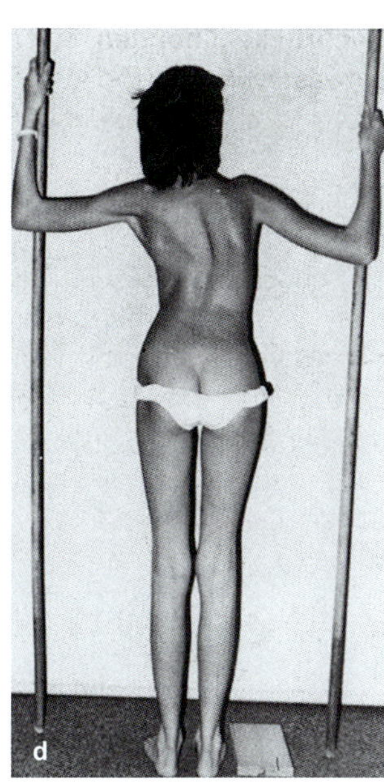

Abb. 10.36 Auswirkungen eines Verkürzungsausgleichs I bei 3. Bogen [M616]
a. 12,5-jährige Patientin mit idiopathischer Skoliose und starker Beckenfehlstatik, welche die nach kranial verlaufenden WS-Krümmungen verstärkt.
b. Die Schuherhöhung rechts zum Ausgleich des nach rechts überhängenden Rippenbuckels verstärkt den Lumbalbogen.
c. Die Patientin versucht ohne Erhöhung die linke Hüfte durch manuelle Hilfe nach innen zu bringen. Dadurch richtet sich der Lumbalbogen auf.
d. Die Hüftordnung erfolgt aktiv. Die Aufrichtung des Oberkörpers wird durch isometrischen Druck in Verbindung mit der Muskelmantelspannung stabilisiert.

halb des Rippenbuckels erübt werden muss (➤ Abb. 10.36c, ➤ Abb. 10.36d), sodass die LWS wieder zur Mitte rückt.

Oft verschwindet die einseitige Hüfterhöhung bereits, wenn die Lateralverschiebung korrigiert wurde. Wenn herausgefunden wurde, dass ein Verkürzungsausgleich notwendig ist, sollte er permanent, also auch während der Übungsstunden, getragen werden, da sonst jeder Schritt eine Falschbewegung für die LWS bedeutet.

Wir haben feststellen können, dass sich das Tragen des Verkürzungsausgleichs in manchen Fällen etwa nach einem Jahr erübrigt hat, weil das kürzere Bein anscheinend Entwicklungsreize durch die Korrektur bekam.

Bei vorhandenem lumbosakralem Bogen ist besonders genau zu prüfen, ob ein Verkürzungsausgleich indiziert ist. Was z. B. den Lumbalbogen verbessert, das verstärkt u. U. den lumbosakralen Bogen und umgekehrt. Im Zweifelsfall gilt immer die Regel: kein Ausgleich! Dies gilt insbesondere dann, wenn zu erwarten ist, dass die nach außen stehende Hüfte mit der Zeit „hereingeturnt" werden kann. In diesem Fall ändert sich auch die Beinschrägstellung, sodass ein Verkürzungsausgleich nicht mehr nötig ist, weil das Becken und die Iliosakralgelenke dann wieder horizontal stehen (➤ Abb. 10.36a–d). In fast allen Fällen ist zu beobachten, dass die nach lateral abgewichene Hüfte gleichzeitig nach dorsal verdreht ist. Im Röntgenbild ist das an der breiter wirkenden Beckenschaufel zu erkennen: Bei der dreibogigen Skoliose links (➤ Abb. 5.12), bei der vierbogigen Skoliose rechts (➤ Abb. 10.30b, ➤ Abb. 10.34).

Bei der Korsettversorgung wird zuweilen ein VA verordnet, „damit das Korsett besser in der Senkrechten sitzt." Dies geschieht jedoch auf Kosten eines künstlichen Beckenschiefstands.

Wir sind der Meinung, dass der Patient vor Anfertigung des Gipsabdrucks für die Korsettanfertigung lernen muss, die korrigierenden Beckenstellungen einzunehmen (➤ Abb. 10.37e). Hieraus wird dann sicherlich auch eine effektivere Korsettversorgung resultieren.

Die Höhendifferenz der Hüften lässt die Asymmetrie des bekleideten Patienten oft schon von weitem erkennen. Meist handelt es sich um einen funktionellen Beckenschiefstand. Eine prominente Hüfte steht oft auch gleichzeitig höher. Der Gürtel hängt schräg, ein Hosenbein wirkt kürzer. Deshalb sollte sich der Patient auch im bekleideten Zustand zwischen zwei Spiegeln betrachten und diesen Fehler sofort korrigieren.

Zunächst wird versucht, durch die kleinen rekelnden WS-Bewegungen kranialwärts eventuelle Verfestigungen des Rückgrats aufzulösen und die größtmögliche WS-Elongation zu erreichen, auch wieder alles „atmend". Anschließend wird das erzielte Streckergebnis, wie beschrieben, stabilisiert. Am zweckmäßigsten geschieht das, indem zwei Stäbe, in Kopfhöhe angefasst, rechts und links gegen den Boden gedrückt werden. Das ist eine isometrische Spannung in verlängertem Zustand der aufrichtenden Muskelgruppen.

Bei einer mehrbogigen Skoliose muss man natürlich zusätzlich die Übungen für den lumbosakralen Bogen anwenden.

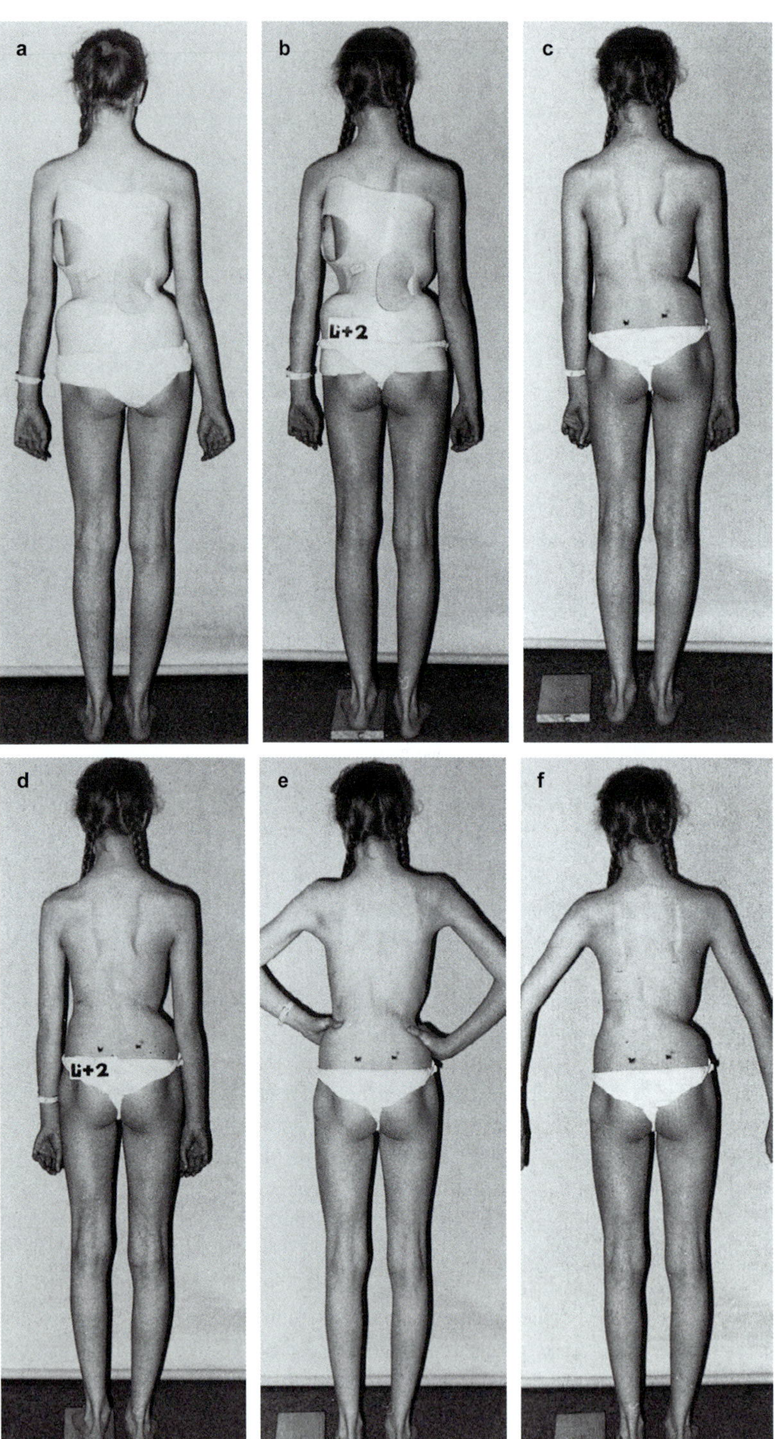

Abb. 10.37 Auswirkungen eines Verkürzungsausgleichs II bei 4. Bogen [M616]
a. 12,5-jähriges Mädchen, versorgt mit einem Chéneau-Korsett. Ohne VA sinkt der Oberkörper nach links. Die Körperlast ruht auf dem linken Bein, die rechte Hüfte tritt nach außen
b. Durch den VA von 2 cm links steht der Körper senkrechter. Jedoch stehen nun die Gesäßfalten verschieden hoch (links höher als rechts).
c. Dieselbe Patientin ohne Korsett. Die Beckenschaufeln stehen schief, ebenso die Gesäßfalten (rechts höher). Das Taillendreieck links ist abgeflacht. Die rechte Hüfte ist prominent. Das Becken erscheint verwrungen: rechts nach oben, links nach vorn unten.
d. Ein VA von 2 cm links gleicht diesen Beckenschiefstand nicht ganz aus. Jedoch ist die rechte Hüfte nicht mehr so prominent. Das Taillendreieck links bildet sich wieder.
e. Dieselbe Patientin „übt die Hüfte herein" und atmet die rechtsseitigen unechten Rippen seitwärts aufwärts und rückwärts aufwärts und festigt das Korrekturergebnis durch einen isometrischen Druck gegen die Beckenknochen. Die Gesäßfalten stehen waagerecht. Die Hüften stehen gleichmäßiger. Und das ohne VA!
f. Die Patientin versucht, die gleiche Korrektur ohne manuelle Hilfe zu erreichen, und zwar unter Gefühls-(und Spiegel-)Kontrolle. Der funktionelle Beckenschiefstand ist noch nicht ausgeglichen. Bei weiterer Übung wird das Becken schließlich horizontal stehen, und das ohne VA!

10.2.18 Fall R: Atypische Skoliosen

Bei den atypischen Skoliosen (➤ Abb. 10.38) handelt es sich meist um geringgradige, kaum über 20° hinausgehende, seitliche Abweichungen der WS, die sich in drei Kategorien unterteilen lassen.

„Normalerweise" drehen sich die Wirbeldornfortsätze bei Skoliose nach der bogeninneren Seite. Die Querfortsätze drehen sich konvexseitig nach dorsal, konkavseitig nach ventral und nehmen auch die Rippen mit nach diesen Richtungen. Je größer die Verdrehung, desto stärker fällt die Thoraxdeformität auf, weil sich der Rippenbuckel weiter nach hinten dreht.

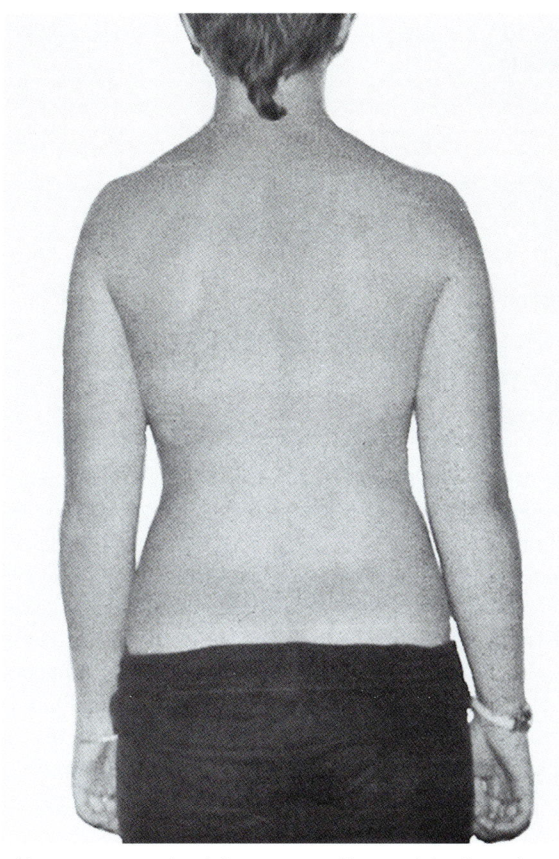

Abb. 10.38 Atypische Skoliose, im Stand kaum sichtbar [M616]

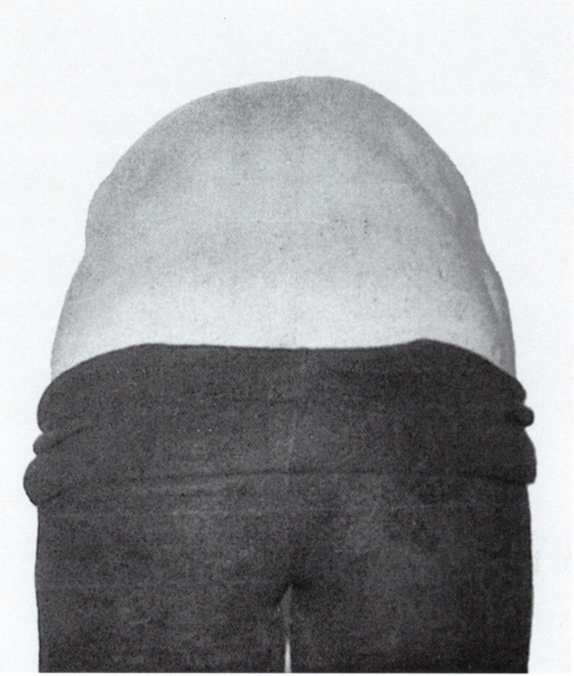

Abb. 10.39 Bei nach vorn gebeugtem Oberkörper tritt die rechte Rückenhälfte nach hinten. [M616]

Die atypischen Skoliosen verhalten sich anders:

1. Oft zeigen die Dornfortsätze innerhalb der skoliotischen Krümmung nach dorsal, d. h., die Wirbelkörper sind überhaupt nicht verdreht, sondern nur seitwärts abgewichen. Bei der klinischen Untersuchung fällt die Skoliose dann gar nicht auf. Im nach vorn gebeugten Zustand ist keine Niveaudifferenz sichtbar. In diesem Fall kann geradeaus geübt werden. Die Korrekturpolster liegen wie bei Kyphose, z. B. in Rückenlage rechts und links neben der WS quer unter dem unteren Schulterblattwinkel, um den Thorax nach ventral zu weiten. Zeigt sich im Röntgenbild ein geringgradiger skoliotischer Bogen, erfolgen die Atemrichtungen konkavseitig wie bei „normaler" Skoliose nach lateral und kranial, jedoch ohne die dorsale Komponente.
   Konvexseitig ist u. U. nur die „Raffung" der lateralen Interkostalmuskulatur nötig.
2. Steht jedoch im Röntgenbild die Dornfortsatzreihe im BWS-Abschnitt auch im Scheitel der Krümmung nach konvex, dann findet sich klinisch beim nach vorn hängenden Oberkörper der Rippenbuckel meist an der thorakalen Konkavseite. Dieses Phänomen kann den Therapeuten schon irritieren! Bei der klinischen Untersuchung fällt bei linkskonvexer Thorakalskoliose z. B. eine thorakale Rumpfabweichung nach links auf, die theoretisch einen linksseitigen Rippenbuckel zeigen müsste, der jedoch im nach vorn gebeugten Zustand zu einem rechtsseitigen Rippenbuckel wird (➢ Abb. 10.39). In diesem Falle werden sowohl die Atemrichtungen als auch die Lage der Korrekturkissen geändert. Die Kissen können dünn gehalten werden, da die Verdrehung nur gering ist: An der Konkavseite wird eines quer unter den unteren Schulterblattwinkel gelegt. Theoretisch müsste konvexseitig nun nach dorsal gearbeitet werden. Das entfällt jedoch meist, da ja keine stärkere Rückenrundung erzeugt werden soll. Hier wäre dann nur die „Raffung" der lateralen Interkostalmuskulatur wichtig. Die konkave Seite wird, wenn es der Sichtbefund erlaubt, atmend nach lateral geweitet und nach ventral gedreht.

Bei solchen Skoliosen sind auch die Niederhöffer-Übungen, die mit den oberflächlichen Rückenmuskeln ausgeführt werden und nur lateral ziehen, zu empfehlen, da sich damit die Dornfortsätze nach der Konkavität drehen lassen. Im Zweifelsfalle wird symmetrisch – geradeaus – ohne Entdrehung geübt.

3. In vielen Fällen zeigt sich klinisch eine ganz „normale" Skoliose mit konvexseitigem Thoraxüberhang sowohl nach lateral als auch nach dorsal, die sich nur röntgenologisch als atypisch offenbart (➢ Abb. 10.40). In einem solchen Fall wird wie bei „normaler" Skoliose gepolstert und geatmet. Die Änderung der Fehlstatik muss in jedem Fall nach Sichtbefund erfolgen.

1982 haben wir das Phänomen der atypischen WK-Drehung erstmalig bei 1,4 % unserer Patienten beobachtet. 1983 waren es schon 3,1 %, 1984 6,8 % (➢ Tab. 10.1).

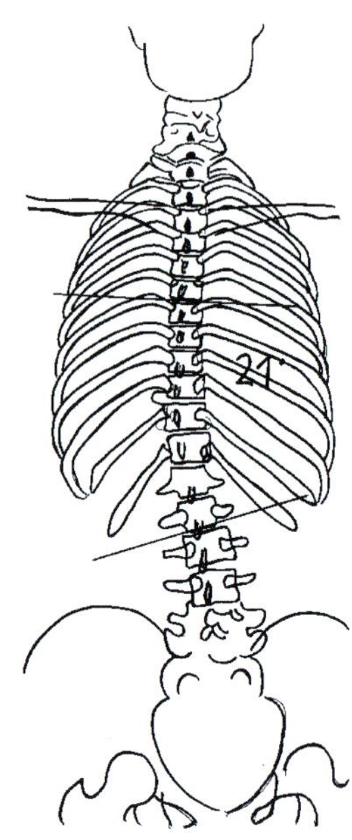

Abb. 10.40 Das nachgezeichnete Röntgenbild zeigt eine thorakale Linksskoliose. Die Dornfortsatzreihe zeigt ebenfalls nach links. [M616]

Tab. 10.1 Einteilung nach der Lokalisation der atypischen WK-Drehung

Jahr	BWS	LWS	BWS + LWS	Lumbo-sakral	LWS + lumbo-sakral	Anzahl der Patienten
1982	15	2	–	–	–	17
1983	22	14	–	–	–	36
1984	51	21	3	1	2	77
Gesamt	**88**	**37**	**3**	**1**	**2**	**130**

10.2.19 Fall S: Korrektur der Körperfehlstatik

Alle Patienten mit Haltungsstörungen haben **kein normales Körpergleichgewicht** mehr. Patienten mit symmetrischer Haltungsstörung (z. B. bei Morbus Scheuermann) haben ein sogenanntes „kyphotisches Gleichgewicht", während Patienten mit Skoliose und Kyphoskoliose ein sogenanntes „skoliotisches Gleichgewicht" aufweisen. Sie sind in ihrer Statik nicht mehr ausgeglichen, sondern fehlgerichtet (dekompensiert). Ihr statischer Aufbau ist also gestört. Die drei Rumpfblöcke weichen von der Lotrechten gegeneinander ab, teils in der sagittalen Ebene, teils nach lateral. Das kann bis zu einem

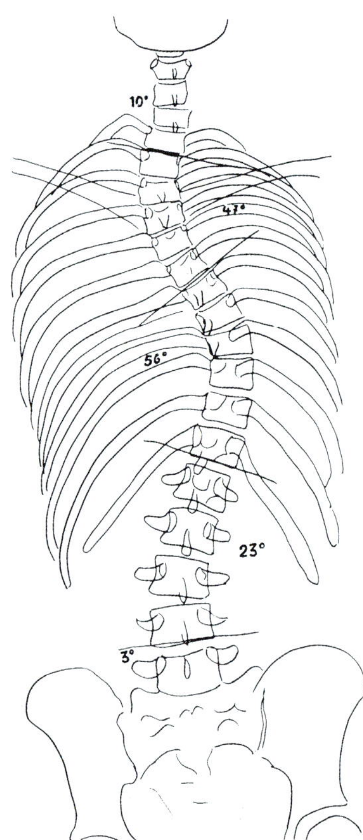

Abb. 10.41 Statische Skoliose einer 26-jährigen Frau, dargestellt im nachgezeichneten Röntgenbild: Beinverkürzung links um 1 cm, die rechte Hüfte steht 1 cm höher. Die WS balanciert sich über dem Lot aus. [M616]

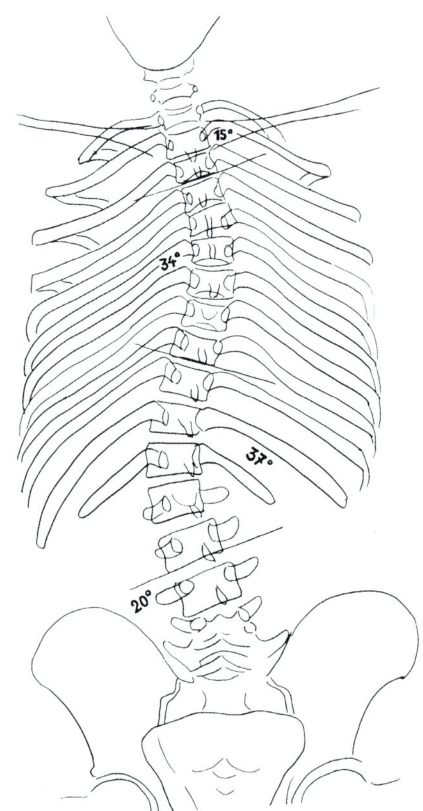

Abb. 10.42 Idiopathische Skoliose eines 17-jährigen Patienten, dargestellt im nachgezeichneten Röntgenbild: Die rechte Hüfte ist prominent, Abweichung des Oberkörpers ca. 4 cm von der Lotrechten nach links. [M616]

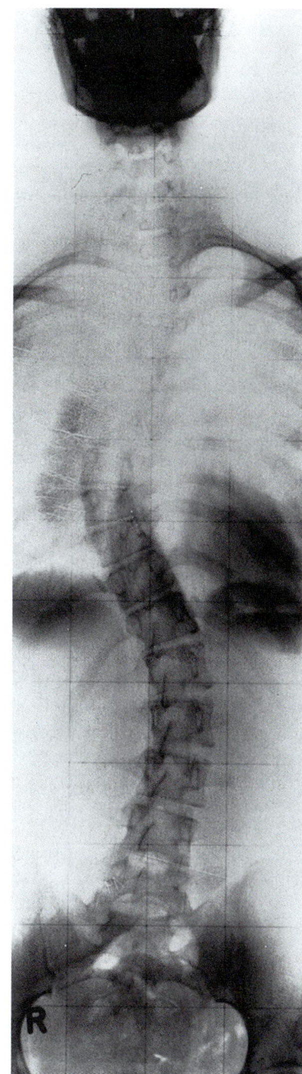

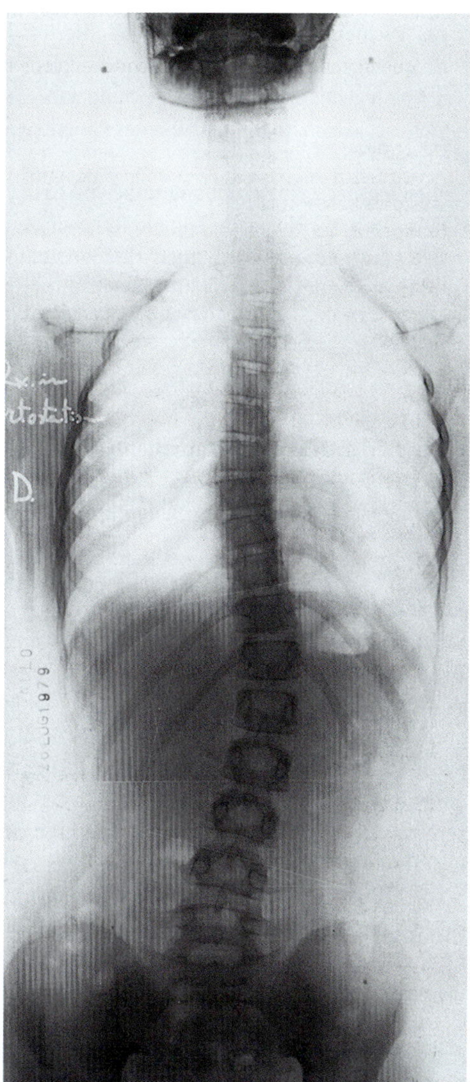

Abb. 10.43–10.44 Kontrollaufnahmen
Abb. 10.43 (links) Röntgenbild eines 16-jährigen Mädchens mit einer vierbogigen Skoliose mit Beckengeradstand [M616]
Abb. 10.44 (rechts) Röntgenbild eines 12-jährigen Mädchens mit einer vierbogigen Skoliose, prominente Hüfte unterhalb des thorakalen Rippenbuckels. Krümmungen zervikal 10°, thorakal 19°, lumbal 25°, lumbosakral 14°. Man erkennt deutlich die laterale Abweichung des Beckens im Verhältnis zum Brustkorb. [M616]

völligen Formzerbruch (➤ Abb. 10.41, ➤ Abb. 10.42) mit all seinen körperlichen und seelischen Belastungen führen.

Es gibt Patienten mit extrem starken Skoliosen, welche die Bildung bzw. das Wachstum ihrer Skoliose und damit die Formzerstörung ihres Körpers jahrelang gar nicht bemerkt haben. Sie gehen wegen der aufgetretenen Atembeschwerden zum Arzt, der die Skoliose schließlich feststellt. Es ist erschreckend, welche Gleichgültigkeit und Unwissenheit diesbezüglich oft auch bei den Angehörigen der Betroffenen herrscht. Anhand der bei uns aufgenommenen Kontrollfotos werden die Patienten erstmals besonders darauf aufmerksam und erkennen nun die Abweichungen der einzelnen Abschnitte ihres Körpers (➤ Abb. 10.43, ➤ Abb. 10.44). Nur was man erkennt, kann geändert werden. Deshalb ist der Hinweis auf jeden kleinen Fehler in der Haltung und dessen Korrektur das Allerwichtigste bei der Schroth-Behandlung, denn der Patient soll sich zu Hause selbst weiterhelfen können.

Sind die statischen Abweichungen durch eine Beinverkürzung entstanden, muss diese zunächst durch einen Verkürzungsausgleich beseitigt werden. Nur wenn das Becken in der Waage steht, können die höher gelegenen Rumpfabschnitte lotrecht aufgebaut werden. Damit rückt auch die LWS mehr in die Mitte. Dies leitet das Aufrichten der übrigen WS-Krümmungen ein.

Eine nach seitwärts abweichende Hüfte muss hereingenommen werden, ganz gleich, auf welcher Seite sie nach außen steht. Um die Lotrechte, also die Kompensation des Körpers, wiederherzustellen, ist die sogenannte **Überkorrektur** anzustreben. Das bedeutet, dass die konkaven Rumpfabschnitte während der Übung konvex und die konvexen konkav werden sollen, dass die zu weit nach vorn stehenden Rumpfabschnitte nach hinten und die zu weit hinten stehenden nach vorn genommen werden müssen.

Durch die Überkorrektur werden die Fehlhaltungen in ihr Gegenteil umgekehrt, d. h., es werden umgekehrte Verhältnisse geschaffen, wodurch auch ein Umbau des fehlerhaften Körpergefühls erfolgt.

Bei leichten Skoliosen sind die geforderten Bewegungen zum Ausführen der Überkorrektur tatsächlich möglich. Etwas davon geht anfangs nach der Übung wieder verloren. Sie hinterlässt jedoch im Bewusstsein des Patienten ein besonderes Gefühl für „aufrecht" und „gerade", sodass der Patient schließlich nach einiger Übung unbewusst eine aufrechtere Haltung bzw. die Normalhaltung in Ruhe einnimmt.

Bei schweren Skoliosen muss die Vorstellung dahingehend ausgerichtet werden. Sie müssen durch geschmeidig machende Übungen und entsprechende Motivation Millimeter für Millimeter an Körperverbesserung gewinnen, bis der Körper wieder kompensiert ist, d. h., dass er – selbst mit der Skoliose – lotrecht übereinandersteht.

Die **Berichtigung der statischen Dekompensation** geht wie ein roter Faden durch die dreidimensionale Skoliosebehandlung nach Schroth, so auch durch dieses Buch.

10.2.20 Fall T: Sitzkyphose

Die Sitzkyphose findet sich meist bei Patienten ohne Skoliose. Bei diesem Krankheitsbild ist die physiologische LWS-Lordose aufgehoben. Die LWS tritt nach dorsal, sie wird kyphotisch, was besonders beim Sitzen ins Auge fällt – woher dieser Zustand auch seinen Namen hat. In den meisten Fällen geht die LWS-Kyphose kranialwärts in eine BWS-Lordose über (➤ Abb. 10.45).

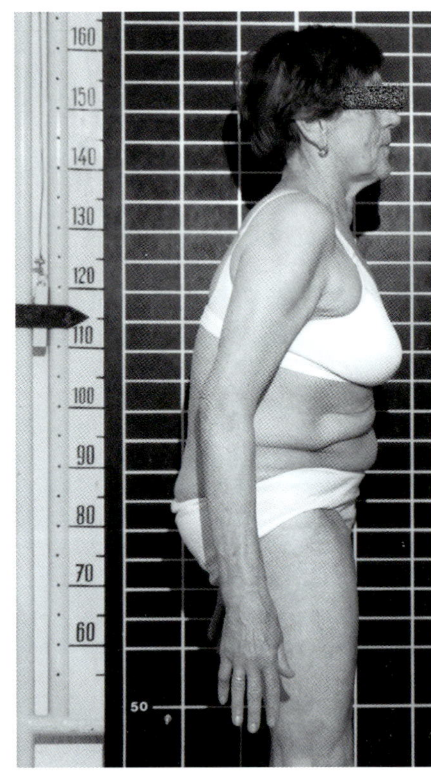

Abb. 10.45 Sitzkyphose, übergehend in BWS-Rundung [M616]

Im Fall einer Sitzkyphose sollte man genau schauen, ob sich gar unterhalb (L4/L5) noch eine kleine Lordose befindet. Dann ist die Behandlung zugegebenermaßen problematisch, denn wie man es macht, könnte es falsch sein. Man wird also nur in die Streckung arbeiten und dabei auf eine gute Mittelstellung achten und das Streckergebnis muskulär zu festigen suchen. Es dürfen also keine unerwünschten Mitbewegungen gemacht werden.

Falls die Sitzkyphose *nicht* in eine Lumbosakrallordose übergeht, können die Übungen in Rückenlage mit gestreckten Beinen ausgeführt werden. Unter Umständen kann unter die LWS ein Korrekturpolster kommen. Wenn ein zusätzlicher Flachrücken besteht (➤ Abb. 10.46a, b), wird das Becken immer in Mittelstellung gehalten.

Bei Übungen mit Gurt und Riemen befestigt man je zwei Gurte am Riemen seitlich am Becken, um eine unerwünschte LWS-Kyphosierung zu vermeiden.

Auf jeden Fall muss das Becken beim Üben nach hinten, d. h., es muss in der senkrechten Achse bleiben. Ein Lendenwulst wie auch ein Rippenbuckel beginnen *unten* mit einer Rückwärtsverlagerung und gehen *oberhalb* der Krümmung wieder nach vorn. Deshalb hat es keinen Zweck, die LWS-Kyphose mit Rumpfrückbeugen behandeln zu wollen, weil dadurch die „mehrfach gebrochene Körperachse" entsteht.

Die Therapie muss dafür sorgen, dass die nach hinten abgewichene Region wieder in die Senkrechte verlagert wird, wobei das Becken hinten bleiben muss, egal wie tief die LWS-Kyphose sitzt. Das untere Stück des Bogens steht auf jeden Fall vorn und muss nach hinten, ohne die BWS dabei zu lordosieren. Man kann dabei die Vorstellung haben, dass ein gespannter Bogen (etwa wie beim Bogenschießen) an beiden Enden in die gleiche Richtung geht, nur die Mitte des Bogens steht entgegengesetzt. Sonst ist es kein Bogen.

Ist die Sitzkyphose mit einer Skoliose gepaart, besteht ein starker Lendenwulst an der thorakalen Konkavseite (der fälschlicherweise als „Sitzkyphose" angesehen werden könnte), während sich die unteren Rippen („Taille" unterhalb des thorakalen Rippenbuckels) nach vorn ziehen.

In diesem Falle kann man nicht von einer Sitzkyphose sprechen. **Man behandelt sie wie die vierbogige Skoliose.**

10.2.21 Fall U: Spondylolisthesis

Bei der Spondylolisthesis handelt es sich um ein Wirbelgleiten meist des 5. LWK gegen das Kreuzbein nach vorn. Äußerlich fällt sie durch ein vermehrtes Hohlkreuz auf. Oft hat der Patient Kreuzschmerzen. Hier kommen besonders entlordosierende Maßnahmen zur Anwendung: Bei Lagerung in Rückenlage legt man zweckmäßigerweise rechts und links je ein Korrekturpolster unter den untersten Teil des Gesäßes, damit die LWS-Lordose nach hinten sinken kann. In Bauchlage entfällt die Beckenerhöhung durch die Fußbank (1. Beckenkorrektur). Dafür kommt ein dünneres

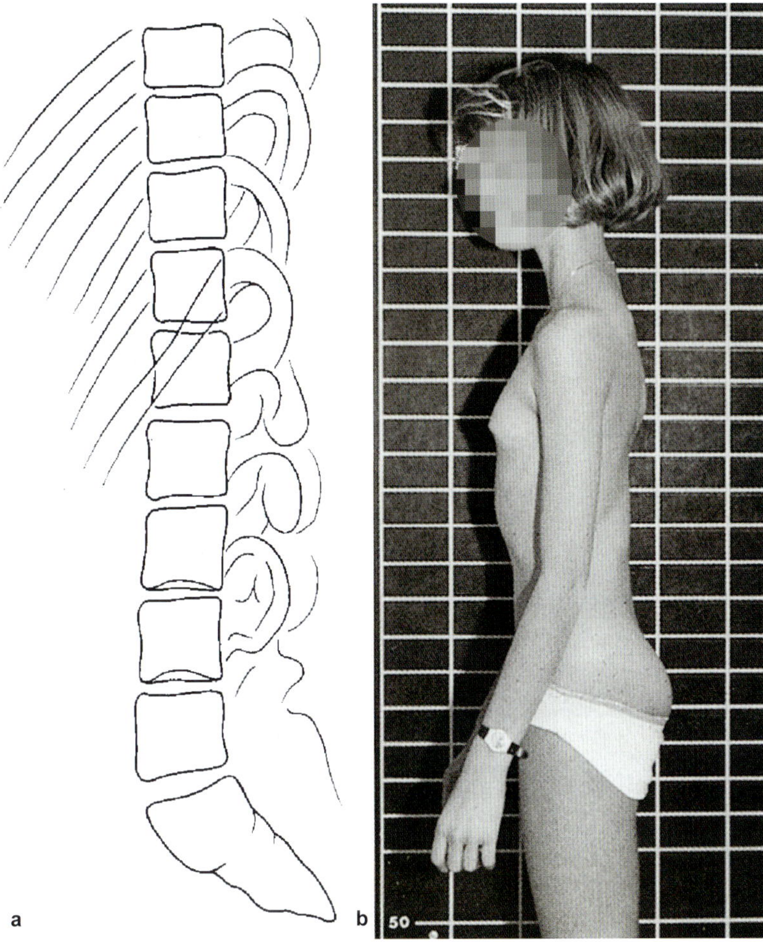

Abb. 10.46 Steilstellung der LWS [M616]
a. Nachgezeichnetes Röntgenbild von der Seite
b. Patientin von der Seite

Kissen quer unter den Leib (LWS-Lordoseausgleich). Bei diesem Krankheitsbild sind neben allen Schroth-Übungen bauchmuskel- und beckenstabilisierende Übungen sowie isometrische Beinarbeit besonders wichtig (➤ Abb. 10.47, ➤ Abb. 10.48)

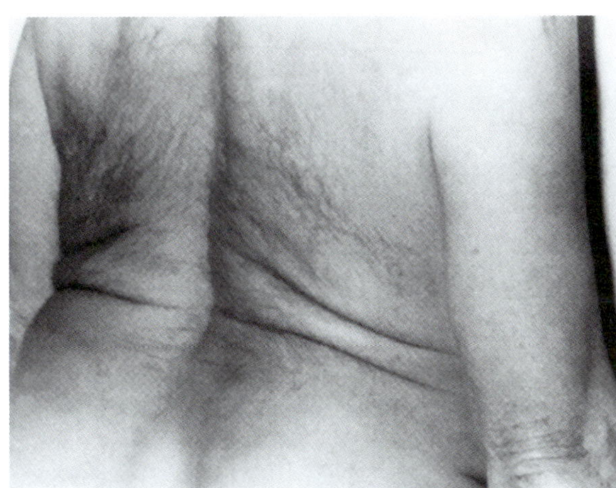

Abb. 10.47 Spondylolisthesis bei einem 46-jährigen Mann. Das Abgleiten von L5 ist klinisch durch den tiefer liegenden Dornfortsatz sichtbar. [M616]

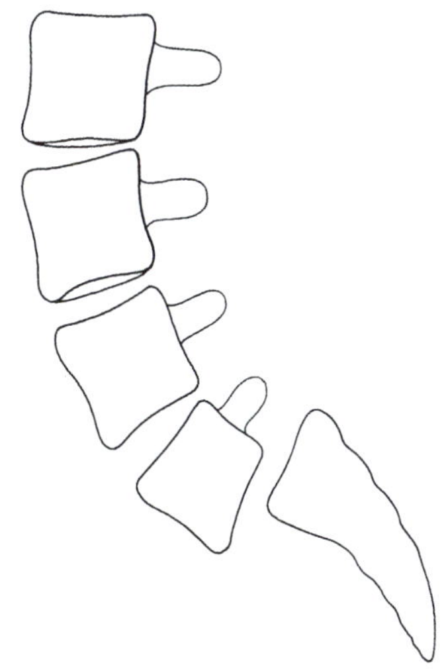

Abb. 10.48 Schematische Darstellung einer Spondylolisthesis bei einem 46-jährigen Mann mit Abgleiten von L5 nach ventral, vgl. Abb. 10.47 [M616]

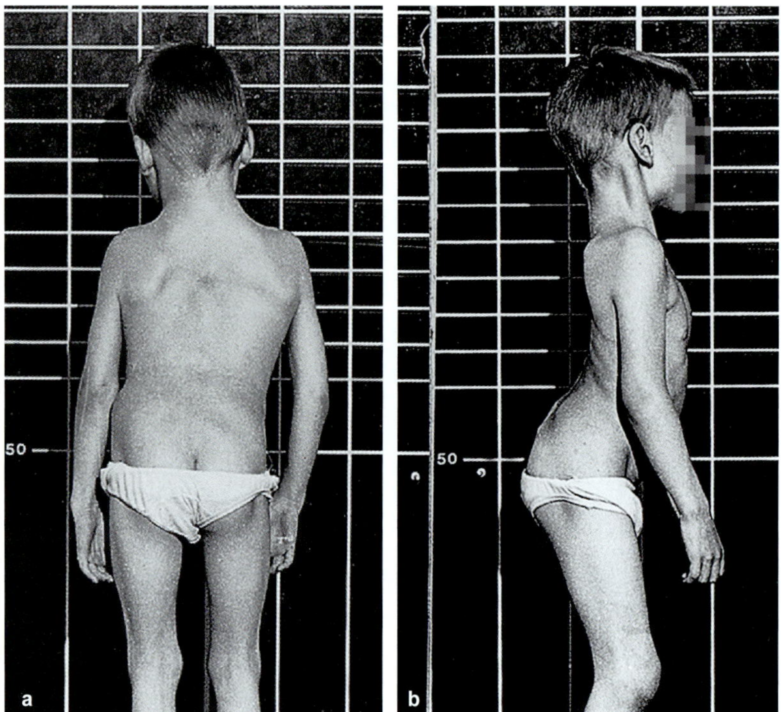

Abb. 10.49 5-jähriger Knabe [M616]
a. Hohlrücken und zusätzliche kongenitale Skoliose
b. Seitenansicht

10.2.22 Fall V: Hohlrücken

Beim Hohlrücken sind die physiologischen WS-Schwingungen umgekehrt. Die Patienten haben i. d. R. sowohl eine LWS- als auch eine HWS-Kyphose (➢ Abb. 10.49a, b). Manchmal zieht sich die BWS-Lordose bis in die untere LWS hinein. Dann steht das Kreuzbein extrem nach hinten. Das zieht eine Beugekontraktur in Hüft- und Kniegelenken nach sich.

Hier sind Iliopsoas-, Quadrizeps- und Kniegelenkdehnungen angezeigt. Zusätzlich erfolgen stark kyphosierende Maßnahmen. In Rückenlage legt der Patient je ein Korrekturpolster unter den untersten Teil des Gesäßes und das Kreuzbein. Zu den beschriebenen Flachrückenübungen kommen noch spezielle Hohlrückenübungen hinzu.

10.2.23 Fall W: Wirbeldrehgleiten

Dieses Krankheitsbild (➢ Abb. 10.50, ➢ Abb. 10.51) zeugt von einer starken Bindegewebsschwäche. Es prägt sich meist erst im Erwachsenenalter aus. Jedoch können auch bereits Jugendliche davon betroffen sein (➢ Abb. 10.52). Meist findet es in der LWS, in manchen Fällen auch in der BWS (➢ Abb. 10.53) statt. Die Patienten haben infolge der Zerrung der Bänder und Muskeln und besonders der Nerven oft unerträgliche Kreuzschmerzen. Meist bleibt nur eine operative stabilisierende Maßnahme.

ACHTUNG

Wenn ein Patient z. B. bei der Übung „Muskelzylinder" im Kniestand oder Stand über vermehrte Kreuzschmerzen klagt, muss unbedingt an ein Wirbeldrehgleiten gedacht und die Behandlung abgeändert werden. Denn es ist nach unseren Erfahrungen unmöglich, das Drehgleiten z. B. durch einen manuellen Gegenhalt während der Übung aufzuhalten oder gar günstig zu beeinflussen. Es gleitet weiter in die Fehlrichtung.

Deshalb erfolgt dann die wichtige Muskelzylinder-Übung ausschließlich in Seitenlage, wobei der Lendenwulst vorher manuell entdreht worden ist. Das gilt auch dann, wenn das Drehgleiten laut Röntgen diagnostiziert wurde, jedoch keine Schmerzen vorhanden sind.

10.2.24 Fall X: Thorakolumbalskoliose

(➢ Abb. 10.54)

Die Thorakolumbalskoliose stellt insofern ein Problem dar, als zu entscheiden ist, ob sie als „dreibogige" oder als „vierbogige" Skoliose mit Lumbosakralbogen behandelt werden soll. Hier hilft nur ausprobieren: Was sieht besser aus?

Wenn die Krümmung sehr weit nach oben in den Thoraxbereich zieht, etwa bis Th9, sind vier Rippenpaare mit betroffen. Dann wird sie meist wie die dreibogige Skoliose behandelt. Der Patient liegt auf der konkaven Seite und polstert Hüfte und Schultergürtel.

Geht die Krümmung nur bis etwa Th11, wird sie als Lendenkrümmung behandelt. Der Patient legt sich seitlich auf diesen „Lendenwulst", selbstverständlich erst, nachdem dieser nach vorn entdreht worden ist.

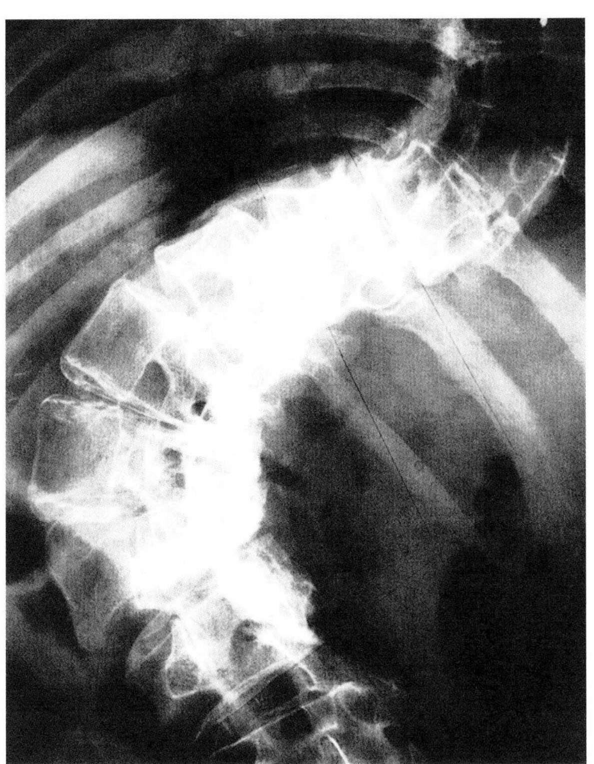

Abb. 10.50 Wirbeldrehgleiten [M616]

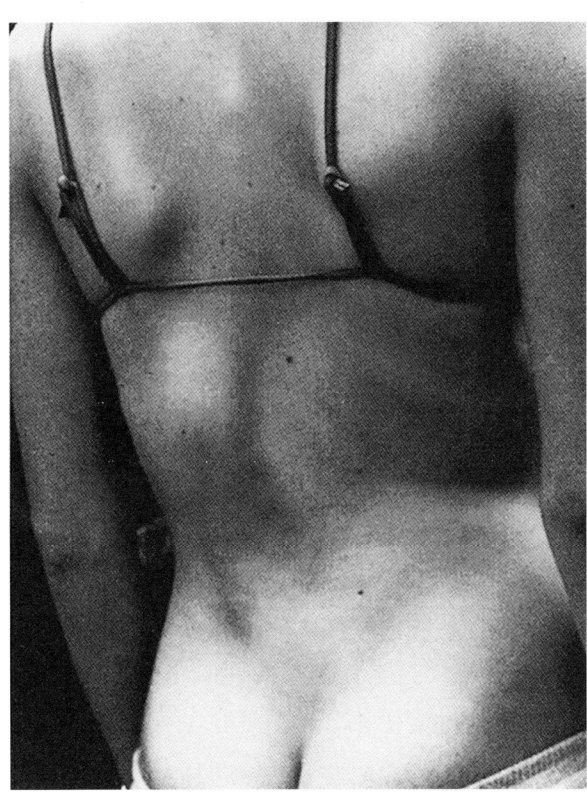

Abb. 10.52 Wirbeldrehgleiten lumbal bei einer 15-jährigen Patientin

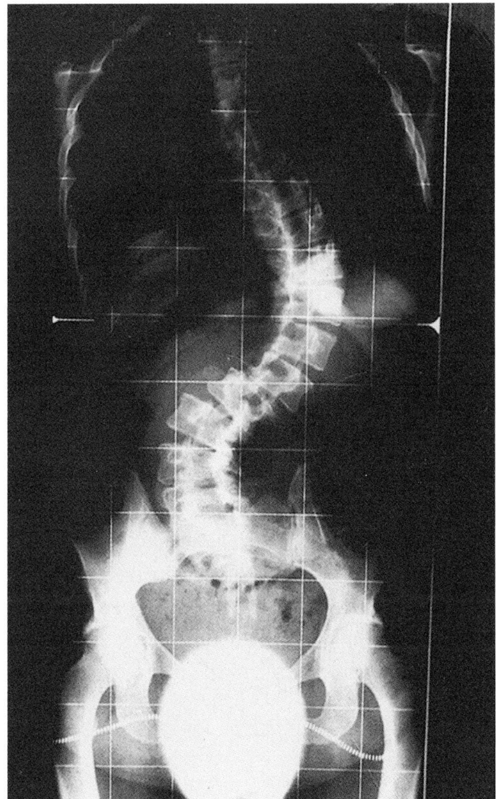

Abb. 10.51 40-jährige Patientin mit starkem schmerzhaftem Wirbeldrehgleiten zwischen L1 und L3

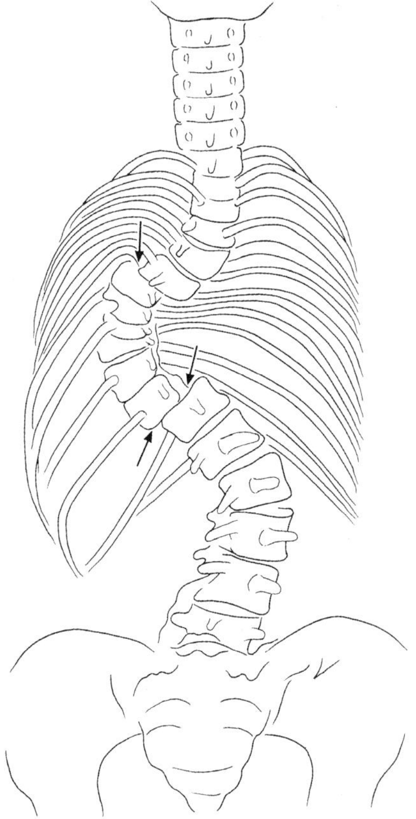

Abb. 10.53 Drehgleiten in der BWS ist selten: hier im nachgezeichneten Röntgenbild zwischen Th5/6/7 und Th11/12

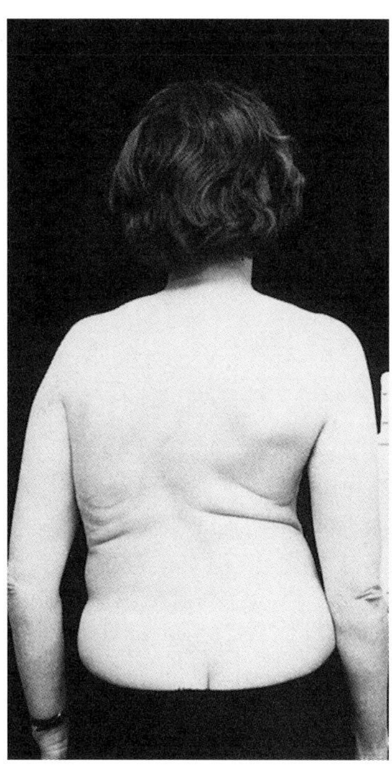

Abb. 10.54 Thorakolumbalskoliose, linkskonvex [M616]

Lagerungen und Übungspositionen bei Thorakolumbalskoliose

(Hier linkskonvex; der Einfachheit halber wird von rechts und links gesprochen).

- **Lagerung in Rückenlage:**
  a. Rechte Schulter längs polstern.
  b. Linker Rippenbuckel längs ab unterem Schulterblattwinkel polstern.
  c. Rechte Hüfte längs unterlegen, um die Hüfte nach vorn zu drehen.
  d. Das linke Bein im Knie gebeugt nach außen klappen oder das Bein lang ausgestreckt außenrotiert lagern, jedoch ohne Fersenschub, damit die Dehnung nicht bis in den linken Rippenbuckelteil erfolgt.
- **Lagerung in Seitenlage:**
  a. Auf der rechten Seite liegend das untere Bein anwinkeln.
  b. Hüfte und Schultergürtel unterlagern.
  c. Wenn der thorakolumbale Teil tief sitzt, liegt der Patient links und unterlagert diesen als Lendenwulst. Das obere Bein liegt auf einer Fußbank. Es wird nicht aktiv abgehoben. Kein Fersenschub.
- **Lagerung in Bauchlage:**
  a. Fußbank unter das Becken.
  b. Evtl. eine Rolle unter die Rippenbögen.
  c. Linke Schulter bzw. Ellenbogen polstern, wenn die Hände unter der Stirn liegen oder die Stäbe gegen die Wand drücken.
  d. Den vorderen Rippenbuckel rechts unterlagern.
  e. Die linke Hüfte polstern, um sie nach hinten zu drehen.
  f. Beide Beine geradeaus legen. Das linke Bein evtl. außenrotieren (Fußinnenrand liegt auf dem Boden).
- **Schneidersitz:**
  a. Beide Gesäßhälften gleichmäßig belasten – oder nach Sichtbefund mehr rechts sitzen. Kein einseitiges Sitzkissen unterlegen.
  b. Das linke Bein zuerst einschlagen, damit die linke Hüfte nach hinten gedreht wird.
  c. An den Knien prüfen, dass nun das Becken gerade sitzt.
  d. An der Sprossenwand nach Sichtbefund arbeiten: Sieht es besser aus, wenn das linke Knie nach hinten gepolstert wird? Sonst weglassen.

Übungen bei Thorakolumbalskoliose unter der Vorstellung der gezielten Beanspruchung des M. iliopsoas zwecks Entdrehung der LWS

Die folgenden vier Übungen beziehen sich auf einen Patienten mit hoch sitzendem Lendenwulst auf der linken Seite und einem Rippenbuckel rechts. Sie wirken auf den Lendenwulst entdrehend und abflachend.

1. Patient steht vor einem Tisch, unter dem ein Stuhl steht. Durch Druck mit den Stäben gegen den Boden hebt sich der Oberkörper rekelnd aus dem Becken. Das durch Dreh-Winkel-Atmung erreichte Ergebnis wird beim Ausatmen gehalten, während der rechte Oberschenkel kräftig gegen die Stuhllehne nach vorn innen drückt. Rechte Hüfte nach innen halten.
2. Der Oberkörper liegt horizontal über einem Tisch. Das rechte Knie drückt gegen die Lehne des umgekehrt stehenden Stuhls. Dreh-Winkel-Atmung für die eingesunkenen Rückenabschnitte. Beim Ausatmen Ergebnis halten und die vordere Tischkante zu sich heranziehen.
3. Bauchlage, Becken liegt auf einem Hocker, Korrekturpolster. Nach erfolgter Dreh-Winkel-Atmung drückt das rechte Knie gegen einen zweiten Hocker nach vorn, Hinterkopfschub.
4. Der Patient liegt auf einem hohen Hocker, der mit einem Abstandhalter vor der Sprossenwand steht. Die rechte Hand greift zwecks Schultergürtelentdrehung eine Sprosse höher. Die rechte Hüfte ist nach hinten gepolstert. Der linke Fuß des gestreckten und außenrotierten Beins liegt auf einem Stuhl und hält das Gummiband, das um das rechte Knie und den rechten Oberschenkel gelegt ist. Nach der Einatmungskorrektur zieht der Patient während der Ausatmung an der Sprosse und drückt das Gummiband mit dem rechten Knie nach vorn innen.

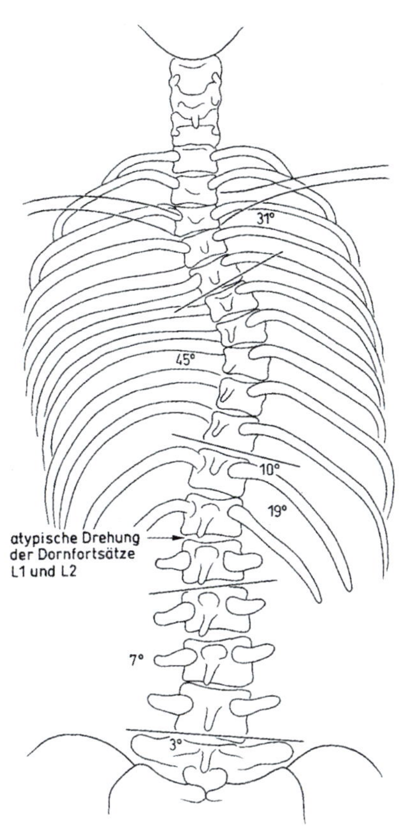

Abb. 10.55 Zwei LWS-Bögen mit atypischer Drehung der Dornfortsätze im nachgezeichneten Röntgenbild [M616]

10.2.25 Fall Y: Zwei LWS-Bögen

Zuweilen kommt es vor, dass sich zwei Krümmungen in der LWS befinden (➤ Abb. 10.55). Natürlich sind diese sehr geringgradig, weil sie nur fünf bis sechs Wirbel erfassen, d. h., jeder dieser Bögen kann nur zwei bis drei Wirbel betreffen.

Äußerlich erscheint die eine Lendenhälfte dicker als die andere. Trotzdem müssen wir hier auf die Übung „Muskelzylinder" verzichten, weil sie immer einen der beiden LWS-Bögen vergrößern würde. Der LWS-Abschnitt muss in diesem Fall symmetrisch beübt werden.

10.2.26 Fall Z: Die vielbogige Skoliose

Je mehr Bögen eine WS hat, desto geringer sind sie. Deshalb erfolgt die Übungsrichtung geradeaus. Man behandelt sie wie eine gerade WS und stabilisiert sie. Meist sind die vielbogigen Skoliosen klein und kurzbogig, weshalb der Dreh-Atem, der ja mehrere Segmente erfasst, nur selten angewandt werden kann. In einem solchen Fall muss die Übungsrichtung, genau wie bei fünf- und vierbogigen Skoliosen, mehr geradeaus erfolgen. Außerdem ist der lumbosakrale WS-Bogen zu behandeln.

10.3 Kopfhaltung

Auf jeden Fall muss bei allen Übungen auf die **Kopfhaltung** geachtet werden, denn sie ist maßgeblich an der guten oder schlechten Haltung beteiligt. Wenn aber z. B. die Lungenspitzen verengt sind und nicht beatmet werden können, weil der Kopf nach vorn steht, wird klar, dass sich der Rippenbuckel weiter nach hinten wölbt.

Deshalb sind verschiedene Halsübungen wichtig, welche die Lungenspitzen vom Druck befreien und diesen Bereich wieder atmungsbereit machen. (➤ Abb. 9.41: Länge der Wirbelsäule erfühlen; ➤ Abb. 9.42: Dehnung der einseitig verkürzten Halsmuskeln).

Wenn der zervikale WS-Bogen groß und verdreht ist, wird der Kopf nach der Konkavseite geneigt, das Kinn jedoch bei gleichzeitigem Hinterkopfschub zur Konvexseite gedreht. Das streckt diesen Bogen wieder.

Erscheint dieser WS-Bogen fast gerade, ist er auch nicht verdreht. Dann wird der Kopf geradeaus getragen.

10.4 Patientenberichte

10.4.1 Auszug aus dem Brief einer 43-jährigen Patientin

Die Aufnahmen dieser Patientin sind in ➤ Abb. 10.56 wiedergegeben.

„Wie Sie wissen, habe ich bei dem 6-wöchigen Klinikaufenthalt bei Ihnen einen tollen Erfolg erzielt. Ich fühle mich viel besser, weil ich weiß, wie ich mich jetzt zu halten habe; und außerdem habe ich ein ganzes Stück Seelenmut zurückgewonnen.
Ich war mit der Empfehlung für eine Sprossenwand bei der Krankenkasse. Sie wurde mir verweigert. Danach hatte ich einen Termin bei meinem Orthopäden, dem ich meine Bilder vorlegte. Er sah mich ganz entgeistert an und freute sich mit mir über diesen Erfolg und bat mich, die Bilder seinem Kollegen zeigen zu dürfen, was ich bejahte. Ich sprach meinen Arzt an wegen der Absage der Sprossenwand durch die Krankenkasse, worauf er mir eine schenkte.
Um anderen Patienten Mut und Aufschwung zu geben, stelle ich Ihnen meine Bilder zur Verfügung, denn in der ersten Woche der A-Gruppe verlor auch ich oft den Mut, denn sie war manchmal ganz schön hart. Heute weiß ich aber, wie wichtig die Aufklärung ist und vor allem, dass es der Grundstock für die ganze Behandlung ist. Ich übe täglich, so oft es geht".

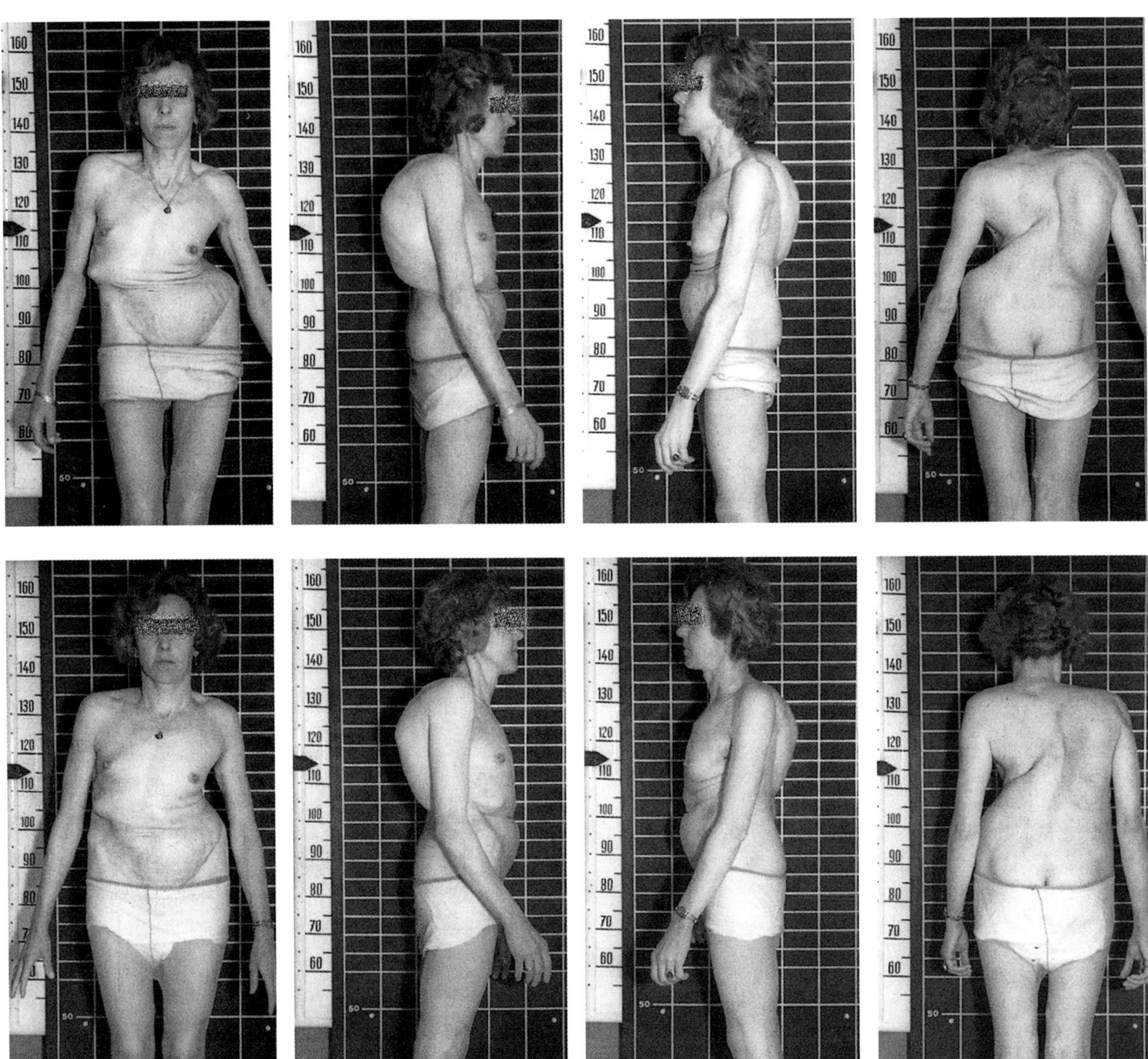

Abb. 10.56 43-jährige Patientin mit idiopathischer Skoliose. Im Entwicklungsalter hatte sie sich einer Spanversteifungs-OP unterzogen. Trotzdem war die Patientin beweglich genug für unsere Übungen, die sie mit Begeisterung durchführte. [M616]
Obere Reihe: zu Beginn der Behandlung
Untere Reihe: am Ende ihres 6-wöchigen Heilverfahrens

10.4.2 Bericht einer 65-jährigen Patientin

Eine 65-jährige Patientin antwortete auf die Frage, weshalb sie jedes Jahr in die Katharina-Schroth-Klinik kommt:

„Ich habe eine starke Skoliose seit etwa meinem 14. Lebensjahr. Ich war immer sehr sportlich und bin dies trotz Skoliose geblieben.
Mit 50 Jahren war ich das erste Mal in der Katharina-Schroth-Klinik in Bad Sobernheim. Seitdem turne ich täglich ein wenig nach der Methode dieses Hauses. Außerdem habe ich eine dort geschulte Krankengymnastin in München, zu der ich einmal wöchentlich gehe.
Bei aller Aktivität kann ich das Ergebnis eines solchen Intensivtrainings nicht halten. Die alljährliche Auffrischung ist daher dringend geboten.
Ich kam z. B. mit 60 Jahren in der Klinik an und hatte 32° Skoliometerwinkel. Nach 3 Wochen Training hatte ich 26°, also 6° weniger.
Vor zwei Jahren kam ich mit einem Lungenwert von 33 % an, verließ die Klinik nach nur 2 Wochen Training mit 37 %. Jetzt, 2 Jahre später, kam ich mit 43 % an und verließ die Klinik nach 3 Wochen Training mit 47 %. Außerdem bin ich 2 cm „gewachsen“. Das bedeutet, die Wirbelsäule kann sich mithilfe gekräftigter Muskulatur aufrichten. Der Brustkorb weitet sich und gibt den Lungen mehr Raum.

Es ist ein Vorurteil zu glauben, dass mit höherem Alter ein intensives Aktivtraining von Muskulatur und Atmung „nichts mehr brächte". Die Lebensqualität wird erheblich verbessert, auch die Leistungsfähigkeit. Ich bin schon im Rentenalter von über 65 Jahren."

10.4.3 Behandlungsverlauf über 10 Jahre

Hier soll noch der Behandlungsverlauf einer Patientin geschildert werden (> Abb. 10.57a–c), die sehr konsequent und beharrlich übte und zusätzlich über eine längere Zeit hinweg ein gut sitzendes Korsett getragen hat.

Die Patientin war vom 6. bis 13. Lebensjahr zunächst wegen einer Haltungsschwäche, später wegen einer Skoliose durchgängig in krankengymnastischer Behandlung mit ein- bis zweimal wöchentlichen allgemeinen krankengymnastischen Übungen, Klapp-Kriechen und Niederhöffer-Gymnastik.

Die erste Röntgenkontrolle erfolgte im Alter von 12,3 Jahren: thorakal 28°, lumbal 32°, lumbosakral 22°.

Neun Monate später, zu Beginn der ersten stationären Schroth-Behandlung, zeigte eine erneute Röntgenuntersuchung eine Verschlechterung thorakal von 28° auf 43°, lumbal von 32° auf 58°.

Diagnose: Idiopathische Skoliose thorakal rechtskonvex, ausgeprägter Lumbalbogen mit starkem Lendenwulst linkskonvex und einem lumbosakralen WS-Bogen wieder rechtskonvex, der die rechte Hüfte nach außen trägt. Die Körperstatik ist nach links verschoben. Das linke Bein erscheint verkürzt.

Da die Skoliose zwischen dem 12. und 13. Lebensjahr stark progredient war, wurde während der ersten stationären Behandlungszeit ein gut sitzendes Chéneau-Korsett angefertigt, das thorakal auf 13° und lumbal auf 18° korrigierte. Die Patientin trug das Korsett in den folgenden 4 Jahren 21–23 Stunden am Tag, vom 18. bis 23. Lebensjahr nur noch nachts.

Die Patientin war sehr zuverlässig in Bezug auf die Schroth-Behandlung, ging zu Hause einmal wöchentlich zu einer Schroth-Therapeutin, übte täglich daheim selbstständig und ging in einen Schwimmverein, sodass sie mit 25 Jahren nach kompletter Korsettabschulung äußerlich aufrecht und gerade wirkt. Die WS-Verkrümmung konnte beträchtlich reduziert werden. Sie beträgt thorakal nur noch 24° und lumbal

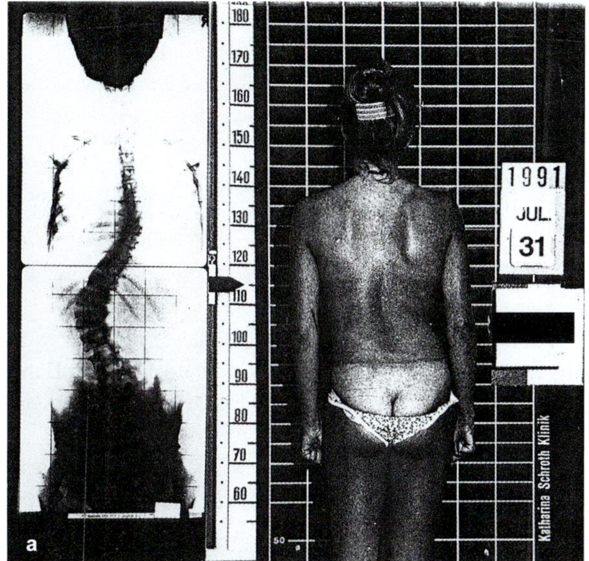

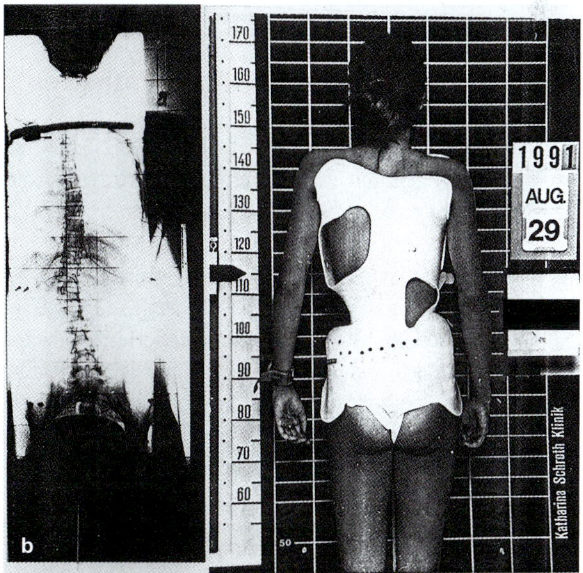

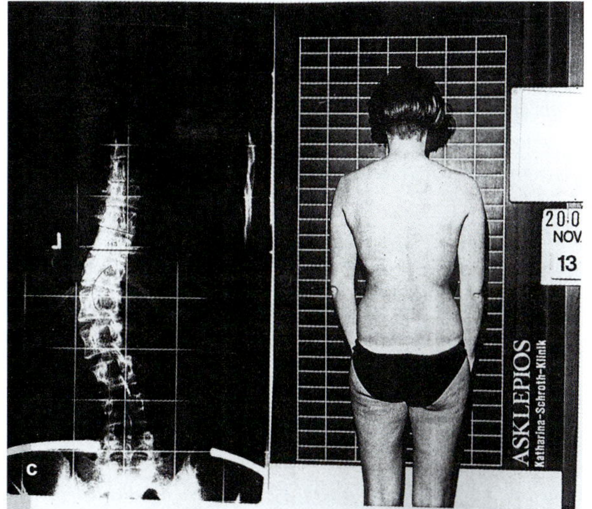

a. *Links:* Röntgenbild einer Patientin mit idiopathischer Skoliose zu Beginn der Schroth-Behandlung: thorakal 43°, lumbal 58°, lumbosakral 25°. *Rechts:* Die rechte Hüfte ist prominent, starker Lendenwulst links.
b. *Links:* Röntgenbild derselben Patientin im Korsett: thorakal 13°, lumbal 18°. *Rechts:* Patientin mit Chéneau-Korsett.
c. *Links:* Röntgenbild derselben Patientin nach der 8. Schroth-Behandlung im Alter von 25 Jahren: thorakal 24°, lumbal 30°, lumbosakral 21°. *Rechts:* Patientin im Alter von 25½ Jahren am Ende ihrer Schroth-Behandlung mit gerader, aufrechter Haltung.

Abb. 10.57 13-jähriges Mädchen, Behandlungsverlauf über 10 Jahre [M616]

30°. Die Korrektur des äußeren Erscheinungsbilds führt automatisch zu einer Korrektur der Wirbelsäule.

Das Tragen eines Korsetts ist nicht in jedem Fall erforderlich. In diesem Fall war die Patientin aber am Beginn der Pubertät, und das machte es nötig. Es war eine gute Kombination beider Behandlungsmethoden.

Die Patientin ist beweglich und froh, dass sie Zeit und Geld in die Schroth-Behandlung investiert hat. Ohne diese Behandlung wäre die Skoliose weiter fortgeschritten, sodass schließlich eine operative WS-Versteifung nötig gewesen wäre.

Für Operateure ist die Winkelgradverbesserung sehr wichtig. Katharina Schroth hatte kaum ein Röntgenbild zur Hand. Deshalb versuchte sie, das äußere Erscheinungsbild zu verbessern, was für die Patienten sehr wichtig war und ist.

Die Patienten waren auch sehr froh, ihre Schmerzen zu verlieren, die sie vorher gequält hatten, weil der Oberkörper in sich zusammengesunken war und die Rippen gegeneinander oder gegen den Hüftknochen rieben.

10.4.4 Bericht eines 81-jährigen Patienten

Der nachfolgende Bericht soll Patienten auch mit Schwerstskoliose ermutigen, mit der Schroth-Therapie fortzufahren, um ihre Kondition bis ins hohe Alter zu bewahren.

Für diesen Bericht des 81-jährigen Patienten Herrn S. sind wir sehr dankbar, denn er beweist, dass es durchaus nicht üblich ist, dass Patienten mit Schwerstskoliose, wie Herr S. sie hat, früher sterben müssen. Christa Lehnert-Schroth traf Herrn S. anlässlich seines Bad Sobernheimer Heilverfahren-Aufenthalts fit und froh in der Stadt, wobei er ihr freudestrahlend Folgendes erzählte. Sie bat ihn, es aufzuschreiben, um es hier zu veröffentlichen, was er gern tat:

„Als ich einst mit 17 Jahren in der schönen Elbestadt Meißen zu einem speziellen Gymnastikvorhaben eintraf – das Gelände lag an den Hängen vor der Stadt – wurde ich nicht in noblen Räumen eines Kurheims von einer freundlichen Dame empfangen, sondern mich begrüßte eine frohe Wiese in sommerlicher Stimmung mitsamt ihren Obstbäumen. Diese verbindliche Geste, die Natur im Mittelpunkt, hielt auch vor. Sie bot jeden Morgen den Platz, wo eine Turngemeinschaft von Frau Schroth mit bewährten Übungen angeleitet wurde. Jeden Tag vermittelte sie den Übenden dabei ihre Gedanken, ganz gezielt entsprechend dem Krankheitsbild des Einzelnen. Man spürte und begriff es: Hier ist ein neuer Gedanke auf dem Vormarsch: Atmung – Sauerstoff – Leben, verbunden mit dem Ziel, leidende Menschen zur Norm der Gesundheit zu führen. So stand sie mit ihren Helferinnen auf dem Turnplatz. Man empfand es, dass ihr Blick sonnenwärts gerichtet war. Sie liebte daher die Farbe Gelb als das leuchtende Element, und entsprechend war auch ihre Turnkleidung. In der Praxis wuchs ihr Turnsystem, nicht zu den Hörsälen einer Orthopädie. Es ist leicht vorstellbar, dass es für sie ein stetes Ringen mit allen Denk- und Praxistheorien geben musste. Sie ließ uns etwas Einblick in ihren Kampf gewähren. Sie erwähnte u. a. Prof. Gebhardt, der in Hohenlychen wirkte und positiv dazu eingestellt war.

Wie frohgemut zog ich von meiner Pension, frohgemut in Begleitung von Turngenossen, den Hang empor, um mich zielstrebig der Gymnastik anzuvertrauen, damit ein Erfolg sichtbar wurde, mit Maß und Kamera registriert.

Meißen war in zweifacher Hinsicht beeindruckend. Man dankte es Frau Schroth dank des Turnerfolgs und dem geliebten Meißen, das uns die Freizeit verschönte."

Geschrieben anlässlich eines Heilverfahrens in der Asklepios Katharina-Schroth-Klinik im Herbst 1999.

Herr S. ist immer noch sehr aktiv und schreibt, dass er – 85-jährig – Rad fährt und schriftstellerisch tätig ist. Später berichtet er:

„Ich werde schon 88 Jahre alt. Gerne wäre ich noch einmal zur Reha in die Klinik nach Bad Sobernheim gekommen, aber die Krankenkasse hat es mir abgelehnt. Aber ich halte mich auch so noch fit, indem ich von Mai bis Oktober Fahrrad fahre. Das tue ich schon seit 20 Jahren.

Als ich das letzte Mal in Ihrer alten Klinik war, bin ich täglich 4- bis 5-mal 120 Stufen von meinem Zimmer im ‚Hufhaus' bis zum Speisesaal gelaufen. Das habe ich ohne weiteres geschafft.

Ich bin auch heute noch schriftstellerisch tätig. Diese Arbeit macht mir Spaß.

Seit 40 Jahren mache ich morgens meine 25 Liegestütze und für den Rücken andere Turnübungen für 20 Minuten. Und abends noch einmal für 10 Minuten dasselbe. Ab und zu ruhe ich eine halbe Stunde. Medikamente fürs Herz brauche ich gar nicht. Ich nehme nur Kalktabletten. Ich lebe allein, bin Waerlandist, esse viel Rohes, zu 80 % Gemüse, Salate, Kartoffeln, Quark mit Leinöl. Zu 20 % esse ich Fisch und Fleischwaren.

Ich war – 16-jährig – das erste Mal für ¼ Jahr bei Frau Schroth in Meißen. Bin dann immer mal wieder hingefahren, bin aber der Schroth-Therapie bis heute treu geblieben. Ich bin seit 50 Jahren keinen Tag bettlägerig gewesen und habe auch keinen Arzt und auch keine Medikamente beansprucht. Ich bin mit meinen 88 Jahren und meiner schweren Skoliose immer noch fit."

10.4.5 Brief einer 84-jährigen Patientin

Eine 84-jährige Patientin erinnert sich, dass wir nach Kriegsende bei ihr anfragten, wie es ihr geht.

„Jetzt fiel mir Ihre Karte in die Hände, sie ist fast 60 Jahre alt. Wie interessant zu lesen, wie es damals wirklich war. Wie schön zu wissen, wie klein einmal ein Anfang war und welche Größe daraus geworden ist …
Die jetzige Klinik ist schön. Aber ich denke oft an frühere Zeiten zurück, ganz besonders an die vielen Wochen am Wörthersee (dort hatten wir unsere Sommerkuren abgehalten). Da gab es eine Wiese, zwei Stäbe, eine Rolle und zwei kleine Sandkissen. Auf einer Decke wurde im Schneidersitz geatmet und unsere Wirbelsäule in die richtige Richtung geordnet. Frau Schroth war der Zeit weit voraus, wenn ich nur an eine Entspannungsübungsstunde denke.
Heute sagt man ‚autogenes Training'. Kein Mensch hat damals vor 65 Jahren davon Gebrauch gemacht. Heute rühmen sich die Therapeuten mit Wellness, autogenem Training usw. Wir hatten das schon lange bei Frau Schroth, und es war so wirksam, dass ich es heute noch in den Knochen spüre – wenn ich daran denke.
Es war eine segensreiche Zeit – Treppen kann ich noch ohne zu schnaufen steigen. Grund dafür die gute Atmungsorthopädie Schroth."

10.4.6 Bericht einer 32-jährigen Patientin

Eine 32-jährige Patientin berichtet enthusiastisch, sie habe in ihrer Jugend einige Jahre lang ein Korsett tragen müssen. Danach habe sie sich eine Schlafjacke mit drei Taschen genäht, in die sie nachts die Schroth-Korrekturkissen steckte. Da sie ohnehin durch das Korsett auf dem Rücken schlief, war ihr die Schlafweste kein Problem. Jetzt nach 12 behandlungsfreien Jahren mit drei Schwangerschaften und den üblichen Hausarbeiten sowie täglich einigen Schroth-Übungen habe sich die Skoliose nicht verschlechtert. Im Gegenteil, ihr Rippenbuckel sei jetzt durch die Kleidung nicht mehr sichtbar, also habe sich die Wirbelsäule entdreht. Das Schlafen auf dem Rücken sei nur eine Sache der inneren Einstellung und überhaupt kein Problem.

D Dokumentation und Evaluation

KAPITEL

11 Dokumentation von Behandlungsverläufen/-ergebnissen

In unserer Klinik wurden sowohl retrospektive als auch prospektive Studien durchgeführt, um die Behandlungsergebnisse zu dokumentieren. So wurde festgestellt, dass auch bei hochgradigen Skoliosen noch **Krümmungsaufrichtungen** möglich sind. Natürlich sind beginnende Skoliosen und solche bis 30° am günstigsten zu beeinflussen. Anhand von **Oberflächenmessungen** mit dem in unserer Klinik verwendeten Formetric-System konnten signifikante Verringerungen vor allem der Seitabweichung und der Rotation sowie die WS-Längenvergrößerung bestätigt werden.

Auch die mit dem **Skoliometer** gemessenen Winkel wurden günstig beeinflusst. **Vitalkapazität** sowie **Atemhubwerte** steigerten sich erheblich, was sich günstig auf die Rechtsherzbelastung auswirkte.

Es konnte eine verbesserte **kardiopulmonale Leistungsfähigkeit** nachgewiesen werden. Durch **Pulsmessungen** vor, während und nach anstrengenden Übungen wurde auch hier eine Ökonomisierung festgestellt.

Besonders **Schmerzzustände** wurden sehr günstig beeinflusst.

Ein **ausgleichender Effekt auf die muskulären Dysbalancen** wurde mittels einer elektromyografischen Studie untersucht und dokumentiert.

Die günstigen körperlichen Veränderungen haben sich auch auf den **psychischen Zustand** der Patienten vorteilhaft ausgewirkt. Das wurde anhand von Patienten-Fragebögen ermittelt. Dasselbe gilt für die **Befindlichkeit,** die teils mit der Baseler Befindlichkeits-Skala von Hobi sowie mit der Beschwerdeliste von von Zerssen durchgeführt wurde. Zudem sprechen auch die **Fotokontrollserien** eine beredte Sprache.

All diese Studien sind in Weiß (2000) eingehend und wissenschaftlich beschrieben worden.

11.1 Foto- und Röntgenkontrollen

Nachfolgend finden sich **Gegenüberstellungen von Röntgenbildern** mit Winkelgraden im Stand und in einer der beschriebenen Schroth-Übungen (➢ Tab. 11.1). Im Röntgenraum des Arztes konnten diese Übungen leider nicht mit voller Kraft ausgeführt werden, da das Röntgengerät, an dem teils die Hände, teils das Bein des Patienten fixiert werden mussten, nicht stabil genug war (➢ Abb. 11.1a, b, ➢ Abb. 11.2a, b, ➢ Abb. 11.3a, b, ➢ Abb. 11.4a, b, ➢ Abb. 11.5a, b, ➢ Abb. 11.6a, b).

Beachtenswert ist, dass sich diese Übungen auch noch bei älteren Patienten sowie bei Skoliosen über 60° günstig auswirken.

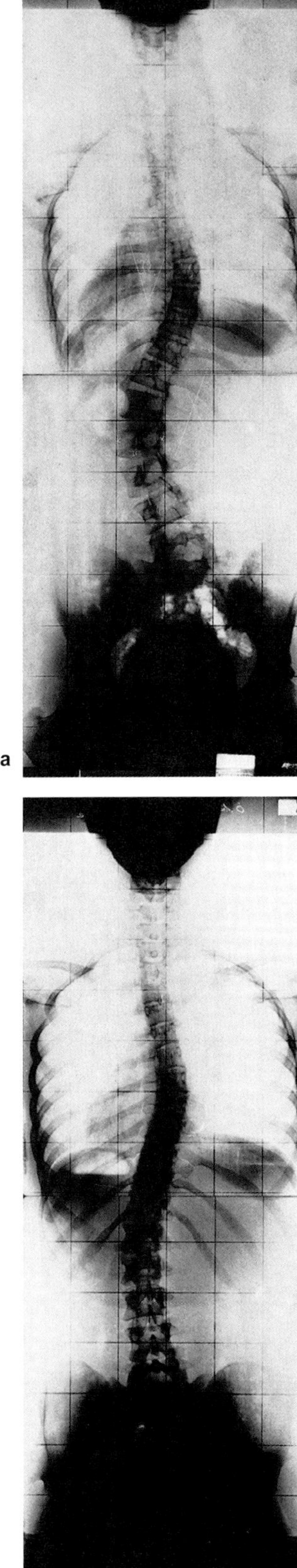

Abb. 11.1 18-jähriges Mädchen [M616]
a. Röntgenbild in ASTE
b. Röntgenbild in Übung

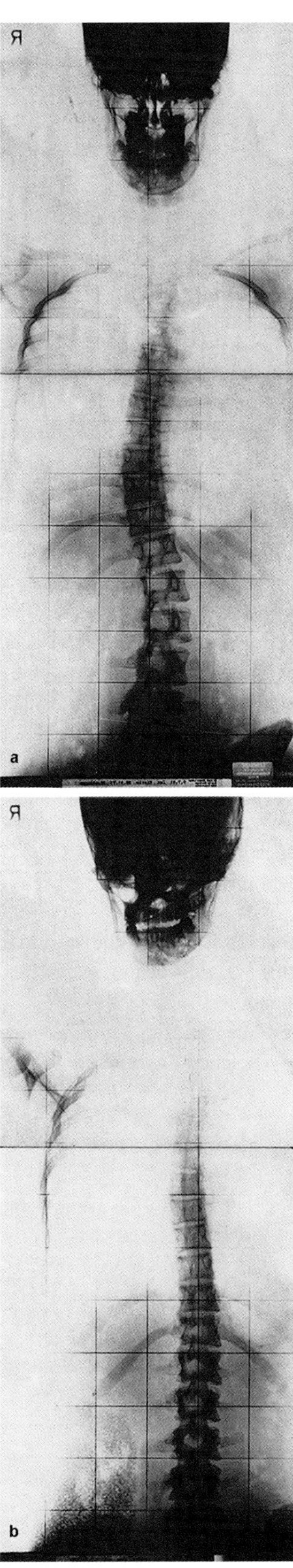

Abb. 11.2 21-jährige Frau [M616]
a. Röntgenbild in ASTE
b. Röntgenbild in Übung

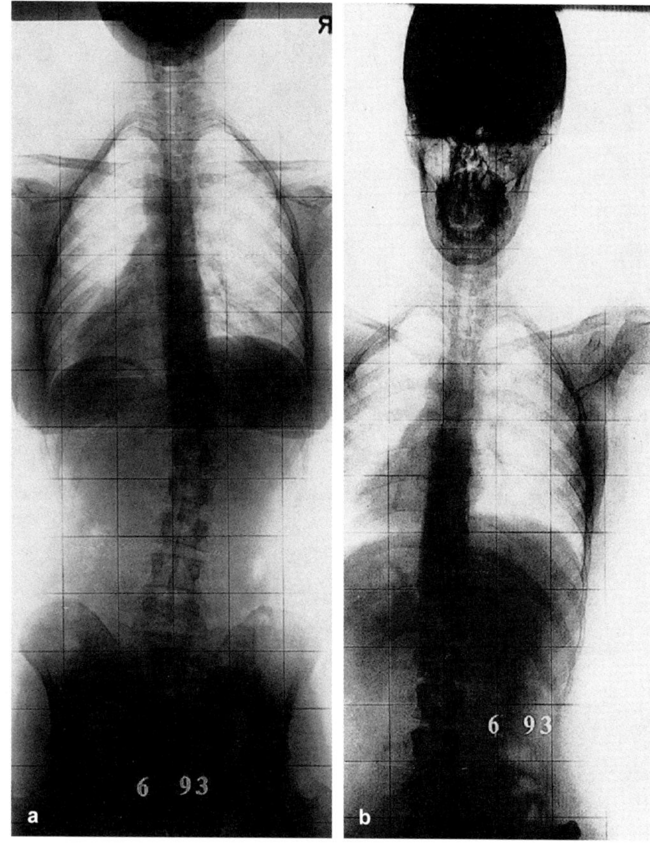

Abb. 11.3 28-jährige Frau [M616]
a. Röntgenbild in ASTE
b. Röntgenbild in Übung

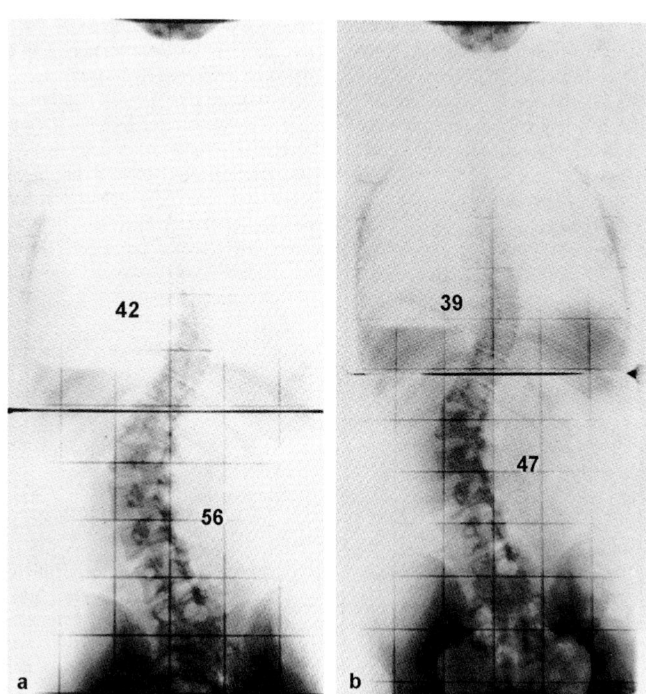

Abb. 11.4 Röntgenbilder eines knapp 15-jährigen Mädchens [M616]
a. Vor Beginn der stationären krankengymnastischen Behandlung, thorakal 42°, lumbal 56°
b. Nach einer stationären Heilbehandlung thorakal 39°, lumbal 47°

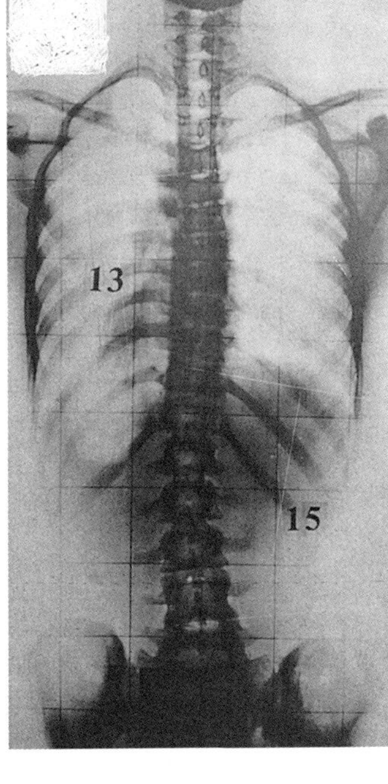

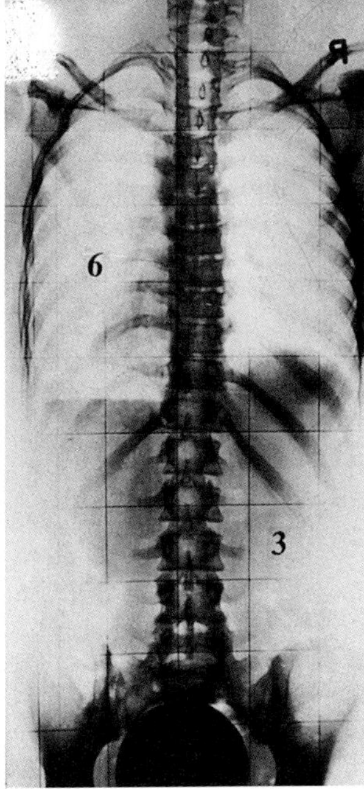

Abb. 11.5 Röntgenbilder eines 12,8 Jahre alten Mädchens [M616]
a. 4 Monate vor Beginn der stationären Erstbehandlung nach Schroth mit einer thorakalen Krümmung von 13° und einer lumbalen Krümmung von 15°.
b. Dasselbe Mädchen mit 13,4 Jahren nach einer stationären Intensivbehandlung. Thorakaler Winkel 6° und lumbaler Winkel 3°. Die Patientin absolvierte zu Hause regelmäßig ein krankengymnastisches Übungsprogramm nach der gleichen Methode.

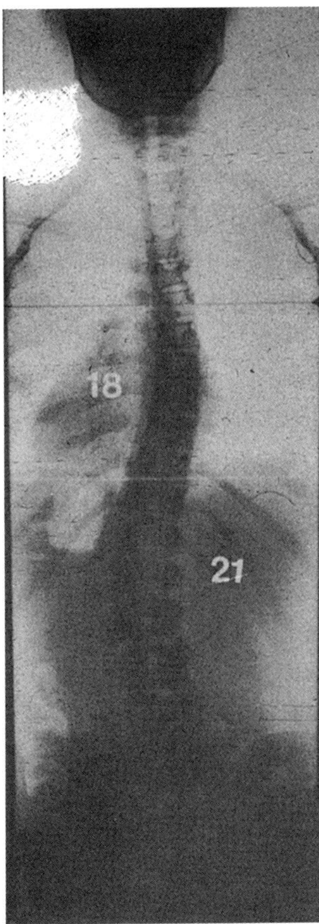

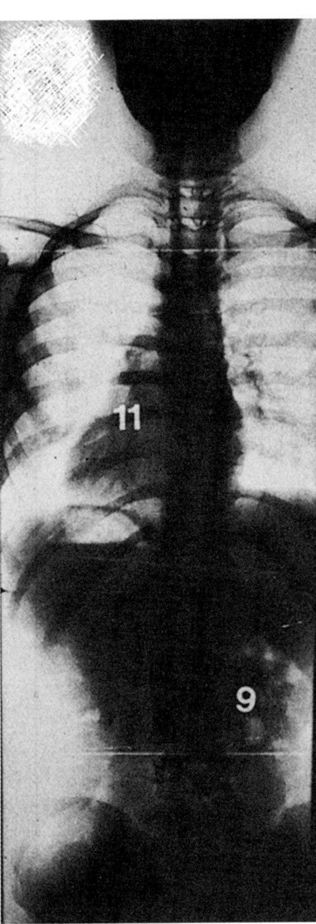

Abb. 11.6 Röntgenbilder eines 9,5 Jahre alten Mädchens [M616]
a. Thorakalkrümmung von 18° und Lumbalkrümmung von 21°.
b. Dasselbe Mädchen im Alter von 10,6 Jahren: thorakale Krümmung 11° und lumbale Krümmung 9°. Zwischen den Aufnahmen a und b liegt eine stationäre Intensivbehandlung nach Schroth.

Tab. 11.1 Auswertung von Röntgenbildern

Nr.	Alter	Im Stehen Wirbel	Cobb°	Apex	In Übung	Differenz
1.	14		13		6	–7
		Th10				
			30	L2/L23	6	–24
		L4				
			17		0	–17
2.	15		20		18	–2
		Th5				
			44	Th8/9	28	–16
		Th11				
			40	Th12/L1	30	–10
		L3				
			14		20	+6
		L5				
			0		5	+5
3.	16		7		0	–7
		Th3				
			15	Th8	0	–15
		Th10				
			17	L1	12	–5
		L3				
			17		4	–13
4.	18		18		11	–7
		Th5				
			39		22	–17
		Th11				
			47	L2	18	–29
		L4				
			26		7	–19
5.	20		9	6		–3
		Th3				
			23	16		–7
		Th10				
			34	21		–13
		L3				
			20	11		-9
6.	20		7		7	0
		Th4				
			23	Th8	23	0
		Th11				
			16	Th12	8	–8
		L3				
			6		0	–6
7.	20		45		37	–8
		Th7				
			85		57	–28
		L1				

Tab. 11.1 Auswertung von Röntgenbildern (Forts.)

Nr.	Alter	Im Stehen Wirbel	Cobb°	Apex	In Übung	Differenz
			44	Th10	30	–14
		L4				
			6		10	+4
8.	22	C4				
			44		35	–9
		Th5				
			87		75	–12
		Th11				
			77		58	–19
		L4				
			31		23	–8
9.	24	Th4				
			18	Th8/9	20	+2*
		Th12				
			71	L2/3	47	–24
		L5				
			58		35	–23
		Kreuzbein				
			22		11	–11
10.	27		6		22	+16*
		C5				
			11		0	–11
		Th7				
			24	Th12	6	–18
		L3				
			14		5	–9
11.	28		4		2	–2
		Th11				
			15		2	–13
		L3				
			11		3	–8
12.	30		13		–	–
		Th3				
			23	Th8	2	–21
		Th11				
			28	L1	24	–4
		L3				
			18		16	–2
13.	31		17		17	0
		C7				
			54		46	–8
		Th9				
			63		49	–14
		L2				
			25		19	–6

* Patient hielt in der Übung den Kopf schief.

Tab. 11.1 Auswertung von Röntgenbildern (Forts.)

Nr.	Alter	Im Stehen Wirbel	Cobb°	Apex	In Übung	Differenz
14.	31		6		6	0
		Th3				
			23		14	–9
		Th8				
			30	Th12	8	–13
		L2				
			13		6	–7
15.	32		10		9	–1
		Th1				
			39	Th3	31	–8
		Th5				
			49	Th7/8	36	–13
		Th10				
			49	L1	29	–20
		L3				
			27		15	–12
16.	36		29		15	–14
		L1				
			57	L2	40	–17
Drehgleiten						
L1–L4		L3	28		25	–3
17.	37		12		12	0
		Th3				
			46	Th5	34	–12
		Th10				
			69	Th12	46	–23
		L3				
			35		24	–11
18.	37		52	Th7	30	–22
		Th10				
			47	L2	30	–17
		L3				
			18		20	+2
19.	38		17		23	+6
		Th1				
			57		57	0
		Th6				
			66	Th10	53	–13
		L2				
			26		20	+6
20.	63		20	Th8/9	?	?
		Th6				
L2/3 OP			56	Th7/8	49	–7
fusioniert		L4				
		Kreuzbein	52	L2	34	–18
			23		18	–5

11.2 Elektromyografische Zielmuskelkontrolle mit Oberflächenelektroden (EMG)

Die Muskulatur ist ein wesentlicher Angriffspunkt bei der Behandlung der idiopathischen Skoliose. Zum einen kann eine skoliosespezifische Haltungsschulung nur dann wirksam sein, wenn die Muskulatur den korrigierten Haltungsstereotyp auch längerfristig aufrechterhalten kann (Götze 1975), zum anderen können myogene Schmerzbeschwerden durch ein adäquates Training gebessert werden (Hettinger 1978; Weiß 1989a). In vielen Veröffentlichungen zu diesem Thema ist von der **Muskelkräftigung** die Rede. Die Patienten fühlen sich nach einer stationären Behandlung nach Schroth auch leistungsfähiger (Weiß 1989a). Die Objektivierung von Veränderungen der Haltungsleistungsfähigkeit nach einer krankengymnastischen Behandlung wurde unseres Wissens bislang jedoch noch nicht durchgeführt.

Im Allgemeinen findet sich auf der bogenäußeren Seite bei Skoliosepatienten eine **vermehrte Muskelaktivität** (Basmajian und De Luca 1985; Schmitt 1985; Heine 1980; Güth und Abbink 1980; Brussatis 1962). Dies scheint ein **Adaptationsmechanismus** im Hinblick auf die konvexseitig vermehrt beanspruchte Muskulatur zu sein. Durch geeignete Trainingsmethoden kann die Muskelarbeit ökonomisiert werden. Dies bedeutet, dass zunehmende Lasten mit einer geringeren Anzahl von aktivierten motorischen Einheiten gehoben werden können (Stoboy und Friedebold 1968).

MERKE

Ein Trainingseffekt lässt sich demnach an einer verringerten elektromyografischen Aktivität bei gleicher Beanspruchung ablesen (Basmajian und De Luca 1985; Schmitt 1985).

In einer Studie von Weiß (1990) wurden die artefaktfreien Elektromyogramme von 259 Patienten ausgewertet, die nach dem Untersuchungsaufbau von Schmitt (1985) in standardisierter Weise während des Aufrichtens aus der Bauchlage über ein Zeitfenster von einer Minute gewonnen worden waren.

Abgeleitet wurde die elektromyografische Aktivität mit Oberflächenelektroden (Ag/Ag-C1) paravertebral auf Höhe des thorakalen Scheitelwirbels wie auch über dem lumbalen Anteil des M. erector spinae in der von Macintosh und Bogduk (1987) vorgeschlagenen Weise.

Bei der Ausgangsuntersuchung nach der stationären krankengymnastischen Behandlung nach Schroth zeigt sich eine signifikante Verringerung der thorakal-konvexseitigen Aktivität um 6,79 % ($p < 0,05$). Eine Verringerung der konvexseitigen Aktivität von 14,2 % ($p < 0,001$) fand sich auch lumbal. Der Aktivitätsquotient konvexseitig/konkavseitig verringerte sich thorakal ebenfalls hoch signifikant um 11,99 % ($p < 0,001$), lumbal 7,91 % ($p < 0,01$) (➤ Abb. 11.7).

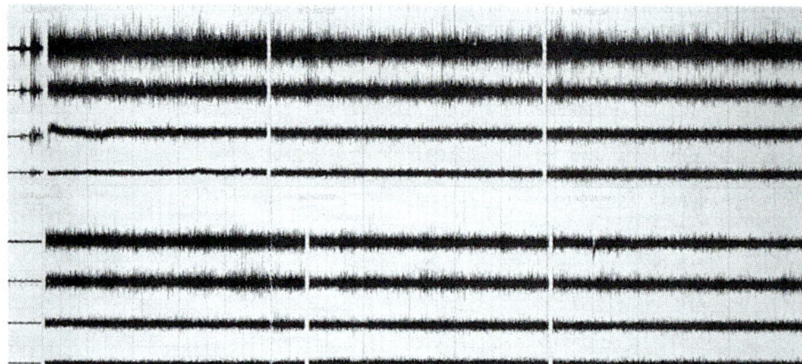

Abb. 11.7 Elektromyografische Aktivität aus dem M. erector trunci thorakal konvexseitig (erste Zeile), thorakal konkavseitig (zweite Zeile), lumbal konvexseitig (dritte Zeile) und lumbal konkavseitig (vierte Zeile) im Aufrichteversuch aus der Bauchlage vor (oben) und nach (unten) einem stationären Rehabilitationsprogramm nach Schroth.
Man erkennt die deutliche Aktivitätsabnahme der konvexseitigen Muskulatur lumbal wie auch thorakal bei gleicher Arbeitsleistung. Insbesondere zeigt die Aktivitätsabnahme lumbal konkavseitig eine deutliche Ökonomisierung der intrinsisch lumbalen Anteile des M. erector spinae eben dort an. Genau diese Muskelgruppe ist es, die zu einer Aufrichtung und Entdrehung des Lumbalbogens führt. [M616]

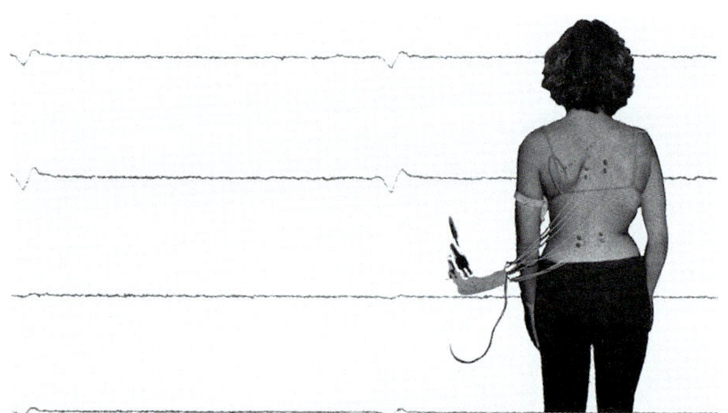

Abb. 11.8 Im Stand. Die 18-jährige Patientin hängt in ihrem passiven Bandhalt, sodass keine Aktivitäten im Bereich der Haltemuskulatur zu erkennen sind. Gewöhnlich zeigen die erste und die dritte Zeile vermehrte Muskelaktivitäten, was zeigt, dass möglicherweise der lumbal konvexseitige Abschnitt den nach lateral überhängenden Thoraxteil trägt. Die vermehrte Aktivität im Bereich des Rippenbuckels könnte ebenfalls daher kommen, dass sich diese Muskeln bemühen, den oberen Rumpf mit Schultergürtel und Kopf in der Senkrechten zu halten. [M616]

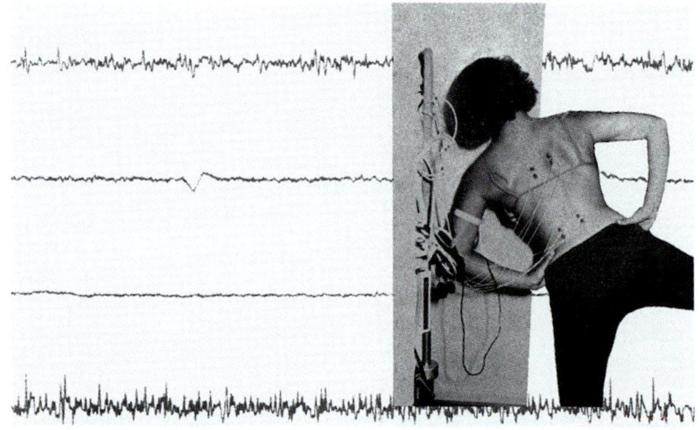

Abb. 11.9 Muskelzylinder im Stand mit Hüftstütz. Die vierte Zeile zeigt verstärkte Muskelaktivität im rechten Lumbalbereich ebenso wie verstärkte Aktivitäten in der thorakalen Konvexseite als Ausdruck der gewünschten Stellreflexaktivierung. [M616]

Aus diesen Ergebnissen ist eine Verbesserung der Haltungsleistungsfähigkeit abzulesen. Es ist also damit zu rechnen, dass eine Kräftigung der Muskulatur wie auch eine Ökonomisierung der Muskelarbeit durch ein stationäres krankengymnastisches Rehabilitationsprogramm nach Schroth erzielt werden kann.

1988 und 1989 haben wir elektromyografische Untersuchungen an Skoliosepatienten durchgeführt, um die verschiedenen Ausführungen bestimmter Schroth-Übungen näher zu untersuchen.

Zu diesem Zweck wurden Silber/Silberchlorid-Oberflächenelektroden 1,5 cm lateral der Dornfortsätze thorakal über dem M. erector trunci/M. trapezius und lumbal über dem M. erector spinae in Faserverlaufsrichtung jeweils auf Höhe des Scheitelwirbels angelegt (> Abb. 11.8).

Die obere Ableitungszeile zeigt die elektromyografische Aktivität der thorakal konvexseitigen Paravertebralmuskulatur, die zweite Ableitungszeile die Aktivität der thorakal konkavseitigen Paravertebralmuskulatur. Die Aktivität der lumbal-konvexseitigen Paravertebralmuskulatur kann man in der dritten Zeile, die Aktivität der lumbal-konkavseitigen Aktivität in der vierten Zeile erkennen.

Im Lumbalbereich stammt die elektromyografische Aktivität direkt aus dem M. erector spinae, da Anteile der oberflächlichen Muskulatur kaudal von L2 nur sehnig angelegt sind (Macintosh und Bogduk 1987).

Im Thorakalbereich mischt sich die Aktivität des M. erector spinae mit der Aktivität oberflächlicher Muskeln (z. B. des M. trapezius). Nach Friedebold (1958) ist jedoch bei Fixierung der Extremitäten (in unseren Beispielen mit Stab oder Schultergegenzug) an der genannten Ableitungsstelle ebenfalls vornehmlich Aktivität aus dem M. erector spinae zu erwarten.

Wir überprüften folgende Übungen in unterschiedlicher Ausführung (> Abb. 11.8, > Abb. 11.9).

11.3 Skoliometer

Um die **Auswirkungen der Dreh-Winkel-Atmung** auf den skoliotischen Atemtyp zu untersuchen, haben wir 76 Skoliosepatienten mit dem Skoliometer (> Abb. 11.10) untersucht.

Wichtig dabei ist, dass der Apparat immer nur mit einem Finger in der Mitte, die über dem Dornfortsatz liegen muss, festgehalten wird, damit ein willkürliches einseitiges Drücken des Therapeuten vermieden wird.

Zu Beginn und am Ende einer stationären Behandlung in der Katharina-Schroth-Klinik untersuchten wir die Differenz der Skoliometergrade zwischen Exspiration und Inspiration. Bei Atemruhelage haben wir zunächst einmal den Skoliometergrad in Exspiration ermittelt. Anschließend wird der Patient aufgefordert, in die Konkavitäten seines Rumpfs zu atmen, also in die sogenannte schwache Seite (SchwS), und bei vorhandenem Lumbalbogen auch in die schwache Stelle (SchwSt) unterhalb des Rippenbuckels. Zusätzlich wurden diese Rumpfareale jedem Patienten durch kurzfristiges Antippen mit dem Zeigefinger spürbar gemacht. Auf diese Weise wurde dann der sogenannte **Inspirationswert** ermittelt.

Insgesamt war der Inspirationswert bei fast allen Patienten geringer als der **Exspirationswert.** Eine schon teilweise eingangs bestehende Differenz zwischen Inspirationswert und Exspirationswert vergrößerte sich am Ende der stationären Behandlung auf Höhe des Scheitelwirbels thorakal um 7,98 % ($p < 0{,}001$) und lumbal um 12,37 % ($p < 0{,}001$).

Die Inspirationswerte waren also in den meisten Fällen am Ende der stationären Behandlung nach Schroth geringer als die Exspirationswerte. Ersehen kann man dies zusätzlich an der statistisch hoch signifikanten Vergrößerung der Differenz zwischen Exspirationswert und Inspirationswert. Dies spricht also dafür, dass sich während der Inspirationsphase der Dreh-Winkel-Atmung die Rumpfunebenheiten eben durch die Atmung abflachen lassen.

Da zudem bei Eingangs- und Ausgangsuntersuchungen die gleichen standardisierten Verhältnisse vorlagen (als Hilfsgriff lediglich ein kurzes Antippen mit dem Zeigefinger im Bereich der Rumpfkonkavitäten), erscheint die Annahme berechtigt, dass sich der Atemstereotyp durchaus ändern und für die Korrektur der Rumpfdeformität nutzen lässt.

11.4 Lungenfunktionsprüfungen

In der Katharina-Schroth-Klinik wurden in jedem Einzelfall die dokumentierten Befunde vor und nach der Behandlung verglichen, nach dem subjektiven Empfinden des Patienten gefragt und ein günstiger Gesamteindruck gewonnen. Nach dem nun aber einige Studien zur Wirkung der „Dreidimensionalen Skoliosebehandlung nach Schroth" abgeschlossen sind, soll an dieser Stelle darüber berichtet werden.

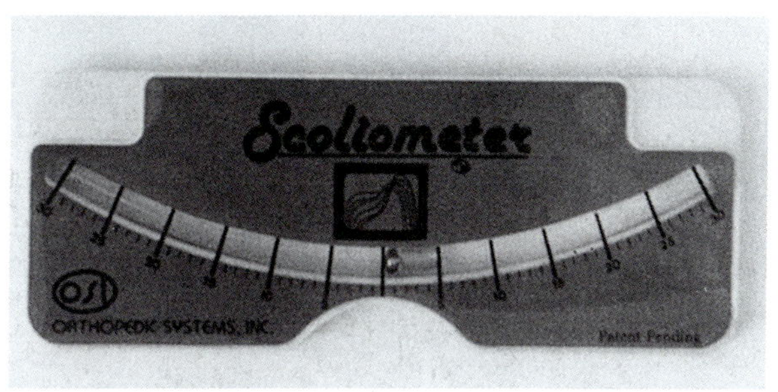

Abb. 11.10 Skoliometer [M616]

11.4.1 Veränderungen der Vitalkapazität

Wir berichten hier über 2.013 Skoliosepatienten, die innerhalb von 2 Jahren zur Erstbehandlung in die Katharina-Schroth-Klinik gekommen waren. Bei 93 % dieser Patienten kam es zu einer Vitalkapazitätssteigerung, die im Schnitt zwischen 400 und 600 ccm lag (➤ Abb. 11.11).

In einer retrospektiven Langzeitstudie (Weiß 1989a) sind für die Altersgruppen der 10- bis 13-jährigen Skoliosepatienten hoch signifikante Steigerungen der Vitalkapazität beschrieben. Bei Erstbehandlung fand sich eine durchschnittliche Steigerung der Vitalkapazitäten nach einem 6-wöchigen Heilverfahren von 20,85 % ($p < 0{,}001$). Bei Wiederholungsheilverfahren zeigte sich eine durchschnittliche Steigerung der Vitalkapazität von 10,7 % ($p < 0{,}001$) (➤ Abb. 11.11).

In einer anderen Studie wurden jugendliche mit erwachsenen Skoliosepatienten im Hinblick auf Änderungen der Vitalkapazität verglichen (Weiß 1989b). Hierbei fanden sich bei den jugendlichen Patienten (n = 278) hoch signifikante Steigerungen der Vitalkapazität von 18,94 % des Ausgangswerts ($p < 0{,}001$). Diese entsprechen einer durchschnittlichen Steigerung von 445 ccm bei einem durchschnittlichen Ausgangswert von 2.499 ccm und einem Endwert von 2.944 ccm. Bei den Wiederholungsbehandlungen in dieser Altersgruppe (n = 124) ergab sich eine durchschnittliche Steigerung der Vitalkapazität von 10,74 % des Ausgangswerts ($p < 0{,}001$).

Die durchschnittliche Steigerung betrug hier 264 ccm bei einem Ausgangswert von 2.694 ccm und einem Endwert von 2.958 ccm.

Bei den 148 Skoliosepatienten über 24 Jahren, die erstmals in der Katharina-Schroth-Klinik behandelt worden waren, zeigte sich prozentual gesehen eine geringere Vitalkapazitätssteigerung von 13,77 % des Ausgangswerts ($p < 0{,}001$). Die durchschnittliche Steigerung als Absolutwert betrug 398 ccm bei einem Ausgangswert von 3.246 ccm und einem Endwert von 3.644 ccm und ist somit bedeutsam (➤ Abb. 11.12).

Götze (1978) fand bei einem kleinen Kollektiv von z. T. wiederholt in der Katharina-Schroth-Klinik behandelten jugendlichen Skoliosepatienten eine Vitalkapazitätssteigerung

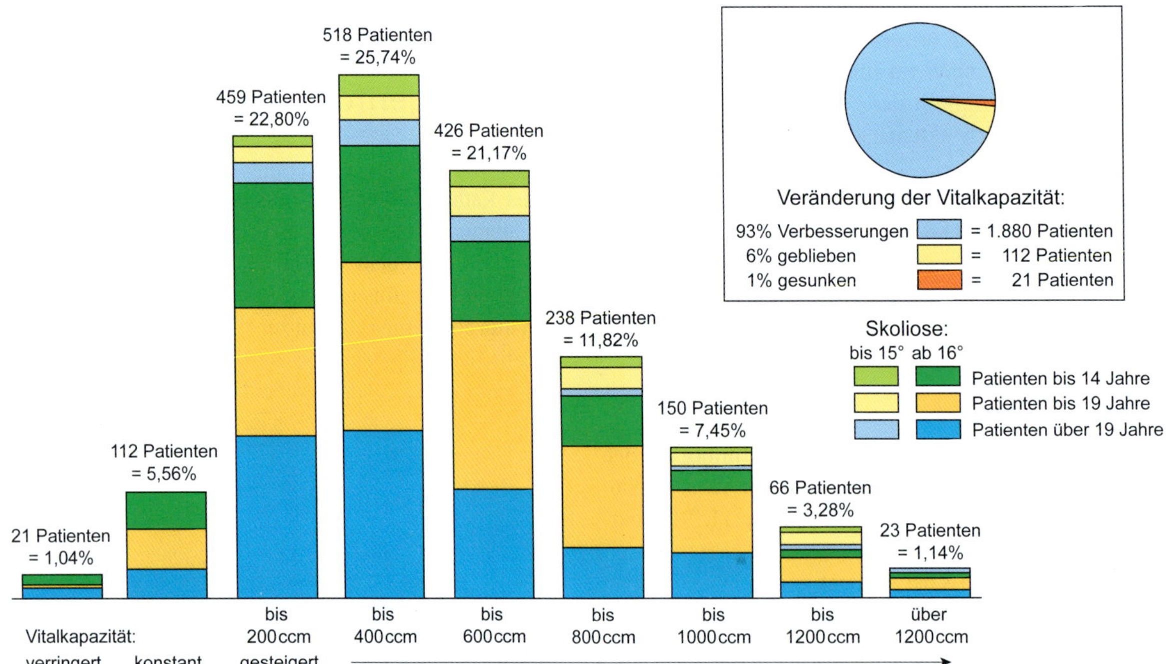

Abb. 11.11 Veränderungen der Vitalkapazität. Aus dem Balkendiagramm geht hervor, dass bedeutend mehr Patienten mit schwereren Skoliosen (unterer Teil in den dunkleren Farben blau, gelb, grün) zum Heilverfahren bei uns waren als solche mit geringgradiger Skoliose (oberer Teil in den helleren Farben blau, gelb, grün). [L143]

11

von 11 %. Dies deckt sich auch mit dem Befund bei den Wiederholungsbehandlungen in den zitierten Studien.

Bei den Erstbehandlungen war jedoch mit 18,94 % bzw. 20,85 % prozentual fast die doppelte Steigerung zu erzielen. Dies spricht dafür, dass bei einer Erstbehandlung ein lang anhaltender Effekt erzielt werden kann, der über die Jahre nur z. T. verloren geht. Auf jeden Fall ist aber eine stationäre Behandlung nach Schroth einem mehrwöchigen Konditionstraining überlegen. In beiden Fällen wurden zwar Steigerungen der kardiopulmonalen Leistungsfähigkeit nachgewiesen, Vitalkapazitätssteigerungen durch ein mehrwöchiges Konditionstraining ließen sich jedoch in den Studien von Bjure et al. (1969) und auch bei Götze (1976) nicht belegen.

Da aber mit zunehmender Einschränkung der Vitalkapazität die Rechtsherzbelastung der Skoliosepatienten wächst (Meister 1980), lässt eine stationäre Behandlung nach Schroth gerade auch bei kardial gefährdeten Skoliosepatienten eine Rechtsherzentlastung erwarten.

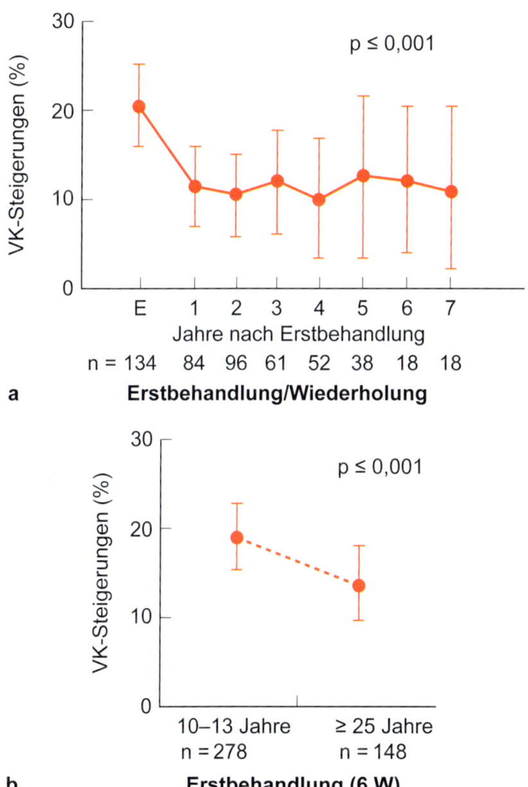

Abb. 11.12 Steigerung der Vitalkapazität [L143]

11.4.2 Veränderungen des Atemhubs

MERKE

Steigerungen des Atemhubs können als **Maß für die Rippenmobilisierung** angesehen werden.

Der Atemhub wird gemessen unter der Achsel, am Übergang von Corpus sterni und Proc. xiphoideus sowie in der Taille. Die Messungen werden immer durch dasselbe qualifizierte Personal durchgeführt.

Der Messfehler bei Umfangsmessungen allgemein spielt hierbei kaum eine Rolle, da nicht der Absolutwert der einzelnen Umfangmaße, sondern lediglich deren Differenz von Bedeutung ist.

Weiß (1989a) berichtete über Atemhubsteigerungen zwischen 0,5 und 7 cm. Bei Erst- wie auch Wiederholungsbehandlungen fanden sich an allen drei Messpunkten hoch signifikante Steigerungen von über 20 % (➤ Abb. 11.13, ➤ Tab. 11.2).

Auch beim Vergleich jugendlicher mit erwachsenen Skoliosepatienten finden sich keine wesentlichen Unterschiede (Weiß 1989b). Der durchschnittliche Achselhub bei den 10- bis 13-jährigen Patienten betrug in der letztgenannten Studie 29 %, bei den erwachsenen Skoliosepatienten über 25 Jahren 33,3 % des Ausgangswerts. Der **Brusthub** wurde um durchschnittlich 29,4 % in der Gruppe der jugendlichen Skoliosepatienten gesteigert; bei den erwachsenen Patienten waren es 31,5 %.

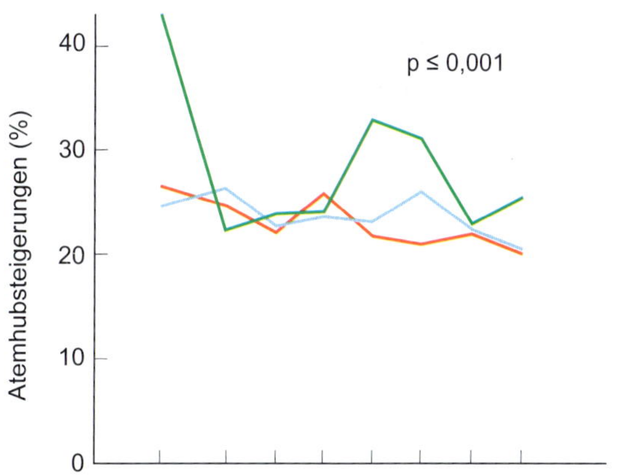

Abb. 11.13 Atemhubsteigerungen (Wiederabdruck mit frdl. Genehmigung von H-R Weiß) [L143]

Auffällig waren die hohen **Taillenhubsteigerungen** von 45,1 % bei den jugendlichen und 42,8 % bei den erwachsenen Skoliosepatienten. Dies liegt vielleicht auch daran, dass im Rahmen der „Dreidimensionalen Skoliosebehandlung nach Schroth" sehr viel Wert auf eine ausgewogene Zwerchfellatmung unter Einbeziehung der Korrekturwirkung der unechten Rippen gelegt wird. Alles in allem sind jedoch aus den genannten Atemhubsteigerungen nur allgemeine Rückschlüsse zu ziehen. Sie geben keinen Hinweis auf die genaue Lokalisation der entsprechenden Rumpfweitung. Aus diesem Grund waren weitere Untersuchungen notwendig, die im folgenden Abschnitt behandelt werden.

11.4.3 Veränderungen der Ausatmungszeit und der Brustkorbweite in der transversalen Ebene

Zu Beginn und am Ende eines jeden Heilverfahrens wird im Stehen die längstmögliche Ausatmungszeit des Patienten nach intensivem Einatmen in Sekunden gemessen.

Die **lange Ausatmungszeit** stellt in der Hauptsache einen Trainingseffekt für den Zwerchfellmuskel und die Interkostalmuskeln aufgrund der notwendigen kontinuierlichen Arbeit dar. Diese Atemübung gehört zum grundsätzlichen Übungsprogramm eines jeden Patienten.

Die weitere Motivation liegt u. a. darin, den anfänglichen Wert täglich um eine Sekunde zu steigern. Diese Steigerung vollzieht sich zwar nicht kontinuierlich, aber es gibt dennoch kaum einen Patienten, der während seines Heilverfahrens die Sekundenzahl nicht steigern kann. Einschränkungen sind auch bei Korsettträgern nicht festzustellen. Lediglich bei Skoliosen mit einem Krümmungswinkel von über 100° Cobb ist die Steigerung geringer, besonders bei älteren Patienten.

Nicht ganz so deutlich wie bei der langen Ausatmungszeit (Sekundenatmen) ist die **Vergrößerung der Brustkorbweite in der transversalen Ebene.** Dies ist im Grundsatz erklärbar, da hier zusätzlich strukturelle Veränderungen eine wichtige Rolle spielen.

Die Messungen werden einmal lateral und einmal ventrodorsal in maximaler Ausatmung und in maximaler Einatmung vorgenommen.

Lage der Messpunkte:
1. = Achselhöhlen *lateral*
2. = ca. 6. Rippe *lateral*
3. = Manubrium sterni/BWK 3 *ventrodorsal*
4. = Proc. xiphoideus/BWK 11 *ventrodorsal*

Die Maße werden mit dem Beckenzirkel ermittelt. Erkennbar wird dadurch, um wie viele Zentimeter sich der Brustkorb an den gemessenen Stellen im Durchmesser erweitert hat.

Besondere Bedeutung findet daher auch die Atmung in diagonaler Richtung von der hinteren zur vorderen Konkavität des Brustkorbs. Trotz erschwerter Kontrollmöglichkeiten für den Patienten finden sich auch hier hoch signifikante Steigerungen.

Steigerungen der Atemmaße von Patienten bis 40 Jahre (89 % bis 20 Jahre, 11 % 20–40 Jahre) sowie Patienten über 40 und bis 64 Jahre während des Erstheilverfahrens (➤ Tab. 11.2).

Tab. 11.2 Steigerung der Atemmaße

Sekundenatmen		bis 40 Jahre Sekunden 15,16–35,29 = 132 %	> 40 Jahre Sekunden 17,00–30,01 = 77 %
		cm	cm
∅	1.	1,41–2,03 = 44 %	0,85–1,65 = 17 %
∅	2.	1,64–2,29 = 39 %	0,75–1,50 = 100 %*
∅	3.	1,18–1,66 = 40 %	1,10–1,30 = 18 %
∅	4.	1,19–1,72 = 44 %	1,25–1,60 = 28 %

* 100 % kommen dadurch nicht zustande, dass bei den älteren Patienten mit größeren Winkelgraden mehrere paradoxe Atmungswerte zu verzeichnen waren, die sich während des Heilverfahrens oft in positive Werte umgewandelt haben. Bei einer paradoxen Einatmung zieht sich der Brustkorb an den betreffenden Messstellen zusammen, bei der Ausatmung wird er wieder breiter.

11.5 Pulsmessungen

1995 wurden in der Katharina-Schroth-Klinik in einem Zeitraum von 4 Wochen **Pulsmessungen** an 169 Patienten mit Skoliose und Haltungsschäden durchgeführt, um die **Belastbarkeit durch Schroth-Übungen** zu prüfen. Die Messungen erfolgten an wahllos zusammengestellten weiblichen und männlichen Patienten. Die Altersspanne ging von 14 bis 30 Jahre. Gemessen wurde vor, während und nach einer spezifischen Schroth-Übung. Es waren sowohl Erstbehandelte als auch Wiederholer daran beteiligt (➤ Abb. 11.14, ➤ Abb. 11.15, ➤ Abb. 11.16a–c).

Folgendes wurde gemessen:
1. Messung Ruhepuls nach 5 Min. Rückenlage (Durchschnitt 71 Schläge/Min.)
2. Messung während intensiver Schroth-Übung (Durchschnitt 85/Min).
3. Messung 2–5 Min. Rückenlage (Durchschnitt 73/Min.)
4. Messung nach 5 Min. „geführter" Entspannung (Durchschnitt 61/Min.)

Zweck dieser Untersuchung war es festzustellen, wie sich die z. T. anstrengenden Schroth-Übungen auf die Pulsfrequenz bzw. das Herz-Kreislauf-System auswirken und ob die Übungen nicht evtl. zu belastend seien, d. h. ob die Patienten nicht überfordert würden.

Bei keinem der Patienten war die Differenz zwischen Ruhe- und Arbeitspuls höher als 20 Schläge/Min. Im Laufe der Behandlungszeit gelang es den Patienten, in einem kürzeren Ruheabschnitt zum Ausgangspuls zurückzukehren – ja, ihn

11

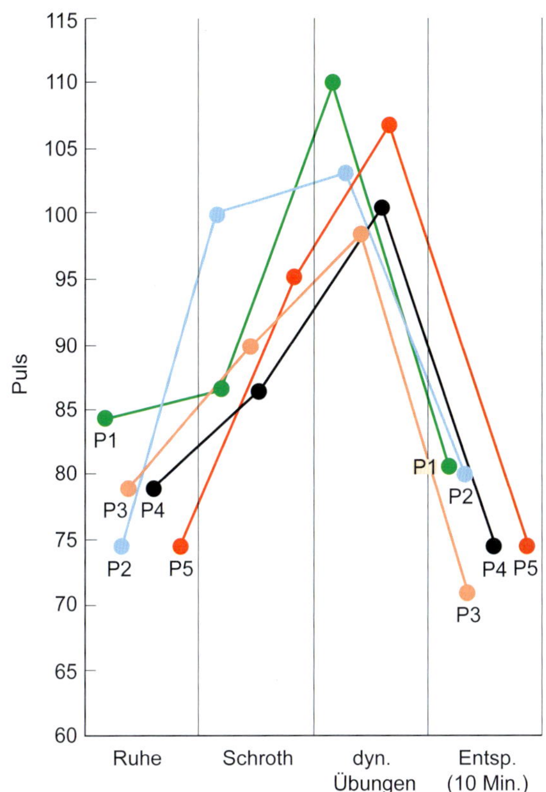

Abb. 11.14 Fünf Patienten – Durchschnittswerte über 4 Wochen [L143]

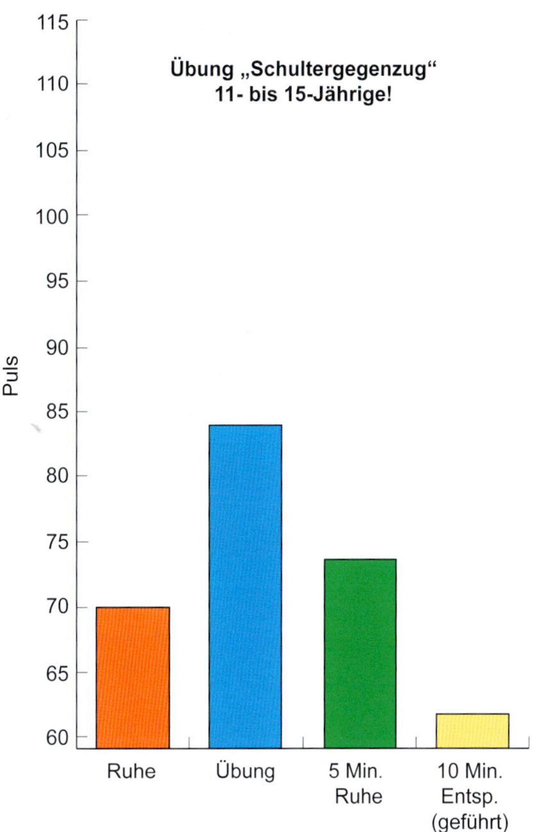

Abb. 11.15 Übung Schultergegenzug: 11–15 Jahre alte Patienten [L143]

sogar um weitere 8 bis 12 Schläge unter den Ruhepuls zu senken. Setzen wir einen Ausgangspuls von 75 an und senken diesen auf 60 Schläge/Min., so bedeutet das ein Minus von 650.000 Schlägen im Monat für das Herz!

Es scheint also, dass das Herz-Kreislauf-System durch die Konzentration bei der Atmung plus Übung (d.h. Anspannung) eher ent- als belastet wird. Übereinstimmend erklärten die Patienten, dass Ruhe und Konzentration im Umfeld (Gruppe und Raum) eine große Rolle spielten. Auch die gewählte Tageszeit hatte eine Bedeutung. Am Abend waren die Patienten „gestresster und nervöser" als z. B. an einem Sonntagmorgen. Auch diese Tatsache schlug sich im Ruhe- und Arbeitspuls nieder. Sie stimmten alle überein, dass die optimale Zeit für Schroth-Übungen am Morgen sei und dass sie ihr Programm für zu Hause entsprechend gestalten würden.

Interessant war auch die Beobachtung, dass sich die mentale Arbeit, die für die Schroth-Übungen unerlässlich ist, motivierend und konzentrationssteigernd auf die Patienten auswirkte.

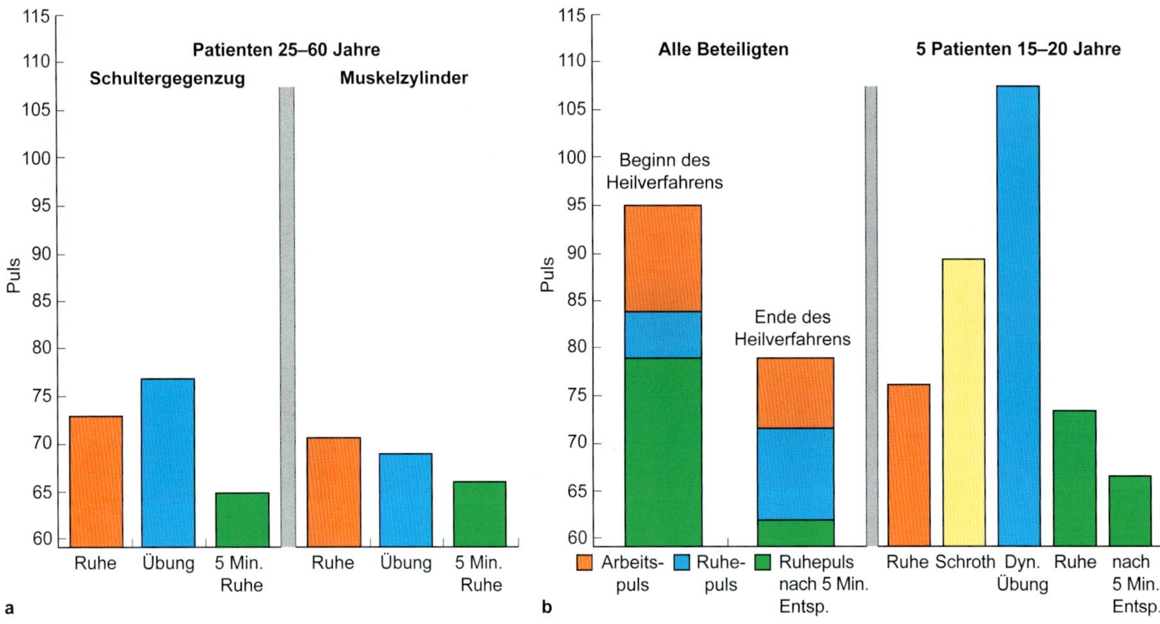

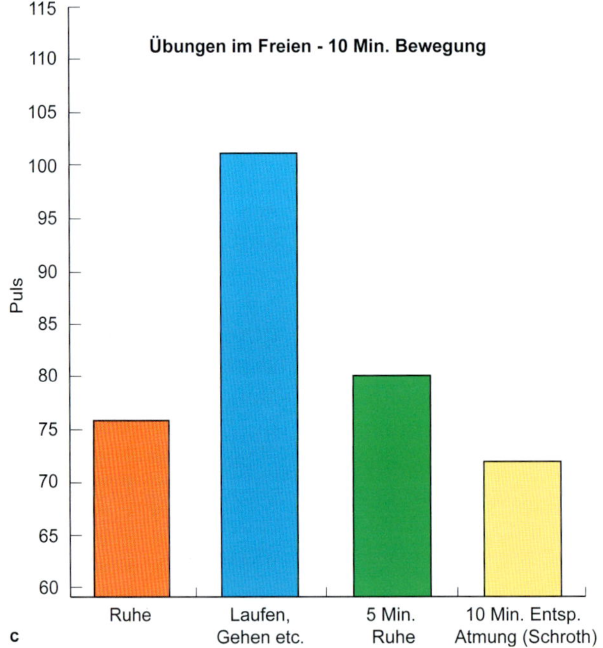

Abb. 11.16 Vergleich von Pulswerten [L143]
a. Bei „Schultergegenzug" gegenüber „Muskelzylinder"
b. Zu Beginn und Ende des Heilverfahrens bzw. während der unterschiedlichen Übungen
c. In Ruhe und bei unterschiedlichen Belastungen

E Skoliosetherapie und mehr

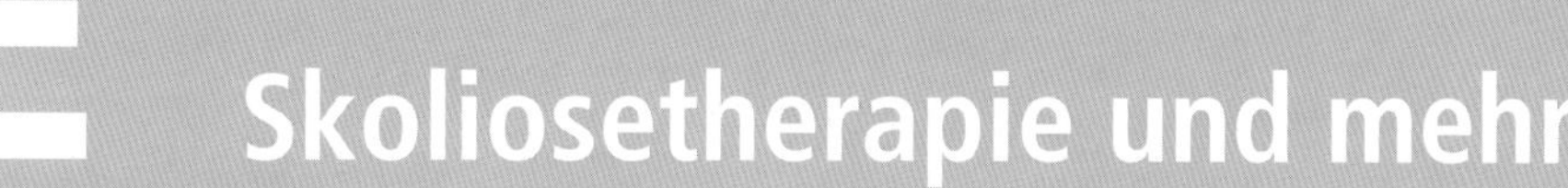

KAPITEL

12 Die Behandlung in der Katharina-Schroth-Klinik in Bad Sobernheim

12.1 Allgemeines zum Behandlungsablauf

1. **Feststellung der pathologischen Veränderungen durch fotografische Aufnahmen und Messungen:** Zu Beginn und am Ende des Aufenthalts werden die Patienten unter jeweils gleichen Bedingungen mit freiem Oberkörper bei gleichem Objektivstand und gleicher Beleuchtung fotografiert. Außerdem werden zu Beginn und am Ende der Behandlung Körpergröße, Gewicht und Atemwerte festgestellt. Durch den Arzt des Hauses erfolgt eine allgemeine klinische Untersuchung, wenn erforderlich auch eine Röntgen-Untersuchung.
2. **Die atmungsorthopädischen Übungen** werden als Einzel- und Gruppenarbeit vor- und nachmittags, wenn möglich im Freien, durchgeführt. Eingeleitet werden diese Übungen durch gemeinsame Schwunggymnastik nach Musik, da hierdurch Atmung und Kreislauf angeregt werden. Die einzelnen Gruppen arbeiten abwechselnd zwei Stunden unter Leitung einer Krankengymnastin an bzw. mit verschiedenen Geräten (Sprossenwand, Stühle, Tische, Balken, Ringe, Stäbe und Fußbänke, ➤ Kap. 8.1). Dabei erfolgt eine individuelle Kontrolle und Belehrung durch den Therapeuten. Die Ausführung der Übungen wird durch Spiegel kontrolliert und unterstützt.
3. **Massagen, Entspannung:** Im Allgemeinen bekommen die Patienten zweimal in der Woche Rückenmassage, in speziellen Fällen auch Bindegewebsmassagen. Einmal täglich wird gemeinschaftlich eine Entspannung des ganzen Körpers in der individuellen Korrekturlagerung geübt.
4. **Ruhezeiten:** Zur Sicherung des Behandlungserfolgs müssen täglich bestimmte Ruhezeiten eingehalten werden. Bei gutem Wetter erfolgt die Mittagsruhe im Freien auf der Liegewiese oder auf dem Balkon; bei ungünstigem Wetter im Bett.
5. **Freizeitgestaltung:** abends durch Tischtennis, Werkarbeit, Singen, Spiel, Tanz.
6. **Dauer der Intensivbehandlung:** Im Allgemeinen ist die erste Behandlung nicht unter 4 Wochen anzusetzen, weil das neue Körpergefühl in kürzerer Zeit nicht erarbeitet werden kann. In schwierigen Fällen ist ein Heilverfahren von 6–8 Wochen erforderlich. Wiederholungsbehandlungen können auch in kürzerer Zeit erfolgreich sein.
7. **Alter der Patienten:** Praktisch können Patienten aller Altersstufen von 7–70 Jahren mit der Schroth-Methode behandelt werden. Es kommt nicht so sehr auf die kindlichen bzw. „biegbaren Knochen" als vielmehr auf das geistige Mitgehen und Wollen des Patienten an. Bei Kindern zwischen 5 und 9 Jahren sollte schon deshalb ein Elternteil mit anwesend sein, damit die Übungen daheim, wenn auch nur mehr mechanisch, so doch richtig mit dem Kind ausgeführt werden können. Es versteht sich daher von selbst, dass Säuglinge und Kleinkinder nicht mit unserem physiotherapeutischen Verfahren behandelt werden können. Für Säuglinge ist nach wie vor die Säuglingsgymnastik nach Neumann-Neurode, Bobath, Vojta o. Ä. zu empfehlen.

12.2 Indikationen und Kontraindikationen

- **Indikationen**
  - Skoliose, Kyphoskoliose, Lähmungsskoliose
  - Hohlrunder Rücken, Morbus Scheuermann (Adoleszentenkyphose), Haltungsverfall
  - Kontrakter Rundrücken, Hohlkreuz, statisch bedingte Kreuzschmerzen
- **Relative Indikationen**
  - Gibbus (Pottscher Buckel) nach ausgeheilter Wirbeltuberkulose
  - Zustand nach Wirbelsäulenkompressionsfraktur
  - Vor- und Nachbehandlung von Wirbelsäulen-OPs
- **Kontraindikationen**
  - Dekompensierte Kreislauferkrankungen
  - Osteoporose
  - Lungen- und Knochentuberkulose
  - Spastische Lähmungen!
  - Lungenflügelresektion
  - Demenz

Am 1. August 1995 wurde die Katharina-Schroth-Klinik von der Asklepios GmbH übernommen. Es wurde eine moderne Klinik errichtet (www.skoliose.com), die zu erreichen ist unter:

Asklepios Katharina-Schroth-Klinik
Korczakstr. 2
D-55566 Bad Sobernheim
Kontakt für Kurse: e.mahler@asklepios.com

KAPITEL

13 Der orthopädisch ausgerichtete Alltag

Unter **Compliance** versteht man **Therapietreue** der jungen Patienten. Mit ihr steht und fällt der Erfolg der konservativen Versorgung.

MERKE

Physiotherapeutische Übungen sind als **Dauertherapie** gefordert. Sie werden anfangs wöchentlich, später in größerem Abstand ambulant oder geblockt in entsprechendem stationärem Aufenthalt erlernt und müssen als Hausübungsprogramm täglich geübt werden.

Die Compliance beeinflussende Faktoren sind u. a. der sozioökonomische Status, der Schweregrad der Erkrankung, Schmerzen, die Heilungschancen, der Grad der Einstellung zur Krankheit und die Lebensqualität. Eine verminderte Lebensqualität geht vermutlich mit einer schwächeren Compliance bezüglich der Korsetttragedauer einher.

13.1 Orthopädische Alltagsbewegungen

Die während des Heilverfahrens erlernten **orthopädischen Alltagsbewegungen** (Liegen, Sitzen, Stehen, Gehen usw.) sollen jeden Tag regelmäßig angewendet werden, damit die Besserung weitere Fortschritte macht. Am besten werden bestimmte **Übungszeiten** in den Tageslauf integriert. Die tägliche **Übungsdauer** sollte etwa eine Stunde betragen, die in zweimal ½ Stunde oder auch dreimal 20 Minuten aufgeteilt werden kann.

MERKE

Wichtig ist **gute, reine Luft** – auch nachts. Das Rauchen, das während des Heilverfahrens nicht erlaubt ist, sollte auch zu Hause unterlassen werden.

Vor dem Einschlafen ist die **Schlaflage** noch einmal zu überdenken und evtl. zu ändern. Das Lagegefühl muss so sicher erarbeitet sein, dass – und das sagt die Erfahrung aus der Praxis – der Schläfer beim ungünstigen Drehen – etwa auf die Rippenbuckelseite – erwacht, sich wieder richtig lagert und weiterschläft.

Vielleicht ist es nützlich, daran erinnert zu werden, dass der Schläfer gern mit dem Rücken zur Wand schläft. Deshalb sollte notfalls das Kopfende mit dem Fußende des Betts getauscht werden, damit man nachts mehr auf der Konkavseite liegt, jedoch unbedingt mit Korrekturpolstern unter dem Lendenwulst, damit sich der Lumbalbogen nicht verstärkt. Auch im Wachzustand darf man nicht dagegen arbeiten, indem man sich im Liegen, etwa zum Lesen, in einen Bogen hängt – oder sich beim Stehen in den Rippenbuckel hängen lässt. Am besten benutzt der Patient beim Lesen und Lernen in Rückenlage eine Prismenbrille.

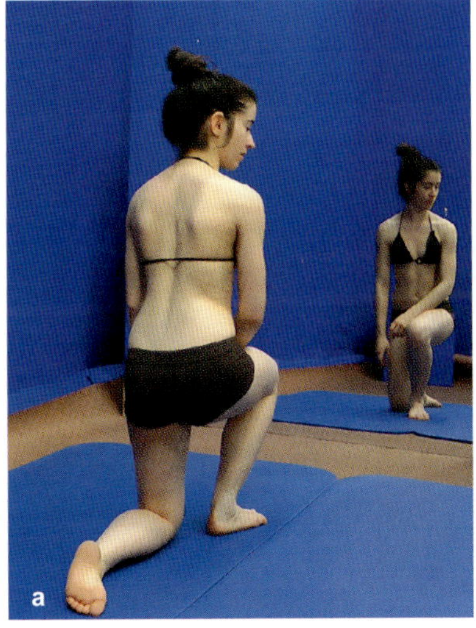

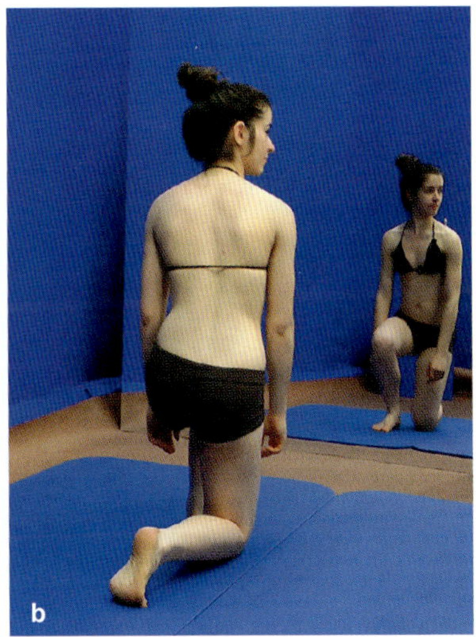

Abb. 13.1 Einbeinkniestand (s.a. ➤ Kap. 7.3)
a. Falsche Ausführung
b. Richtige Ausführung

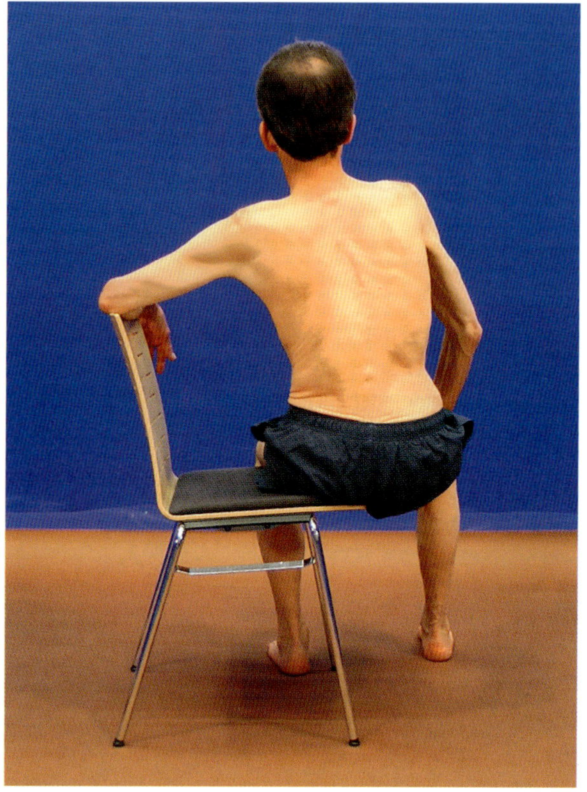

Abb. 13.2 Günstige Sitzhaltung

MERKE

Man kann gar nicht so viel an Verbesserung erüben, wie man durch Unbedachtsamkeit sofort wieder einbüßt.

Im Schulunterricht sollte das skoliotische Kind so platziert werden, dass es während des Unterrichts mit Blickrichtung geradeaus sitzt. Sitzt es in der Klasse am Rand, kann sich die Skoliose dadurch rasch verstärken (➢ Abb. 13.1a, b, ➢ Abb. 13.2, ➢ Abb. 13.3, ➢ Abb. 13.4).

Bei jeder Gelegenheit soll das Spiegelbild (Schaufenster, Schattenumriss) zur Kontrolle für das Sitzen, Stehen, Gehen benutzt werden. Am besten ist die **Übung zwischen zwei Spiegeln,** da hierbei der Rücken ohne Verdrehung beobachtet werden kann. Erscheint der Körper im Spiegel gerade, so ist die Haltung richtig. Das Gefühl allein täuscht oft.

ACHTUNG

Es genügt nicht, nur während der Übungen gut aufgerichtet zu sein, denn bei einer lange bestehenden skoliotischen Fehlhaltung besteht die Neigung, immer wieder in diese zurückzufallen.

Aus diesem Grund ist die Überkorrektur in der Übung wichtig, damit die normale Mittelstellung gefunden werden kann. Denn nur durch Überkorrektur erfolgt eine Änderung des **Haltungsbilds** (Gehirnbild), das während der langen Entwicklung der Skoliose fehlerhaft geworden ist.

MERKE

Das richtige Haltungsgefühl muss so lange erarbeitet werden, bis es sicherer Besitz geworden ist.

Für Herz und Kreislauf ist **Schwimmen** das Beste. Zwei- bis dreimaliges Schwimmen in der Woche ist dringend wünschenswert.

Zu Hause sollen vielseitige Übungen durchgeführt werden, um **alle Muskelgruppen zu trainieren.** Die während des Heilverfahrens benutzten **Geräte** können zu Hause durch einfache Hilfsmittel ersetzt werden: die Sprossenwand z. B. durch ein Heimreck, das zwischen den Türpfosten mit Vakuum befestigt wird; der Balken durch einen Tisch oder Stuhl; die Glissonschlinge durch Schräglagerung (= Kopf nach un-

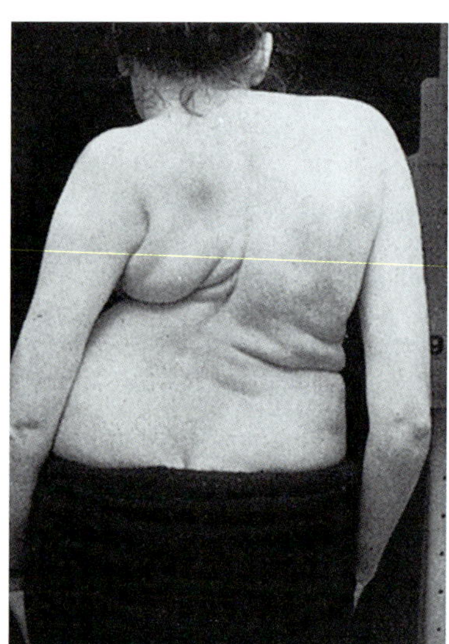

Abb. 13.3 ASTE

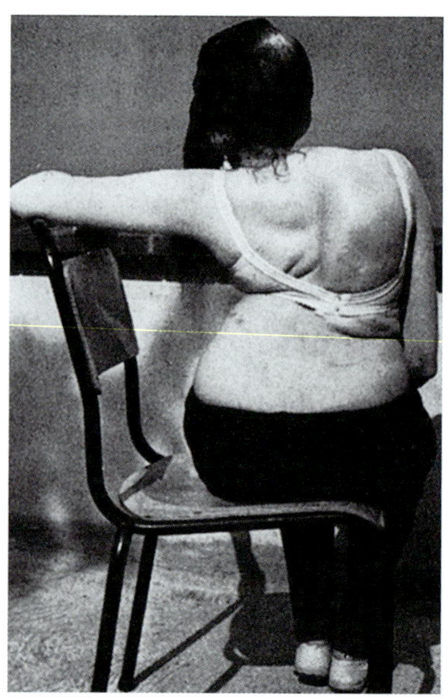

Abb. 13.4 Optimierte Sitzhaltung

ten), das Fußende (durch Ziegelsteine o. Ä.) erhöht. Das wird im Behandlungsunterricht eingehend besprochen!

Damit das Selbstüben zu Hause intensiv und zielgerichtet ausgeführt werden kann, wurden verschiedene **Hör-CDs** angefertigt, mit deren Hilfe täglich ein abwechslungsreiches Programm ausgeführt werden kann.

Die während der Behandlungszeit angefertigten **Kontrollaufnahmen** sollen zu Hause immer wieder betrachtet und die Übungen in diese „hineingedacht" oder „hineingesehen" werden, denn bloß mechanisches Üben bleibt erfolglos.

MERKE

Letztlich ist eine **positive Grundeinstellung** zur Stabilisierung des Erfolgs von entscheidender Bedeutung.

So ist auch beim **Autofahren** darauf zu achten, dass nicht nur der eine Fuß vorn auf dem Gaspedal ruht, denn dabei dreht sich diese Hüfte nach vorn. Vielmehr sollte der andere Fuß vorn neben der Kupplung stehen. Bei langen Autofahrten ist ein Recarositz zu empfehlen.

Oft haben die Patienten zu Hause keinen Platz zum Aufstellen einer Sprossenwand. Da aber unsere Sprossenwandübungen zum Strecken und Kräftigen der Rumpfmuskulatur außerordentlich gut geeignet sind, sollte möglichst eine Gelegenheit dafür geschaffen werden.

13.2 Eingliederung der korrigierten Haltung in den Alltag

Ein kurzer Einblick mit durchaus kritischer Betrachtung der konservativen Skoliosetherapie gibt einen Ausblick auf zukünftige Forschungsschwerpunkte.

In der Medizin wird unter konservativer (versus operativer) Versorgung vorrangig das **Korsett** in seinen unterschiedlichen Varianten verstanden. Die Behandlung mittels Bewegungstherapie hat bei starker Ausprägung der Skoliose oftmals einen der Korsettversorgung untergeordneten Stellenwert. Ganz unvoreingenommen sollen hier die Wertigkeiten der unterschiedlichen therapeutischen Möglichkeiten je nach Schweregrad beleuchtet werden.

Alfred Schanz (1868–1931) – ein führender Vertreter der deutschen Orthopädietechnik – brachte diesen Sachverhalt bereits 1908 zur Sprache. Schanz zufolge hat es im Laufe der Zeit eine Unzahl von Konstruktionen mit Variationen in alle nur erdenklichen Richtungen gegeben. Man finde neben Diskussionen über die **Zweckmäßigkeit** in der Skoliosetherapie überhaupt auch solche Diskussionen über die einzelnen Apparate. Die Ursache für diese ganz auffällige Erscheinung liege darin, dass man die ganze Frage nicht systematisch angegangen sei, sondern immer nur aus einzelnen Beobachtungen, einzelnen Versuchen und einzelnen Resultaten verallgemeinernde Schlüsse gezogen habe (Böni et al. 2002). Nach Böni verstand Schanz unter Systematik die **Ableitung der allgemeinen Indikationen aus der Pathologie der Skoliose.** Dem lag naturgemäß kein Studienkonzept zugrunde, das die heutigen Kriterien der evidenzbasierten Medizin (EbM) erfüllt. Die Forderung von Schanz nach einer systematischen Klärung der Zweckmäßigkeit von therapeutischen Interventionen in der Skoliosebehandlung ist auch heute hoch aktuell.

Gemüß Weiß, Rigo und Rovenich (2006) handelt es sich bei der **Implementierung korrigierter Haltung in die Aktivitäten des täglichen Lebens** um einen langwierigen Prozess. Das Gefühl für eine optimale Ausrichtung des Körpers ist das Produkt verschiedenster **äußerer (externer) Informationen** (etwa die Kontrolle der eigenen Körperhaltung durch das Spiegelbild). **Innere (interne) Informationen** erfolgen z. B. über das im Alltag allgegenwärtige Berühren von Körperteilen über vielfältige Auslöser. In manchen Fällen entspricht das innere Körperbild nicht dem äußeren und damit nicht der korrekten Haltung.

MERKE

Die Therapie verfolgt das Ziel, das alte Gefühl zu löschen und mit einem neuen, verbesserten Haltungsgefühl zu überlagern.

Nach Haas und Blischke (2009) beginnt **motorisches Lernen** mit kurzzeitigen Veränderungen der lokalen neuronalen Konnektivität. Erst nach hinreichender Wiederholung sind längerfristige Veränderungen in Form von plastischen Veränderungen ganzer Neuronenverbände zu erwarten. Diese **Plastizität** des menschlichen Nervensystems ermöglicht Lernen. Michel et al. (2010) betonen die Wichtigkeit eines angemessenen Schwierigkeitsgrads beim Erlernen neuer Aufgaben. Kinder unterscheiden sich in ihrer Fähigkeit, Informationen zu verarbeiten. Nach Badan et al. (2000) beeinflussen noch nicht ausgereifte Bearbeitungsprozesse den motorischen Lernprozess. Die Fähigkeiten der Kinder müssen bei der Verwendung von **Feedback** berücksichtigt werden.

Kinder und Jugendliche besitzen eine große Imitationsfähigkeit. Sie orientieren sich bei der Einschätzung von Handlungen an der Bewertung von Bezugspersonen. Jung (2006) sieht darin eine gravierende Konsequenz für die Therapie. Laut Wulf (2009) ist motorisches Lernen in der Physiotherapie oft mit der auf die Bewegungsausführung gerichteten Aufmerksamkeit verknüpft. Wird dem Patienten für die Bewegungsausführung nun ein externer Fokus angeboten, steigert dies nach Wulf die Effektivität der Intervention. Seiner Ansicht nach können die Patienten durch diese **Aufmerksamkeitslenkung** ihre Kontrollprozesse ausschalten, und ihre Bewegungen werden durch die Vorstellung von Objekten gebahnt. In einer Vergleichsstudie über internalen und externalen Fokus kam Thorn (2006) zu dem Ergebnis, dass die Kinder bei der Testung von Gleichgewichtsreaktionen bei Instruktion mit externalem Fokus wesentlich besser abschnitten.

MERKE

Bewegungen im Alltag exakt auszuführen bedeutet, dass der Bewegungsablauf von Störreizen unbeeinflusst bleibt.

Darainy et al. (2009) beschreiben Fehler in der Bewegungsausführung durch Ablenkung als Transfereffekt. Wenn Transferaufgaben Ziel des Trainings sind, sollten daher nach Haas und Blischke (2009) Wiederholungen nicht bloß stereotyp durchgeführt werden, denn sonst kann in der Übungssituation Eingelerntes nicht optimal im Alltag zur Anwendung kommen.

MERKE

Die Schwierigkeit in der Behandlung von Skoliosepatienten liegt darin, dass **korrigiertes Bewegungsverhalten** kein neues Erlernen darstellt, sondern dass es sich um **motorisches Umlernen** handelt.

Panzer et al. (2002) fanden signifikante Hinweise, dass vormals erlernte Gedächtnisinhalte nicht verlernt werden, sondern dass beide parallel abrufbar sind. In einer weiteren Studie konnten Panzer und Shea (2008) nachweisen, dass die zweite Bewegungssequenz schneller und besser erlernt werden kann, wenn die erste Sequenz ausreichend bewusst gemacht wurde. Daher scheint es in der Haltungskorrektur bei Skoliosepatienten wichtig, ihnen die selbsterworbene Asymmetrie im Sinne einer ersten Sequenz bewusst zu machen, um später das korrigierte Muster schneller zu verinnerlichen. Die Frage, wie, wie oft und welches Feedback gegeben werden soll, beantwortet Huber (2008), indem er bewusst eingesetztes Feedback als ein eigenständiges Konzept darstellt, das jeder Therapeut sehr kontrolliert einsetzen sollte. Damit ist es ihm zufolge möglich, dass der Patient bald in der Lage ist, sich selbst besser zu kontrollieren, Fehler zu erkennen und Bewegungen selbstständig zu korrigieren.

Wichtiger Punkt der pädagogischen Intervention in der Behandlung von Kindern und Jugendlichen ist das „positive Verstärken" (Kölli 2008). Es wird zwischen Selbstfeedback und externem Feedback unterschieden. Selbstfeedback erfolgt danach auch über visuelle Analysatoren, was im Fall korsettversorgter Skoliosepatienten ein sehr wichtiger pädagogischer Ansatzpunkt zu sein scheint. Wird hier nicht positiv interveniert, kann persönliche Unzufriedenheit mit dem eigenen Körper bis in eine pathologische psychische Selbstwahrnehmungsstörung führen. Mit diesem Fokus wird das **Arbeiten an einer positiven Körper- bzw. Eigenwahrnehmung** wesentlicher Bestandteil der Behandlung. Dabei soll vor allem ein positives Körperbild gefördert werden (Beumont et al. 1993). Eine bessere Eigenwahrnehmung kann zu einer Steigerung des Selbstbewusstseins führen (Michler et al. 2007; Pavles und Wulf 2008).

Die Zweckmäßigkeit von therapeutischen Interventionen in der Skoliosebehandlung ist ein hoch aktuelles Thema. Durch groß angelegte Studien ist bekannt, dass allgemeine Behandlungsmaßnahmen zur Fitnesssteigerung oder unspezifische Krankengymnastik keinen Erfolg in der Behandlung der Skoliose haben. Nur gezielte Maßnahmen können die Rückgratverkrümmung verbessern.

MERKE

Zu einer guten Therapie zählen eine **präzise Befundaufnahme,** eine **korrekte Indikationsstellung** und eine **befundgerechte Behandlung.** Dabei sind die vorab genannten Funktionsgruppen wie neurospinales System, Faszienzüge, Bewegung des Diaphragma thoracis und des Diaphragma pelvis in die Behandlung mit einzubeziehen.

Ein weiterer wichtiger Aspekt der therapeutischen Übungen ist es, die motorischen Fähigkeiten der Kinder immer mit dem Fokus auf eine optimale Ausrichtung der Wirbelsäule zu fördern. Damit ergibt sich neben den typischen Skolioseübungen das Training der koordinativen Fähigkeiten und der Bewegungsfertigkeiten. Der Miteinbeziehung der allgemeinen konditionellen Grundeigenschaften sollte die Überführung der physiotherapeutischen „Kunstbewegungen" in Alltagsbewegungen folgen.

An diesem Punkt ist anzumerken, dass bisher noch keine Studie den Beweis erbracht hat, dass bei Kindern mit ausgeprägten Skoliosen unphysiologische Bewegungsmuster, die die Skoliose fördern, aufgebrochen wurden und die Skoliose damit als ausgeheilt betrachtet werden konnte. Dies unterstreicht nochmals die Wichtigkeit der **Früherkennung.**

Erkrankungen an Skoliose stellen für Schmitt et al. (2002) grundsätzlich keine Indikation zum allgemeinen Sportverbot dar. Es gibt laut den Autoren keine gesicherten Hinweise dafür, dass bei vorbestehender Skoliose bestimmte Sportarten, solange sie nicht als Leistungssport ausgeübt werden, zu einer Zunahme der Ausbiegung führen. Auch Liljenqvist et al. (2006) betonen in ihren Empfehlungen zur **Sportausübung bei Skoliose,** dass bislang kein negativer Einfluss von Sport nachgewiesen werden konnte. Es gibt nach Liljenqvist keine wissenschaftlichen Belege dafür, dass sportliche Aktivität auf Breitensportniveau eine Auswirkung auf nichtoperierte Skoliosepatienten mit einem Cobb-Winkel < 40° hat, weder im positiven noch im negativen Sinne. Oft sind übertriebene Vorsicht und die Angst vor belastungsabhängiger Verschlimmerung der Grund, warum Eltern, Lehrer und Ärzte die körperliche Aktivität junger Skoliosepatienten einschränken. Dementsprechend unterstreichen alle Autoren, wie wichtig es ist, Skoliosepatienten hinsichtlich Freizeit und Sport kompetent zu beraten.

Während der Sportausübung sollte keine Orthese getragen werden. Allerdings sind wirbelsäulenstauchende Sportarten sowie Bewegungen mit wiederholten Verdrehungen und Biegungen in die Skoliose kontraproduktiv. Bei einem Cobb-Winkel von > 41° wird Sport unter Berücksichtigung der Tatsache empfohlen, dass Rücksicht auf eine evtl. kardiopulmonale Beeinträchtigung oder andere Risikofaktoren genommen wird. Für operierte Patienten gelten dieselben Empfehlungen wie bei Skoliosen von 21–40°, wobei eine generelle Empfehlung nicht möglich ist, da diese von der Art des Instrumentariums und der Länge der Spondylodese abhängt.

ACHTUNG

Generell sind folgende Sportarten nicht empfehlenswert: Kontaktsportarten, Bodenturnen, Springreiten, Trampolinspringen (Schmitt et al. 2004).

Des Weiteren sollte dezidiert zwischen Ausgleichssport und Leistungssport unterschieden werden. Grundsätzlich ist gegen Leistungssport im Verein nichts einzuwenden, denn es konnte für den Verlauf der Skolioseerkrankung kein Zusammenhang zwischen sehr sportlichen und eher unsportlichen Jugendlichen gefunden werden (Kenanidis et al. 2008). Bei größeren Trainingsumfängen ist allerdings der Anteil an wirbelsäulenbelastenden Bewegungen möglichst gering zu halten. Damit steht man bei fast allen Sportdisziplinen vor einem Problem. Im Gegensatz zu Kenanidis und Kollegen belegen einige Studien eine zusätzliche Forcierung für die Progredienz von Skoliosen. Rumpfrotationen unter Belastung, wie sie u. a. bei technischen Disziplinen der Leichtathletik vorkommen, sind demnach zu vermeiden. Am Beispiel von Ballett-Tänzerinnen und rhythmischen Sportgymnastinnen wurde gezeigt, dass muskuläre Dysbalance, gepaart mit Laxizität der Bandstrukturen und verzögerter Menarche, die Entwicklung von Skoliosen noch zusätzlich fördert (Liljenqvist et al. 2006).

TIPP

Ideal für Skoliosepatienten scheinen Sportarten zu sein, die eine symmetrische Kräftigung der Rumpfmuskulatur bewirken.

Zu den symmetrischen Sportarten gehören beispielsweise Volleyball oder Schwimmen, jedoch erscheinen diese nur auf den ersten Blick als brauchbar. Denn **Volleyball** als Vereinssport zeichnet sich durch Dominanz eines Arms und damit muskulärer Hypertrophie dieser Seite aus, was wiederum eine Dysbalance der gesamten Rumpfmuskulatur zur Folge hat. Dies führt letztendlich bei Rechtshändern zu einer rechtsthorakalen Skoliose; für die linksthorakale Skoliose konnten keine Zusammenhänge evaluiert werden (Liljenqvist et al. 2006).

Selbst im häufig empfohlenen **Schwimmsport** ist ein auf den ersten Blick symmetrischer Bewegungsablauf von Abweichungen geprägt. Durch die Körperposition bedingte einseitige Inspiration beim Kraulstil bewirkt z. B. eine sehr ungleiche Atembewegung, die sich, wiederholt ausgeführt, negativ auf die Skoliose auswirken kann bzw. die Entwicklung einer solchen begünstigt. Auch eine Präferenz zur stärkeren Seite bei den Wendetechniken fördert die asymmetrische Entwicklung der Rumpfmuskulatur. Vor allem bei hohem Leistungsniveau besteht im Schwimmsport sogar eine vermehrte Skoliosehäufigkeit von 6,9 % (Becker 1982).

Karsky et al. (2001) empfinden **Ballett** als günstig bei Skoliose, da es neben Technik und Stil auch die aerobe und anaerobe Muskelkraft, die Gelenkbeweglichkeit und die Muskeldehnbarkeit trainiert. Leichte Skoliosen sind nach Exner-Grave (2008) für die Tanzkarriere kein biomechanisches oder ästhetisches Problem. Er geht davon aus, dass die Wirbelsäule dabei gleichmäßig beweglich bleibt. Bei stärker ausgeprägter Skoliose empfiehlt Simmel (2009), Rücksprache mit einem Tanzmediziner zu halten.

Daraus darf unbedingt geschlossen werden, dass die Wahl der Sportart eine sehr genaue ärztliche und sportwissenschaftliche Analyse und permanente physiotherapeutische Kontrolle erfordert, bevor sie dem einzelnen Kind als Leistungssport empfohlen werden kann.

Was heute evidenzbasiert vorliegt, begründet sich auf ursprünglich anekdotisches Wissen. In Reminiszenz an diese Zeit sei abschließend zwei antiquarischen Artikeln Raum gegeben.

Auszug aus „Funktionelle Skoliosebehandlung. Biologisch-medizinisches Taschenbuch"

„Die Orthopädie ist nach dem Vorgang von Klapp u. a. längst von der statisch-mechanischen Auffassung und Behandlung der Skoliose durch Stützkorsett und dgl. zur funktionellen Behandlungsweise übergegangen. Bei schweren, fixierten Skoliosen stehen aber die mechanischen Hilfsmittel meist noch stark im Vordergrund. Die Erfolge der Behandlung sind dabei oft noch keineswegs befriedigend.

Einen von allgemeineren Gesichtspunkten aus verständlichen, durch die Erfahrung vielfach (auch von Ärzten) bestätigten Weg der funktionellen Behandlung, auch von Skoliosen III. Grades, hat eine Laien-Gymnastin, Frau Schroth (Meißen, Boselweg 52) eingeschlagen. Aus Erfahrungen am eigenen Körper heraus hat sie gelernt, vor allem die **formende Kraft der Atmung** *bevorzugt zur Rückbildung der Formverschiebungen und Verbesserung der Funktion heranzuziehen. Diese ‚Atmungs-Orthopädie' bedient sich einer ganzen Anzahl verschiedener Übungen, die jeweils ganz in Anpassung an die Eigenart der Behandelten angewandt werden. Sie entwickelt vor allem das Körpergefühl und die Selbstkontrolle über die Haltung der Gliedmaßen, des Rumpfes usw. im Verhältnis zueinander und zur Gesamthaltung. Als Hauptarbeit betrachtet sie die Rückdrehung der verdrehten Wirbelkörper. Dies geschieht mit Hilfe des Atems, wobei die Rippen als lange Hebelarme für die Wirbelkörper wirken. Dieser ‚Dreh-Atem' wird mühselig in Teilen, ja in kleinsten Abschnitten erlernt.*

Das Verfahren wird verbunden mit allgemeiner Konstitutionsbehandlung (Diät, Licht, Luft, Sonne usw.), seelischer Führung und Erziehung zu erhöhter Eigentätigkeit. Gute Erfolge konnten damit auch da noch erzielt werden, wo die bisherige Behandlung auch durch ausgezeichnete Fachärzte das Leiden nicht auch nur aufhalten konnte. Das Verfahren verdient nach allem, was davon bekannt geworden ist, eine genauere wissenschaftliche Nachprüfung. Da es bisher nur verhältnismäßig wenig Ärzte kennen, soll an dieser Stelle einmal darauf aufmerksam gemacht werden. Dies um so mehr, als daraus jedenfalls auch wertvolle Anhaltspunkte für die vorbeugende Behandlung, für das sogenannte orthopädische Turnen in der Schule usw., zu gewinnen sind."

Vogel (1937: 559–560)

Auszug aus „Atemheilkunst"

„Zum Abschluss sei hier noch der Schule für Atmungsorthopädie Schroth gedacht, die etwas außerhalb des Rahmens allgemeiner atemtherapeutischer Krankenbehandlung und Gesundheitsvorsorge auf rein ***orthopädischem*** *Arbeitsgebiet die Möglichkeiten der Mechanik und Funktion der Atembewegung bei der Beseitigung* ***skoliotischer*** *Wirbelverstellungen und Rippenverkrümmungen mit eindrucksvollen Erfolgen in selbständig entwickeltem, atmungsorthopädischem Verfahren seit drei Jahrzehnten unter Beweis stellen konnte.*

Die Verbesserung der beim Skoliotiker meist gestörten Zwerchfell-Bauchatembewegung und deren Fortführung in eine dann auch vollkommenere obere Brustatembewegung gewährleistet bereits einen wesentlichen Teil der Wirbelsäulenwiederaufrichtung. In spezialisiertem Verfahren in Rücken-Bauch-Seitenlage bei gleichzeitiger orthopädischer Lagerung mittels mehrfacher Korrekturpolsterung, später unter Spiegelkontrolle, wird vom Patienten die Innervierung und Bewegung isolierter Atemmuskel- und Rippenabschnitte erlernt. Zur Auffüllung der skoliotisch entstandenen Rippentäler werden eben diese Abschnitte isolierter Bewegungsschulung unterworfen; mit diesem „Dreh-Atem" können sie allmählich aus ihrer Verformung und Versenkung herausgeatmet werden. An ihrem langen Rippen-Hebelarm können die verdrehten Wirbelkörper alsdann wieder zur Normalstellung aufgeschraubt werden. Die durch verstärkte Funktion nachentwickelten Lungengewebsabschnitte sollen sodann als neu erarbeitete Luftpolsterung etwa im Sinn von Schanz von innen eine Stütze abgeben. Im Hinblick auf die Behandlungsdauer überraschen hier die sehr schönen Behandlungserfolge (➤ Abb. 13.5).

Die Autorin legt Wert auf die Kurdurchführung im Freien, bei Licht-, Luft-, Sonneneinwirkung und gleichzeitiger naturgemäßer Lebensumstellung. Nachdrücklich wird von ihr die regelmäßige positive ***Psycho-Umstellung*** *als Erfolg Hand in Hand mit der geglückten* ***positiven Atmungsumstellung*** *nach langjähriger Beobachtung bekanntgegeben."*

Schmitt (1956: 543 f)

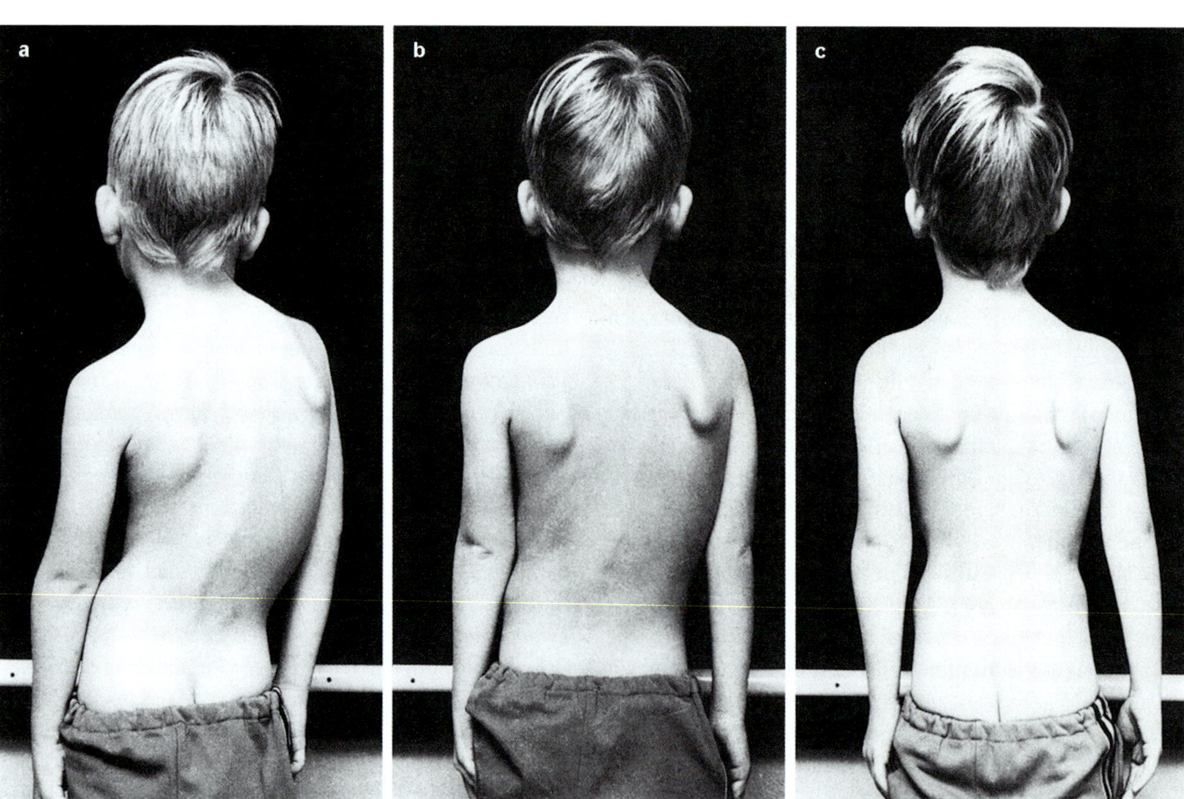

Abb. 13.5 5-jähriger Junge mit Skoliose nach Poliomyelitis
a. Zu Beginn der Behandlung
b. Nach 3 Wochen Schroth-Behandlung
c. Nach 8 Wochen Schroth-Behandlung

Anhang

Fachausdrücke und Fremdwörter

Weitere Erläuterungen zu besonderen Fachausdrücken
➤ Kap. 3.3.1 und ➤ Kap. 3.3 .3

A

Abduktion/ abduzieren	Bewegung vom Körper weg/abspreizen
Abduktoren	Muskeln, die von der Körpermitte wegführende Bewegungen ermöglichen
Adaptation	Anpassung
Adduktion/ adduzieren	Bewegung zum Körper hin/heranführen, heranziehen
Adduktoren	Muskeln, die das Heranziehen einer Gliedmaße ermöglichen
Alveolen	Lungenbläschen
Anteflexion	Beugung nach vorn
ASTE	Ausgangsstellung
Asymmetrie	spiegelbildliche Ungleichheit
Atembreite/ Atemhub	Differenz des Brustkorbumfangs bei maximaler Aus- und Einatmung
Atrophie, atrophisch	Gewebeschwund, schwindend

C

Cobb	Arzt, der die Messmethode der Röntgenbilder entwickelt hat
Compliance	Therapietreue

D

Deflexion	Aufrichtung, Aufhebung der Seitbeugung des Oberkörpers und der Wirbelsäule
Deformität	Verformung
dekompensiert	in Fehlstellung befindlich, nicht ausgleichbar
Derotation	Entdrehung
detorquieren	entdrehen, entwringen
dorsal	zur Rückseite des Körpers oder eines Organs orientiert oder am Rücken gelegen
Double Major	Doppelkrümmung, zwei Hauptkrümmungsbögen in Brust- und Lendenwirbelsäule

E

Elektromyografie	neurologisch-diagnostisches Verfahren zur Messung der elektrischen Muskelaktivität
Elongation	Verlängerung
epigastrischer Winkel	entsteht durch das Zusammentreffen des rechten und des linken Rippenbogens am Schwertfortsatz
ESTE	Endstellung
Evaluation	Bewertung, Beurteilung
Evidenz	bestätigter Sachverhalt, wissenschaftlicher Beleg
Exspiration	Ausatmung
Extension	Streckung

F

Fazilitation	Bahnung, Erleichterung
Feedback	Rückmeldung
Flexion	Beugung
frontal	quer, parallel zur Stirn verlaufend

G

Gastroösophagealer Reflux	„Sodbrennen“: Rückfluss von Magensäure in die Speiseröhre, kann zu Refluxösophagitis führen
Glutäusatrophie	Gesäßmuskelschwund

H

Hallux valgus	Schiefzehe, Ballenzeh; krankhafter Schiefstand der großen Zehe
Histogramm	grafische Darstellung
Hyperlordose	verstärkte Wirbelsäulenkrümmung nach vorn, Hohlkreuz
Hypomochlion	Drehpunkt oder das Widerlager eines Hebels

I

idiopathisch	aus sich selbst heraus entstanden, ohne bekannte Krankheitsursache
Implementierung	Umsetzung von festgelegten Strukturen und Prozessabläufen
in corpore	im Körper
in vivo	im lebendigen Organismus ablaufend
Indikation	„Heilanzeige“, Grund für den Einsatz einer medizinischen (diagnostischen oder therapeutischen) Maßnahme
Inhomogenität	Ungleichheit
Inspiration	Einatmung
interkostal	zwischen den Rippen gelegen
intrinsische Muskulatur	speziell lumbale Anteile des M. erector spinae
isometrisch	Spannungsänderung eines Muskels bei gleichbleibender Länge (Spannung eines Muskels ohne Bewegung)
isotonisch	Anspannung eines Muskels mit einer Bewegung

K

kardiopulmonal	das Herz-Kreislauf-System betreffend
Kobra	(Yoga-)Übung zur Dehnung der geraden Bauchmuskulatur
kompensatorisch	ausgleichend
konkav	hohl, eingefallen, nach innen gewölbt
Konkavität	nach innen gewölbte Krümmung
Konnektivität	Verbindung der Nervenzellen, Netzwerk
kontrahieren	zusammenziehen
Kontraindikation	Gegenanzeige; ein Faktor, der gegen den Einsatz einer medizinischen (diagnostischen oder therapeutischen) Maßnahme spricht
konvex	nach außen gewölbt
Konvexität	nach außen gewölbte Krümmung
kostovertebral	im Bereich zwischen Rippe und Wirbel gelegen
Kyphose	Rundrückenbildung, Krümmung der Wirbelsäule nach hinten
Kyphoskoliose	Krümmung nach hinten und gleichzeitig zur Seite

L

lateral	seitlich
Latflex	Lateralflexion, Neigung zur Seite
Lokalisation	örtliche Begrenzung
longitudinal	längsgerichtet, von oben nach unten verlaufend
Lordose	Wirbelsäulenbiegung nach vorn
lumbal	zum Lendenabschnitt gehörig
lumbosakral	zum Lenden-Kreuzbein-Abschnitt gehörig

M

manuell	von Hand, mit den Händen
Menarche	Auftreten der ersten Menstruationsblutung
Morbus	Krankheit (z. B. Morbus Scheuermann)

N

Neuraxis	Gehirn und Nervensystem
neurophysiologisch	Ablauf wie im gesunden Nervensystem

O

optimal	sehr gut, bestens
ösophageal	zur Speiseröhre (Ösophagus) gehörig

P

pathologisch	krankhaft
Pectoralis	Brustmuskel
Plastizität, neuronale	Fähigkeit von Nervenzellen, ihre Eigenschaften in Abhängigkeit von ihrer Verwendung zu verändern (Grundlage für das Lernen)
Poliomyelitis	Kinderlähmung
postural	die Haltung betreffend
Präferenz	Vorzug, Vorliebe
Prävention	Vorbeugung, Vermeidung
Prognose	Vorhersage des Krankheitsverlaufs
Progredienz/ Progression	Fortschreiten, Verschlechterung
prominent	nach außen stehend
prospektiv	voraussichtlich, zukünftig – über längere Zeit angelegt
psychisch	seelisch

R

radiologisch	durch Röntgen feststellbar
Redression	Zurückdrehen, Entdrehen
reflektorisch	durch einen Reflex bedingt
Reliabilität	Maß für die Genauigkeit bzw. Verlässlichkeit wissenschaftlicher Messungen
Reminiszenz	Anklang an etwas Früheres, Erinnerung
retrospektiv	zurückliegend, zurückblickend
Root Mean Square (RMS)	quadratisches Mittel; Methode zur Mittelwertbildung
Rotation	Drehung

S

sagittal	in Pfeilrichtung, von hinten nach vorn
Scheuermann	dänischer Orthopäde und Radiologe, der die nach ihm benannte Krankheit als Erster beschrieben hat
Skoliometer	Messapparat für Skoliosen
Skoliose	seitliche Verbiegung der Wirbelsäule
Spirometer	medizinisches Gerät zur Messung ein- bzw. ausgeatmeter Luft- oder Atemvolumina
Spondylolisthesis	Wirbelgleiten eines Wirbels nach vorn
Statik	Lehre vom Gleichgewicht der Kräfte
strukturell	mit Veränderungen der Bänder, Muskeln und Knochen einhergehend
subjektiv	persönlich
Symmetrie	spiegelbildliche Gleichheit

T

thorakal	zum Brustkorb gehörig
thorakale Skoliose	Skoliose mit einem Krümmungsscheitel
thorakolumbal	zum Übergang von Brust- zur Lendenwirbelsäule gehörig
Thorax	Brustkorb
Tonisierung	Erhöhung des Spannungszustands der Muskulatur
Tonus	Spannung, Spannungszustand der Muskulatur
torquieren	verwringen
Torsion	Drehung
Transitional Point	Übergang (Neutralwirbel) zwischen thorakalem und lumbalem Bogen
transversal	quer, horizontal

V

Ventilation	Belüftung
ventral	zum Bauch gehörig, bauchwärts
vertikal	senkrecht
Vitalkapazität	Differenz des Luftvolumens zwischen maximaler Einatmung und maximaler Ausatmung
Volumen	Rauminhalt

Z

zervikal	die Halswirbelsäule betreffend, zum Hals gehörig
Zervikalbogen	Halswirbelsäulenbogen

Anatomisches Glossar

A

Acetabulum	Hüftgelenkpfanne
Akromion	Schulterhöhe
Angulus inferior scapulae	untere Ecke des Schulterblatts
Anulus fibrosus	Teil der Bandscheibe: Außenring aus derben kollagenen Fasern und Faserknorpel
Aorta descendens	absteigende Hauptschlagader
Apex	Spitze, Kuppe
Area nuda	Stelle, an der die Leber mit dem Zwerchfell verwachsen ist

C

Clavicula	Schlüsselbein
Corpus sterni	Brustbeinkörper
Crista iliaca	Darmbeinkamm
Crista tuberculi minoris	Knochenleiste, die vom Tuberculum minus des Oberarmknochens (Humerus) ausgeht; Ansatz für M. latissimus dorsi und M. teres major
Crus diaphragmatica	Zwerchfellschenkel

D

Diaphragma pelvis	Teil der Beckenbodenmuskulatur: innere, aus M. levator ani und M. coccygeus bestehende Muskelschicht; sichert den unteren Verschluss des Beckens, hebt bzw. schließt den Anus
Diaphragma thoracis	Zwerchfell

E

Endomysium	Bindegewebsschicht, welche die einzelnen Fasern von Skelettmuskeln oder die einzelnen Fasern der glatten Muskulatur umgibt
Endoneurium	zarte Bindegewebshülle, welche die einzelnen Nervenfasern umgibt und sie dadurch voneinander trennt
Epineurium	äußerste Schicht des Bindegewebes, das einen Nerv zusammen mit den ihn versorgenden Gefäßen umgibt

F

Fascia cervicalis	Halsfaszie
Fascia glutealis	Gesäßfaszie

G

Ligamentum falciforme	sichelförmige Bauchfelldoppelfalte (-duplikatur) zwischen der Vorderfläche der Leber und der Rückfläche der Bauchwand

M

M. erector trunci	Rumpfaufrichter, besteht aus mehreren Muskeln
Mm. multifidi	kurze, über drei Wirbelsäulensegmente verlaufende strangförmige Skelettmuskeln; Teil der ortsständigen (autochthonen) Rückenmuskulatur
M. tensor fasciae latae	Spanner der Oberschenkelbinde
M. transversus abdominis	querverlaufender Bauchmuskel
M. biceps femoris	zweiköpfiger Oberschenkelmuskel
M. erector spinae	Rumpfaufrichter
M. iliacus	Darmbeinmuskel
M. iliocostalis	Darmbein-Rippen-Muskel
M. iliopsoas	Darmbein-Lenden-Muskel
M. latissimus dorsi	breitester Rückenmuskel
M. longissimus	längster Muskel, Skelettmuskel des Rückens
M. psoas major	großer Lendenmuskel
M. psoas minor	kleiner Lendenmuskel
M. quadratus lumborum	quadratischer Lendenmuskel
M. quadriceps (femoris)	vierköpfiger Oberschenkelmuskel
M. rectus femoris	gerader Oberschenkelmuskel
M. serratus anterior	vorderer Säge[zahn]muskel
M. spinalis	Dornfortsatzmuskel
M. tensor fasciae latae	Schenkelbindenspanner
M. trapezius	Kapuzenmuskel
Manubrium sterni	Handgriff, Teil des Brustbeins
Mesoneurium	äußerste Bindegewebshülle eines peripheren Nervs
Mm. rotatores	Drehmuskeln, über ein bis zwei Wirbelsäulensegmente verlaufende Skelettmuskeln
Mm. glutaeus medius et minimus	mittlerer und kleinerer Gesäßmuskel
Mm. intertransversarii	Zwischenquerfortsatzmuskeln, zur tiefen Schicht der ortsständigen Rückenmuskulatur gehörende Skelettmuskeln
Mm. rhomboidei	Rautenmuskel
Mm. scaleni	Treppenmuskel

P

Pars divergens (musculi serrati anterioris)	mittlerer Teil des vorderen Säge[zahn]muskels
Pars horizontalis (musculi serrati anterioris)	oberer Teil des vorderen Säge[zahn]muskels
Pars lumbalis (diaphragmatis)	Lendenteil des Zwerchfells
Perimysium	in die Tiefe von Skelettmuskeln einstrahlende und Muskelfaserbündel umgebende Bindegewebsschicht
Processus xiphoideus	Schwertfortsatz

S

Scapula	Schulterblatt
Scapula alata	wie Flügel (lat. *ala*) abstehendes Schulterblatt
Spina iliaca anterior superior	vorderer oberer Darmbeinstachel

Spina iliaca posterior superior	hinterer oberer Darmbeinstachel
Spina iliaca ventralis	großer vorderer Darmbeinstachel
Sternum	Brustbein

T

Thorax	Brustkorb
Trochanter major	großer Rollhügel am Oberschenkelknochen
Trochanter minor	kleiner Rollhügel am Oberschenkelknochen
Tuberculum minus	kleiner Knochenhöcker am Oberarmknochen, dient als Ansatz für den Unterschulterblattmuskel

Literatur

Alter MJ. Science of flexibility. 3rd ed. Champaign: Human Kinetics; 2004.

Asher MA, Burton DC. Adolescent idiopathic scoliosis: natural history and long term treatment effects. Scoliosis 2006; 1(2): 1–10 (kann unter www.scoliosisjournal.com/content/1/1/2 heruntergeladen werden).

Badan M, Hauert CA, Mounoud P. Sequential pointing in children and adults. J Exp Child Psychol 2000; 75: 43–69.

Barral J, Mercier P. Lehrbuch der viszeralen Osteopathie. 2 Bde. München: Urban & Fischer; 2002.

Basmajian JV, De Luca CJ. Muscles alive: their functions revealed by electromyography. 5th ed. Baltimore: Williams & Wilkins; 1985.

Becker TJ. Scoliosis in swimmers. Clin Sports Med 1982; 5: 149–158.

Berdishevsky H, Lebel VA, Bettany-Saltikov J, et al. Physiotherapy scoliosis specific exercises – a comprehensive review of seven major schools, in scoliosis and spinal disorders. Scoliosis Spinal Disord 2016; 11: 20.

Bertram AM, Laube W. Sensomotorische Koordination. Gleichgewichtstraining auf dem Kreisel. Stuttgart: Thieme; 2008.

Beumont PJV, Arthur B, Russell JD, Touyz SW. Excessive physical activity in dieting disorder patients: proposals for a supervised exercise program. Int J Eat Disord 1993; 15(1): 21–36.

Bills D, Moore S. The falciform ligament and the ligamentum teres: friend or foe. (Elektronische Ausgabe). ANZ J Surg 2009; 79(10): 678–680.

Bistritschan E, Delank S, Winnekendonk G, Eysel P. Oberflächenmessverfahren (Medimouse) versus Röntgenfunktionsaufnahmen zur Beurteilung der lumbalen Wirbelsäulenbeweglichkeit. Postersession Deutscher Orthopädie-Kongress 2003. Z Orthop 2003; 141: Heft S1.

Bjure J, Grimby G, Nachemson A. The effect of physical training in girls with idiopathic scoliosis. Acta Orthop Scand 1969; 40: 325.

Böni T, Min K, Hefti F. Idiopathische Skoliose und Scheuermann-Kyphose. Orthopäde 2002; 31: 11–25.

Börke A (2008). Vergleich rasterstereografischer und röntgenologischer Parameter im Langzeitverlauf idiopathischer Skoliosen. Unveröffentlichte Dissertation, Westfälische Wilhelms-Universität, Münster.

Bottenberg H. Biologische Therapie des praktischen Arztes. München: Lehmanns; 1936, S. 314.

Brussatis F. Elektromyographische Untersuchungen der Rücken- und Bauchmuskulatur bei idiopathischen Skoliosen. Die Wirbelsäule in Forschung und Praxis Bd. 24, Stuttgart: Hippokrates; 1962.

Buckup K. Klinische Tests an Knochen, Gelenken und Muskeln. 2. Aufl. Stuttgart: Thieme; 2000.

Budgell B, Polus B. The effects of thoracic manipulation on heart rate variability: A controlled crossover trial. J Manipulative Physiol Ther 2006; 29(8): 603–610.

Butler DS, Moseley GL. Schmerzen verstehen. Heidelberg: Springer; 2005.

Buttermann GR, Mullin WJ. Pain and disability correlated with disc degeneration via magnetic resonance imaging in scoliosis patients. Eur Spine J 2008; 17: 240–249.

Caillet R. Scoliosis, diagnosis and management. Philadelphia: F.A. Davis.; 1983.

Carman DL, Browne RH, Birch JG. Measurement of scoliosis and kyphosis radiographs. J Bone Joint Surg 1990; 72: 328–333.

Chéneau J, Gaubert J. Zur Entwicklung des Chéneau-Korsetts. Grundlagen der Biomechanik für Orthopädie-Mechaniker. Literatursammlung. Dortmund: Verlag Orthopädie Technik; 1988.

Cheung J, Veldhuizen AG, Halbertsma JPK, Maurits NM, Sluiter WJ, Cool JC. The relation between electromyography and growth velocity of the spine in the evaluation of curve progression in idiopathic scoliosis. Spine 2004; 29(9): 1.011–1.016.

Cheung J, Halbertsma JPK, Veldhuizen AG, Sluiter WJ, Maurits NM, Cool JC, van Horn JR. A preliminary study on electromyographic analysis of the paraspinal musculature in idiopathic scoliosis. Eur Spine J 2005; 14: 130–137.

Chu WCW, Man GCW, Lam WWM, Yeung BHY, Chau WW, Ng BKW, Lam T, Lee K, Cheng JCY. Morphological and functional electrophysiological evidence of relative spinal cord tethering in adolescent idiopathic scoliosis. Spine 2008; 33(6): 673–680.

Collis D, Ponseti IV. Long-term follow-up of patients with idiopathic scoliosis not treated surgically. J Bone Joint Surg Am 1969; 51(3): 425–445.

Côté P, Kreitz BG, Cassidy JD, Dzus AK, Martel J. A study of the diagnostic accuracy and reliability of the scoliometer and Adam's forward bend test. Spine 1998; 23(7): 796–802.

Darainy M, Mattar AAG, Ostry DJ. Effects of human arm impedance on dynamics learning and generalization. J Neurophysiol 2009; 101: 3.158–3.168.

Demoulin C, Crielaard J-M, Vanderthommen M. Spinal muscle evaluation in healthy individuals and low-back pain patients: a literature review. Joint Bone Spine 2007; 74(1): 9–13.

Diakow PRP. Pain: a forgotten aspect of idiopathic scoliosis. The Journal of the CCA 1984; 28(3): 315–318.

Dickson RA, Lawton JO, Archer IA, Butt WP. The pathogenesis of idiopathic scoliosis. Biplanar spinal asymmetry. J Bone Joint Surg 1984; 66(1): 8–15.

Diemer F, Sutor V. Praxis der medizinischen Trainingstherapie. Stuttgart: Thieme; 2007.

Dölken M. Was muss ein Manualtherapeut über die Physiologie des Bindegewebes und die Entwicklung einer Bewegungseinschränkung wissen? Manuelle Medizin 2002; 40(3): 169–176.

Doody MM, Lonstein JE, Stovall M, Hacker DG, Luckyanov N, Land CE. Breast cancer mortality after diagnsotic radiography. Spine 2000; 25(16): 2.052–2.063.

Drerup B, Ellger B, Meyer zu Bentrup F, Hierholzer E. Rasterstereographische Funktionsaufnahmen. Eine neue Methode zur biomechanischen Analyse der Skelettgeometrie. Orthopäde 2001; 30(4): 242–250.

Duthie RB. Manifestation of musculosceletal disorders. In: Schwartz SI (ed.). Principles of surgery. Vol. 2. New York: McGraw-Hill; 1969. pp. 1.532–1.583.

Dvorák J, Dvorák V, Schneider W. Manuelle Medizin. Diagnostik. 2 Bde. Stuttgart, New York: Thieme; 1997.

Eder M, Tilscher H. Chirotherapie. Stuttgart: Hippokrates; 1988.

Exner-Grave E. Tanzmedizin. Die medizinische Versorgung professioneller Tänzer. Stuttgart: Schattauer; 2008.

Farkas A. Über Bedingungen und auslösende Momente bei der Skolioseentstehung (Versuch einer funktionellen Skoliosenlehre). Beilagenheft der Z.f. Orthopädische Chirurgie Bd. XLVII Stuttgart: Enke; 1925.

Fossum C. Faszien, das osteoartikuläre System und das allgemeine Kompensationsmuster in der Osteopathie. Übers. v. Hinz K. Osteopathische Medizin 2003; 4(1): 4–12.

Friedebold G. Die Aktivität normaler Rückenstreckmuskulatur im Elektromyogramm unter verschiedenen Haltungsbedingungen. Z Orthop 1958; 90: 1–18.

Frost HM. Wolff's law and bone's structural adaptations to mechanical usage: An overview for clinicians. The Angle Orthodontist 1994; 64(3): 175–188.

Gaudreault N, Arsenault AB, Larivière C, DeSerres SJ, Rivard C-H. Assessment of the paraspinal muscles of subjects presenting an idiopathic scoliosis: an EMG pilot study. BMC Musculoskeletal Disorders 2005; 6: 14.

Götze HG. Die Rehabilitation jugendlicher Skoliosepatienten. Untersuchungen zur kardiopulmonalen Leistungsfähigkeit und zum Einfluss von Krankengymnastik und Sport. Habilitationsschrift Münster; 1976.

Götze HG. Pathophysiologie der Atmung und kardiopulmonale Funktionsdiagnostik bei Skoliosepatienten. Z Krankengymnastik 1978a; 30: 228.

Götze HG. Metrische Befunddokumentation pulmonaler Funktionswerte von jugendlichen und erwachsenen Skoliosepatienten unter einer 4wöchigen Kurbehandlung. Z Krankengymnastik 1978b; 30: 333.

Götze H G, Vogelpohl H, Seibt G. Der Einfluss einer 4wöchigen krankengymnastischen Behandlung nach Schroth auf die organische Leistungsfähigkeit jugendlicher Skoliosepatienten. Z Krankengymnastik 1975; 27: 316–321.

Greenman PE. Lehrbuch der osteopathischen Medizin. 3. Aufl. Stuttgart: Haug; 2005.

Grumeth F. Bisherige Erfahrungen mit der dreidimensionalen Skoliosebehandlung nach Schroth. In: Meznik F, Böhler N (Hrsg.). Die Skoliose. Buchreihe für Orthopädie und orthopädische Grenzgebiete. Bd. 5. Uelzen: Medizinisch-Literarische Verlagsgesellschaft; 1982. S. 113–118. Zugänglich auch unter: www.schroth-skoliosebehandlung.de/dr_grumeth_de.pdf.

Guo X, Chau W-W, Chan Y-L, Cheng JC-Y. Relative anterior spinal overgrowth in adolescent idiopathic scoliosis; results of disproportionate endochondral-membranous bone growth. J Bone Joint Surg 2003; 85: 1.026–1.031.

Güth V, Abbink S. Vergleichende elektromyographische und kinesiologische Untersuchungen an kongenitalen und idiopathischen Skoliosen. Z Orthop 1980; 118: 165.

Haas C, Blischke K. Bedeutung der Repetition für das motorische Lernen – Lehren aus der Sportwissenschaft. Neuroreha 2009; 1: 20–27.

Hackenberg L. Stellenwert der Rückenformanalyse in der Therapie von Wirbelsäulendeformitäten. Habilitationsschrift Westfälische Wilhelms-Universität, Münster; 2003.

Hansen Th. Praktische Bewährung der Methode Schroth. Z Orthop Grenzgeb 1976; 114: 462–464.

Heine J. Die Lumbalskoliose. Stuttgart: Enke; 1980.

Heine J, Meister R. Quantitative Untersuchungen der Lungenfunktion und der arteriellen Blutgase bei jugendlichen Skoliotikern mit Hilfe eines funktionsdiagnostischen Minimalprogrammes. Z Orthop 1972; 110: 56.

Helfenstein A. Lankes M, Öhlert K, Varoga D, Hahne H-J, Ulrich HW, Hassenpflug J. The objective determination of compliance in treatment of adolescent idiopathic scoliosis with spinal orthoses. Spine 2006; 31(3): 339–344.

Helsmoortel J, Hirth T, Wührl P. Lehrbuch der viszeralen Osteopathie. Peritoneale Organe. Stuttgart, New York: Thieme; 2002.

Helsmoortel J, Hirth T, Wührl P. Die Bewegungen der Viszera: Die Mobilität (Teil 1). Deutsche Zeitschrift für Osteopathie 2006; 4(2): 21–24.

Helsmoortel J, Hirth T, Wührl P. Die Bewegungen der Viszera: Die Mobilität (Teil 2). Deutsche Zeitschrift für Osteopathie 2006; 4(4): 28–30. Zugänglich unter: www.qualitative-visceral-osteopathy.com/_pdf/bewegungen_der_viszera_2.pdf.

Hettinger Th. Trainingsgrundlagen im Rahmen der Rehabilitation. Z Krankengymnastik 1978; 30: 339–344.

Hick C, Hick A. Intensivkurs Physiologie. 6. Aufl. München: Elsevier Urban & Fischer; 2009.

Hodges PW, Butler JE, McKenzie DK, Gandevia SC. Contraction of the human diaphragm during rapid postural adjustments. J Physiol 1997; 505(2): 539–548.

Hüter-Becker A, Dölken M. Physiolehrbuch Praxis. Physiotherapie in der Orthopädie. Stuttgart, New York: Thieme; 2005.

Huber M. Weniger ist manchmal mehr – Feedback als therapeutische Technik. Ergopraxis 2008; 1(2): 24–27.

Hundt OE. Möglichkeiten der krankengymnastischen Beeinflussbarkeit der Skoliose und die damit verbundenen Wirkungen auf die Herz-Kreislauf-Funktionsbereiche. Rehabilitation der Atmung. Stuttgart: Fischer; 1975. S. 100–105.

Janicki JA, Alman B. Scoliosis: Review of diagnosis and treatment. Paediatric Child Health 2007; 12(9): 771–776.

Joseph K-F, Richardson CA. Reliability of electromyographic power spectral analysis of back muscle endurance in healthy subjects. Arch Phys Med Rehabil 1996; 77: 259–264.

Jung N. Die Entdeckung der Spiegelneurone – eine Revolution für die Psychologie? Vortrag auf dem Kongress der Arbeitsgemeinschaft für Psychoanalyse und Psychotherapie in Berlin. Februar 2006.

Kahn F. Das Leben des Menschen, eine volkstümliche Anatomie, Biologie, Physiologie und Entwicklungsgeschichte des Menschen. 4 Bände. Kosmos-Gesellschaft der Naturheilkunde. Stuttgart: Franckhsche Verlagsbuchhandlung; 1929.

Kapandij IA. Funktionelle Anatomie der Gelenke. 4. Aufl. Stuttgart: Thieme; 2006.

Karachalios T, Sojianos J, Roidis N, Sapkas G, Korres D, Nikolopoulos K. Ten-year follow-up evaluation of a school screening program for scoliosis: Is the forward-bending test an accurate diagnostic criterion for the screening of scoliosis? Spine 1999; 24(22): 2.318–2.324.

Karch J. Klinische Zeichen der lumbosakralen Gegenkrümmung bei Skoliosepatienten und der daraus resultierende Korrekturaufbau. Z Krankengymnastik 1989; 41: 467–468.

Karsky T, Makai F, Rehak L, Karsky J, Madej J, Kalakucki J. The new rehabilitation treatment of so called idiopathic scoliosis. The dependence of results on the age of children and the stage of deformity. Locomotor System 2001; 8(2): 66–73. Download unter www.ortotika.cz/skoliozakarski.pdf.

Kawchuk G, McArthur R. Scoliosis quantification: an overview. J Can Chiropract Assoc 1997; 41(3): 137–144.

Kenanidis E, Potoupnis M, Papavasiliou K, Sayegh F, Kapetanos G. Adolescent idiopathic scoliosis and exercising – Is there truly a liaison? Spine 2008; 33(20): 2.160–2.165.

Kirby AS, Burwell RG, Cole AA, Pratt RK, Webb JK, Moulton A. Evaluation of a new real-time ultrasound method for measuring segmental rotation of vertebrea and ribs in scoliosis. In: Stokes IAF (ed.). Research into spinal deformities 2. Amsterdam: IOS Press; 1999. pp. 316–320.

Klawunde G, Zeller HJ, Seidel H, Schneider WD. Neurophysiologische und lungenfunktionsdiagnostische Untersuchungen zur Wirkung von Gymnastik und Manueller Therapie bei juvenilen Skoliosen. Phys Rehab Kur Med 1988; 40(2): 103–111.

Klein-Vogelbach S. Funktionelle Bewegungslehre. 4. Aufl. Berlin, Heidelberg: Springer; 1983.

Klisic P, Nikolic Z. Attitudes scoliotiques et scoliosis idiopathiques: Prévention à l'école. Vorgetragen auf der internationalen Tagung zur Prävention der Skoliose im Schulalter in Rom, Italien, 1. April 1982.

Kouwenhoven JM, Vincken KL, Bartels LW, Castelein RM. Analysis of preexistent vertebral rotation in the normal spine. Spine 2006: 31(13): 1.467–1.472.

Kouwenhoven JM, Smith TH, van der Veen AJ, Kingma I, van Dieën JH, Castelein RM. Effects of dorsal versus ventral shear loads on the rotational stability of the thoracic spine: a biomechanical porcine and human cadaveric study. Spine 2007; 32(23): 2.545–2.550.

Kouwenhoven JM, Castelein RM. The pathogenesis of adolescent idiopathic scoliosis: review of the literature. Spine 2008; 33(26): 2.898–2.908.

Kölli O. Der dialogische Ansatz. Unser Weg 2008; 63(5): 184–187.

Krismer M, Bauer R, Wimmer C. Die operative Behandlung der idiopathischen Skoliose. Orthopäde 1998; 27(2): 147–157.

Lam GC, Hill DL, Le LH, Raso JV, Lou EH. Vertebral rotation measurement: a summary and comparison of common radiographic and CT methods. Scoliosis 2008; Nov 2; 3: 16. doi: 10.1186/1748-7161-3-16. Kostenloser Download unter: www.ncbi.nlm.nih.gov/pmc/articles/PMC2587463/.

Larivière C, Arsenault AB, Gravel D, Gagnon D, Loisel P, Vadeboncoeur R. Electromyographic assessment of back muscle weakness and muscle composition: reliability and validity issues. Arch Phys Med Rehab 2002; 83: 1.206–1.214.

Larivière C, Arsenault AB, Gravel D, Gagnon D, Loisel P. Surface electromyography assessment of back muscle intrinsic properties. J Electromyogr Kinesiol 2003; 13: 305–318.

Lehnert-Schroth Ch. Die Behandlung der Skoliose nach dem System Schroth. Z Krankengymnastik 1975; 9: 322.

Lehnert-Schroth Ch. Die Probleme der krankengymnastischen Skoliosebehandlung. Der deutsche Badebetrieb 1976; 67: 317–324.

Lehnert-Schroth Ch. Grundlegende Gedanken zu den atmungs-orthopädischen Skolioseübungen nach System Schroth. Rehabilitation der Atmung. Stuttgart: Fischer; 1976. S. 102–105.

Lehnert-Schroth Ch. Die Besonderheiten der krankengymnastischen Übungsbehandlung nach Schroth. Z Physikal Med Rehab 1976; 17: 3–8.

Lehnert-Schroth Ch. Skoliosen und die verschiedenen krankengymnastischen Behandlungsmethoden. Bad Sobernheim: Eigenverlag Katharina-Schroth-Klinik; 1977–1990.

Lehnert-Schroth Ch. Die Beeinflussung der Lumbosakralskoliose durch die dreidimensionale Skoliosebehandlung. In: Meznik F, Böhler N (Hrsg.). Die Skoliose. Buchreihe für Orthopädie und orthopädische Grenzgebiete. Bd. 5. Uelzen: Medizinisch-Literarische Verlagsgesellschaft; 1982. S. 116–118.

Lehnert-Schroth Ch. Haltungsschwäche und Haltungsschäden. Z Sport Praxis 1986; 27: 40–42.

Lehnert-Schroth Ch. Prävention von Haltungsschäden im Schulunterricht und beim Schulsport. Z Sozialpädiatrie in Praxis und Klinik 1986; 8: 344–348.

Lehnert-Schroth Ch. Die dreidimensionale Skoliosebehandlung nach Schroth. Deutsche Krankenpflegezeitschrift 1987; 40: 1.750–1.756.

Lehnert-Schroth Ch. Haltungsschäden und deren Vorbeugung im Schulunterricht. Z Turnen und Sport 1988; 62: 1–2; auch Broschüre im Eigenverlag Katharina-Schroth-Klinik, Sobernheim.

Lehnert-Schroth Ch. Unsere Erfahrungen mit einem Verkürzungsausgleich in der Skoliosebehandlung. Z Krankengymn 1991; 1: 1.661–1.672.

Lehnert-Schroth Ch. Krankengymastische Behandlung von Patienten mit operativ versteifter Skoliose. Zeitschrift für Physiotherapeuten 1996: 48(2): 212–219.

Lehnert-Schroth Ch. Dreidimensionale Skoliosebehandlung. 5. Aufl. Stuttgart: Fischer; 1997.

Lehnert-Schroth Ch, Weiß H-R. Dokumentation zur Entwicklung der dreidimensionalen Skoliose-Behandlung nach Schroth. Sobernheim: Eigenverlag Katharina-Schroth-Klinik; 1989.

Lephart SM. Proprioception and neuromuscular control in joint stability. Champaign: Human Kinetics; 2000.

Lewit K. Manuelle Medizin. 5. Aufl. München: Urban und Schwarzenberg; 1987.

Liem T, Dobler TK, Puylaert M. Leitfaden der viszeralen Osteopathie. 1. Aufl. München: Elsevier Urban & Fischer; 2005.

Liljenqvist U, Witt K-A, Bullmann V, Steinbeck J, Völker K. Empfehlungen zur Sportausübung bei Patienten mit idiopathischer Skoliose. Sportverletzung Sportschaden 2006; 20(1): 36–42.

Liu T, Chu WCW, Young G, Li K, Yeung BHY, Guo L, Man GCW, Lam WWM, Wong STC, Cheng JCY. MR analysis of regional brain volume in adolescent idiopathic scoliosis: neurological manifestation of a systemic disease. J Magn Res Imag 2008; 27(4): 732–736.

Lonstein JF, Carlson JM. Adult scoliosis. In: Lonstein JF, Bradford DS, Winter RB. Moe's textbook of scoliosis and other spinal deformities. Philadelphia: WB Saunders; 1987.

Lowe TG, Edgar M, Margulies JY, Miller NH, Raso VJ, Reinker KA, Rivard CH. Etiology of idiopathic scoliosis: current trends in research. J Bone Joint Surg Am 2000; 82-A(8): 1.157–1.168.

Macintosh JE, Bogduk N. The morphology of the lumbar erector spinae. Spine 1987; 12: 658.

Mannion AF, Connolly B, Wood K, Dolan P. The use of surface EMG power spectral analysis in the evaluation of back muscle function. J Rehabil Res Dev 1997; 34(4): 427–439.

Mannion AF, Knecht K, Balaban G, Dvorak J, Grob D. A new skin-surface device for measuring the curvature and global and segmental ranges of motion of the spine: reliability of measurements and comparison with data reviewed from the literature. Eur Spine J 2004; 13: 122–136; Medizin 2009; 1: 16–20.

Mayo NE, Goldberg MS, Poitras B, Scott S, Hanley J. The Ste-Justine Adolescent Idiopathic Scoliosis Cohort Study. Part III: Back pain. Spine 1994; 19(14): 1.573–1.581.

Meister R. Atemfunktion und Lungenkreislauf bei thorakaler Skoliose. Stuttgart: Thieme; 1980.

Michel J, Grobet C, Dietz V, van Hedel HJA. Obstacle stepping in children: task acquisition and performance. Gait & Posture 2010; 31: 341–346.

Michler P, Wolter-Flanz A, Linder M. trEATit – Intensive ambulante Gruppentherapie von Jugendlichen mit Essstörungen. Praxis der Kinderpsychologie und Kinderpsychiatrie 2007; 56: 19–39.

Mirtz TA, Thompson MA, Greene L, Wyatt LA, Akagi CG. Adolescent idiopathic scoliosis screening for school, community and clinical health promotion practise ultilizing the PRECE-DE-PROCEED model. Chiropractic & Osteopathy 2005; 13: 1–11.

Mollon G, Bogduk JC. Scoliosis structurales mineurs et kinésithérapie. Etude statistique comparative des résultats. Kinésithérapie Scient 1986; 244: 47–56.

Morrissy RT, Goldsmith GS, Hall EC, Kehl D, Cowie GH. Measurement of the Cobb angle on radiographs of patients who have scoliosis. Evaluation of intrinsic error. J Bone Joint Surg Am 1990; 72: 320–327.

Nachemson A, Lonstein J, Weinstein S. Report of the prevalence and natural history committee. Vortrag beim Jahrestreffen der Scoliosis Research Society, Denver CO. 25.9.1982.

Nash CL, Moe JH. A study of vertebral rotation. J Bone Joint Surg Am 1969; 51: 223–229.

Panzer S, Naundorf F, Krug J. Motorisches Lernen: Lernen und Umlernen einer Kraftparameterisierungsaufgabe. Deutsche Zeitschrift für Sportmedizin 2002; 53(11): 312–316.

Panzer S, Shea C. The learning of two similar complex movement sequences: Does practice insulate a sequence from interference? Hum Mov Sci 2008; 27(6): 873–887.

Paoletti S. Faszien. Anatomie, Strukturen, Techniken, Spezielle Osteopathie. München: Urban & Fischer; 2001.

Pavles Z, Wulf I. Physiotherapie in der Psychiatrie. Physioactive 2008; 4: 36–38.

Pitzen P. Kurzgefaßtes Lehrbuch der orthopädischen Krankheiten. 5. Aufl. München, Berlin: Urban & Schwarzenberg; 1950.

Porter RW. Idiopathic scoliosis: the relation between the vertebral canal and the vertebral bodies. Spine 2000; 25(11): 1.360–1.366.

Porter RW. Can a short spinal cord produce scoliosis? Eur Spine J 2001; 10(1): 2–9.

Preuße U, Giebel J. Die Leber – mehr als GOT und GPT? Osteopathic Psychological Review 2009; 105(3): 558.

Rinsky LA, Gamble JG. Adolescent idiopathic scoliosis. West J Med 1988; 148: 182–191.

Rogala EJ, Drumond DS, Gurr J. Scoliosis. Incidence and natural history. J Bone Joint Surg Am 1978; 60-A: 173–176.

Scheier H. Prognose und Behandlung der Skoliose. Stuttgart: Thieme; 1967. S. 48–49.

Schlegel KF. Wert und Wertlosigkeit der krankengymnastischen Behandlung der Skoliose. Wissenschaftl Zeitschrift der Ernst-Moritz-Arndt-Universität, Greifswald, Mathematisch-Naturwissenschaftl. Reihe 1971; XX: 2.321–2.333.

Schlegel KF. Die Skoliosebehandlung nach Schroth. Z Orthop 1976; 114: 761.

Schleip R, Klingler W, Lehmann-Horn F. Fascia is able to contract in a smooth muscle-like manner and thereby influence musculoskeletal mechanics. Medical Hypothesis 2005; 65(2): 273–277.

Schmidt FA, Kohlrausch W. Unser Körper. Handbuch der Anatomie, Physiologie und Hygiene der Leibesübungen. 8. Aufl. Leipzig: Voigtländer; 1981.

Schmidt RF, Lang F, Thews G. Physiologie des Menschen mit Pathophysiologie. 29. Aufl. Berlin: Springer 2005.

Schmidt W. Die idiopathische Skoliose aus der Sicht der funktionellen Bewegungslehre (FBL) Z Krankengymnastik 1984; 36: 2–10.

Schmitt JL. Atemheilkunst. 3. Aufl. München, Berlin: Hanns-Georg-Müller-Verlag; 1956.

Schmitt O. Skoliosefrühbehandlung durch Elektrostimulation, Bücherei der Orthopädie Bd. 45, Stuttgart: Enke; 1985.

Schmitt H, Carstens C. Sportliche Belastungsfähigkeit bei orthopädischen Deformitäten der Wirbelsäule im Kindesalter. Deutsche Zeitschrift für Sportmedizin 2002; 53(1): 6–11. Zugänglich unter: www.zeitschrift-sportmedizin.de/fileadmin/externe_websites/ext.dzsm/content/archiv2002/heft01/a01_01_02.pdf.

Schmitt H, Carstens C. Skoliose und Sport. Deutsche Zeitschrift für Sportmedizin 2004; 55(6): 163–164. Zugänglich unter www.zeitschrift-sportmedizin.de/fileadmin/externe_websites/ext.dzsm/content/archiv2004/heft06/Standards_Schmidt.pdf.

Schmitz A, Prange S, Wallny Th, Jäschke H, Schumpe G, Schmitt O. Erfassung des Anteflexionsverhaltens der Wirbelsäule bei Schulkindern mittels Ultraschalltopometrie. Med 2000; 21: 128–131.

Schroth K. Die Atmungs-Kur – Leitfaden zur Lungengymnastik. Chemnitz: Buchdruckerei Gustav Zimmermann; 1924.

Schroth K. Atmungs-Orthopädie und funktionelle Behandlung der Skoliose (seitl. Rückgratverkrümmung). Essen: Volksarzt-Verlag, 1930.

Schroth K. Behandlung der Skoliose (Rückgratverkrümmung) durch Atmungs-Orthopädie. Z Naturarzt 1931; 59: 11.

Schroth K. Krise in der Orthopädie. Obererzgebirgische Zeitung Buchholz/Sachsen (v. 11.5.1935).

Wie helfen wir den Rückgratverkrümmten? Obererzgebirgische Zeitung Buchholz/Sachsen (v. 23.6.1935).

Schroth K. Naturgemäße Betreuung Rückgratverkrümmter besonders im Krieg. Der Heilpraktiker 4. München: Richard-Pflaum-Verlag; 1943.

Schroth K. Atmungs-Orthopädie Original-System Schroth. Der Heilmasseur – Physiotherapie. Zürich/Schweiz: Gebr. Bossard; 1955.

Schroth K. Was ist Atmungs-Orthopädie? Atem – Massage – Entspannung – Moderne Gymnastik (1/1963). Bad Homburg: Helfer-Verlag Schwabe; 1963. Nachdruck in Physiotherapie 1977; 68: 652–654.

Schroth K. Der hohlrunde Rücken in atmungs-orthopädischer Behandlung. Z. für Atempflege – Massage – Entspannung – Moderne Gymnastik 1966; 4: 8–9.

Schroth K. Atmungs-Orthopädie Originalsystem Schroth. Z Erfahrungsheilkunde Bd. XV (6/1966).

Schroth K. Atmungs-Orthopädie Original Schroth. Taschenbuch der Physiotherapie. Heidelberg: Haug; 1968. S. 68–92.

Schroth K. Gefahren der Behandlung seitlicher Rückgratverkrümmung. Der Naturarzt 1972; 7(9): 399–400.

Schroth K. Scoliometer-Beschreibung: Orthopedic systems, INC. 1897 National Avenue, Hayward, CA 94545 (415), 785–1.020.

Seifert J, Selle A, Flieger C, Günther KP. Die Compliance als Prognosefaktor bei der konservativen Behandlung idiopathischer Skoliosen. Der Orthopäde 2008; 38(2): 151–158.

Shea KG, Stevens PM, Nelson M, Smith JT, Masters KS, Yandow S. A comparison of manual versus computer-assisted radiographic measurement: intra-observer measurement variability for Cobb angles. Spine 1998; 23(5): 551–555.

Simmel L. Tanzmedizin in der Praxis. Anatomie, Prävention, Trainingstipps. Berlin: Henschel; 2009.

Simmonds N, Miller P, Gemmell H. A theoretical framework for the role of fascia in manual therapy. J Bodyw Mov Ther 2012; 16(1): 83–93.

Sobotta J. Atlas der deskriptiven Anatomie des Menschen. München: Lehmanns; 1931.

Soderberg GL, Cook TM. Electromyography in biomechanics. Physical Therapy 1984; 64(12): 1.813–1.820.

Stecco C, Porzionato A, Lancerotto L, Stecco A, Macchi V, Day JA, De Caro R. Histological study of the deep fasciae of the limbs. J Bodyw Mov Ther 2008; 12(3): 225–230.

Stoboy H, Friedebold G. Evaluation of the effect of isometric training in functional and organic muscles atrophy. Arch Phys Med Rehabil 1968; 49(9): 508–514.

Suzuki S, Yamamuro T, Shikata J, Shimizu K, Iida H. Ultrasound measurement of vertebral rotation in idiopathic scoliosis. J Bone Joint Surg Br 1989; 71: 252–255.

Tatekawa Y, Kanehiro H, Nakajima Y. Laparoscopic modified Thal fundoplication for gastroesophageal reflux in patient with severe scoliosis and sliding esophageal hiatal hernia. J Pediatr Surg 2006; 41(10): 15–18.

Tatekawa Y, Tojo T, Kanehiro H, Nakajima Y. Multistage approach for tracheobronchomalacia caused by a chest deformity in the setting of severe scoliosis. Surg Today 2007; 37(10): 910–914.

Theologis TN, Fairbank JCT, Turner-Smith AR, Pantazopoulos T. Early detection of progression in adolescent idiopathic scoliosis by measurement of changes in back shape with the integrated shape imaging system scanner. Spine 1997; 22(11): 1.223–1.227.

Thorn JE. Using attentional strategies for balance performance and learning in 9 to 12 year olds. Veröffentlichte Dissertation, State University, Florida; 2006.

Tomaschewski R. Die funktionelle Behandlung der beginnenden idiopathischen Skoliose. Dissertationsarbeit. Vorgelegt der Medizinischen Fakultät des Wissenschaftlichen Rates der Martin-Luther-Universität, Halle–Wittenberg; 1987.

Van den Berg F. Angewandte Physiologie 2: Organe verstehen und beeinflussen. Stuttgart: Georg Thieme; 2005.

Von Piekartz HJM. Kiefer, Gesichts- und Zervikalregion. Neuromuskuloskeletale Untersuchung. Therapie und Management. Stuttgart: Thieme; 2005.

Vogel M. Funktionelle Skoliosebehandlung. Biologisch-Medizinisches Taschenbuch. Stuttgart: Hippokrates; 1937. S. 559–560.

Vogelpohl H. Die Beeinflussung der kardiopulmonalen Leistungsfähigkeit von Skoliosepatienten durch intensive Krankengymnastik und leichtes Ausdauertraining. Dissertationsarbeit Westfälische Wilhelms-Universität, Institut für Sportmedizin, Münster; 1975.

Weinstein SL, Zavala DC, Ponseti IV. Idiopathic scoliosis: Longterm follow-up and prognosis in untreated patients. J Bone Joint Surg Am 1981; 64: 702–712.

Weiß H-R. Prävention sekundärer Funktionseinschränkungen bei Skoliosepatienten im Rahmen einer mehrwöchigen Intensivbehandlung nach Schroth. Z Physikal Med Baln Med Klim 1988; 17: 306.

Weiß H-R. Eine funktionsanalytische Betrachtung der dreidimensionalen Skoliosebehandlung nach Schroth. Z Krankengymnastik 1988; 40: 363.

Weiß H-R. Krankengymnastische Rehabilitation bei idiopathischer Skoliose. ZFA 1988; 64: 1.027–1.030.

Weiß H-R. Effektive Skoliosebehandlung durch Krankengymnastik. Rheuma 1989; 4/5: 177–180 und 233–237.

Weiß H-R. Ein Modell klinischer Rehabilitation von Kindern und Jugendlichen mit idiopathischer Skoliose. Orthopädische Praxis 1989(a); 25: 93–97.

Weiß H-R. Prävention und Rehabilitation von Skoliosefolgen im Erwachsenenalter. Z. Krankengymnastik 1989(b); 41: 468–473.

Weiß H-R. Krümmungsverläufe idiopathischer Skoliosen unter dem Einfluss eines krankengymnastischen Rehabilitationsprogrammes. Orthopädie Praxis 1990; 10: 648–654.

Weiß H-R. Influence of an in-patient exercise program on scoliotic curve. Ital J Orthop Traumatol. 1992; 18(3): 395–406.

Weiß H-R. Beeinflussung skoliosebedingter Schmerzzustände durch ein krankengymnastisches Rehabilitationsprogramm. Orthopädie-Praxis 1990; 26: 793–797.

Weiß H-R. The effect of an exercise program on vital capacity and rib mobility in patients with idiopathic scoliosis. Spine 1991; 16(1): 88–93.

Weiß H-R. Schroth – Ein skoliosespezifisches Rehabilitationsprogramm. Teil 1: Theoretische Grundlagen. Teil 2: Praktische Durchführung. Therapeutikon 1989; 2: 682–694.

Weiß H-R. Wirbelsäulendeformitäten Band 1. Heidelberg: Springer; 1991.

Weiß H-R. Wirbelsäulendeformitäten Band 2. Stuttgart: Fischer; 1992.

Weiß H-R. Wirbelsäulendeformitäten Band 3. Stuttgart: Fischer; 1994.

Weiß H-R. Skolioserehabilitation, Qualitätssicherung und Patientenmanagement. Stuttgart: Thieme; 2000.

Weiß H-R. Befundgerechte Physiotherapie bei Skoliose. 3. Aufl. München: Pflaum; 2010.

Weiß H-R. Operationsinzidenz bei konservativ behandelten PatientInnen mit Skoliose. Med Orth Tech 2002; 122: 148–155.

Weiß H-R. Einflüsse des Schroth'schen Rehabilitationsprogrammes auf Selbstkonzepte von Skoliose-PatientInnen. Rehabilitation 1994(a); 33: 31–43.

Weiß H-R. Auswirkungen der Schroth'schen Dreh-Winkel-Atmung auf die dreidimensionale Verformung bei idiopathischen Thorakalskoliosen in Wirbelsäulendeformitäten. Bd. 3. Stuttgart: Fischer; 1994(b). S. 87–92.

Weiss H-R. Rehabilitation of scoliosis patients with pain after surgery. Stud Health Technol Inform 2002; 88: 250–253.

Weiß H-R. Sagittalkonfiguration bei idiopathischen Skoliosen. MOT 2004; 4: 75–79.

Weiss H-R. „Best practice" in conservative scoliosis care. 2. Aufl. München: Pflaum; 2006.

Weiss H-R. Ich habe Skoliose. Ein Ratgeber für Betroffene, Angehörige und Therapeuten. 8. Aufl. München: Pflaum; 2012.

Weiß H-R, Bickert W. Veränderungen elektromyografisch objektivierbarer Parameter der Rechtsherzbelastung erwachsener Skoliosepatienten durch das stationäre Rehabilitationsprogramm nach Schroth. Orthopädische Praxis 1996; 32: 450–453.

Weiß H-R, Cherdron J. Befindlichkeitsänderungen bei Skoliosepatienten in der stationären krankengymnastischen Rehabilitation. Orth Praxis 1992; 28: 87–90.

Weiss H-R, Moramarco M. Remodelling of trunk and backshape deformities in patients with scoliosis using standardized asymmetric computer-aided design/computer-aided manufacturing braces. www.oapublishinglondon.com/images/article/pdf/1367838907.pdf

Weiss H-R, Moramarco M, Moramarco K. Risks and long-term complications of adolescent idiopathic scoliosis surgery vs non-surgical and natural history outcomes. Hard Tissue 2013; 2(3): 27 (www.oapublishinglondon.com/oa-musculoskeletal-medicine)

Weiß H-R, Rigo M, Rovenich U. Befundgerechte Physiotherapie bei Skoliose. 2. Aufl. München: Pflaum; 2006.

Weiß H-R, Weiß G, Petermann F. Incidence of curvature in idiopathic scoliosis patients treated with scoliosis-in-patient rehabilitation (SIR): an age- and sex-matched controlled study. Pediatr Rehabil 2003; 6(1): 23–30.

Weiß H-R, Weiß G, Schaar HJ. Incidence of surgery in conservatively treated patients with scoliosis. Pediatr Rehabil 2003; 6(2): 111–118.

Wild A, Krauspe R. Skoliose. In: Krämer J (Hrsg.). Orthopädie und Orthopädische Chirurgie. Wirbelsäule und Thorax. Stuttgart: Thieme; 2004. S. 165–190.

Wong H-K, Hui J, Rajan U, Chia H-P. Idiopathic scoliosis in Singapore schoolchildren: a prevalence study 15 years into the screening program. Spine 2005; 30(10): 1.188–1.196.

Wulf G. Aufmerksamkeit und motorisches Lernen. 1. Aufl. München: Elsevier Urban & Fischer; 2009.

Zetterberg C, Björk R, Örtengren R, Andersson GBJ. Electromyography of the paravertebral muscles in idiopathic scoliosis. Acta Orthop Scand 1984; 55: 304–309.

Żuk T. The role of spinal and abdominal muscles in the pathogenesis of scoliosis. J Bone Joint Surg Br 1962; 44(1): 102–105.

Register